동의보감

권3 ◆ 4

AKS 고전자료총서 019
동의보감 권3•4

편 | 황문환 · 김송백 · 배영환 · 이래호 · 이지영
제1판 1쇄 발행일 | 2018년 11월 30일

발행인 | 안병욱
발행처 | 한국학중앙연구원 출판부
출판등록 | 제381-1979-000002호(1979년 3월 31일)
주소 | 경기도 성남시 분당구 하오개로 323
전화 | 031-730-8773 팩스 | 031-730-8775
전자우편 | akspress@aks.ac.kr
홈페이지 | book.aks.ac.kr

ISBN 979-11-5866-443-5 94910
978-89-7105-776-6 (세트)

• 이 도서의 국립중앙도서관 출판시도서목록(CIP)은 서지정보유통지원시스템 홈페이지(http://seoji.nl.go.kr)와 국가자료공동목록시스템(http://www.nl.go.kr/kolisnet)에서 이용하실 수 있습니다.(CIP제어번호: CIP2018035570)

동의보감 권3 ◆ 4

東醫寶鑑

AKS
고전자료총서
019

황문환 • 김송백 • 배영환 • 이래호 • 이지영 편

한국학중앙연구원출판부

• 이 책은 『역주 동의보감언해』(AKS 역주총서)와 짝을 이루도록 편찬되었다. 곧 『역주 동의보감언해』에 제시된 '원문'은 이 책의 내용을 옮겨 실은 것이다. 『역주 동의보감언해』가 '역주편'이라면 이 책은 그것의 '자료편' 중 하나이다.

• 이 책은 한국학중앙연구원 장서각(藏書閣)에 소장된 『東醫寶鑑』(초간본, 활자본, 청구기호 K3-325) 25책 중 2책(卷三, 卷四 「內景篇」1~2)을 영인하여 실은 것이다(『역주 동의보감언해』의 한글 필사본과 대응되는 부분만을 영인 대상으로 삼음). 『藏書閣圖書韓國版總目錄』(1984)을 바탕으로 대략적인 서지 사항을 소개하면 다음과 같다.

  許 浚(朝鮮, ?~1615) 奉敎撰. 訓鍊都監字版. [光海君 5(1613)頃].
  目錄 2卷, 內景篇 4卷, 外形篇 4卷, 雜病篇 11卷, 湯液篇 3卷, 鍼灸篇 1卷, 合 25卷 25冊. 四周雙邊, 半郭 26.5×16.6cm. 有界. 半葉 10行 21字, 註雙行. 內向三葉花紋魚尾. 36.2×21.3cm. 線裝.
  序 : 萬曆四十一年(1613)十一月 日內醫院奉敎刊行.
  印 : 宣賜之記, 茂朱赤裳山史庫所藏…本, 李王家圖書之章.
  紙質 : 楮紙.
  청구 기호 K3-325, 마이크로필름번호 MF35-1189~1192.

• 이 책은 한글 필사본『동의보감언해』(AKS 고전자료총서18)와 대조하도록 편찬하였다. 한글 필사본은 한국학중앙연구원 장서각에 유일본으로 소장된『동의보감언해』3책(首題: 동의보감닋경편, 청구기호 K3-327)을 영인하여 실은 것이다.『藏書閣圖書韓國版總目錄』(1984)을 바탕으로 대략적인 서지 사항을 소개하면 다음과 같다(자세한 내용은 역주편의 '해제' 참조).

  허 쥰(朝鮮, ?~1615) 撰. [譯者未詳]. 寫本. [寫年未詳].
  3冊存(卷1, 3, 5). 無郭. 無絲欄. 半葉 10行 21字, 註雙行. 36×23.2cm. 無魚尾. 線裝.
  標題 : 동의보감. 首題: 동의보감닋경편.
  셔 : 만력ᄉ십일년(癸丑, 1613)십일월닋의원봉교간힝감교관통훈대부힝닋의원직장신니희헌 통훈대부힝닋의원부봉사신윤지미.
  印 : 藏書閣印.
  紙質: 楮紙.
  청구 기호 K3-327, 마이크로필름번호 MF35-121.

• 이 책에서는 한글 필사본과 쉽게 대비될 수 있도록 한문본의 위쪽 여백에 한글 필사본의 대응 부분을 다음과 같이 표시하였다.

  예) | 1: 1a　　한문본의 위쪽 여백에 이 표시가 보이면 경계선을 기준으로
  　　|　　　　오른쪽이 한글 필사본의 '권1 1a'에 대응되는 부분임을 표시.
  　　　　　　[※경계선의 위치는 편의상 한문본의 계선(界線)에 맞추었으므로
  　　　　　　내용이 나뉘는 부분과 정확히 일치하지 않을 수 있음.]

• 이 책은 2013년 한국학중앙연구원 한국문화심층연구사업과제로 수행된 연구임(AKSR2013-C05)

차례

일러두기 — 4

『東醫寶鑑』 卷三 — 6

『東醫寶鑑』 卷四 — 170

『東醫寶鑑』
卷三

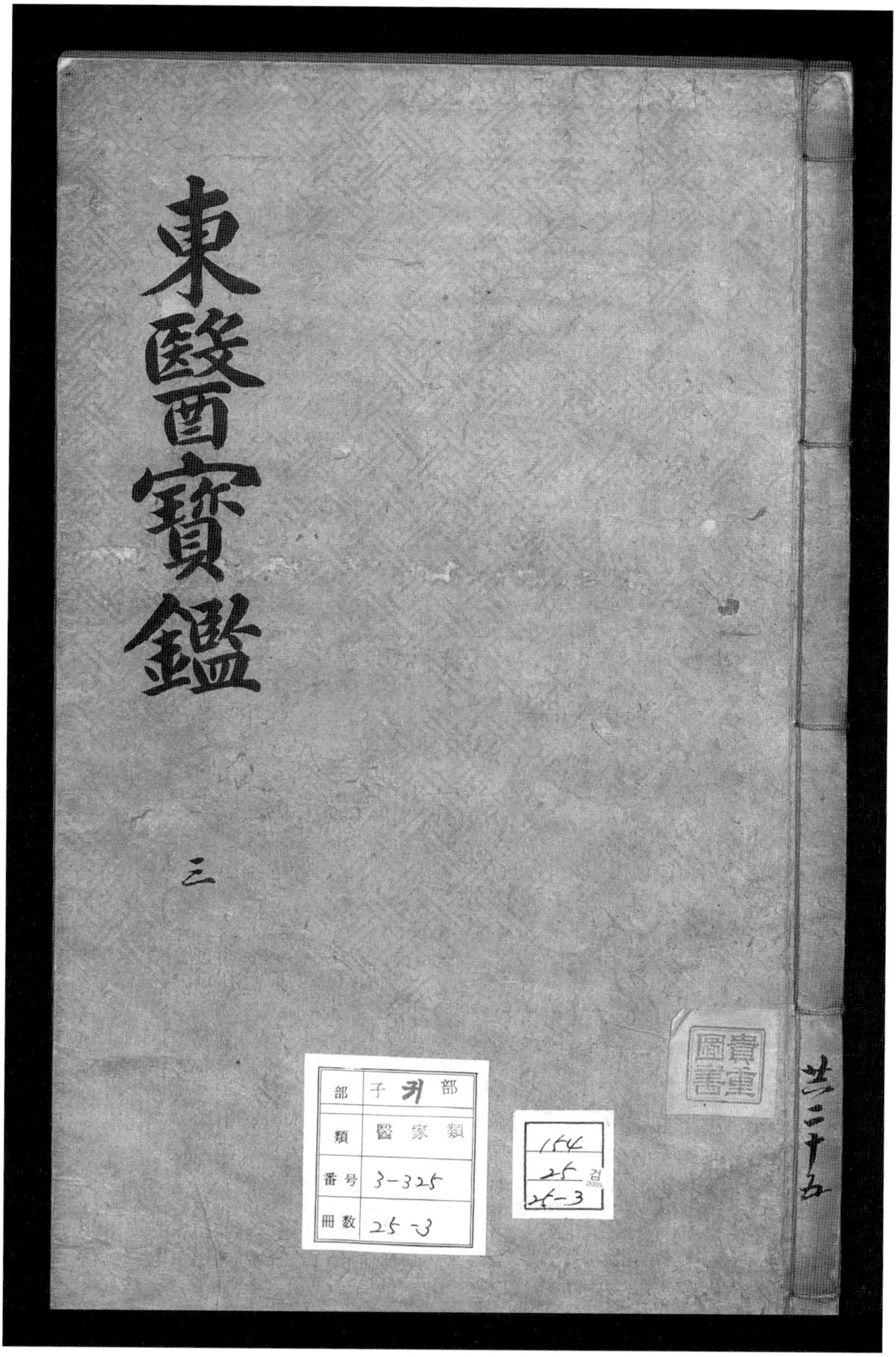

『東醫寶鑑』 권3 외표지

『東醫寶鑑』 권3 隔紙

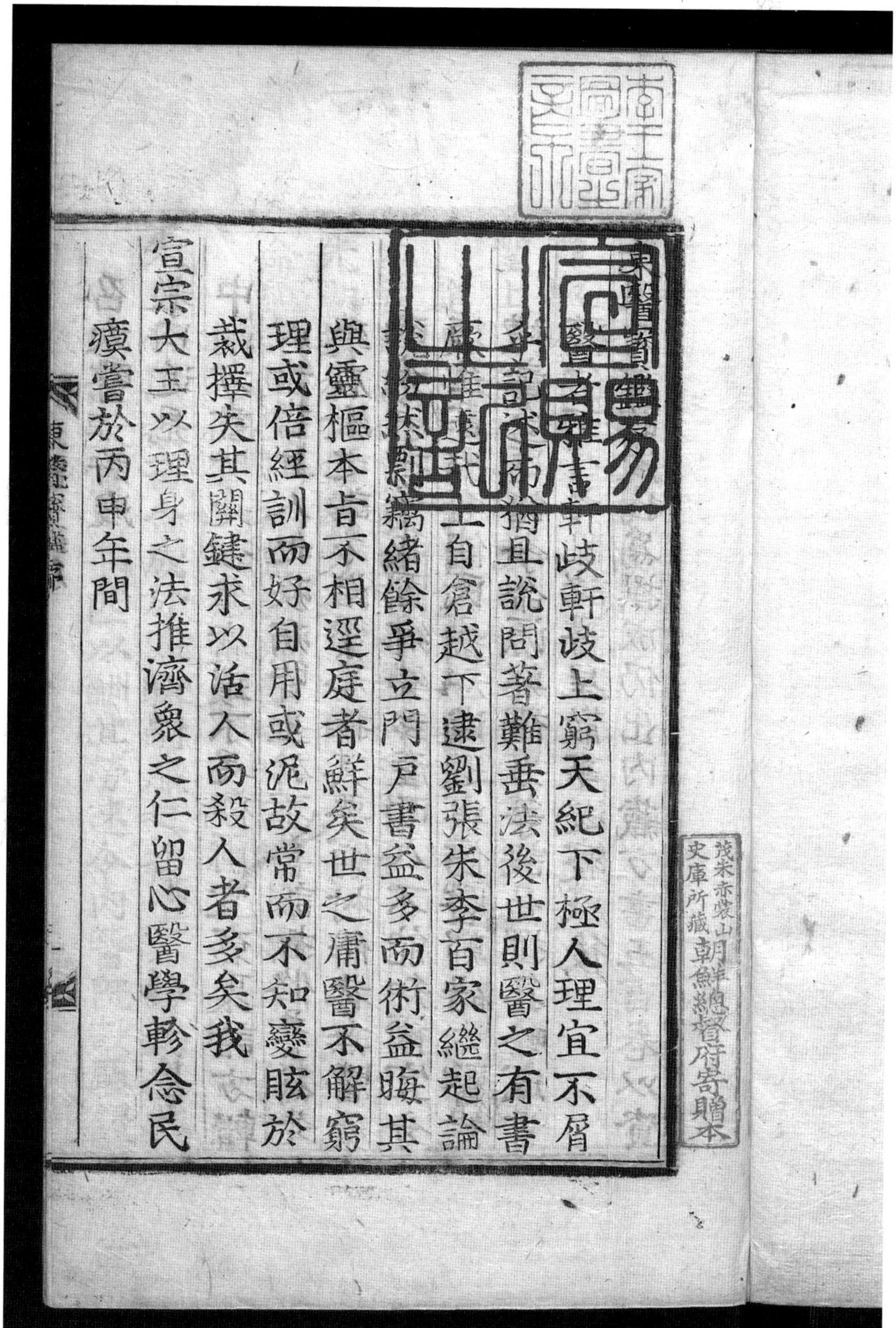

東醫寶鑑序

醫家率稱軒岐軒岐上窮天紀下極人理宜不屑
於記述而猶且說問著難垂法後世則醫之有書
厥惟久哉上自倉越下逮劉張朱李百家繼起論
說紛然剽竊緒餘爭立門戶書益多而術益晦其
與靈樞本旨不相逕庭者鮮矣世之庸醫不解窮
理或倍經訓而好自用或泥故常而不知變眩於
裁擇失其關鍵求以活人而殺人者多矣我
宣宗大王以理身之法推濟衆之仁留心醫學軫念民
瘼嘗於丙申年間

『東醫寶鑑』 권3 東醫寶鑑序 1a

召太醫臣許浚

教曰近見

中朝方書皆是抄集庸瑣不足觀爾宜裒聚諸方輯

成一書且人之疾病皆生於不善調攝修養爲先

藥石次之諸方浩繁務擇其要窮村僻巷無醫藥

而夭折者多我國鄉藥多產而人不能知爾宜分

類並書鄉名使民易知浚退與儒醫鄭碏太醫楊

禮壽金應鐸李命源鄭禮男等設局撰集畧成肯

綮值丁酉之亂諸醫星散事遂寢厥後

先王又教許浚獨爲撰成仍出內藏方書五百卷以資

東醫寶鑑序 一

考據撰未半而

『東醫寶鑑』 권3 東醫寶鑑序 1b

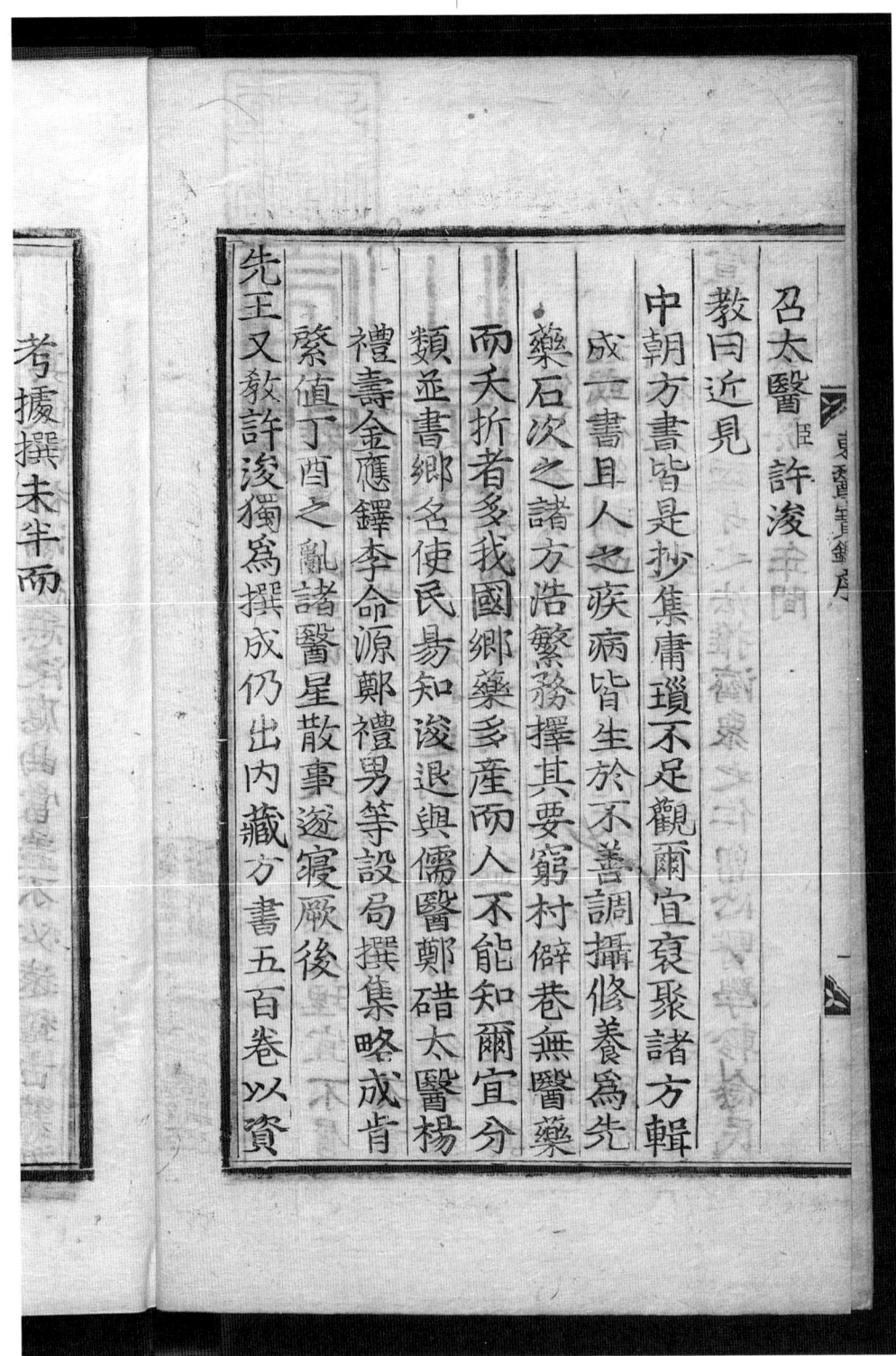

1: 3a

1: 2b

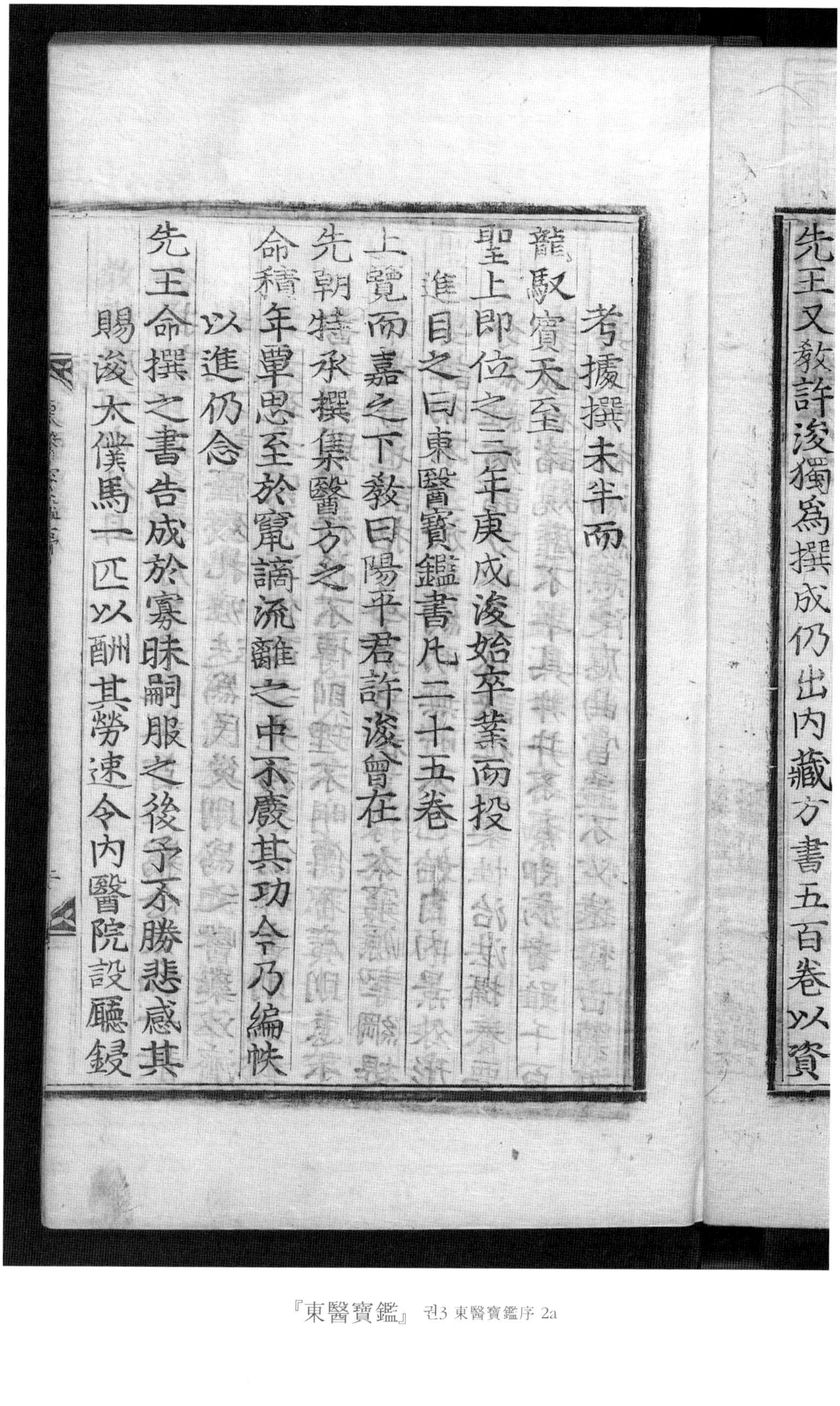

先王又敎許浚獨爲撰成仍出内藏方書五百卷以資

考據撰未半而
龍馭賓天至
聖上卽位之三年庚戌浚始卒業而投
進目之曰東醫寶鑑書凡二十五卷
上覽而嘉之下敎曰陽平君許浚曾在
先朝特承撰集醫方之
命積年覃思至於竄謫流離之中不廢其功今乃編帙
以進仍念
先王命撰之書告成於寡昧嗣服之後予不勝悲感其
賜浚太僕馬一匹以酬其勞速令内醫院設廳鋟

『東醫寶鑑』 권3 東醫寶鑑序 2a

1: 4a　　1: 3b

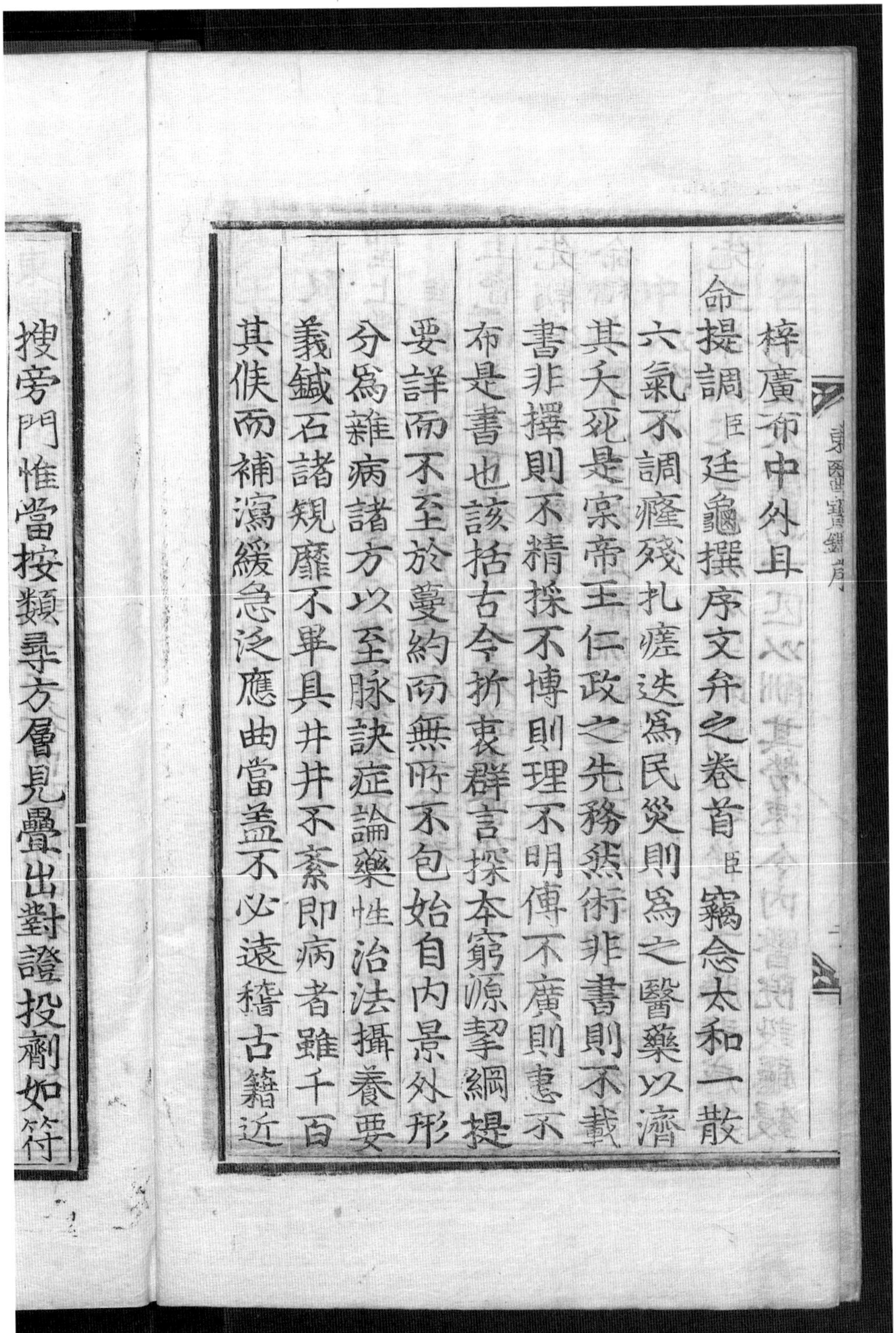
東醫寶鑑序

梓廣布中外且
命提調臣廷龜撰序文弁之卷首臣竊念太和一散
六氣不調癃殘札瘥迭爲民災則爲之醫藥以濟
其夭死是寔帝王仁政之先務然術非書則不載
書非擇則不精採不博則理不明傳不廣則惠不
布是書也該括古今折衷群言採本窮源挈綱提
要詳而不至於蔓約而無所不包始自內景外形
分爲雜病諸方以至脉訣症論藥性治法攝養要
義鍼石諸規靡不畢具井井不紊卽病者雖千百
其候而補瀉緩急泛應曲當盖不必遠稽古籍近

搜旁門惟當按類尋方層見疊出對證投劑如符

『東醫寶鑑』 권3 東醫寶鑑序 2b

1: 5a　1: 4b

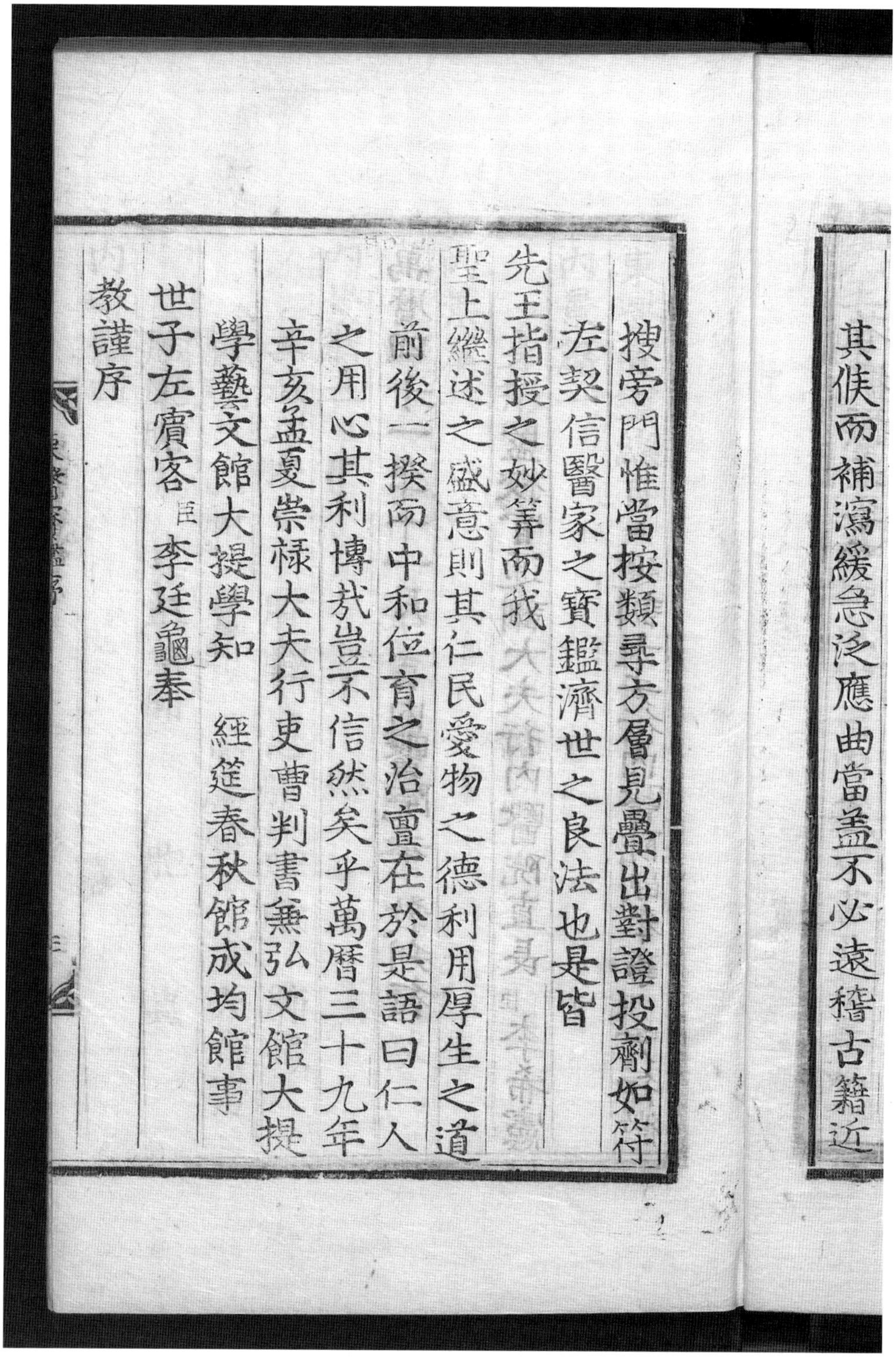

其佚而補瀉緩急泛應曲當盖不必遠稽古籍近

搜旁門惟當按類尋方層見疊出對證投劑如符
左契信醫家之寶鑑濟世之良法也是皆
先王指授之妙筭而我
聖上繼述之盛意則其仁民愛物之德利用厚生之道
前後一揆而中和位育之治亶在於是語曰仁人
之用心其利博哉豈不信然矣乎萬曆三十九年
辛亥孟夏崇祿大夫行吏曹判書兼弘文館大提
學藝文館大提學知 經筵春秋館成均館事
世子左賓客臣 李廷龜奉
教謹序

『東醫寶鑑』 권3 東醫寶鑑序 3a

東醫寶鑑序 三

萬曆四十一年十一月 日內醫院奉 教刊行

監校官通訓大夫行內醫院直長臣李希憲

通訓大夫行內醫院副奉事臣尹知微

東醫寶鑑總目

『東醫寶鑑』 권3 東醫寶鑑序 3b

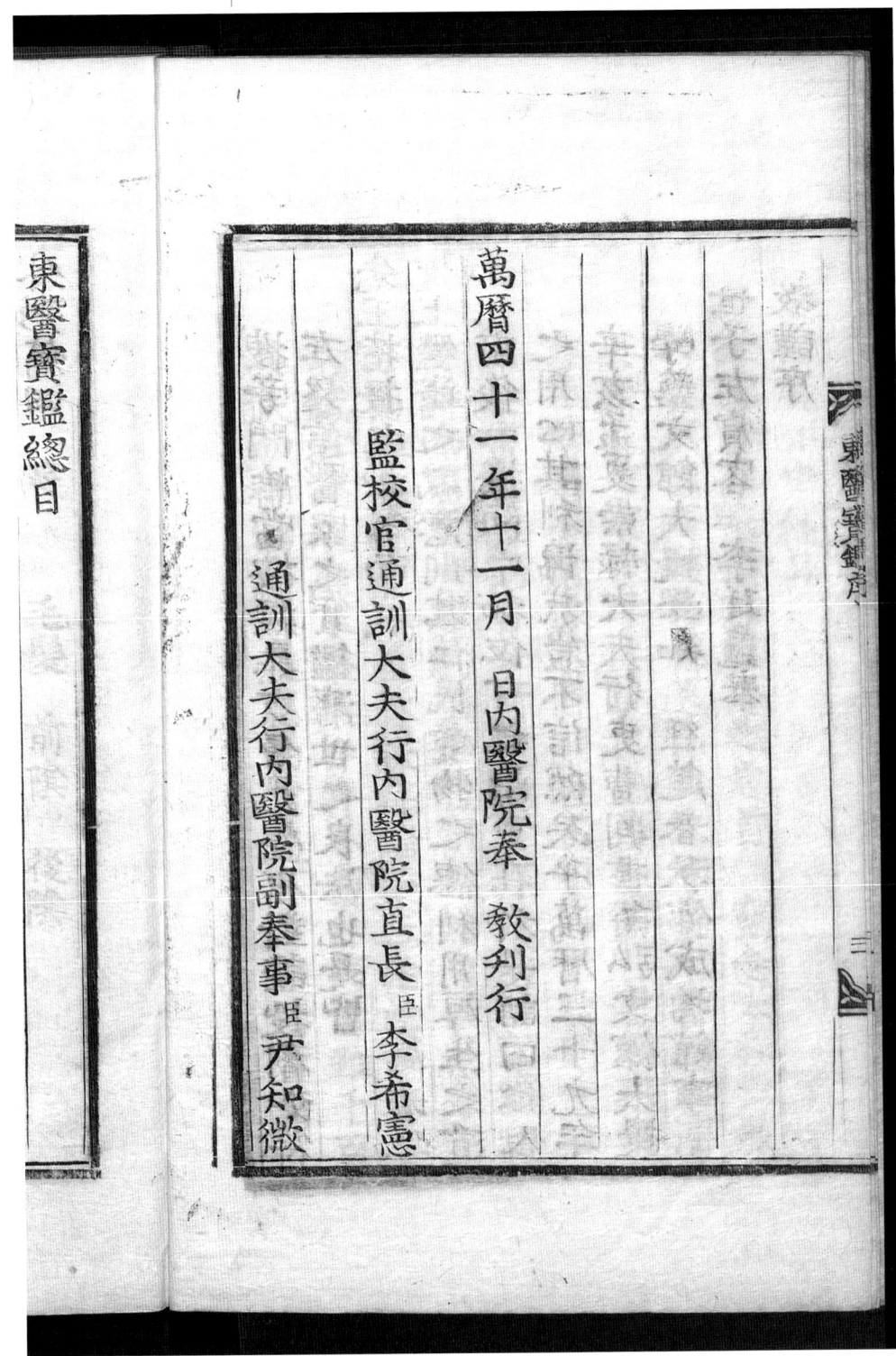

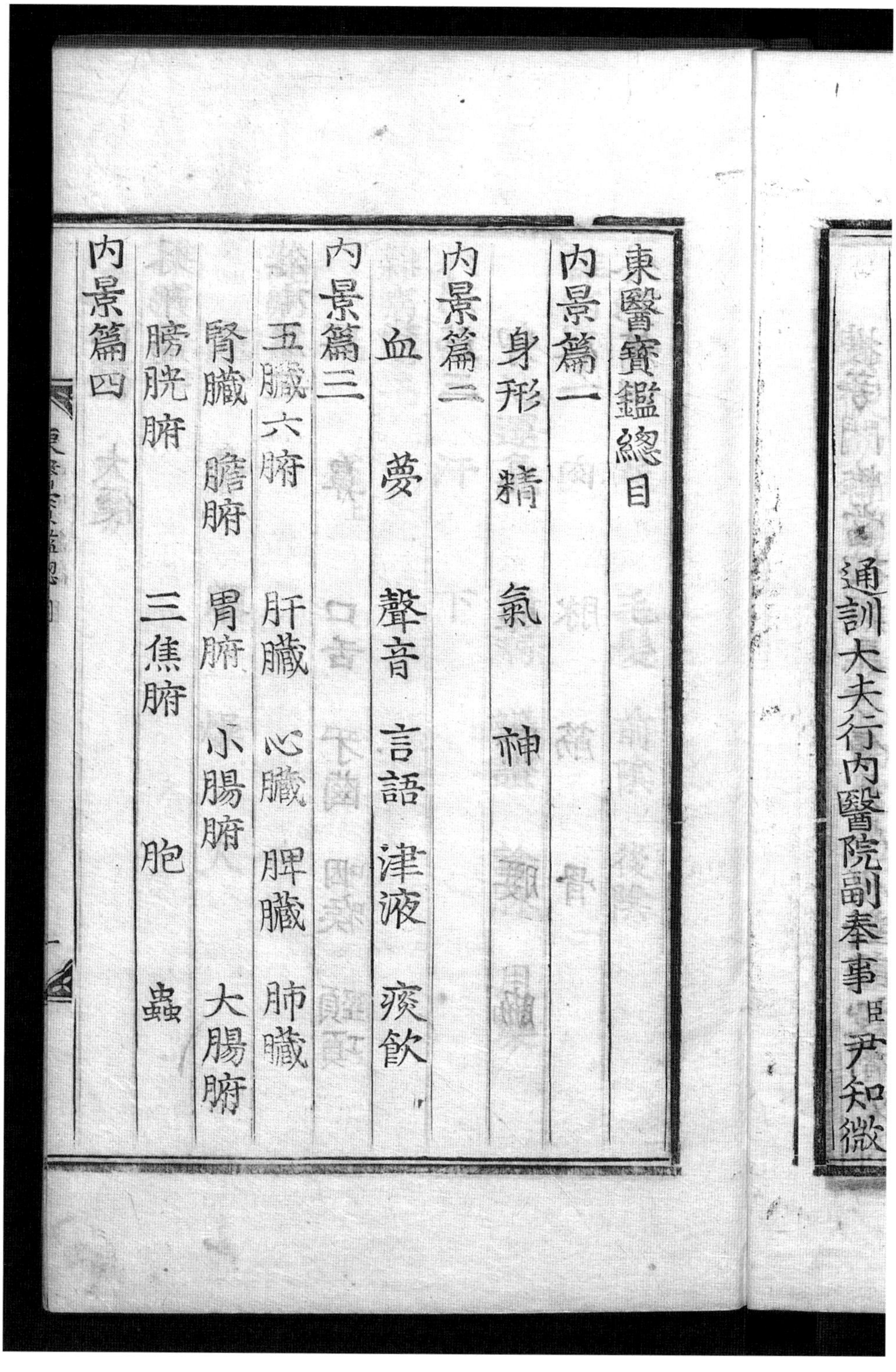
通訓大夫行內醫院副奉事臣尹知微

東醫寶鑑總目

內景篇一

身形 精 氣 神

內景篇二

血 夢 聲音 言語 津液 痰飮

內景篇三

五臟六腑 肝臟 心臟 脾臟 肺臟

腎臟 膽腑 胃腑 小腸腑 大腸腑

膀胱腑 三焦腑 胞 蟲

內景篇四

『東醫寶鑑』 권3 東醫寶鑑總目 1a

小便 大便
外形篇一
頭 面 眼
外形篇二
耳 鼻 口舌 牙齒 咽喉 頸項
背
外形篇三
胷 乳 腹 臍 腰 脇
皮 肉 脉 筋 骨
外形篇四
手 足 毛髮 前陰 後陰

『東醫寶鑑』 권3 東醫寶鑑總目 1b

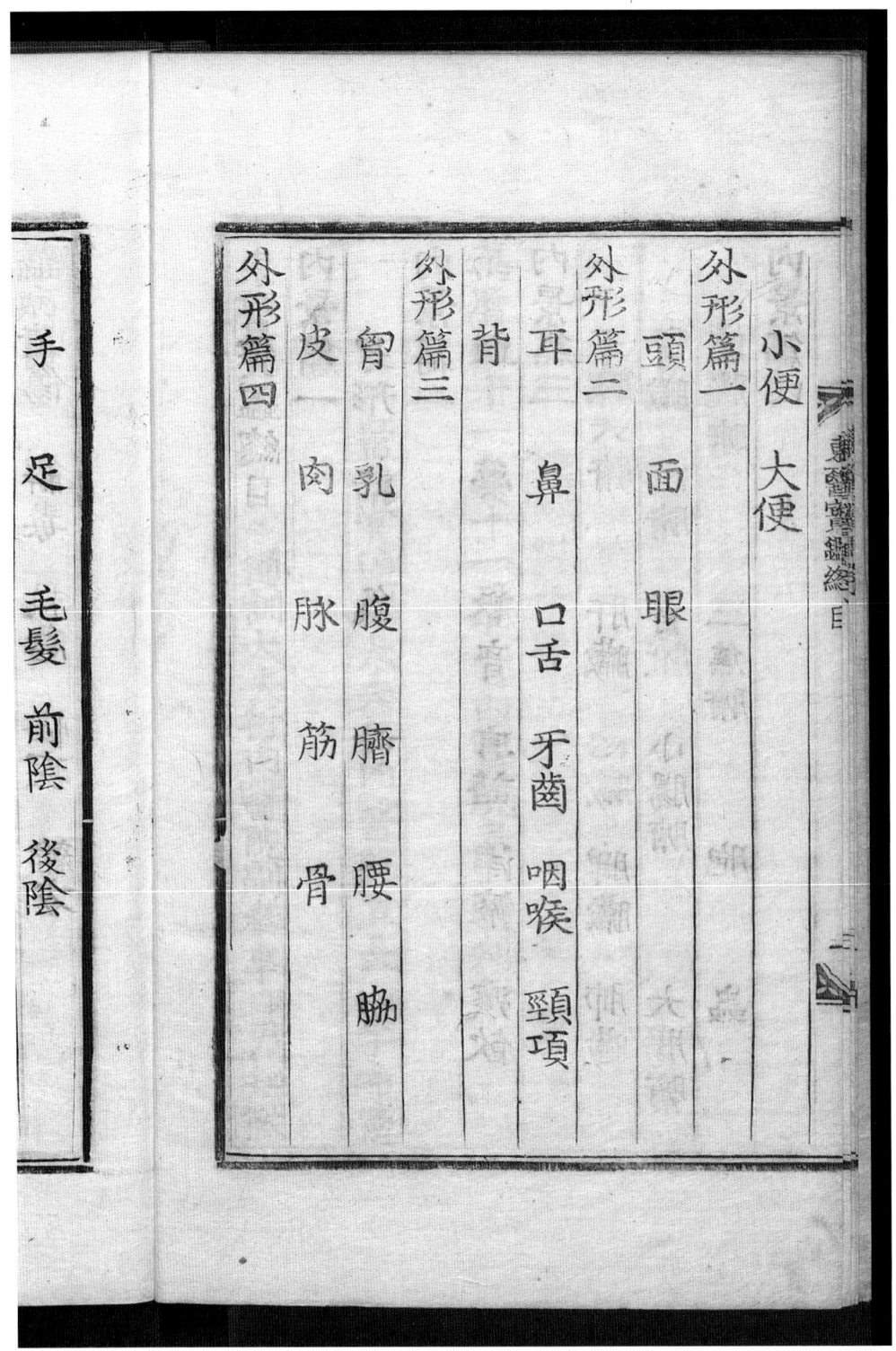

外形篇四

手 足 毛髮 前陰 後陰
雜病篇一
天地運氣 審病 辨證 診脉 用藥
吐 汗 下
雜病篇二
風 寒上
雜病篇三
寒下 暑 濕 燥 火
雜病篇四
內傷 虛勞

『東醫寶鑑』 권3 東醫寶鑑總目 2a

雜病篇五 霍亂 嘔吐 咳嗽

雜病篇六 積聚 浮腫 脹滿 消渴 黃疸

雜病篇七 痎瘧 瘟疫 邪祟 癰疽上

雜病篇八 癰疽下 諸瘡

雜病篇九 諸傷 解毒 救急 怪疾 雜方

雜病篇十

『東醫寶鑑』 권3 東醫寶鑑總目 2b

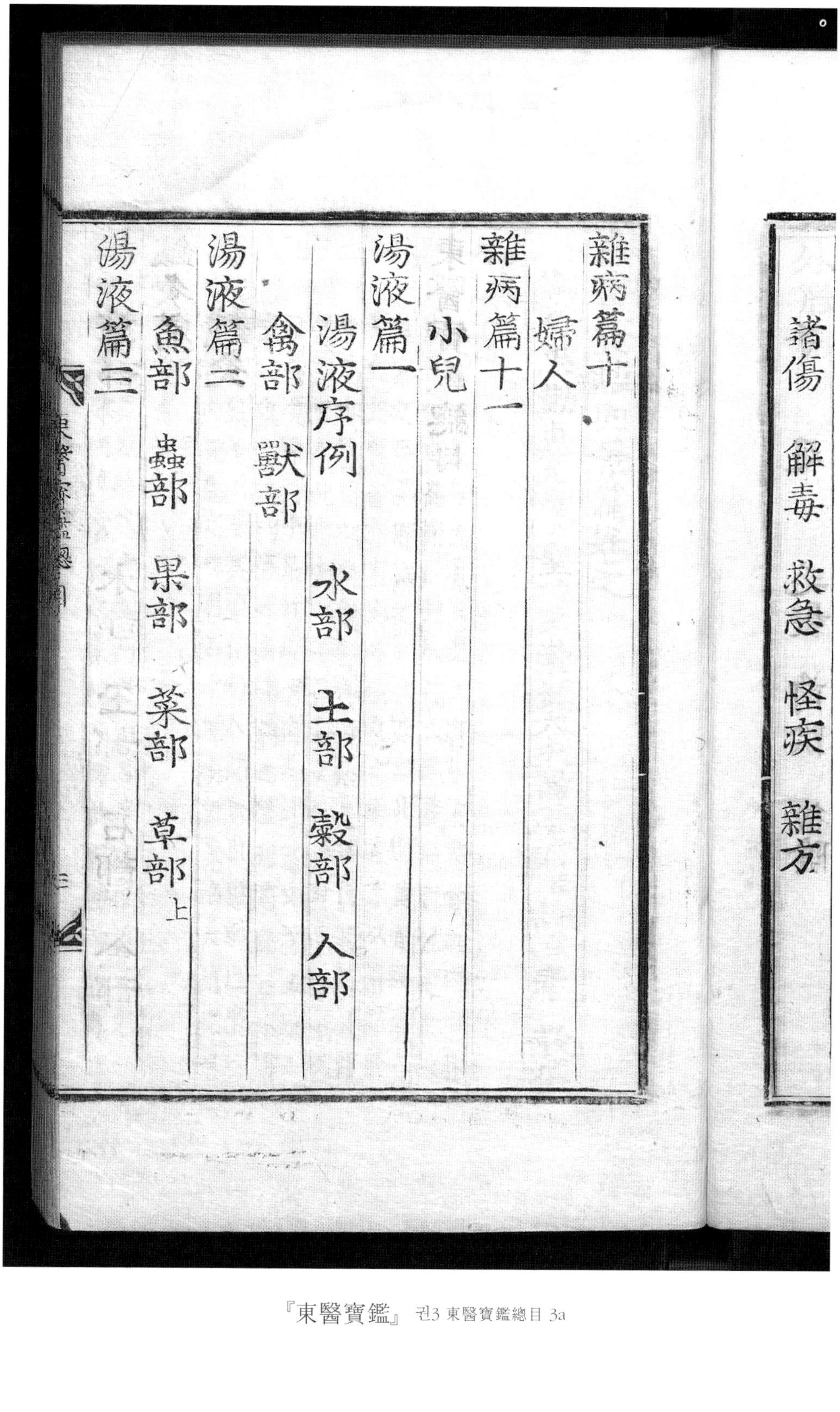

雜病篇十
婦人
雜病篇十一
小兒
湯液篇一
湯液序例 水部 土部 穀部 人部
禽部 獸部
湯液篇二
魚部 蟲部 果部 菜部 草部上
湯液篇三

東醫寶鑑總目 三

諸傷 解毒 救急 怪疾 雜方

『東醫寶鑑』 권3 東醫寶鑑總目 3a

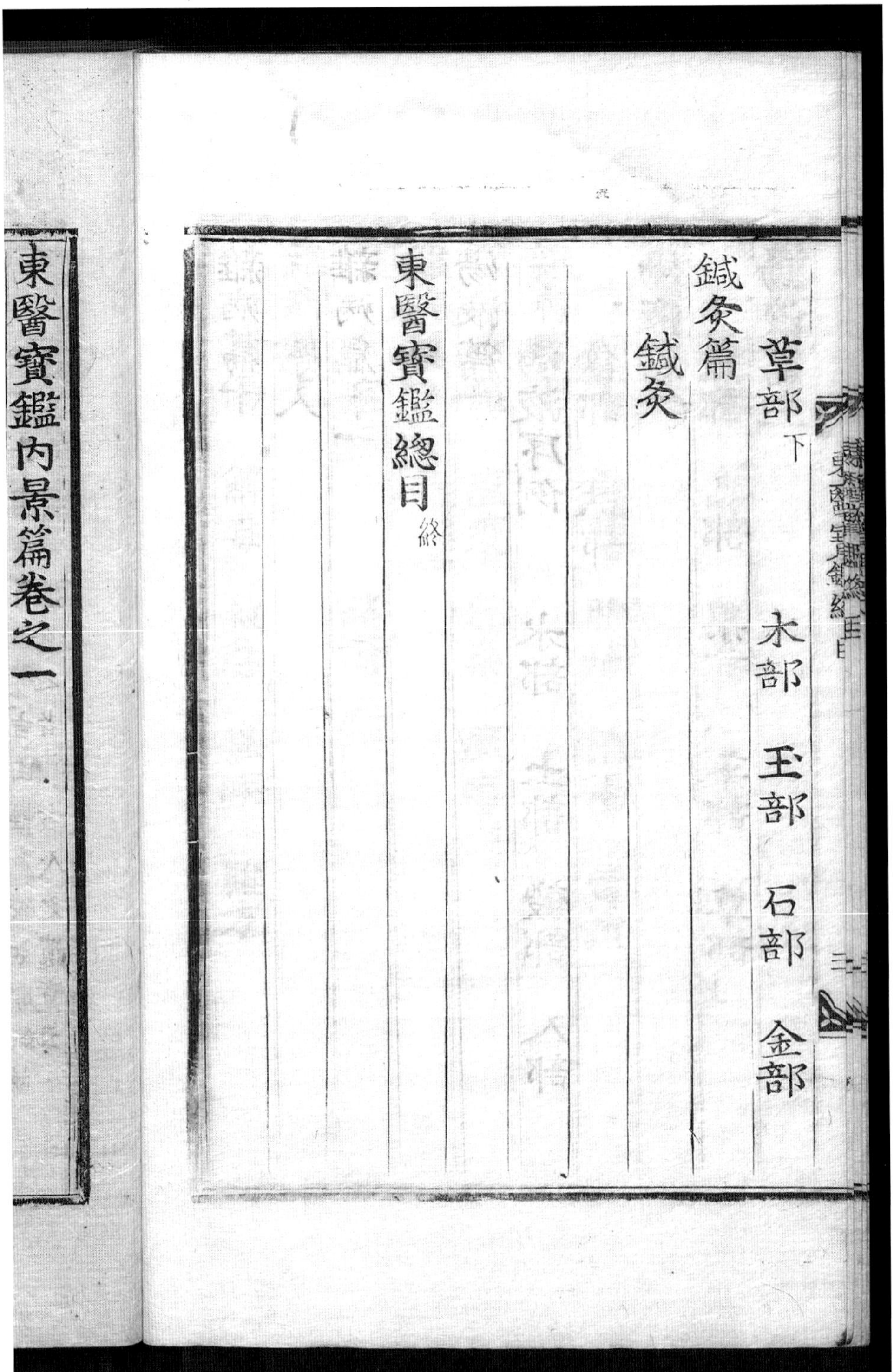

草部下　木部　玉部　石部　金部

鍼灸篇

鍼灸

東醫寶鑑總目終

東醫寶鑑內景篇卷之一

『東醫寶鑑』 권3 東醫寶鑑總目 3b

1: 8b　1: 8a

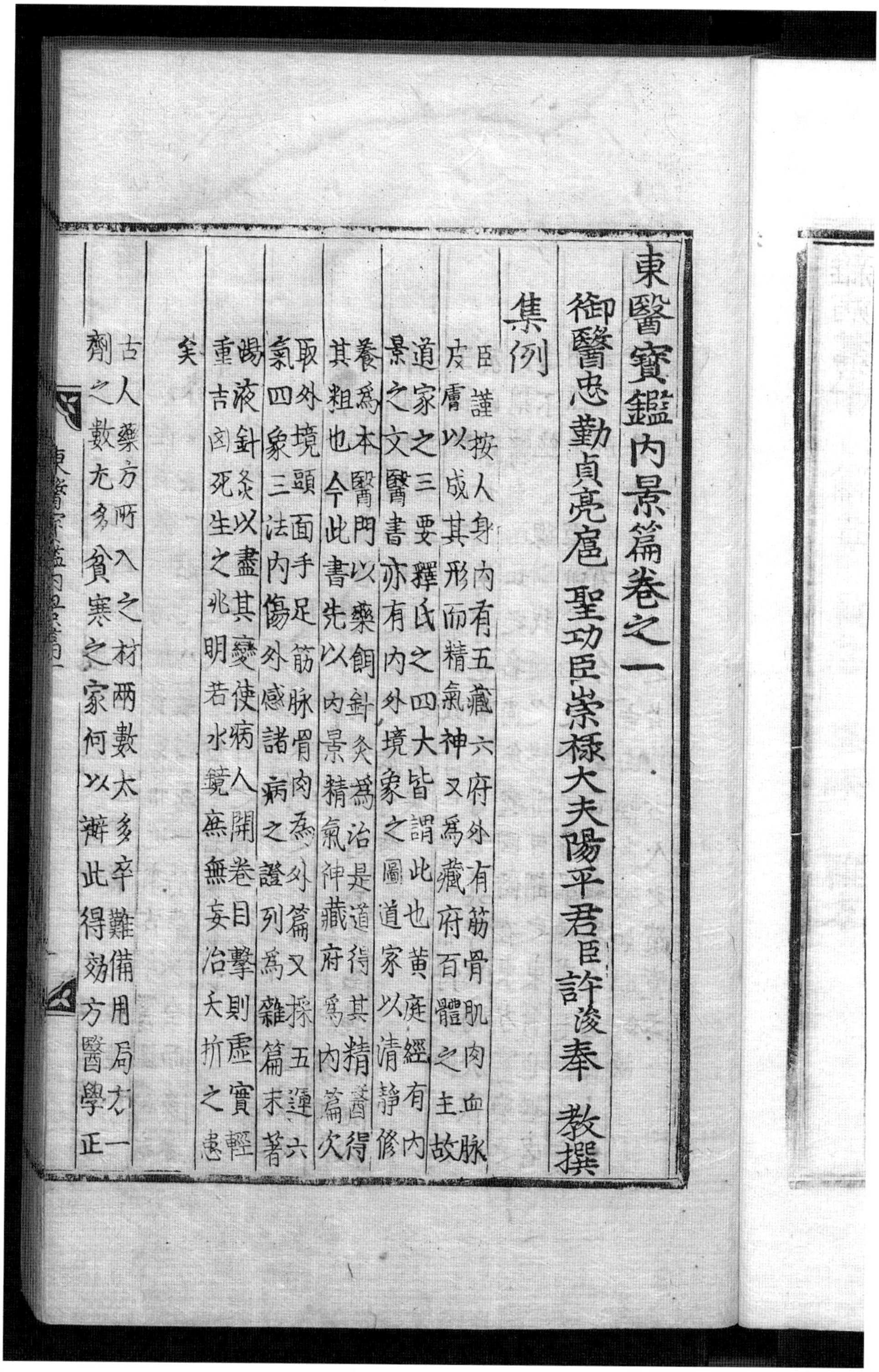

東醫寶鑑內景篇卷之一

御醫忠勤貞亮扈聖功臣崇祿大夫陽平君臣許浚奉 教撰

集例

臣謹按人身內有五藏六府外有筋骨肌肉血脈皮膚以成其形而精氣神又爲藏府百體之主故道家之三要釋氏之四大皆謂此也黃庭經有內景之文醫書亦有內外境象之圖道家以淸靜修養爲本醫門以藥餌鍼灸爲治是道得其精醫得其粗也今此書先以內景精氣神藏府爲內篇次取外境頭面手足筋脈骨肉爲外篇又採五運六氣四象三法內傷外感諸病之證列爲雜篇末著湯液鍼灸以盡其變使病人開卷目擊則虛實輕重吉凶死生之兆明若水鏡庶無妄治夭折之患矣

古人藥方所入之材兩數太多卒難備用局方一劑之數尤多貧寒之家何以辦此得効方醫學正

東醫寶鑑內景篇一

『東醫寶鑑』 권3 東醫寶鑑內景篇1 1a

1:10b~11a | 1: 10a | 1: 9b | 1: 9a

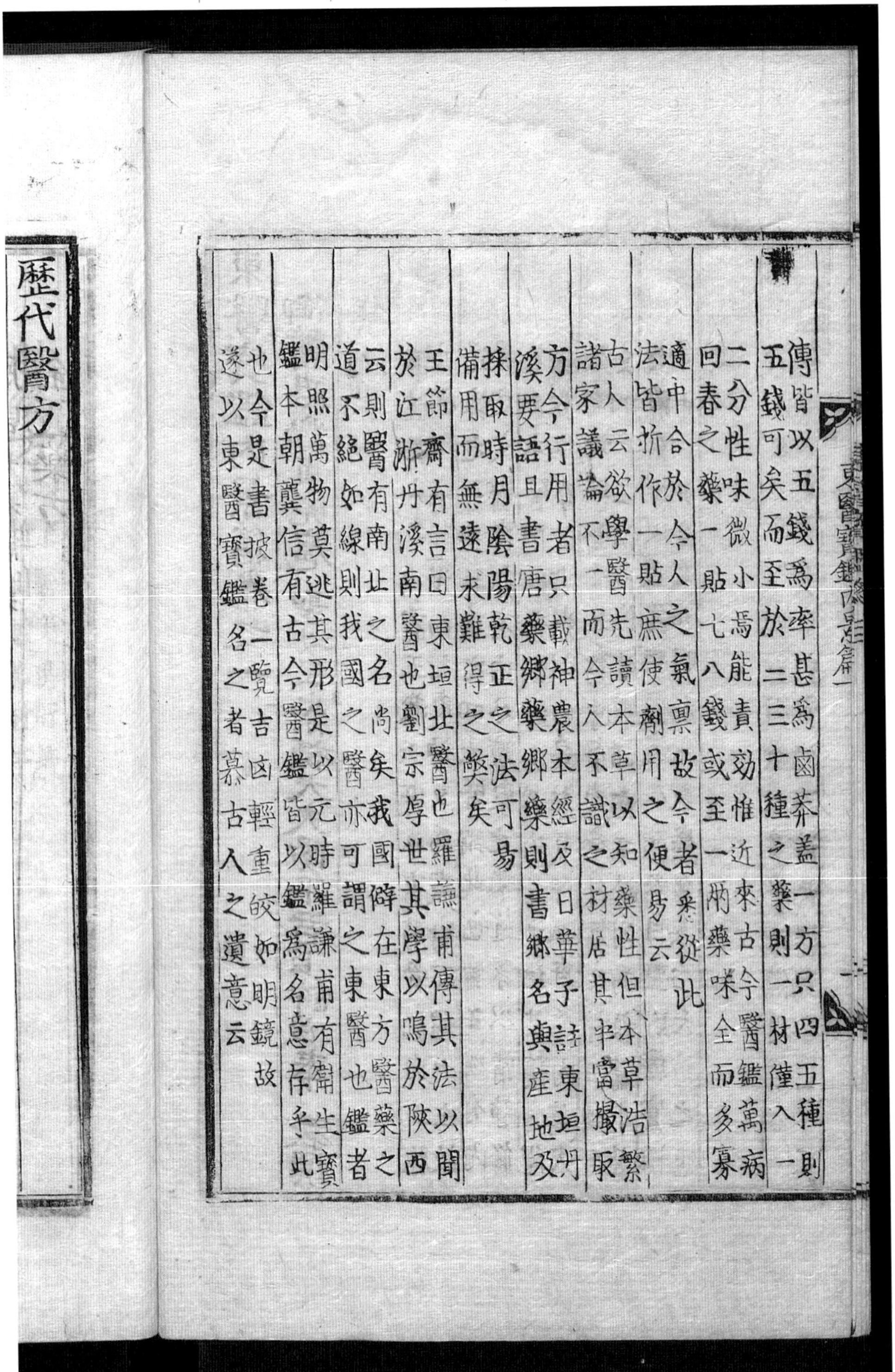

歷代醫方

東醫寶鑑內景篇一

傳皆以五錢爲率甚爲鹵莽蓋一方只四五種則
五錢可矣而至於二三十種之藥則一材僅入一
二分性味微小焉能責效惟近來古今醫鑑萬病
回春之藥一貼七八錢或至一兩藥味全而多寡
適中合於今人之氣稟故今者悉從此
法皆折作一貼庶使劑用之便易云
古人云欲學醫先讀本草以知藥性但本草浩繁
諸家議論不一而今人不識之材居其半當撮取
方今行用者只載神農本經及日華子註東垣丹
溪要語且書唐藥鄉藥鄉藥則書鄉名與產地及
採取時月陰陽乾正之法可易
備用而無遠求難得之弊矣
王節齋有言曰東垣北醫也羅謙甫傳其法以聞
於江浙丹溪南醫也劉宗厚世其學以鳴於陝西
云則醫有南北之名尚矣我國僻在東方醫藥之
道不絕如線則我國之醫亦可謂之東醫也鑑者
明照萬物莫逃其形是以元時羅謙甫有衛生寶
鑑本朝龔信有古今醫鑑皆以鑑爲名意存乎此
也今是書披卷一覽吉凶輕重皎如明鏡故
遂以東醫寶鑑名之者慕古人之遺意云

『東醫寶鑑』 권3 東醫寶鑑內景篇1 1b

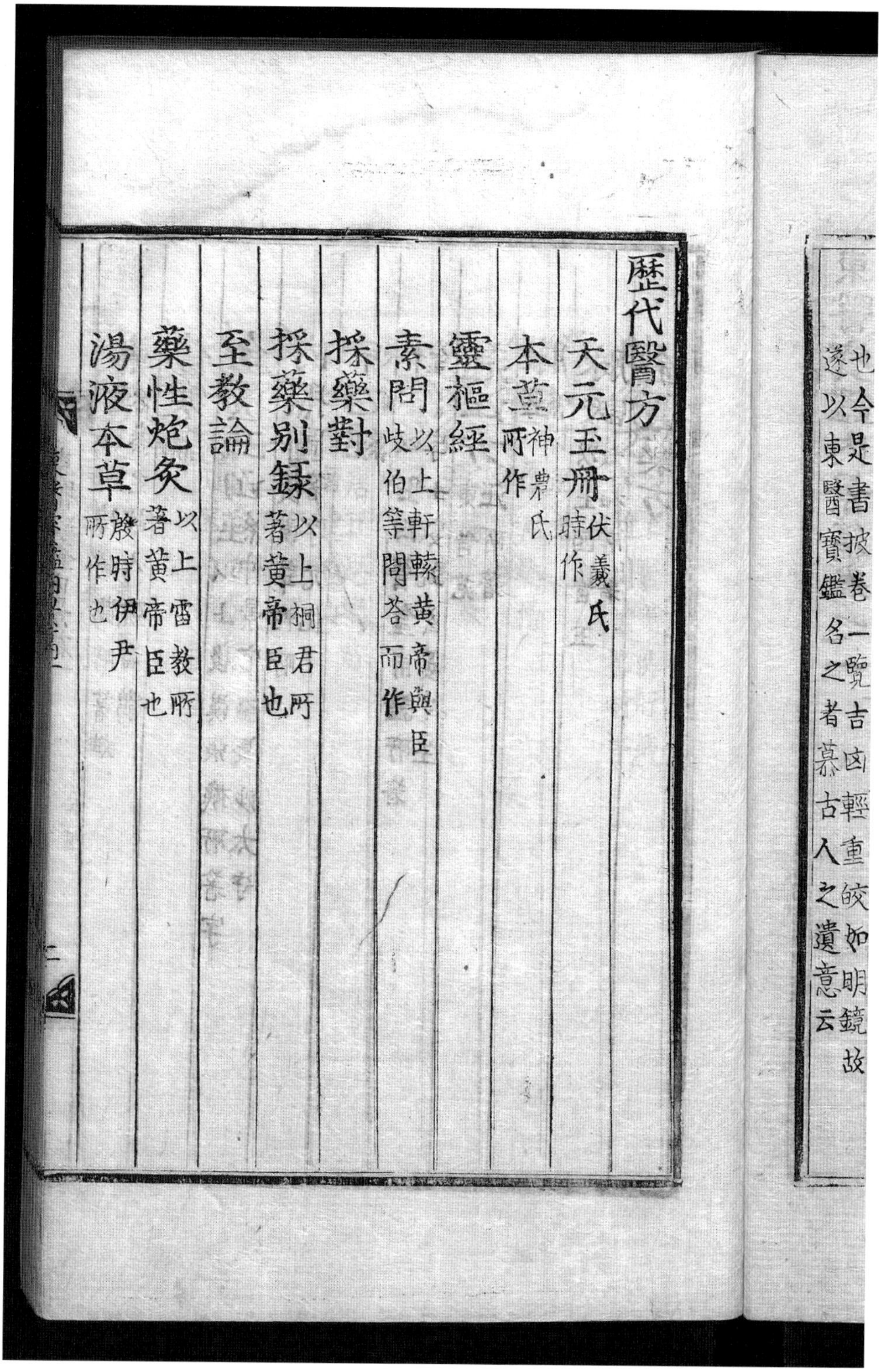

也今是書披卷一覽吉凶輕重皎如明鏡故
遂以東醫寶鑑名之者慕古人之遺意云

歷代醫方

天元玉冊 伏羲氏時作

本草 神農氏所作

靈樞經

素問 以上軒轅黃帝與臣岐伯等問答而作

採藥對

採藥別錄 以上桐君所著黃帝臣也

至教論

藥性炮炙 以上雷敎所著黃帝臣也

湯液本草 殷時伊尹所作也

『東醫寶鑑』 권3 東醫寶鑑內景篇1 2a

難經 戰國時扁鵲所著姓秦名越人號扁鵲

傷寒論

金匱玉函經 以上後漢張機所著字仲景官至長沙太守

內照圖 後漢華佗所著字元化

甲乙經

針經 以上西晉皇甫謐所著字士安號玄晏先生

范汪方 東晉范汪所著

脉經

脉訣 以上西晉王叔和所著

金匱藥方

肘後方 以上晉葛洪所著字稚川號抱朴子

『東醫寶鑑』 권3 東醫寶鑑內景篇1 2b

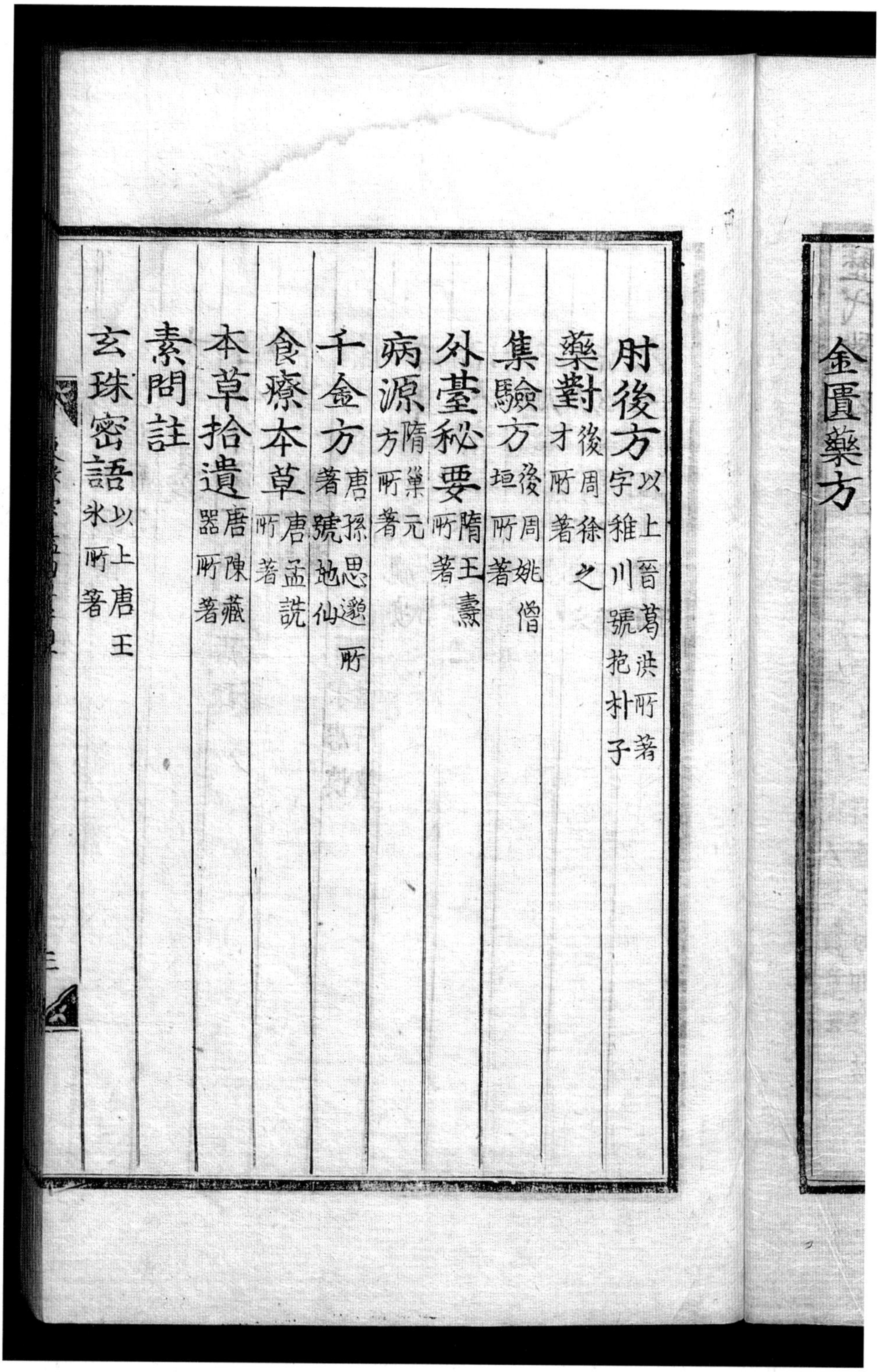

肘後方 以上晉葛洪所著字稚川號抱朴子

藥對 後周徐之才所著

集驗方 後周姚僧垣所著

外臺秘要 隋王燾所著

病源方 隋巢元方所著

千金方 唐孫思邈所著號虵仙

食療本草 唐孟詵所著

本草拾遺 唐陳藏器所著

素問註

玄珠密語 以上唐王冰所著

『東醫寶鑑』 권3 東醫寶鑑內景篇1 3a

明堂圖 唐甄權所著

本草音義

古今録驗方 以上唐甄立言所著

本事方 宋許叔微所著

備用本草經史證類 宋唐慎微所著

本草補遺 宋龐安常所著

活人書 宋朱肱所著號無求子

神應鍼經 宋許希所著

活幼新書 宋陳文中所著

脉訣 宋劉元賓所著號通真子

醫說 宋張擴所著字子充

『東醫寶鑑』 권3 東醫寶鑑內景篇1 3b

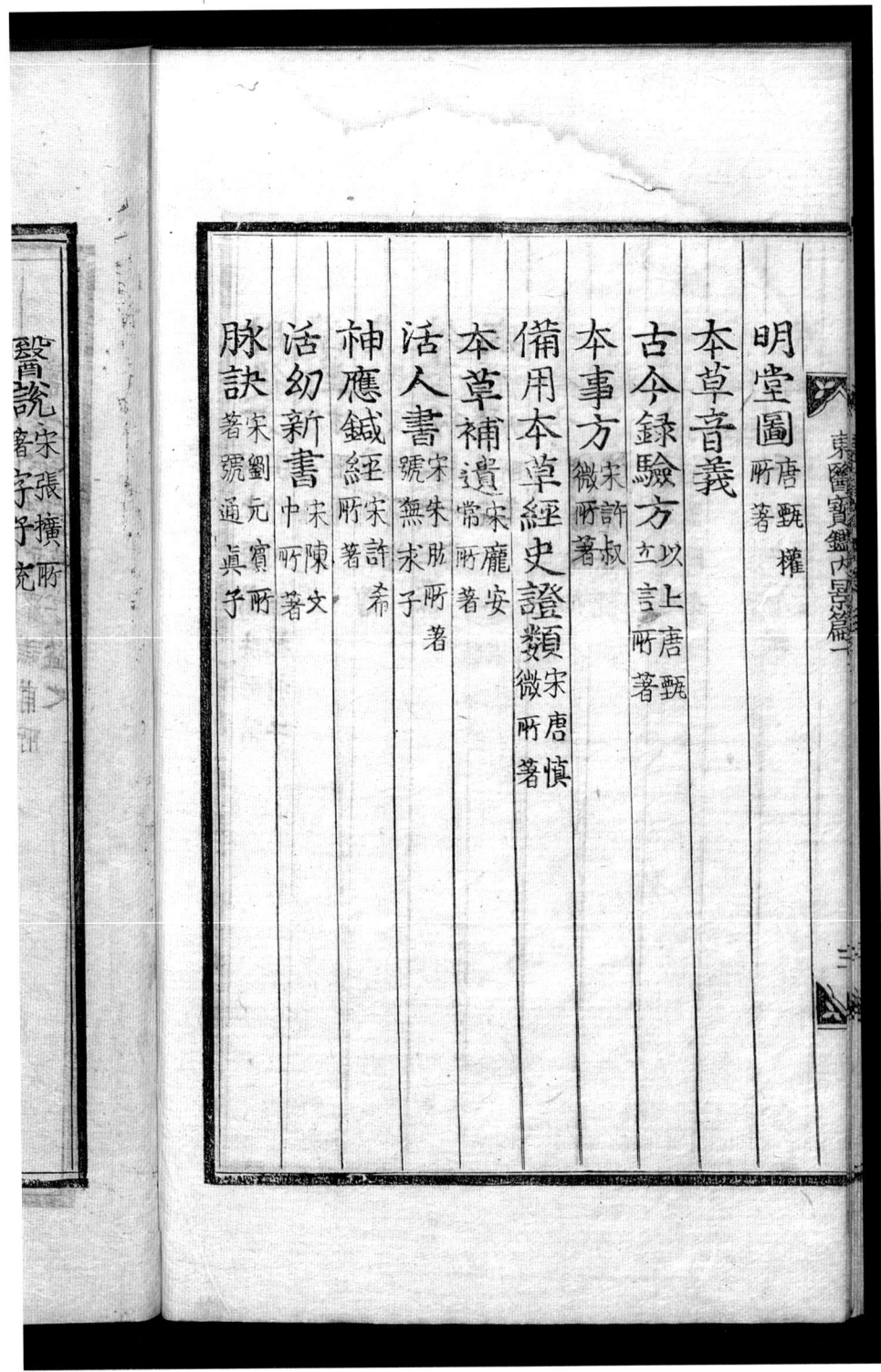

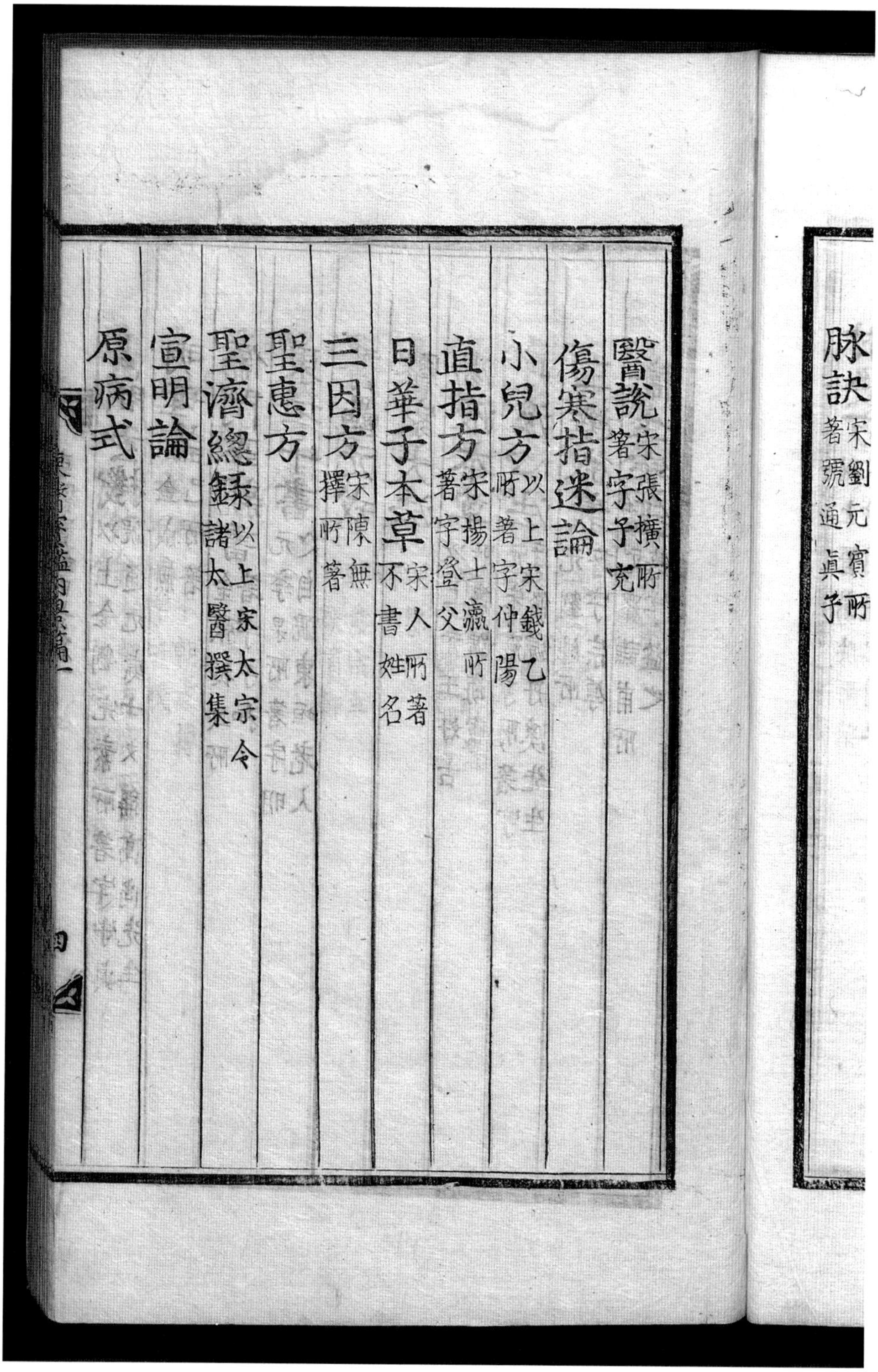

脈訣 宋劉元賓所著號通眞子

東醫寶鑑內景篇一 四

醫說 宋張擴所著字子充

傷寒指迷論

小兒方 以上宋錢乙所著字仲陽

直指方 宋楊士瀛所著字登父

日華子本草 宋人所著不書姓名

三因方 宋陳無擇所著

聖惠方

聖濟總錄 以上宋太宗令諸太醫撰集

宣明論

原病式

『東醫寶鑑』 권3 東醫寶鑑內景篇1 4a

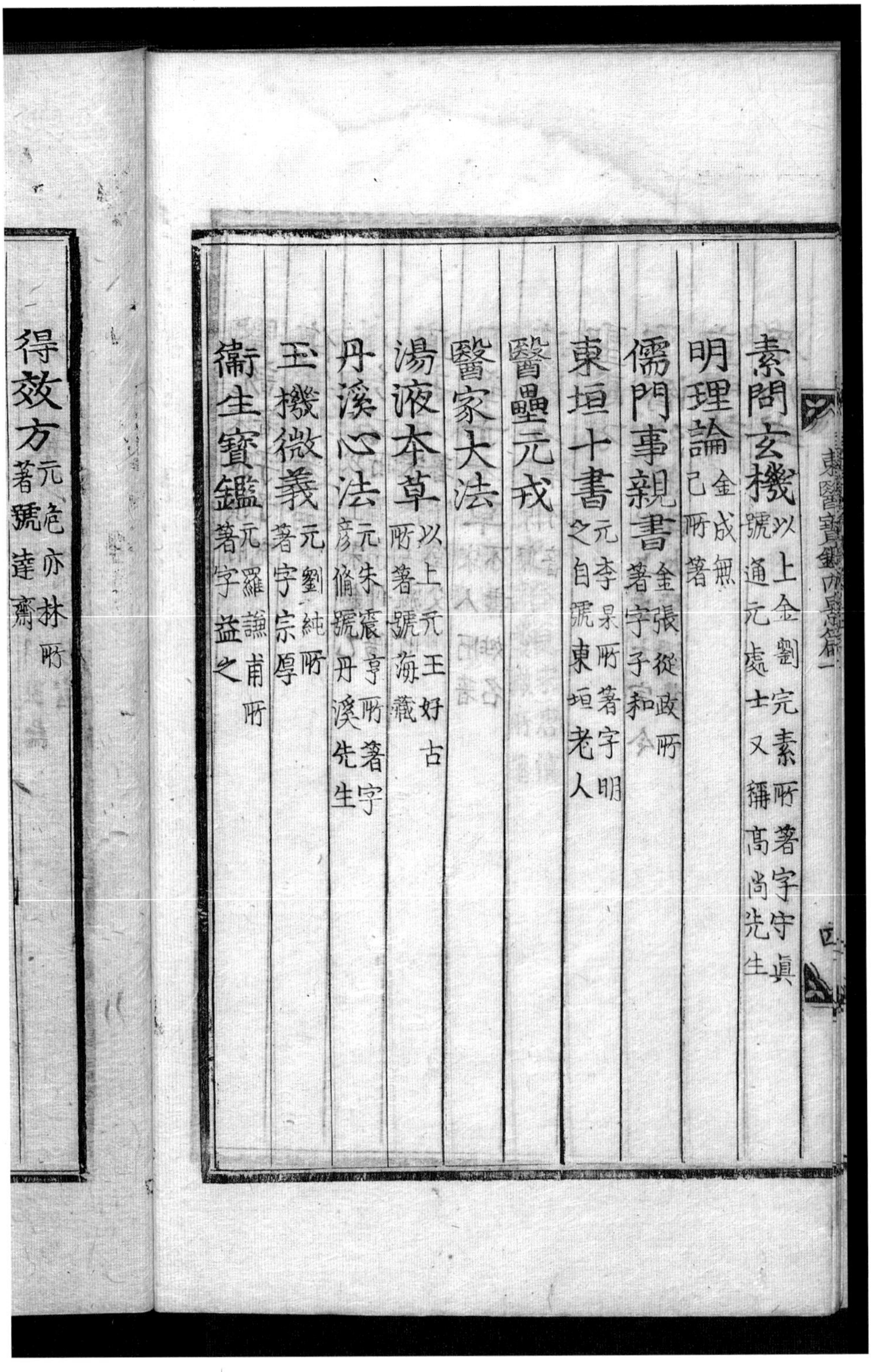

東醫寶鑑內景篇一

素問玄機 以上金劉完素所著字守眞號通元處士又稱高尚先生

明理論 金成無己所著

儒門事親書 金張從政所著字子和

東垣十書 元李杲所著字明之自號東垣老人

醫壘元戎

醫家大法

湯液本草 以上元王好古所著號海藏

丹溪心法 元朱震亨所著字彦脩號丹溪先生

玉機微義 元劉純所著字宗厚

衛生寶鑑 元羅謙甫所著字益之

得效方 元危亦林所著號達齋

『東醫寶鑑』 권3 東醫寶鑑內景篇1 4b

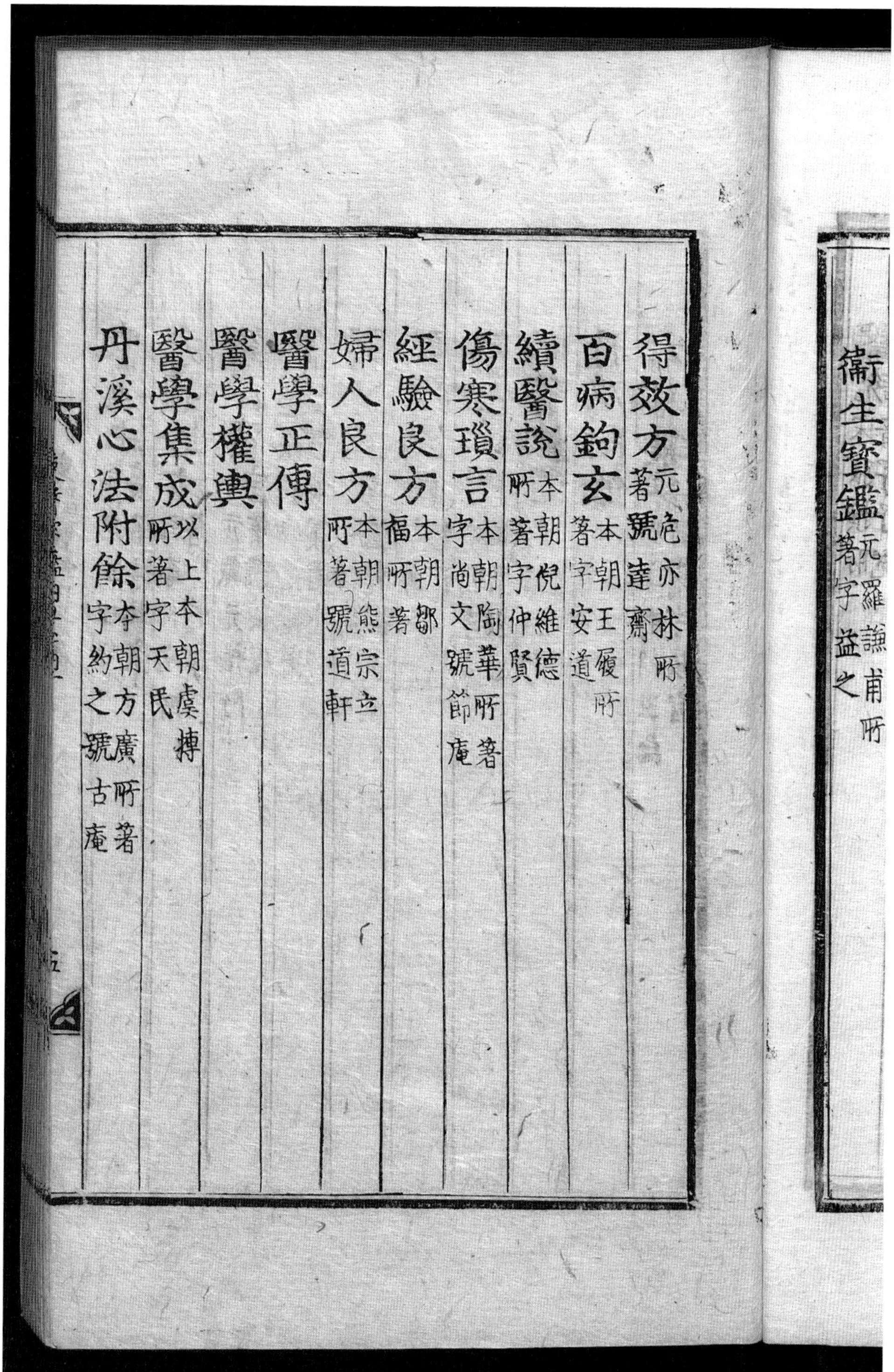
衛生寶鑑 元羅謙甫所著字益之

得效方 元危亦林所著號達齋
百病鉤玄 本朝王履所著字安道
續醫說 本朝倪維德所著字仲賢
傷寒瑣言 本朝陶華所著字尙文號節庵
經驗良方 本朝鄒福所著
婦人良方 本朝熊宗立所著號道軒
醫學正傳
醫學權輿
醫學集成 以上本朝虞摶所著字天民
丹溪心法附餘 本朝方廣所著字約之號古庵

『東醫寶鑑』 권3 東醫寶鑑內景篇1 5a

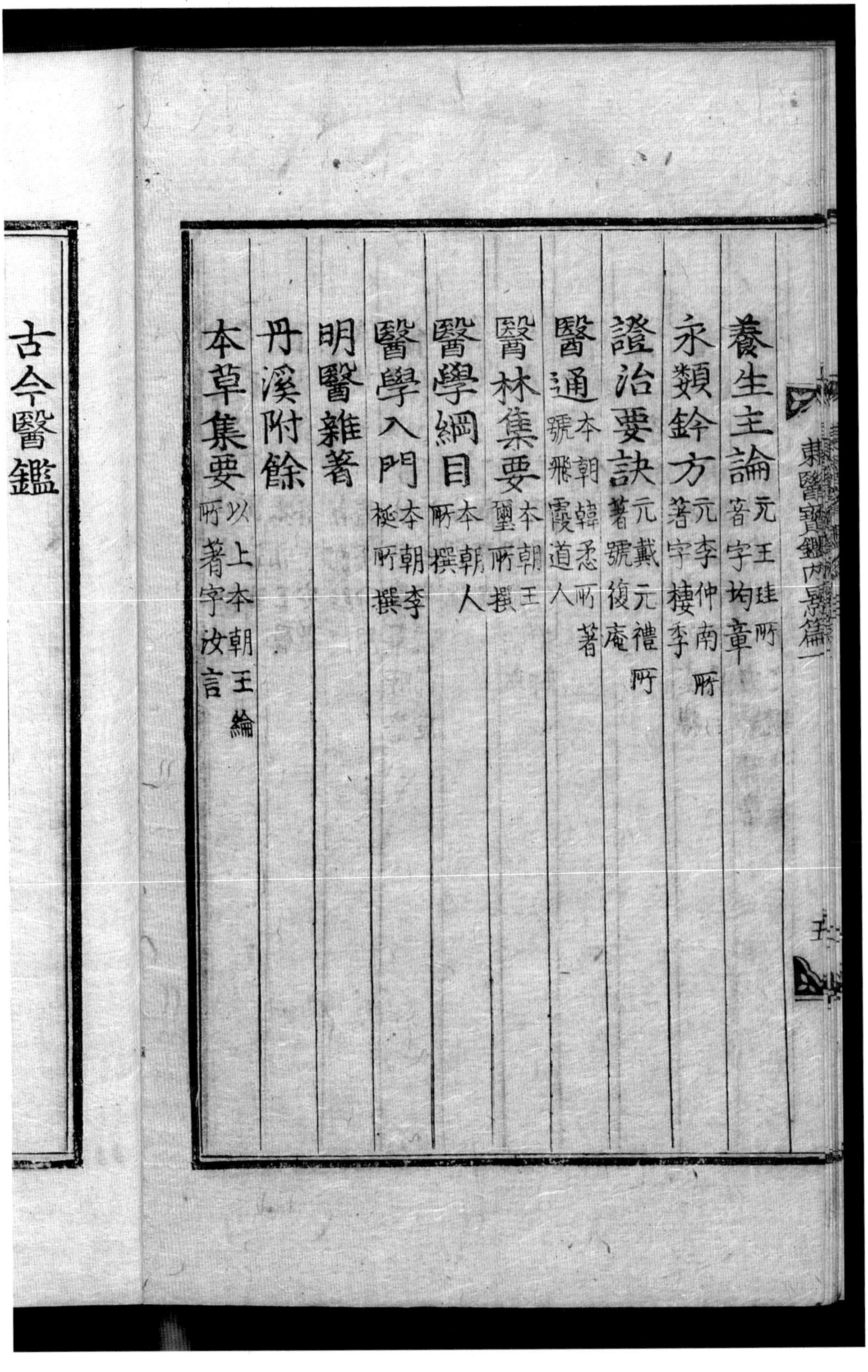
東醫寶鑑內景篇一 十五

養生主論 元王珪所著字均章

永類鈐方 元李仲南所著字棲季

證治要訣 元戴元禮所著號復庵

醫通 本朝韓懋所著號飛霞道人

醫林集要 本朝王璽所撰

醫學綱目 本朝人所撰

醫學入門 本朝李梴所撰

明醫雜著

丹溪附餘

本草集要 以上本朝王綸所著字汝言

古今醫鑑

『東醫寶鑑』 권3 東醫寶鑑內景篇1 5b

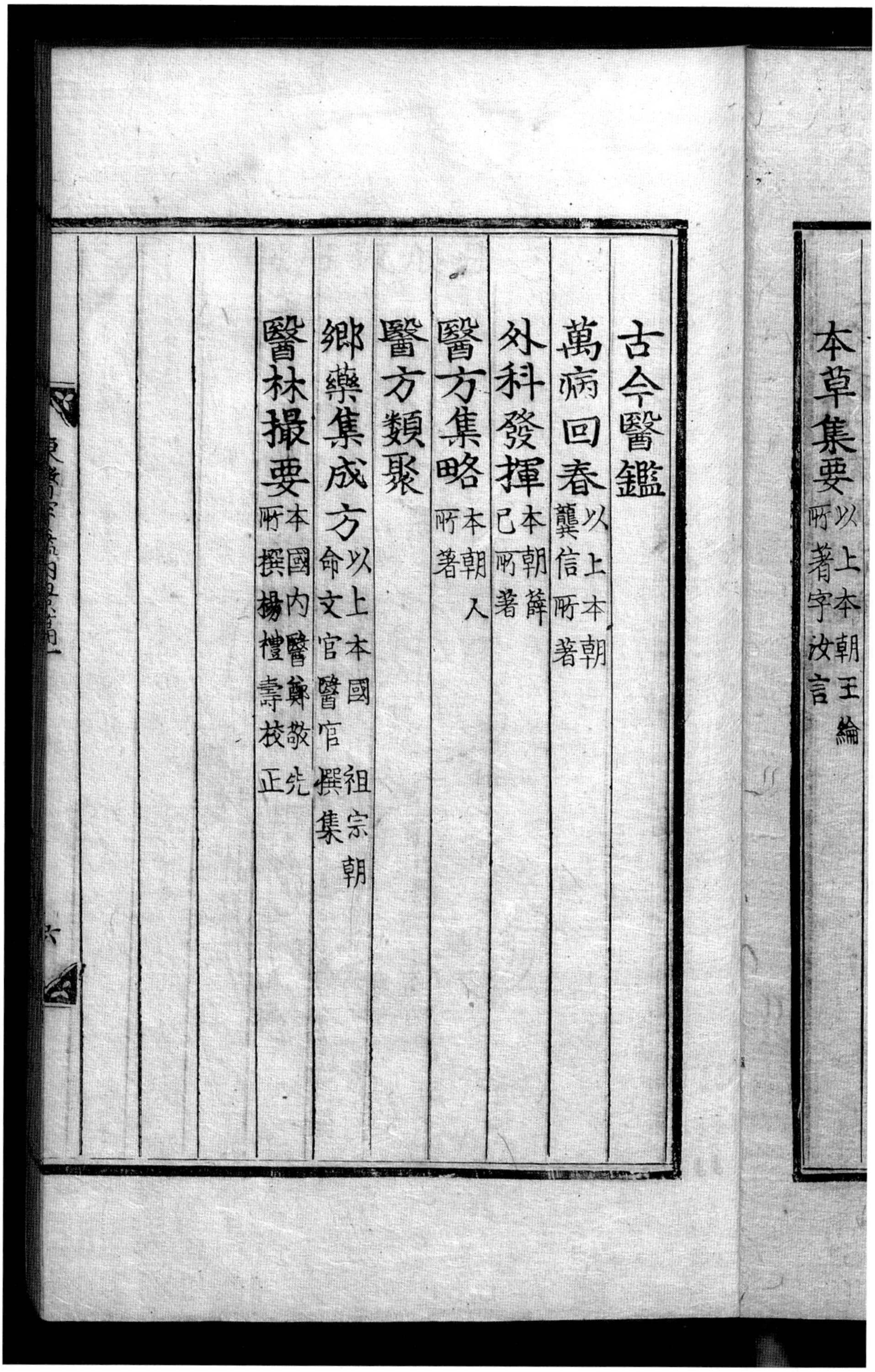

本草集要 以上本朝王綸所著字汝言

古今醫鑑

萬病回春 以上本朝龔信所著

外科發揮 本朝薛己所著

醫方集略 本朝人所著

醫方類聚

鄉藥集成方 以上本國祖宗朝命文官醫官撰集

醫林撮要 本國內醫鄭敬先所撰楊禮壽校正

『東醫寶鑑』 권3 東醫寶鑑內景篇1 6a

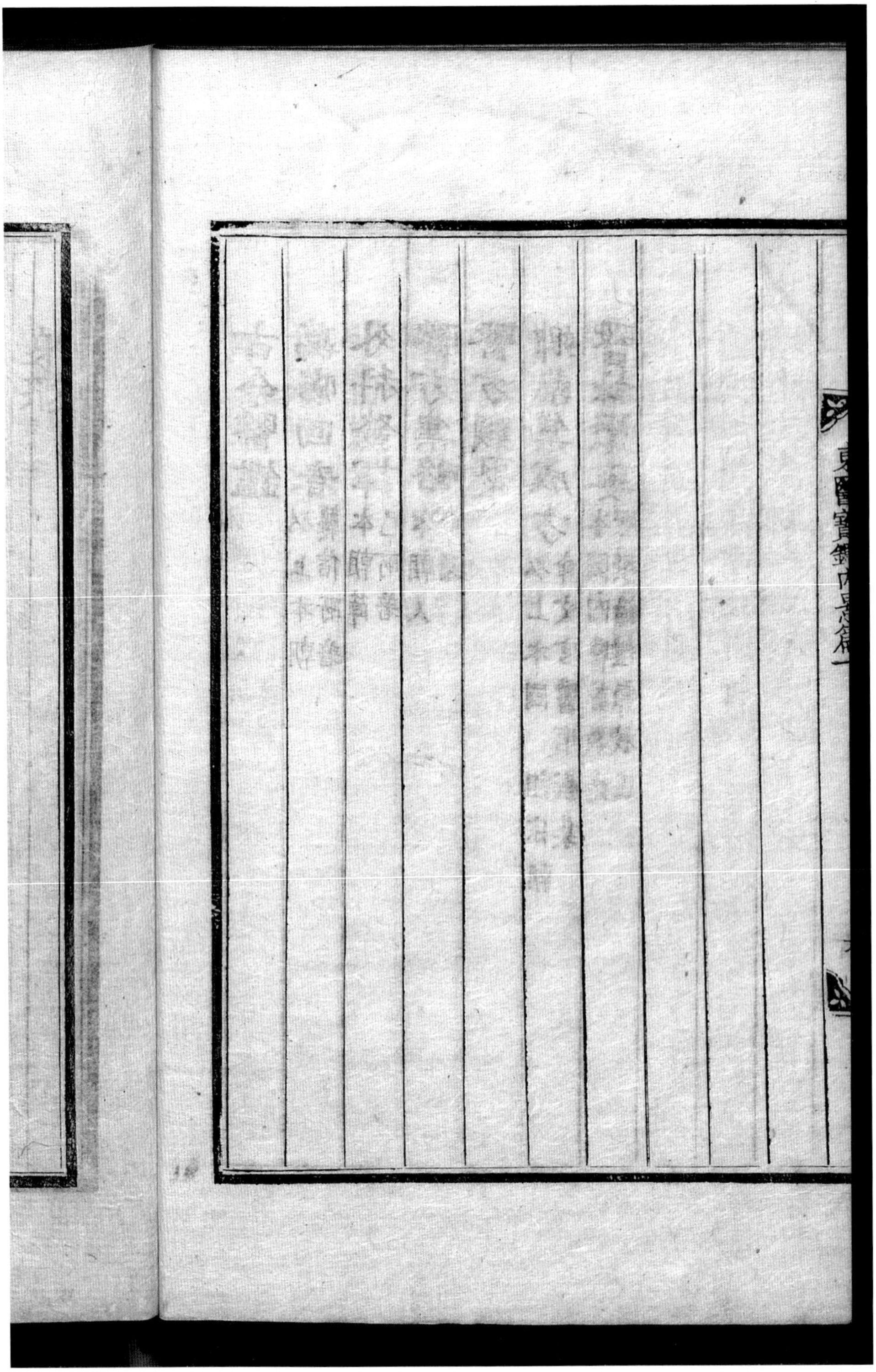

『東醫寶鑑』 권3 東醫寶鑑內景篇1 6b

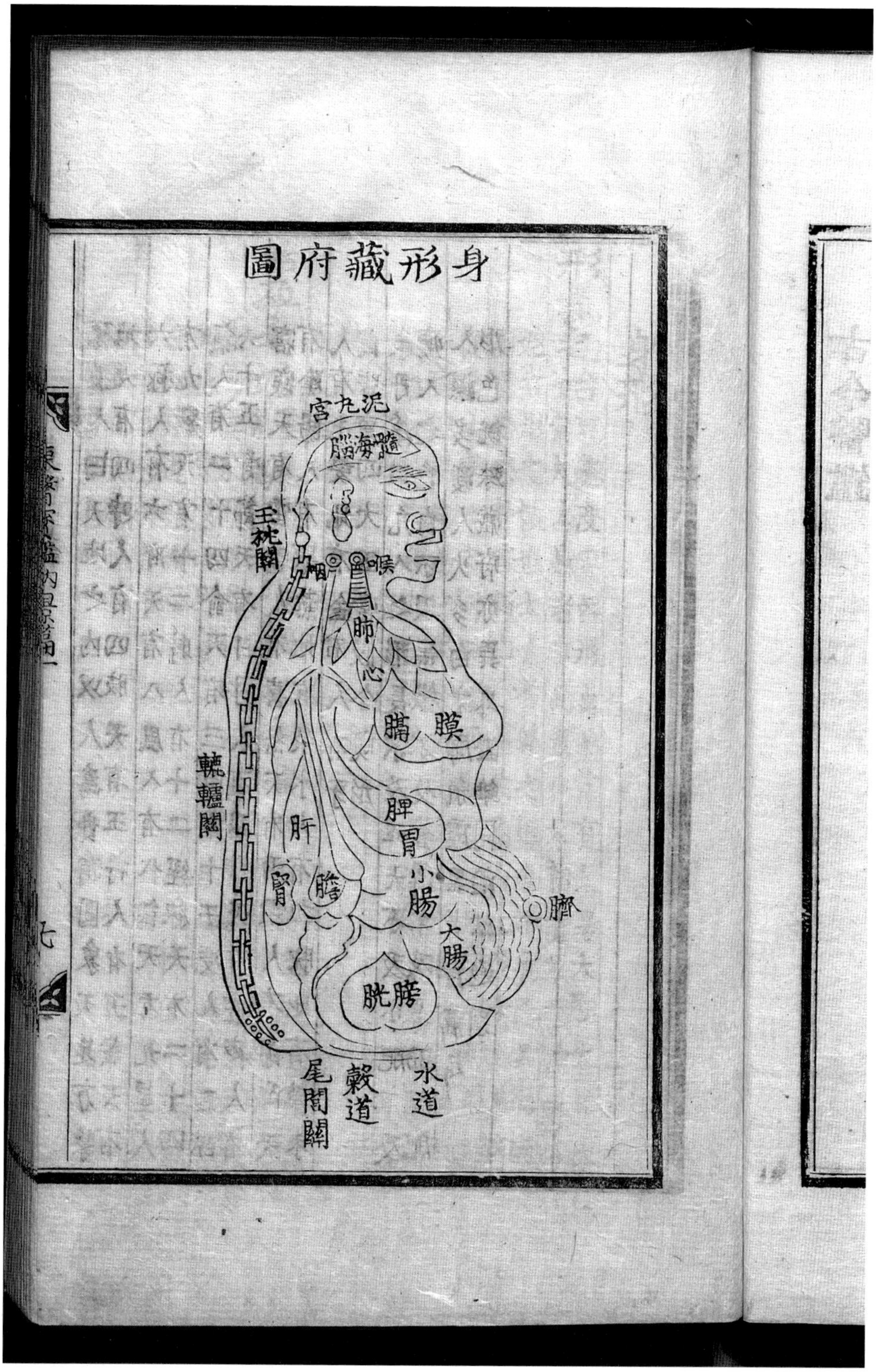

『東醫寶鑑』 권3 東醫寶鑑內景篇1 7a

1: 18b 1: 18a 1: 17b

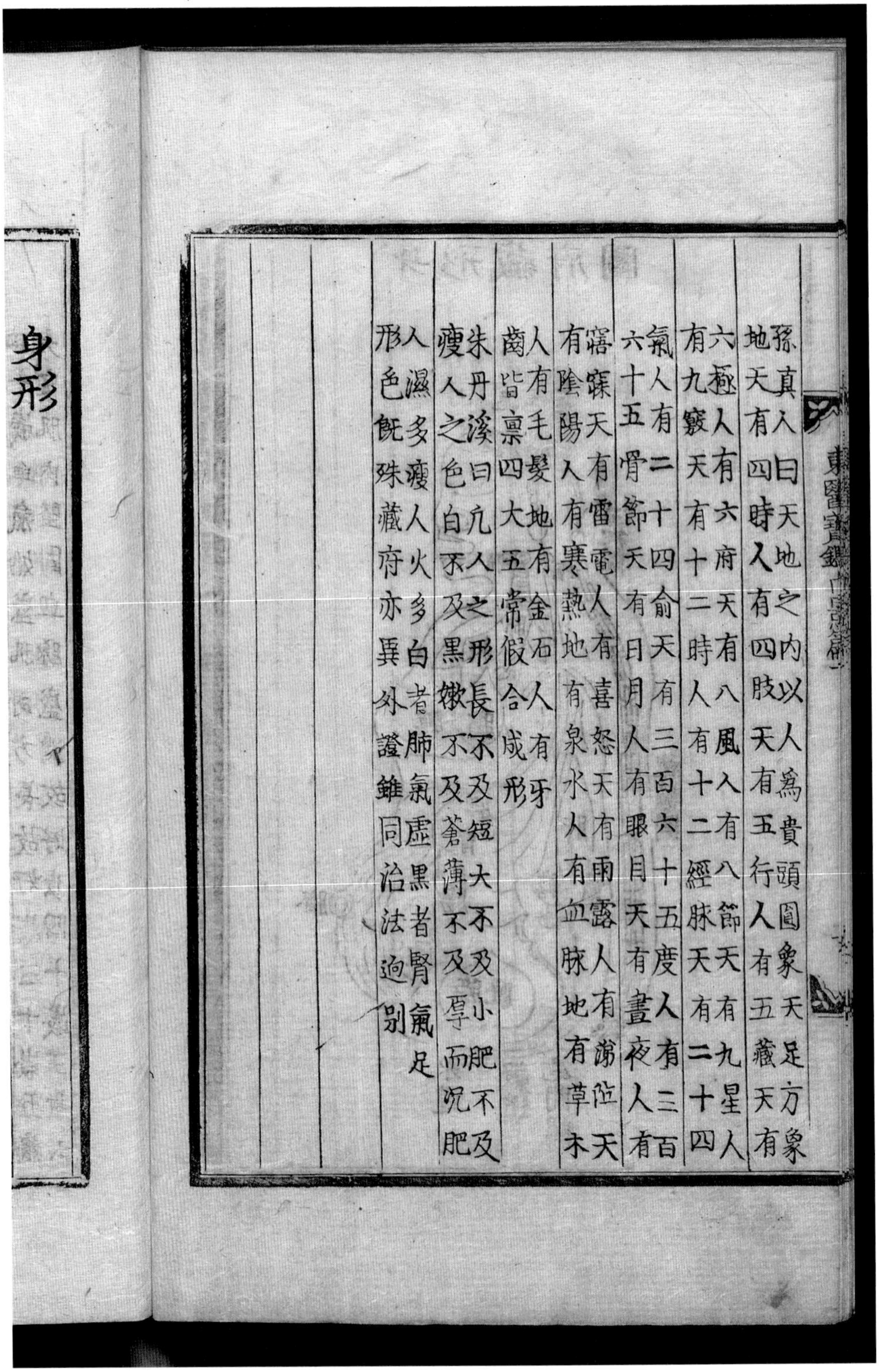

身形

東醫寶鑑內景篇一

孫真人曰天地之內以人爲貴頭圓象天足方象地天有四時人有四肢天有五行人有五藏天有六極人有六府天有八風人有八節天有九星人有九竅天有十二時人有十二經脉天有二十四氣人有二十四俞天有三百六十五度人有三百六十五骨節天有日月人有眼目天有晝夜人有寤寐天有雷電人有喜怒天有雨露人有涕泣天有陰陽人有寒熱地有泉水人有血脉地有草木人有毛髮地有金石人有牙齒皆稟四大五常假合成形

朱丹溪曰凡人之形長不及短大不及小肥不及瘦人之色白不及黑嫩不及蒼薄不及厚而況肥人濕多瘦人火多白者肺氣虛黑者腎氣足形色旣殊藏府亦異外證雖同治法迥別

『東醫寶鑑』 권3 東醫寶鑑內景篇1 7b

身形

形氣之始 乾鑿度云天形出乎乾有太易太初太始太素夫太易者未見氣也太初者氣之始也太始者形之始也太素者質之始也形氣已具而痾痾者瘵瘵者病病由是萌生焉人生從乎太易病從乎太素○參同契註曰形氣未具曰鴻濛具而未離曰混淪易曰易有太極是生兩儀易猶鴻濛也太極猶混淪也乾坤者太極之變也合之爲太極分之爲乾坤故合乾坤而言之謂之混淪分乾坤而言之謂之天地列子曰太初氣之始也太始形之始也亦類此

胎孕之始 聖惠方曰天地之精氣化萬物之形父之精氣爲魂母之精氣爲魄一月懷其胎如酪二月成其果而果李相似三月有形像四月男女分五月筋骨成六月鬢髮生七月遊其魂而能動右手八月遊其魄而能動左手九月三轉身十月滿足母子分解其中有延月而生者富貴而壽有月不足者貧賤而夭○上陽子曰人初受氣也九日而陰陽大定四十九日而始胎然後七日而一變

東醫寶鑑內景篇一 八

『東醫寶鑑』 권3 東醫寶鑑內景篇1 8a

1: 21b　1: 21a　1: 20b

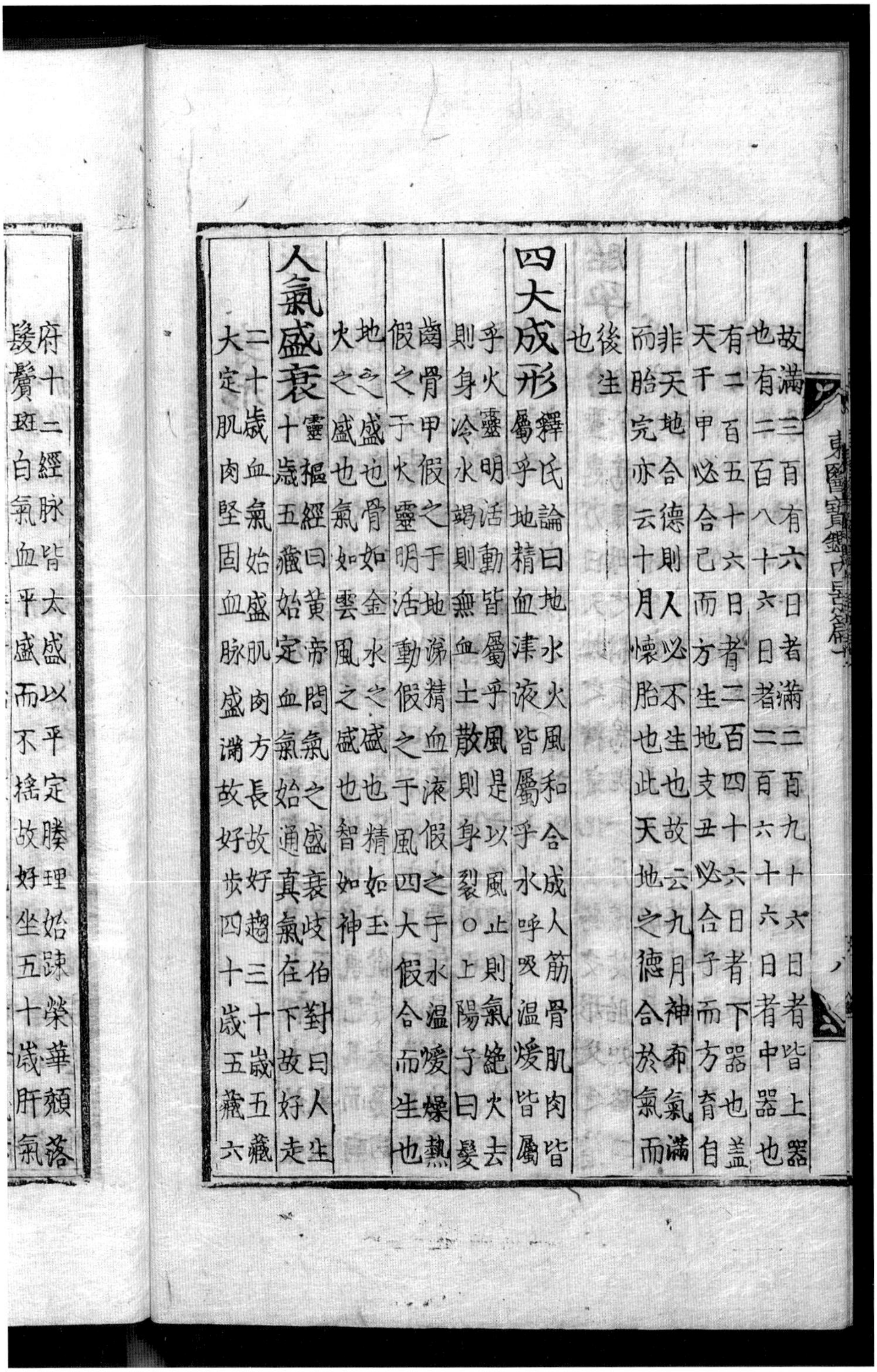
東醫寶鑑內景篇一　八

故滿三百有六日者滿二百九十六日者皆上器也有二百八十六日者二百六十六日者中器也有二百五十六日者二百四十六日者下器也盖天干甲必合己而方生地支丑必合子而方育自非天地合德則人必不生也故云九月神布氣滿而胎完亦云十月懷胎也此天地之德合於氣而後生也

四大成形

釋氏論曰地水火風和合成人筋骨肌肉皆屬乎地精血津液皆屬乎水呼吸溫煖皆屬乎火靈明活動皆屬乎風是以風止則氣絶火去則身冷水竭則無血土散則身裂○上陽子曰髮齒骨甲假之于地涕精血液假之于水溫煖燥熱假之于火靈明活動假之于風四大假合而生也地之盛也骨如金水之盛也精如玉火之盛也氣如雲風之盛也智如神

人氣盛衰

靈樞經曰黃帝問氣之盛衰歧伯對曰人生十歲五藏始定血氣始通真氣在下故好走二十歲血氣始盛肌肉方長故好趨三十歲五藏大定肌肉堅固血脉盛滿故好步四十歲五藏六府十二經脉皆太盛以平定腠理始踈榮華頹落髮鬢斑白氣血平盛而不搖故好坐五十歲肝氣

『東醫寶鑑』 권3 東醫寶鑑內景篇1 8b

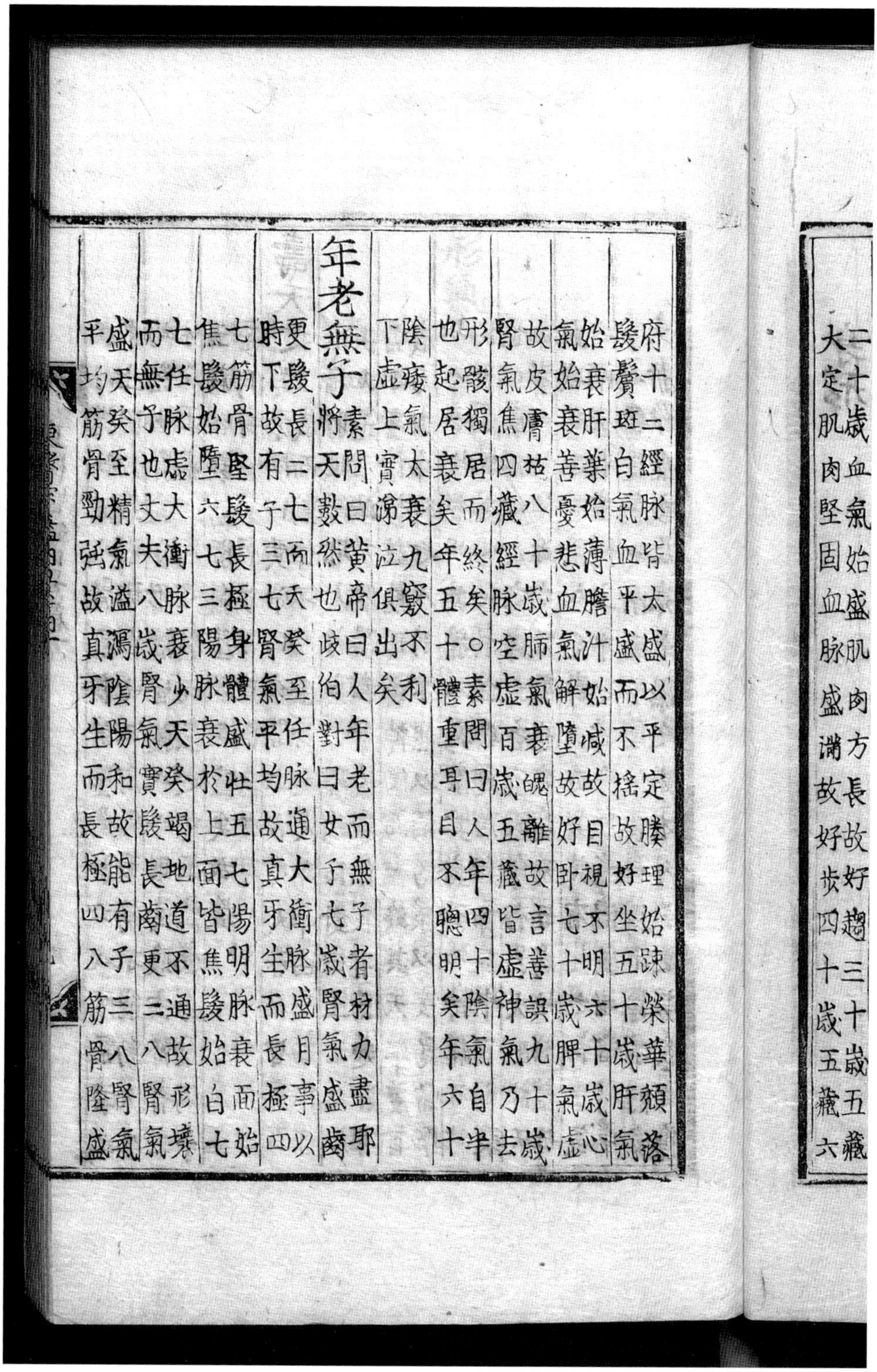

府十二經脈皆太盛以平定腠理始踈榮華頹落
髮頗斑白氣血平盛而不搖故好坐五十歲肝氣
始衰肝葉始薄膽汁始減故目視不明六十歲心
氣始衰善憂悲血氣解墮故好臥七十歲脾氣虛
故皮膚枯八十歲肺氣衰魄離故言善誤九十歲
腎氣焦四藏經脈空虛百歲五藏皆虛神氣乃去
形骸獨居而終矣○素問曰人年四十陰氣自半
也起居衰矣年五十體重耳目不聰明矣年六十
陰痿氣大衰九竅不利下虛上實涕泣俱出矣

年老無子

素問曰黃帝曰人年老而無子者材力盡耶
將天數然也歧伯對曰女子七歲腎氣盛齒
更髮長二七而天癸至任脈通大衝脈盛月事以
時下故有子三七腎氣平均故真牙生而長極四
七筋骨堅髮長極身體盛壯五七陽明脈衰面始
焦髮始墮六七三陽脈衰於上面皆焦髮始白七
七任脈虛大衝脈衰少天癸竭地道不通故形壞
而無子也丈夫八歲腎氣實髮長齒更二八腎氣
盛天癸至精氣溢瀉陰陽和故能有子三八腎氣
平均筋骨勁強故真牙生而長極四八筋骨隆盛

二十歲血氣始盛肌肉方長故好趨三十歲五藏
大定肌肉堅固血脈盛滿故好步四十歲五藏六

『東醫寶鑑』 권3 東醫寶鑑內景篇1 9a

1: 25a | 1: 24b | 1: 24a | 1: 23b

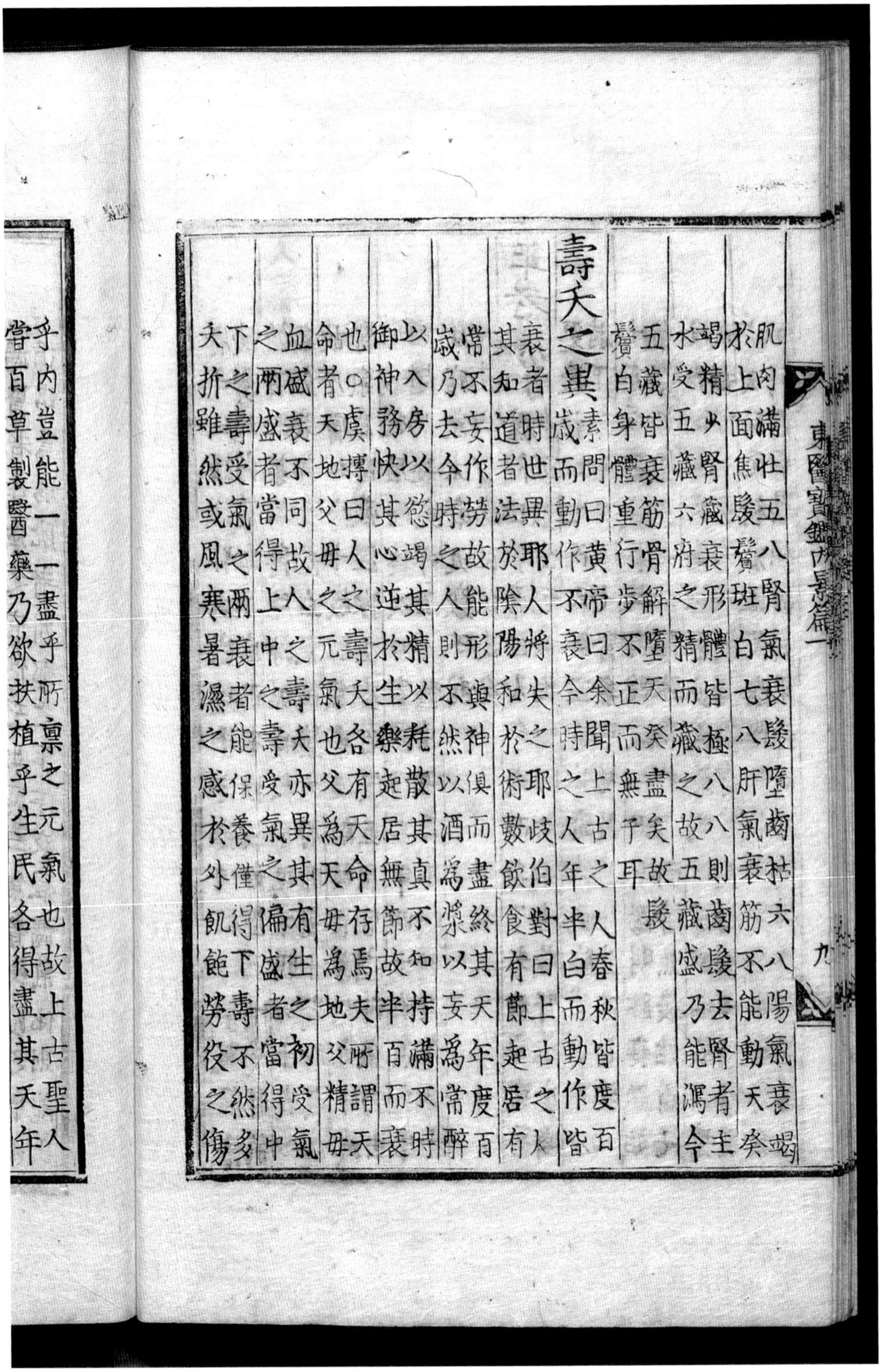
東醫寶鑑內景篇一 九

肌肉滿壯五八腎氣衰髮墮齒枯六八陽氣衰竭於上面焦髮鬢班白七八肝氣衰筋不能動天癸竭精少腎藏衰形體皆極八八則齒髮去腎者主水受五藏六府之精而藏之故五藏盛乃能瀉今五藏皆衰筋骨解墮天癸盡矣故髮鬢白身體重行步不正而無子耳

壽夭之異

素問曰黃帝曰余聞上古之人春秋皆度百歲而動作不衰今時之人年半百而動作皆衰者時世異耶人將失之耶岐伯對曰上古之人其知道者法於陰陽和於術數飮食有節起居有常不妄作勞故能形與神俱而盡終其天年度百歲乃去今時之人不然也以酒爲漿以妄爲常醉以入房以慾竭其精以耗散其眞不知持滿不時御神務快其心逆於生樂起居無節故半百而衰也○虞摶曰人之壽夭各有天命存焉夫所謂天命者天地父母之元氣也父爲天母爲地父精母血盛衰不同故人之壽夭亦異其有生之初受氣之兩盛者當得上中之壽受氣之偏盛者當得中下之壽受兩衰者能保養僅得下壽不然多夭折雖然或風寒暑濕之感於外飢飽勞役之傷

乎內豈能一一盡乎所稟之元氣也故上古聖人嘗百草製醫藥乃欲扶植乎生民各得盡其天年

『東醫寶鑑』 권3 東醫寶鑑內景篇1 9b

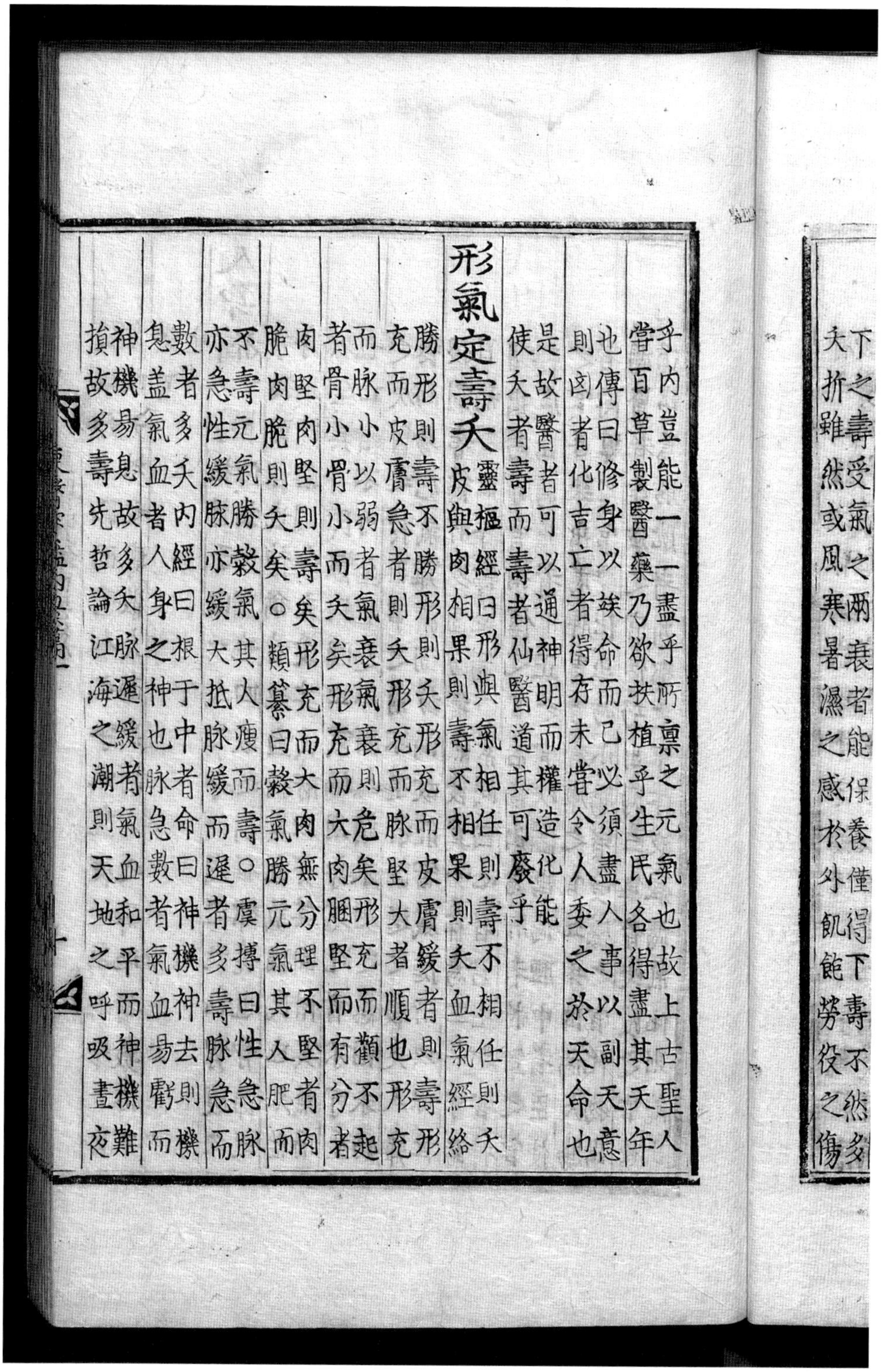

下之壽受氣之兩衰者能保養僅得下壽不然多
夭折雖然或風寒暑濕之感於外飢飽勞役之傷

乎內豈能一一盡乎所稟之元氣也故上古聖人嘗百草製醫藥乃欲扶植乎生民各得盡其天年也傳曰修身以俟命而已必須盡人事以副天意則凶者化吉亡者得存未嘗令人委之於天命也是故醫者可以通神明而權造化能使夭者壽而壽者仙醫道其可廢乎

形氣定壽夭

靈樞經曰形與氣相任則壽不相任則夭皮與肉相果則壽不相果則夭血氣經絡勝形則壽不勝形則夭形充而皮膚緩者則壽形充而皮膚急者則夭形充而脉堅大者順也形充而脉小以弱者氣衰衰則危矣形充而顴不起者骨小骨小而夭矣形充而大肉䐃堅而有分者肉堅肉堅則壽矣形充而大肉無分理不堅者肉脆肉脆則夭矣○類纂曰穀氣勝元氣其人肥而不壽元氣勝穀氣其人瘦而壽○虞摶曰性急脉亦急性緩脉亦緩大抵脉緩而遲者多壽脉急而數者多夭內經曰根于中者命曰神機神去則機息蓋氣血者人身之神也脉急數者氣血易虧而神機易息故多夭脉遲緩者氣血和平而神機難損故多壽先哲論江海之潮則天地之呼吸晝夜

『東醫寶鑑』 권3 東醫寶鑑內景篇1 10a

1: 28b 1: 28a 1: 27b

只二升二降而已人之呼吸晝夜一萬三千五百息故天地之壽攸久而無窮人之壽延者數亦不滿百也

人身猶一國

抱朴子曰一人之身一國之象也胷腹之位猶宮室也四肢之别猶郊境也骨節之分猶百官也神猶君也血猶臣也氣猶民也知治身則能治國矣夫愛其民所以安其國惜其氣所以全其身民散則國亡氣竭則身死死者不可生也亡者不可全也是以至人消未起之患治未病之疾醫之於無事之前不追於既逝之後夫人難養而易危氣難清而易濁故能審威德所以保社稷割嗜慾所以固血氣然後真一存焉三一守焉百病却焉年壽延焉○素問曰心者君主之官神明出焉肺者相傳之官治節出焉肝者將軍之官謀慮出焉膽者中正之官決斷出焉膻中者臣使之官喜樂出焉脾胃者倉廩之官五味出焉大腸者傳導之官變化出焉小腸者受盛之官化物出焉腎者作強之官伎巧出焉三焦者決瀆之官水道出焉膀胱者州都之官津液藏焉氣化則能出矣凡此十二官者不得相失也故主明則下安以此養生則壽歿世不殆以為天下則大昌主不明

『東醫寶鑑』 권3 東醫寶鑑內景篇1 10b

1: 30b 1: 30a 1: 29b 1: 29a

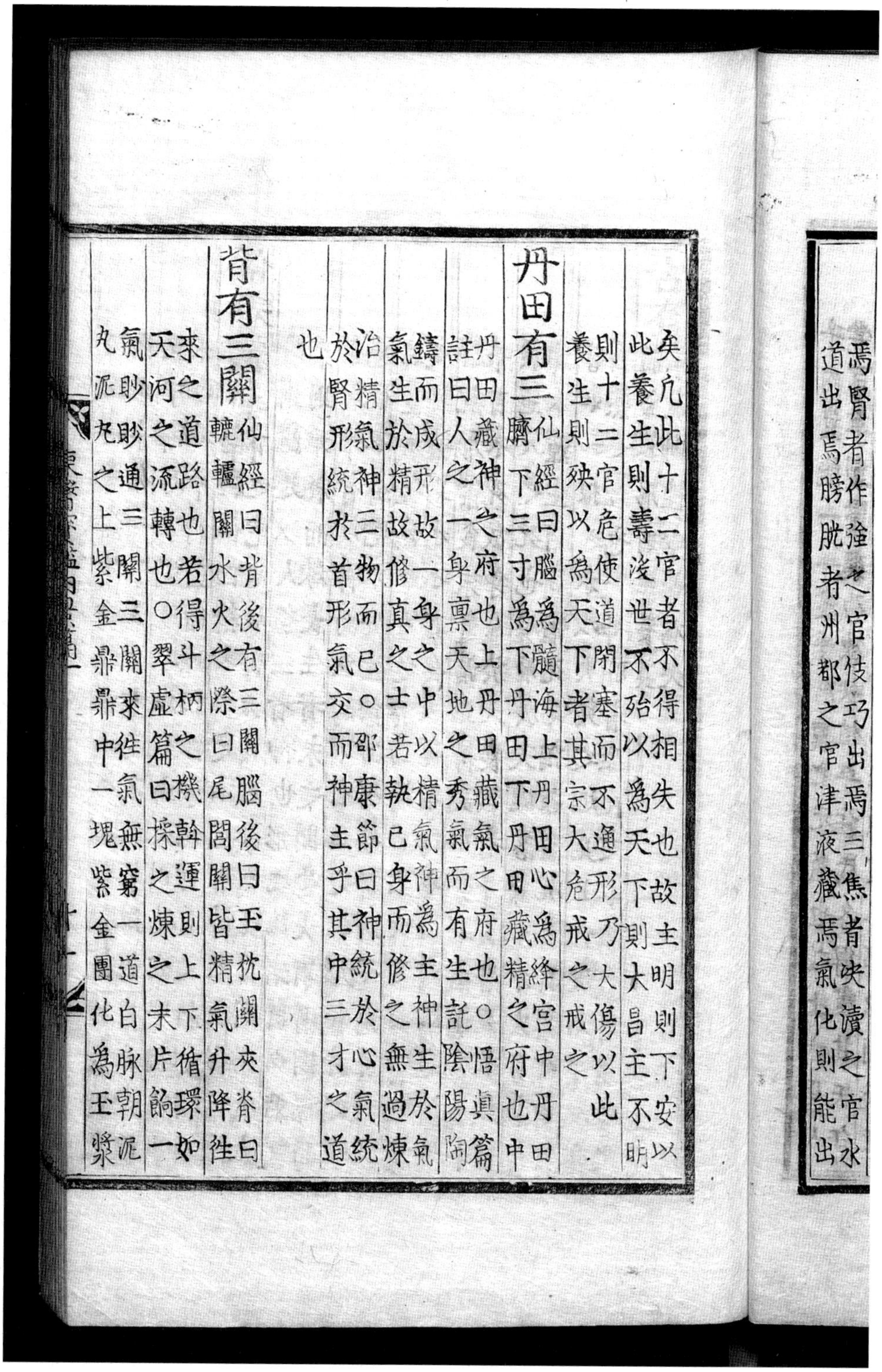
焉腎者作強之官伎巧出焉三焦者決瀆之官水
道出焉膀胱者州都之官津液藏焉氣化則能出

矣凡此十二官者不得相失也故主明則下安以
此養生則壽歿世不殆以爲天下則大昌主不明
則十二官危使道閉塞而不通形乃大傷以此
養生則殃以爲天下者其宗大危戒之戒之

丹田有三 仙經曰腦爲髓海上丹田心爲絳宮中丹田臍下三寸爲下丹田下丹田藏精之府也中
丹田藏神之府也上丹田藏氣之府也○悟眞篇
註曰人之一身稟天地之秀氣而有生託陰陽陶
鑄而成形故一身之中以精氣神爲主神生於氣
氣生於精故修眞之士若執己身而修之無過煉
治精氣神三物而已○邵康節曰神統於心氣統
於腎形統於首形氣交而神主乎其中三才之道
也

背有三關 仙經曰背後有三關腦後曰玉枕關夾脊曰轆轤關水火之際曰尾閭關皆精氣升降往
來之道路也若得斗柄之機斡運則上下循環如
天河之流轉也○翠虛篇曰採之煉之未片餉一
氣眇眇通三關三關來往氣無窮一道白脉朝泥
丸泥丸之上紫金鼎鼎中一塊紫金團化爲玉漿

『東醫寶鑑』 권3 東醫寶鑑內景篇1 11a

1: 32a 1: 31b 1: 31a

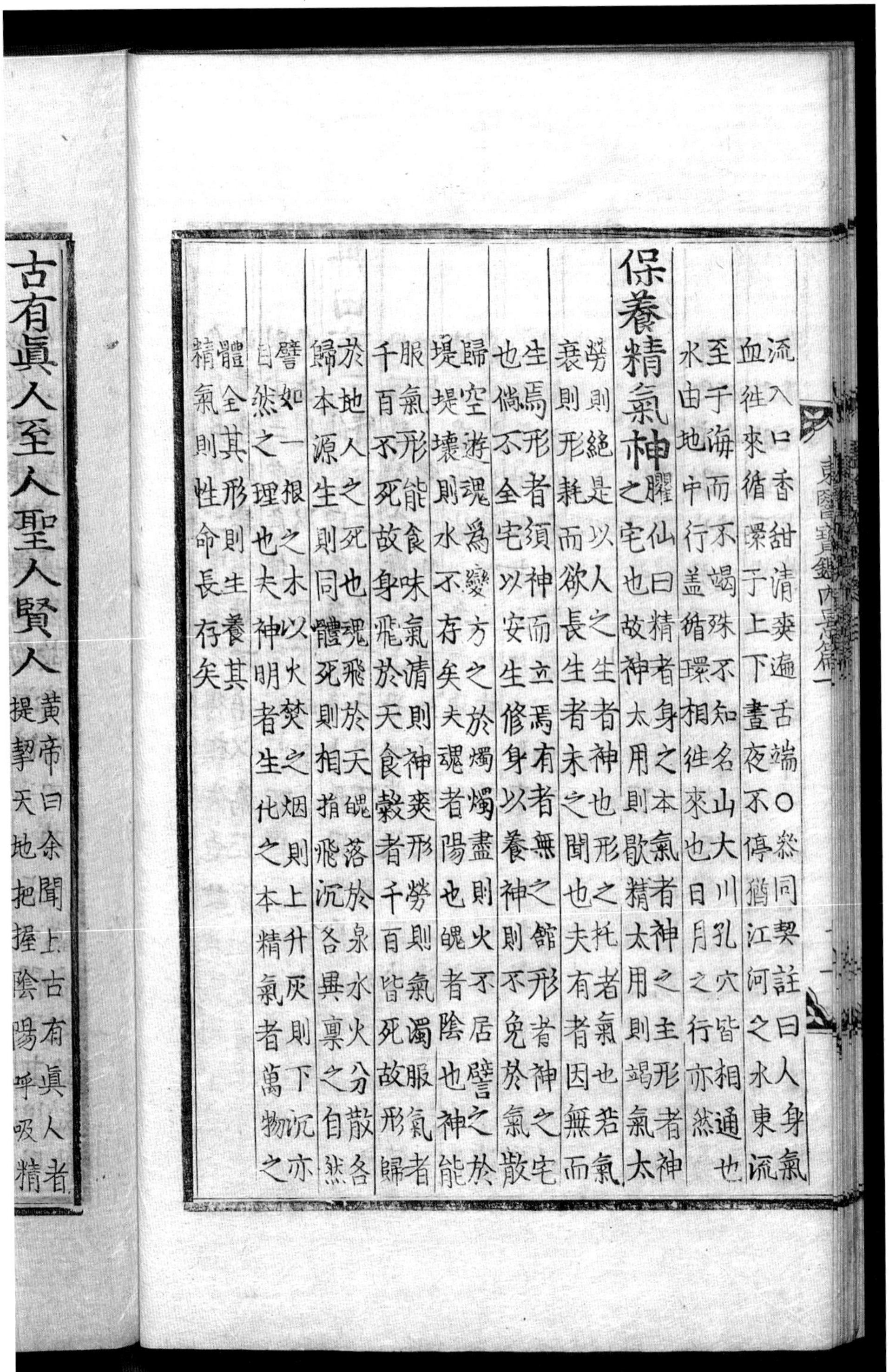

流入口香甜淸爽遍舌端○參同契註曰人身氣血往來循環于上下晝夜不停猶江河之水東流至于海而不竭殊不知名山大川孔穴皆相通也水由地中行盖循環相往來也日月之行亦然

保養精氣神臞仙曰精者身之本氣者神之主形者神之宅也故神太用則歇精太用則竭氣太勞則絶是以人之生者神也形之托者氣也若氣衰則形耗而欲長生者未之聞也夫有者因無而生焉形者須神而立焉有者無之館形者神之宅也倘不全宅以安生修身以養神則不免於氣散歸空遊魂爲變方之於燭燭盡則火不居譬之於堤堤壞則水不存矣夫魂者陽也魄者陰也神能服氣形能食味氣淸則神爽形勞則氣濁服氣者千百不死故身飛於天食穀者千百皆死故形歸於地人之死也魂飛於天魄落於泉水火分散各歸本源生則同體死則相捐飛沉各異稟之自然譬如一根之木以火焚之烟則上升灰則下沉亦自然之理也夫神明者生化之本精氣者萬物之體全其形則生養其精氣則性命長存矣

古有眞人至人聖人賢人黃帝曰余聞上古有眞人者提挈天地把握陰陽呼吸精

『東醫寶鑑』 권3 東醫寶鑑內景篇1 11b

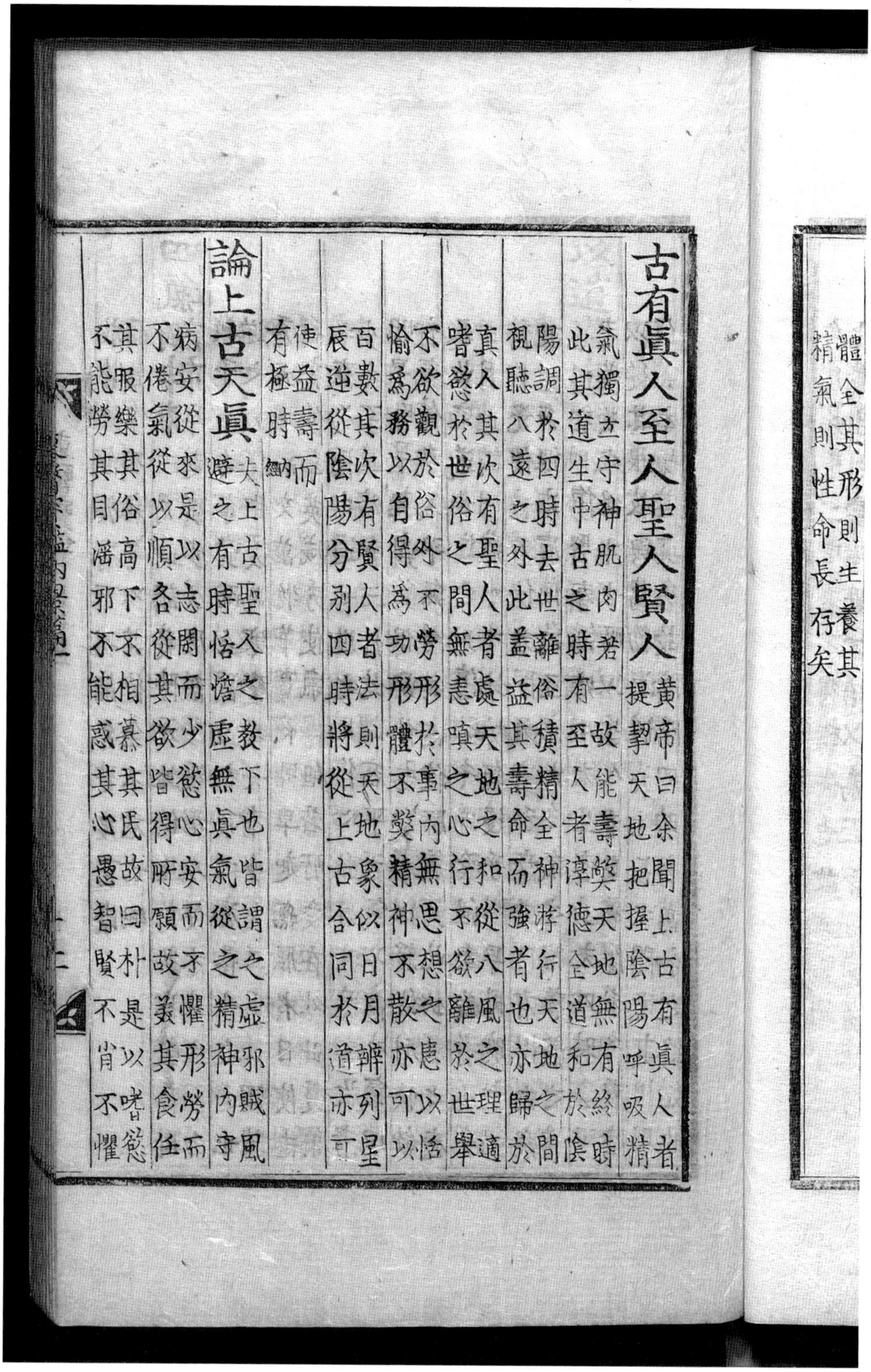

體全其形則生養其精氣則性命長存矣

古有眞人至人聖人賢人

黃帝曰余聞上古有眞人者提挈天地把握陰陽呼吸精氣獨立守神肌肉若一故能壽蔽天地無有終時此其道生中古之時有至人者淳德全道和於陰陽調於四時去世離俗積精全神遊行天地之間視聽八遠之外此蓋益其壽命而強者也亦歸於眞人其次有聖人者處天地之和從八風之理適嗜慾於世俗之間無恚嗔之心行不欲離於世舉不欲觀於俗外不勞形於事內無思想之患以恬愉爲務以自得爲功形體不弊精神不散亦可以百數其次有賢人者法則天地象似日月辨列星辰逆從陰陽分別四時將從上古合同於道亦可使益壽而有極時 內經

論上古天眞

夫上古聖人之教下也皆謂之虛邪賊風避之有時恬惔虛無眞氣從之精神內守病安從來是以志閑而少慾心安而不懼形勞而不倦氣從以順各從其欲皆得所願故美其食任其服樂其俗高下不相慕其民故曰朴是以嗜慾不能勞其目淫邪不能惑其心愚智賢不肖不懼

『東醫寶鑑』 권3 東醫寶鑑內景篇1 12a

1: 36a | 1: 35b | 1: 35a | 1: 34b

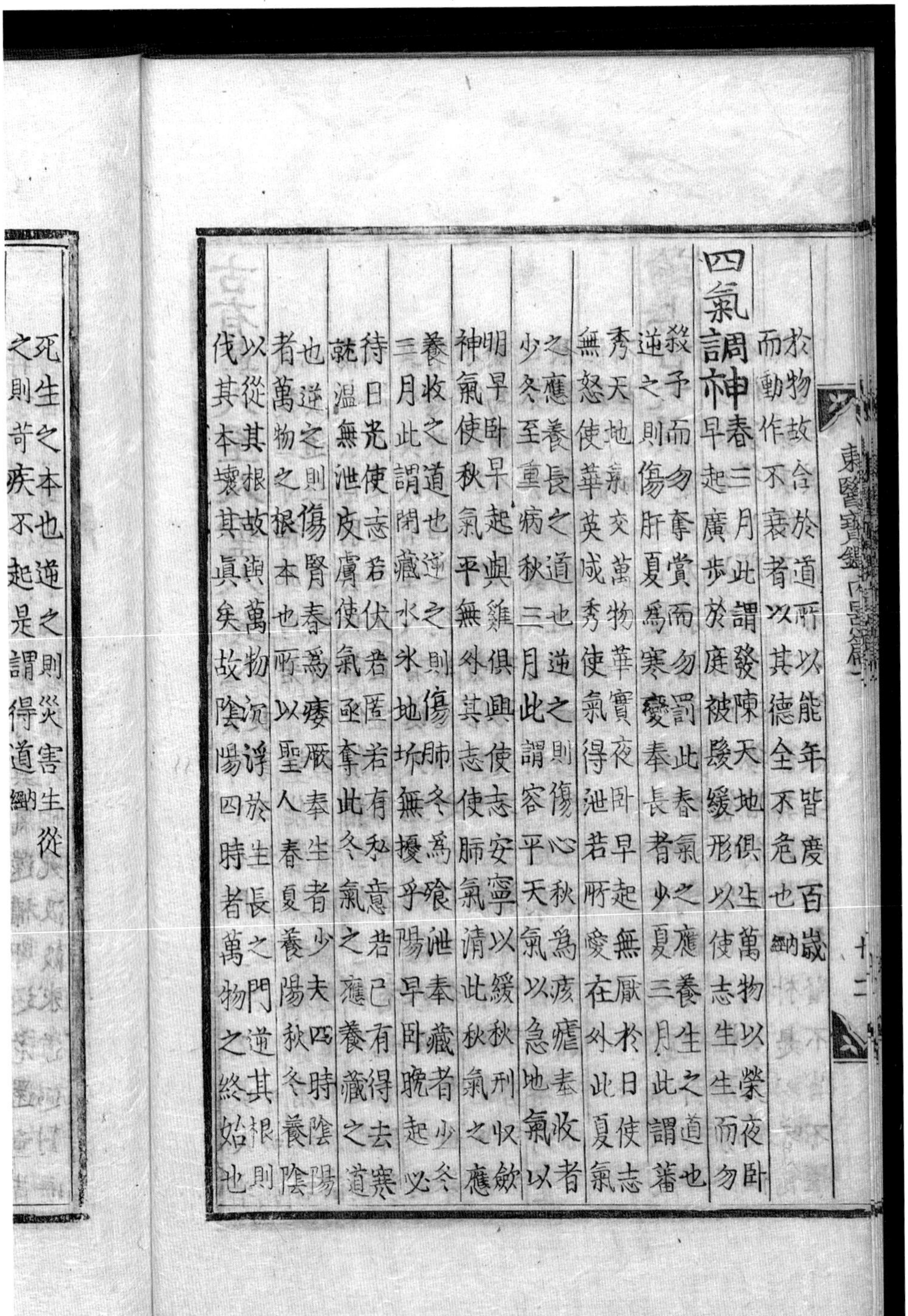

於物故合於道所以能年皆度百歲而動作不衰者以其德全不危也內經

四氣調神

春三月此謂發陳天地俱生萬物以榮夜臥早起廣步於庭被髮緩形以使志生生而勿殺予而勿奪賞而勿罰此春氣之應養生之道也逆之則傷肝夏爲寒變奉長者少夏三月此謂蕃秀天地氣交萬物華實夜臥早起無厭於日使志無怒使華英成秀使氣得泄若所愛在外此夏氣之應養長之道也逆之則傷心秋爲痎瘧奉收者少冬至重病秋三月此謂容平天氣以急地氣以明早臥早起與雞俱興使志安寧以緩秋刑收斂神氣使秋氣平無外其志使肺氣淸此秋氣之應養收之道也逆之則傷肺冬爲飱泄奉藏者少冬三月此謂閉藏水氷地坼無擾乎陽早臥晚起必待日光使志若伏若匿若有私意若已有得去寒就溫無泄皮膚使氣亟奪此冬氣之應養藏之道也逆之則傷腎春爲痿厥奉生者少夫四時陰陽者萬物之根本也所以聖人春夏養陽秋冬養陰以從其根故與萬物沉浮於生長之門逆其根則伐其本壞其眞矣故陰陽四時者萬物之終始也

死生之本也逆之則災害生從之則苛疾不起是謂得道內經

『東醫寶鑑』 권3 東醫寶鑑內景篇1 12b

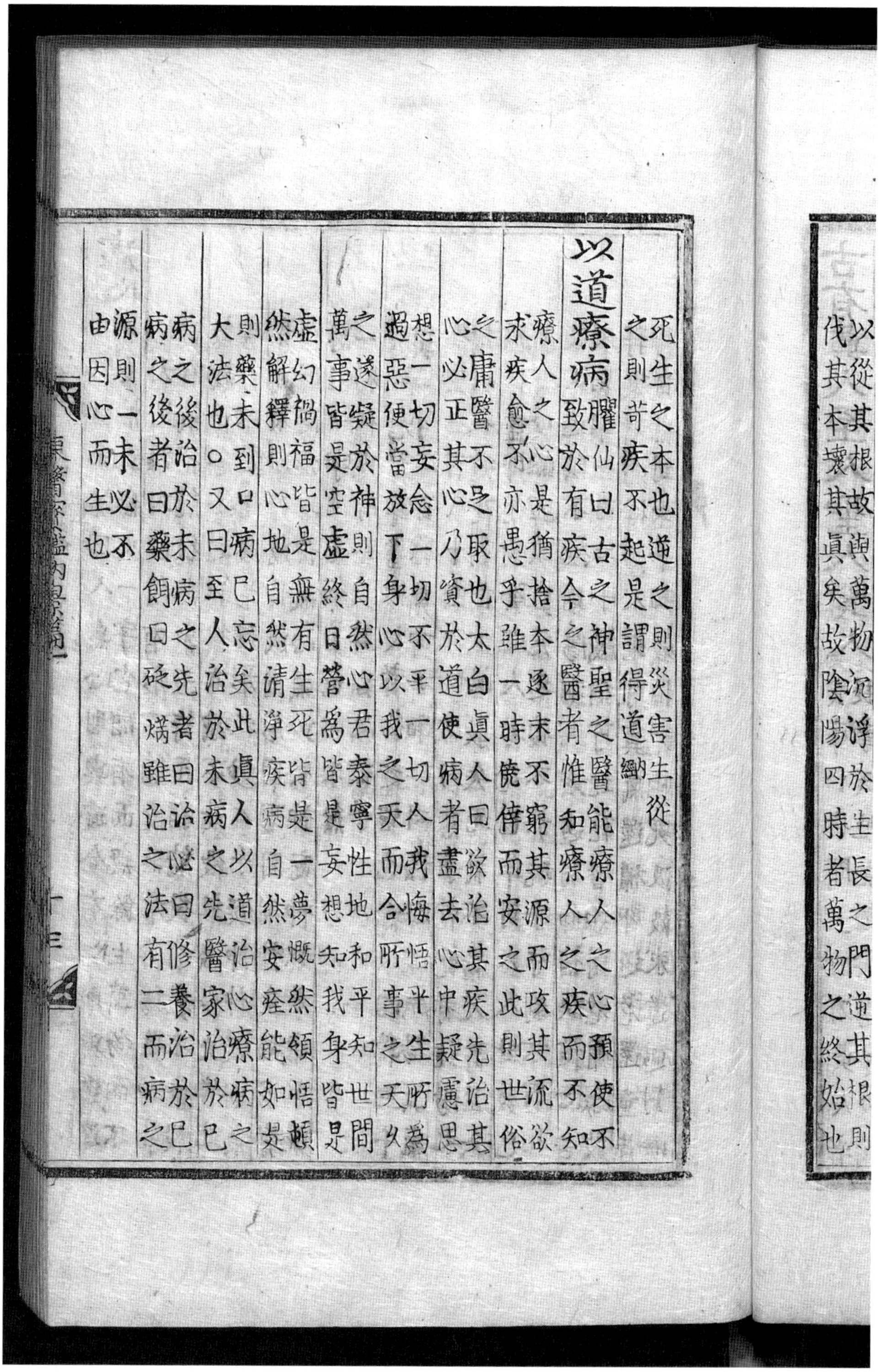

死生之本也逆之則災害生從之則苛疾不起是謂得道

以道療病

臞仙曰古之神聖之醫能療人之心預使不致於有疾今之醫者惟知療人之疾而不知療人之心是猶捨本逐末不窮其源而攻其流欲求疾愈不亦愚乎雖一時僥倖而安之此則世俗之庸醫不足取也太白眞人曰欲治其疾先治其心必正其心乃資於道使病者盡去心中疑慮思想一切妄念一切不平一切人我悔悟平生所爲過惡便當放下身心以我之天而合所事之天久之遂凝於神則自然心君泰寧性地和平知世間萬事皆是空虛終日營爲皆是妄想知我身皆是虛幻禍福皆無有生死皆是一夢慨然領悟頓然解釋則心地自然淸淨疾病自然安痊能如是則藥未到口病已忘矣此眞人以道治心療病之大法也○又曰至人治於未病之先醫家治於已病之後治於未病之先者曰治心曰修養治於已病之後者曰藥餌曰砭焫雖治之法有二而病之源則一未必不由因心而生也

東醫寶鑑內景篇一 十三

以從其根故與萬物沉浮於生長之門逆其根則伐其本壞其眞矣故陰陽四時者萬物之終始也

『東醫寶鑑』 권3 東醫寶鑑內景篇1 13a

1: 40a | 1: 39b | 1: 39a | 1: 38b

虛心合道 白玉蟾曰入無心則與道合有心則與道違惟此無之一字包諸有而無餘生萬物而不竭天地雖大能役有形不能役無形陰陽雖妙能役有氣不能役無氣五行至精能役有數不能役無數百念紛起能役有識不能役無識今夫修此理者不若先錬形錬形之妙在乎凝神神凝則氣聚氣聚則丹成丹成則形固形固則神全故宋齊丘曰忘形以養氣忘氣以養神忘神以養虛只此忘之一字則是無物也本來無一物何處有塵埃其斯之謂乎

學道無早晩 延壽書曰人者物之靈也壽本四萬三千二百餘日(即一百二十歲一日壽百二十歲也)元陽真氣本重三百八十四銖(也一方)內應乎乾乾者純陽之卦也人晝夜動作施泄散失元氣不滿天壽至六陽俱盡即是全陰之人易死也年到八八卦數已極汞少鉛虛欲真元之復不亦晩乎吁剥不窮則復不返陰不極則陽不生若遇明師指訣信心苦求則雖一百二十歲猶可還乾譬如樹老用嫩枝再接方始得活人老用真氣還補即返老還童昔馬自然到六十四歲怕老怕死汲汲求道遇劉海

蟾傳以長生之訣遂得壽於無窮彼何人哉睎之
則是特在一覺頃耳○悟真篇註曰呂純陽六十

『東醫寶鑑』 권3 東醫寶鑑內景篇1 13b

1: 42a | 1: 41b | 1: 41a | 1: 40b

再接方始得活人老用真氣還補即返老還童昔
馬自然到六十四歲怕老怕死汲汲求道遇劉海

蟾傳以長生之訣遂得壽於無窮彼何人哉睎之則是特在一覺頃耳○悟真篇註曰呂純陽六十
四歲遇正陽真人葛仙翁六十四歲遇鄭真人馬自然六十四歲遇劉海蟾皆方修金丹之道而成
仙三仙皆於晚年修道而成盖是壯年慕道持戒積符至六十四方得金丹真傳故成道之速若夫
世人嗜慾喪精思慮損神疲勞耗氣真陽既失雖聞大道於六十四歲之前亦難成功倘能絶慾於
早年求道於壯歲及色身未壞精氣未耗遇師得旨下手速修庶幾可冀三仙之得道也

人心合天機

還丹論曰道以心爲用能知運用者以道觀心心即道也以心貫道道即心也是心
也非人心之心乃天心之心也天之居於北極爲造化之樞機者此心也故斗杓一運則四時應節
五行順序寒暑中度陰陽得宜矣○槖籥歌曰天上日頭地下轉海底嬋娟天上飛乾坤日月本不
運皆因斗柄轉其機人心若與天心合顚倒陰陽只片時○仙經註曰璇璣斗也天以斗爲機人以
心爲機心運於身中猶斗運於天中也○又曰天機謂半夜子陽初動之時也天機將至人能動吾

『東醫寶鑑』 권3 東醫寶鑑內景篇1 14a

之機以應之則天人合發內外相符結而爲丹矣○上陽子曰人有眞一之氣降于丹田中則一陽又復矣人欲知始陽初迴之候當以㬉氣爲之信也

搬運服食

養性書曰凡人修養攝生之道各有其法大槩勿要損精耗氣傷神此三者道家謂之全精全氣全神是也每於雞鳴時便可起坐擁衾調息叩齒聚神良久神氣旣定方行火候搬運數十遍便覺渾身和暢血脉自然流通當此之時華池水生神氣滿谷便當大漱嚥下納入丹田以補元陽如搬運了就喫平昔補養的藥餌以兩手摩擦令熱乃行導引之法行畢方可櫛漱盥洗乃焚香默誦洞章一遍逍遙步庭約行百步待日高三五丈方可食粥食畢以手捫腹行二三百步此養生大略不可不知○胎息論曰凡服食須半夜子後瞑目盤坐面東呵出腹內舊氣三兩口然後停息便於鼻內微納清氣數口舌下有二穴下通腎竅用舌柱上腭存息少時津液自出灌漱滿口徐徐嚥下自然灌注五臟此爲氣歸丹田矣如子後丑前不及寅前爲之亦可卧中爲之亦可○又曰人

能常食玉泉令人長年面有光色玉泉者口中唾也雞鳴時早晨時日出時禺中時日中時晡時日

『東醫寶鑑』 권3 東醫寶鑑內景篇1 14b

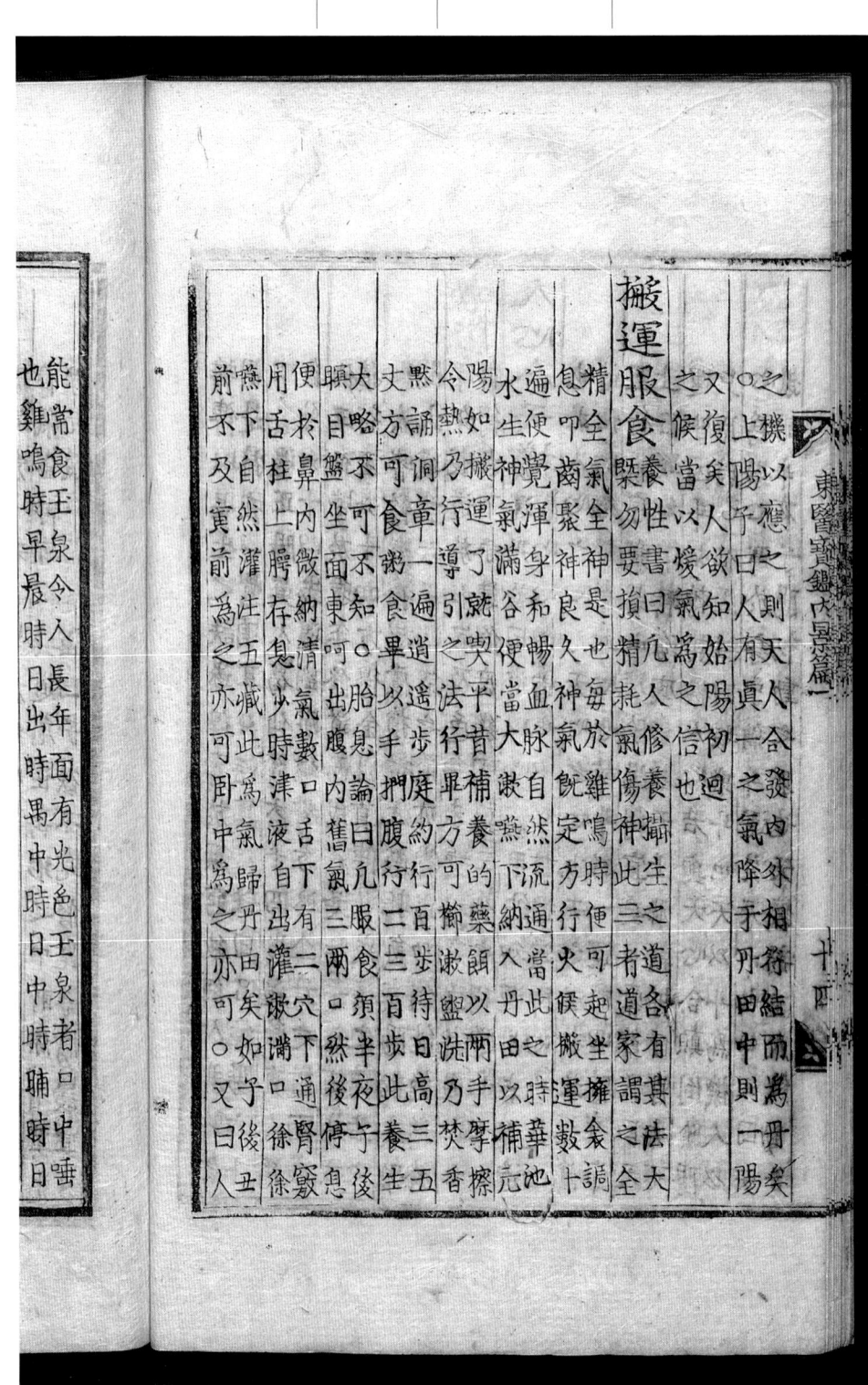

1: 46a 1: 45b 1: 45a 1: 44b 1: 44a

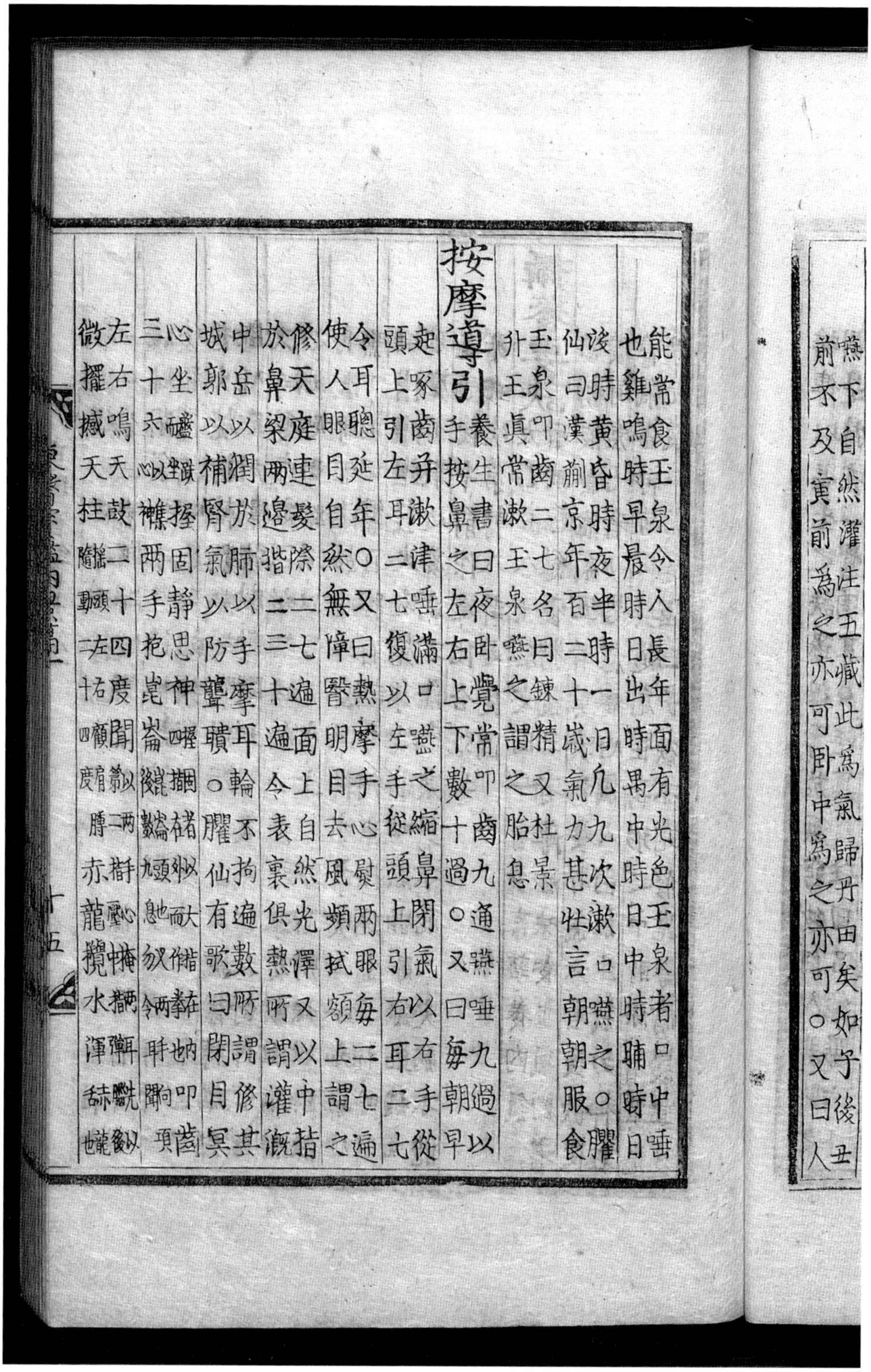
嚥下自然灌注五臟此爲氣歸丹田矣如子後丑
前不及寅前爲之亦可臥中爲之亦可○又曰人

能常食玉泉令人長年面有光色玉泉者口中唾
也雞鳴時早晨時日出時禺中時日中時晡時日
後時黃昏時夜半時一日凡九次漱口嚥之○臞
仙曰漢蒯京年百二十歲氣力甚壯言朝朝服食
玉泉叩齒二七名曰鍊精又杜景
升王眞常漱玉泉嚥之謂之胎息

按摩導引 養生書曰夜臥覺常叩齒九通嚥唾九過以
手按鼻之左右上下數十過○又曰每朝早
起啄齒幷漱津唾滿口嚥之縮鼻閉氣以右手從
頭上引左耳二七復以左手從頭上引右耳二七
令耳聰延年○又曰熱摩手心熨兩眼每二七遍
使人眼目自然無障翳明目去風頻拭額上謂之
修天庭連髮際二七遍面上自然光澤又以中指
於鼻梁兩邊揩二三十遍令表裏俱熱所謂灌漑
中岳以潤於肺以手摩耳輪不拘遍數所謂修其
城郭以補腎氣以防聾聵○臞仙有歌曰閉目冥
心坐(盤趺坐)握固靜思神(握固者以大指在內四指在外而作拳也)叩齒
三十六(以集心神)兩手抱崑崙(崑崙頭也叉兩手向項後數九息勿令耳聞)
左右鳴天鼓二十四度聞(以兩手心掩兩耳先以第二指壓中指彈腦後)
微擺撼天柱(搖頭左右顧肩膊隨動二十四度)赤龍攪水渾(赤龍舌也)

東醫寶鑑內景篇一 十五

『東醫寶鑑』 권3 東醫寶鑑內景篇1 15a

1: 49a | 1: 48b | 1: 48a | 1: 47b | 1: 47a | 1: 46b

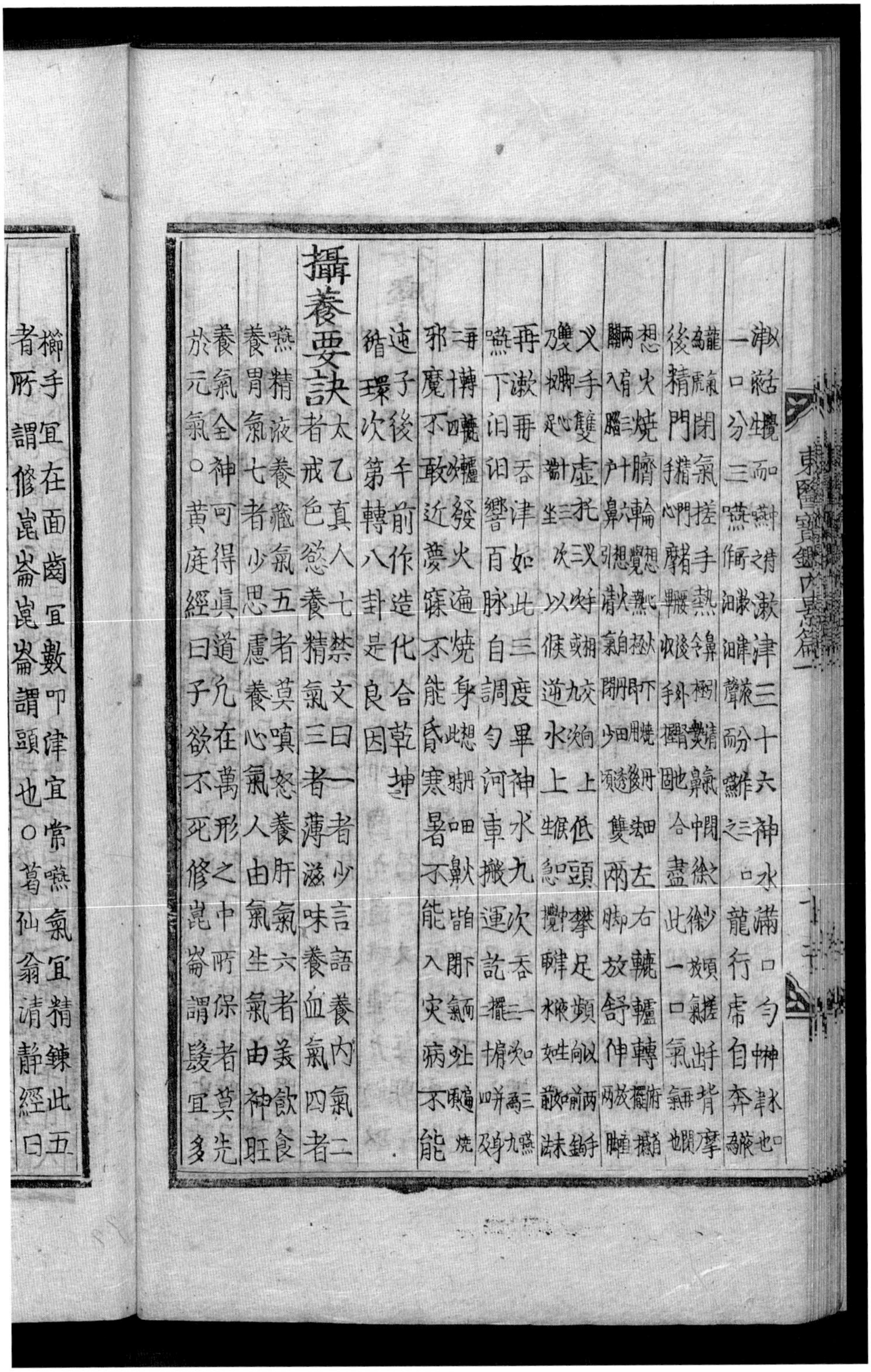

『東醫寶鑑』 권3 東醫寶鑑內景篇1 15b

1: 51b | 1: 51a | 1: 50b | 1: 50a | 1: 49b

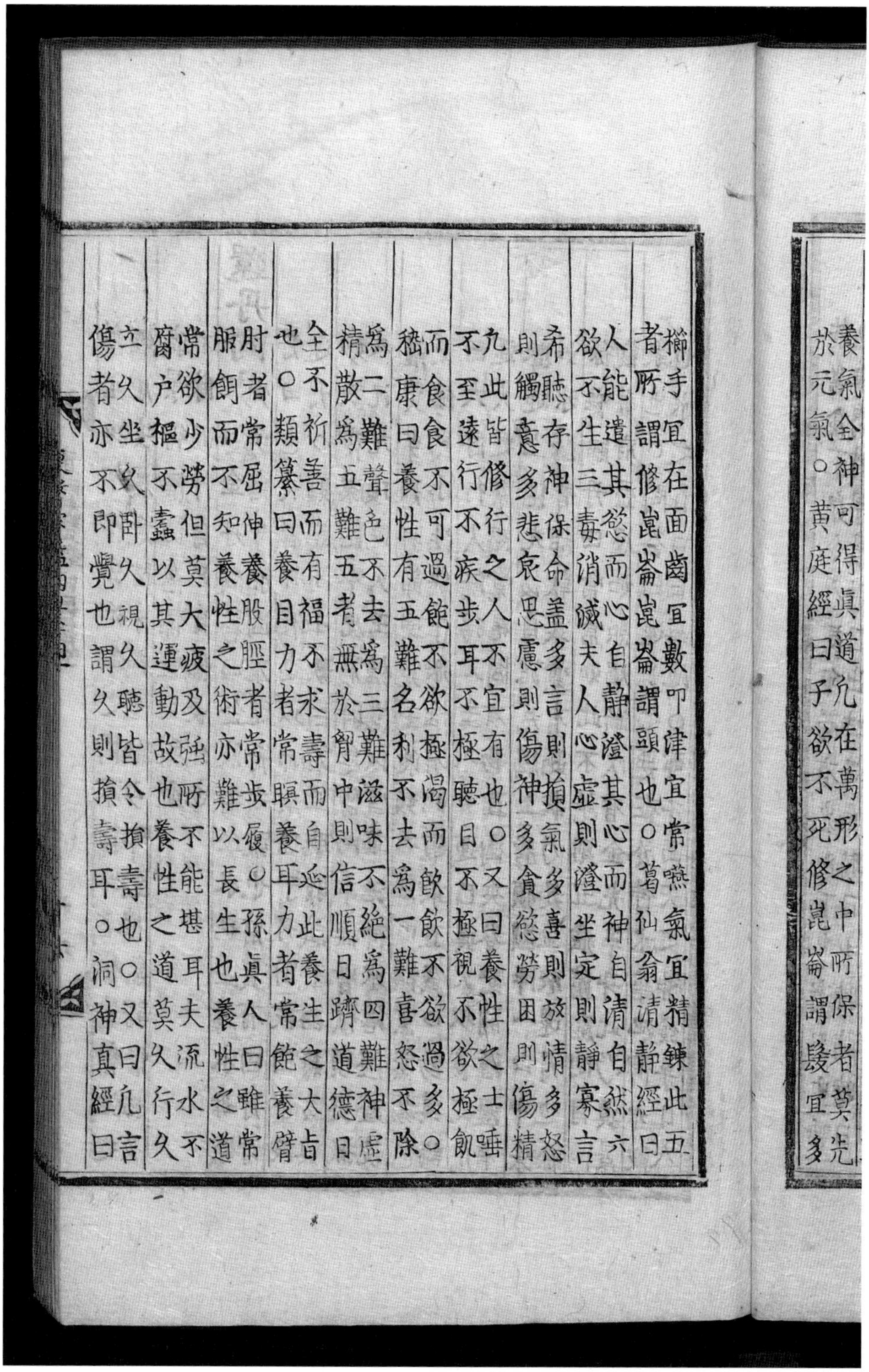
養氣全神可得眞道凡在萬形之中所保者莫先
於元氣○黃庭經曰子欲不死修崑崙謂髮宜多
櫛手宜在面齒宜數叩津宜常嚥氣宜精鍊此五
者所謂修崑崙謂頭也○葛仙翁淸靜經曰
人能遣其慾而心自靜澄其心而神自淸自然六
欲不生三毒消滅夫人心虛則澄坐定則靜寡言
希聽存神保命盖多言則損氣多喜則放情多怒
則觸意多悲思慮則傷神多貪慾勞困則傷精
凡此皆修行之人不宜有也○又曰養性之士唾
不至遠行不疾步耳不極聽目不極視不欲極飢
而食食不可過飽不欲極渴而飮一飮不欲過多
嵇康曰養性有五難名利不去爲一難喜怒不除
爲二難聲色不去爲三難滋味不絶爲四難神虛
精散爲五難五者無於胸中則信順日躋道德日
全不祈善而有福不求壽而自延此養生之大旨
也○類纂曰養目力者常瞑養耳力者常飽養臂
肘者常屈伸養股脛者常步履○孫眞人曰雖常
服餌而不知養性之術亦難以長生也養性之道
常欲少勞但莫大疲及强所不能堪耳夫流水不
腐戶樞不蠹以其運動故也養性之道莫久行久
立久坐久卧久視久聽皆令損壽也○又曰凡言
傷者亦不即覺也謂久則損壽耳○洞神眞經曰

『東醫寶鑑』 권3 東醫寶鑑內景篇1 16a

養生以不損爲延年之術不損以有補爲衛生之經居安慮危防未萌也雖少年致損氣弱體枯及晩景得悟防患補益則氣血有餘而神自足自然長生也

還丹內煉法

金丹問答曰金液者金水也金爲水母母隱子胎因有還丹之號也前賢有曰丹者丹田也液者肺液也以肺液還于丹田故曰金液還丹○贈謠高士歌曰君且聽我試說語無多眞妙訣夜深龍吟虎嘯時急駕河車無暫歇須臾搬入泥丸頂進火王爐烹似雪華池神水湛澄澄澆灌黃芽應時節瓊漿玉液頻吞嚥四體熏蒸顔色別傍門小法幾千般惟有此道最直截○易眞論曰大修行人旣得刀圭入口運已眞火以養之九運火之際忽覺尾閭有物直衝夾脊雙關瀝瀝有聲逆上泥丸復自泥丸觸上腭顆顆降入口中味如氷酥香甜軟美覺有此狀乃是金液還丹也徐徐嚥歸丹田常常如此不絶則五藏清虛閉目內觀藏府歷歷如照燭漸次有金光罩身此乃眞景象也○問答曰還丹之要在於神水華池神水液也水之在口曰華池○邵子曰天之神發乎目人

之神發乎目愚謂目之所至心亦至焉故內煉之法以目視鼻以鼻對臍降心火入于丹田盖不過

象也○問答曰還丹之要在於神水華池神水㳄也水之在口曰華池○邵子曰天之神發乎日人

之神發乎目愚謂目之所至心亦至焉故內煉之法以目視鼻以鼻對臍降心火入于丹田蓋不過片餉功夫而已

養性禁忌

養性書曰善攝生者無犯日月之忌無失歲時之和須知一日之忌暮無飽食一月之忌晦無大醉一歲之忌冬無遠行終身之忌夜不然燭行房○又曰喜怒損志哀戚損性榮華惑德陰陽竭精學道之大忌也○真誥曰眼者身之鏡耳者體之牖視多則鏡昏聽衆則牖閉面者神之庭髮者腦之華心憂則面戚腦減則髮白精者人之神明者身之寶勞多則精散營競則明消○抱朴子曰善攝生者常少思少念少慾少事少語少笑少愁少樂少喜少怒少好少惡行此十二少者養性之都契也多思則神殆多念則志散多慾則志昏多事則形勞多語則氣乏多笑則藏傷多愁則心懾多樂則意溢多喜則妄錯昏亂多怒則百脉不定多好則專迷不理多惡則憔悴無歡凡此十二多不除則榮衛失度血氣妄行喪生之本也

『東醫寶鑑』 권3 東醫寶鑑內景篇1 17a

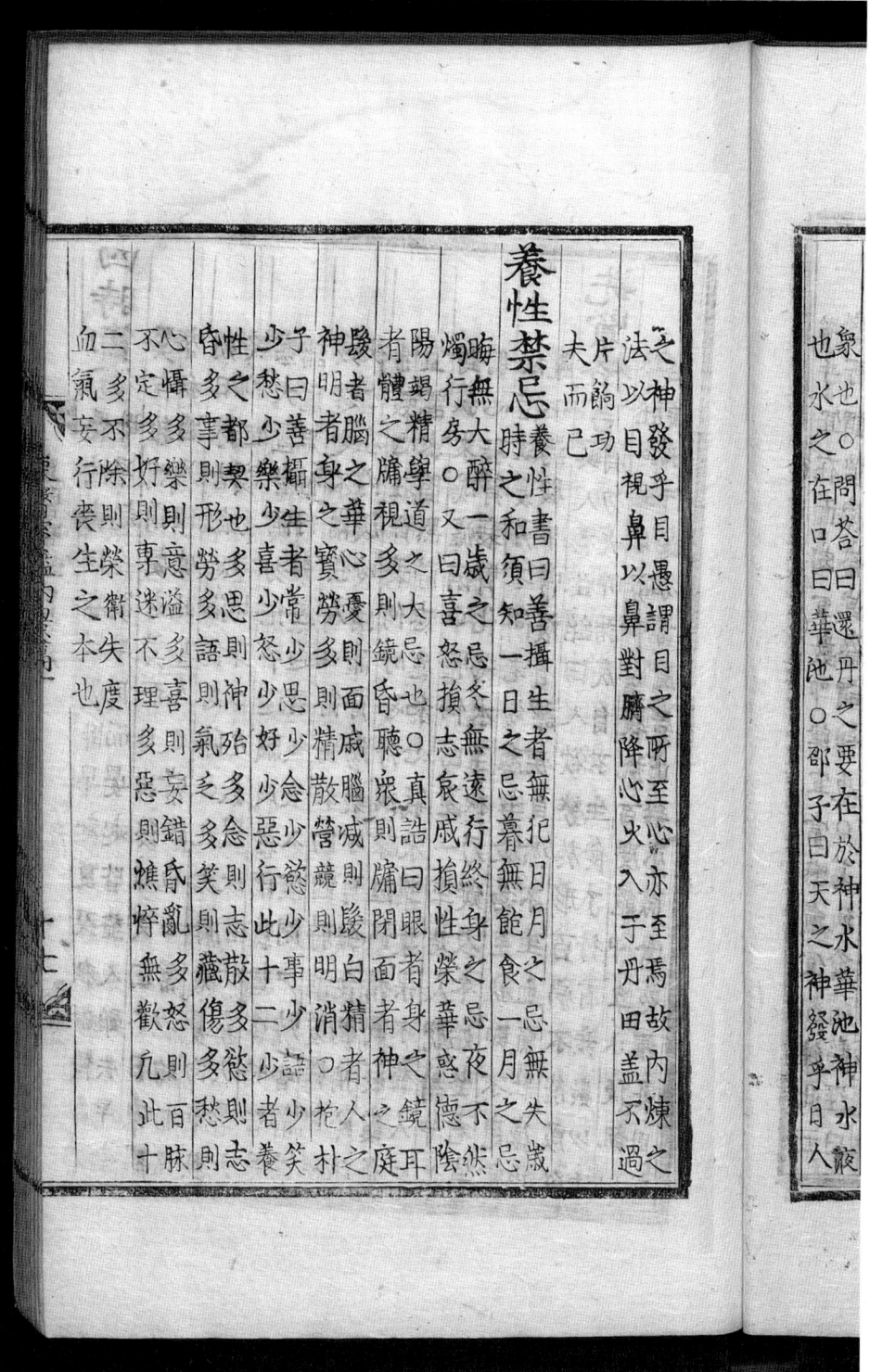

四時節宜

養生書曰春欲晏臥早起夏及秋欲侵夜乃臥早起冬欲早臥而晏起皆益人雖云早起莫在雞鳴前晏起莫在日出後○又曰冬日凍腦春秋腦足俱凍此聖人之常法也○常以晦日浴朔日沐吉飢忌浴飽忌沐○凡人臥春夏向東秋冬向西頭勿向北臥○凡大風大雨大霧大暑大寒大雪皆須勿犯卒逢飄風暴雨震電昏暗皆是諸龍鬼神行動經過所致宜入室閉戶燒香靜坐以避之不爾損人○衛生歌曰四時惟夏難調攝伏陰在內腹冷滑補腎湯藥不可無食物稍冷休哺啜心旺腎衰何所忌特戒疏泄通精氣寢處猶宜謹密間默靜志慮和心氣氷漿菜果不益人必到秋來成瘧痢○臞仙曰夏一季是人脫精神之時心旺腎衰腎化爲水至秋乃凝及冬始堅尤宜保惜故夏月不問老幼悉喫煖物至秋即不患霍亂吐瀉腹中常煖者諸疾自然不生血氣壯盛也

先賢格言

眞人養生銘曰人欲勞於形百病不能成飮酒勿大醉諸疾自不生食了行百步數以手摩肚寅丑日剪甲頭髮梳百度飽即立小便飢則坐旋溺行處勿當風居止無小隙常夜濯足臥飽

食終無益思慮最傷神喜怒最傷氣每去鼻中毛常習不唾地平明欲起時下床先左脚一日無災

『東醫寶鑑』 권3 東醫寶鑑內景篇1 17b

1: 62a 1: 61b 1: 61a 1: 60b 1: 60a 1: 59b 1: 59a 1: 58b

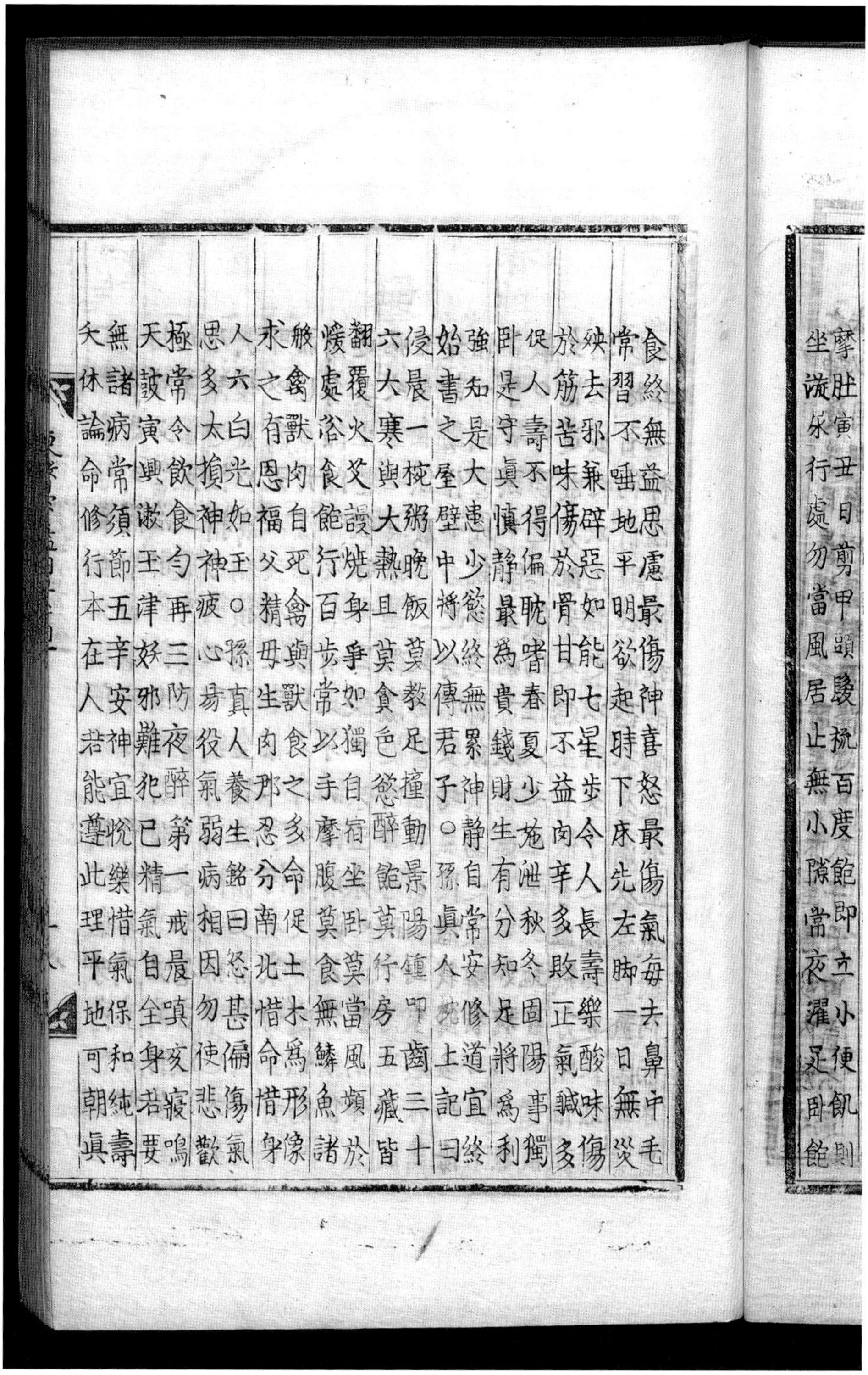

食慾無益思慮最傷神喜怒最傷氣每去鼻中毛
常習不唾地平明欲起時下床先左脚一日無災
殃去邪兼辟惡如能七星步令人長壽樂酸味傷
於筋苦味傷於骨甘即不益肉辛多敗正氣鹹多
促人壽不得偏耽嗜春夏少施泄秋冬固陽事獨
卧是守眞愼靜最爲貴錢財生有分知足將爲利
強知是大患少慾終無累神靜自常安修道宜終
始書之屋壁中將以傳君子○孫眞人枕上記曰
侵晨一椀粥晩飯莫教足撞動景陽鍾叩齒三十
六大寒與大熱且莫貪色慾醉飽莫行房五藏皆
翻覆火艾護燒身爭如獨自宿坐卧莫當風頻於
煖處浴食飽行百步常以手摩腹莫食無鱗魚諸
般禽獸肉自死禽與獸食之多命促土木爲形像
求之有恩福父精母生肉那忍分南北惜命惜身
人六白光如玉○孫眞人養生銘曰怒甚偏傷氣
思多太損神神疲心易役氣弱病相因勿使悲歡
極常令飮食匀再三防夜醉第一戒晨嗔亥寢鳴
天鼓寅興漱玉津妖邪難犯己精氣自全身若要
無諸病常須節五辛安神宜悅樂惜氣保和純壽
夭休論命修行本在人若能遵此理平地可朝眞

『東醫寶鑑』 권3 東醫寶鑑內景篇1 18a

1: 64a 1: 63b 1: 63a 1: 62b

東醫寶鑑內景篇一 十八

○常眞子養生文曰酒多血氣皆亂味薄神魂自安夜漱却勝朝漱暮食不若晨食耳鳴直須補腎
目暗必當治肝節飮自然脾健少思必定神安汗出莫當風立腹空莫放茶穿○東垣省言箴曰氣
乃神之祖精乃氣之子氣者精神之根蔕也大矣哉積氣以成精積精以全神必淸必靜御之以道
可以爲天人矣有道者能之予何人哉切宜省言而已○丹溪飮食箴曰人身之貴父母遺體爲口
傷身滔滔皆是人有此身飢渴洊興乃作飮食以遂其生睠彼昧者因縱口味五味之過疾病蜂起
病之生也其機甚微饞涎所牽忽而不思病之成也飮食俱廢憂貽父母醫禱百計山野貧賤淡薄
是諳動作不衰此身亦安均氣同體我獨多病悔悟一萌塵開鏡淨曰節飮食易之象辭養小失大
孟子所譏口能致病亦敗爾德守口如甁服之無斁○丹溪色慾箴曰惟人之生與天地參坤道成
女乾道成男配爲夫婦生育攸寄血氣方剛惟其時矣成之以禮接之以時父子之親其要在玆睠
彼昧者徇情縱慾惟恐不及濟以燥毒氣陽血陰人身之神陰平陽秘我體長春血氣幾何而不自
惜我之所生翻爲我賊女之耽兮其慾實多閨房之肅門庭之和士之耽兮其家自廢旣喪厥德此

『東醫寶鑑』 권3 東醫寶鑑內景篇1 18b

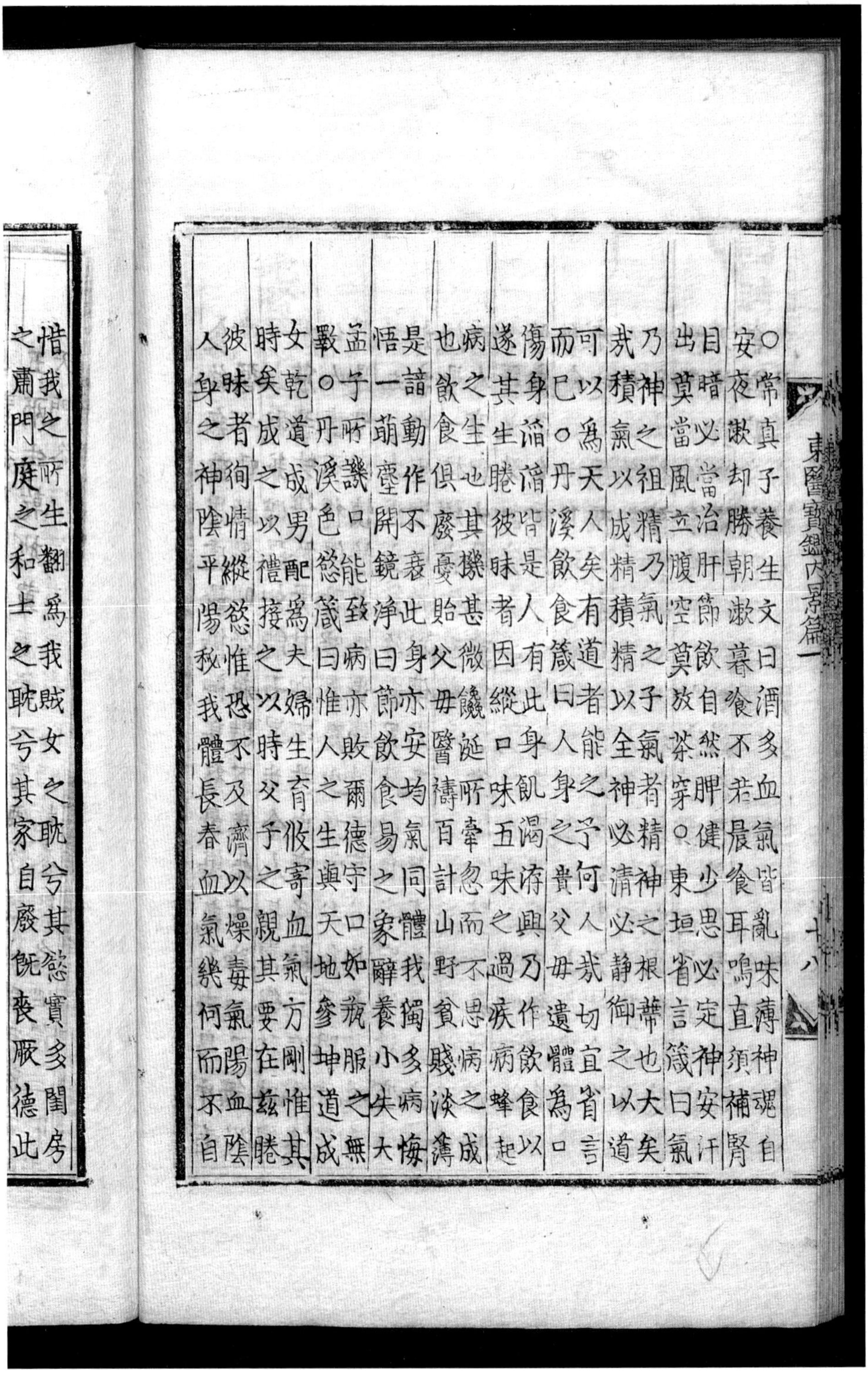

1: 66a 1: 65b 1: 65a 1: 64b

彼昧者徇情縱慾惟恐不及濟以燥毒氣陽血陰
人身之神陰平陽秘我體長春血氣幾何而不自

惜我之所生翻爲我賊女之耽兮其慾實多閨房
之肅門庭之和士之耽兮其家自廢旣喪厥德此
身亦悴遠彼帷薄放心乃
收飮食甘味身安病瘳

養性延年藥餌

瓊玉膏三精丸延年益壽不老丹五老還童丹延齡固本丹斑龍丸二黃元玄菟固本丸固本酒皆能延年益壽

瓊玉膏 塡精補髓調眞養性返老還童補百損除百病萬神俱足五藏盈溢髮白復黑齒落更生行如奔馬日進數服終日不飢渴功效不可盡述一料分五劑可救癱瘓五人一料分十劑可救勞瘵十人若二十七歲服起壽可至三百六十若六十四歲服起壽可至五百年生地黃十六斤搗絞取汁人參細末二十四兩白茯苓細末四十八兩白蜜十斤煉去滓右和勻入磁缸內以油紙五重厚布一重緊封缸口置銅鍋內水中懸胎令缸口出水上以桑柴火煮三晝夜如鍋內水減則用煖水添之日滿取出再用蠟紙緊封缸口納井中浸一晝夜取出再入舊湯內煮一晝夜以出水氣乃

『東醫寶鑑』 권3 東醫寶鑑內景篇1 19a

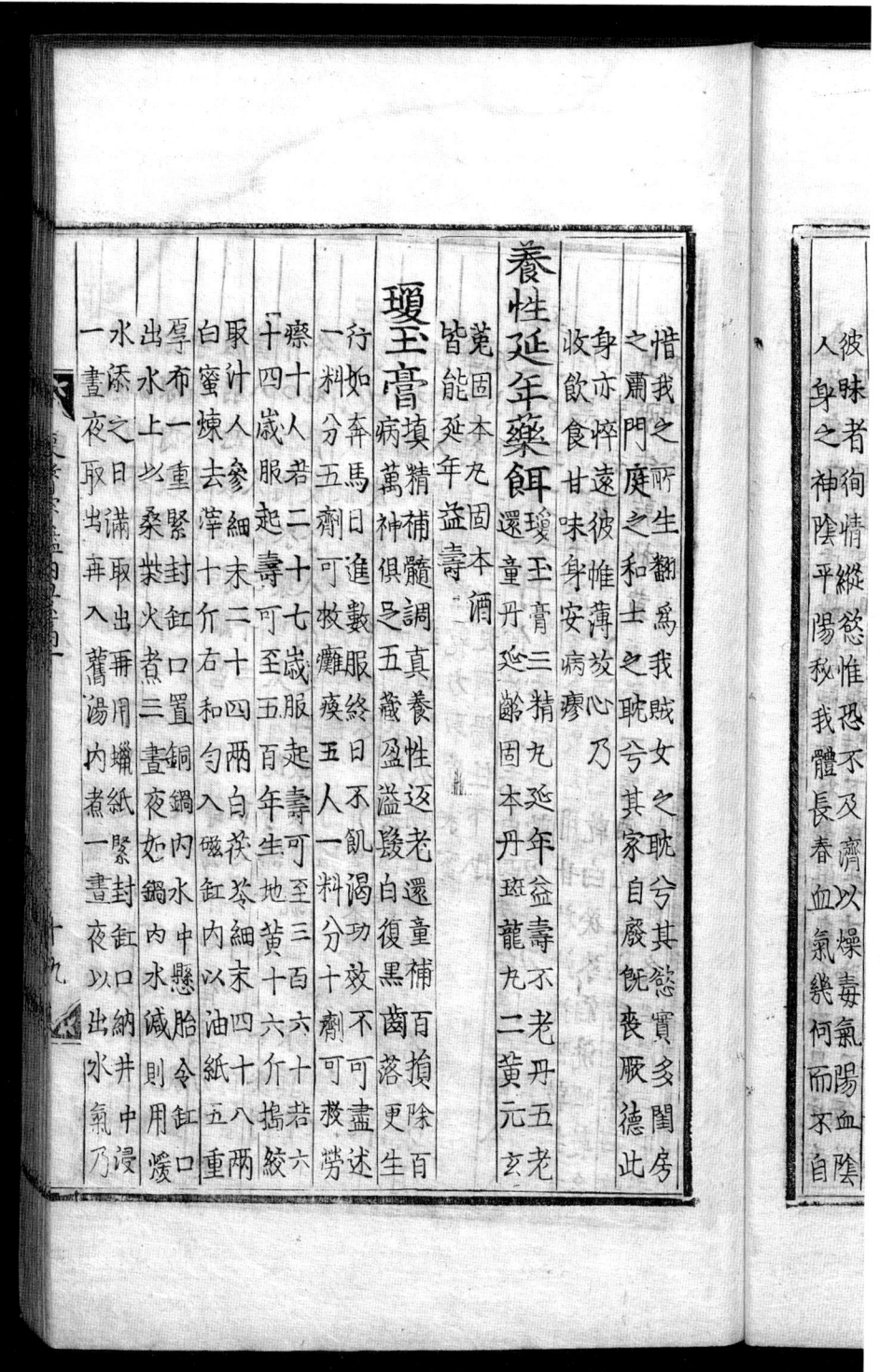

1: 67b　1: 67a　1: 66b

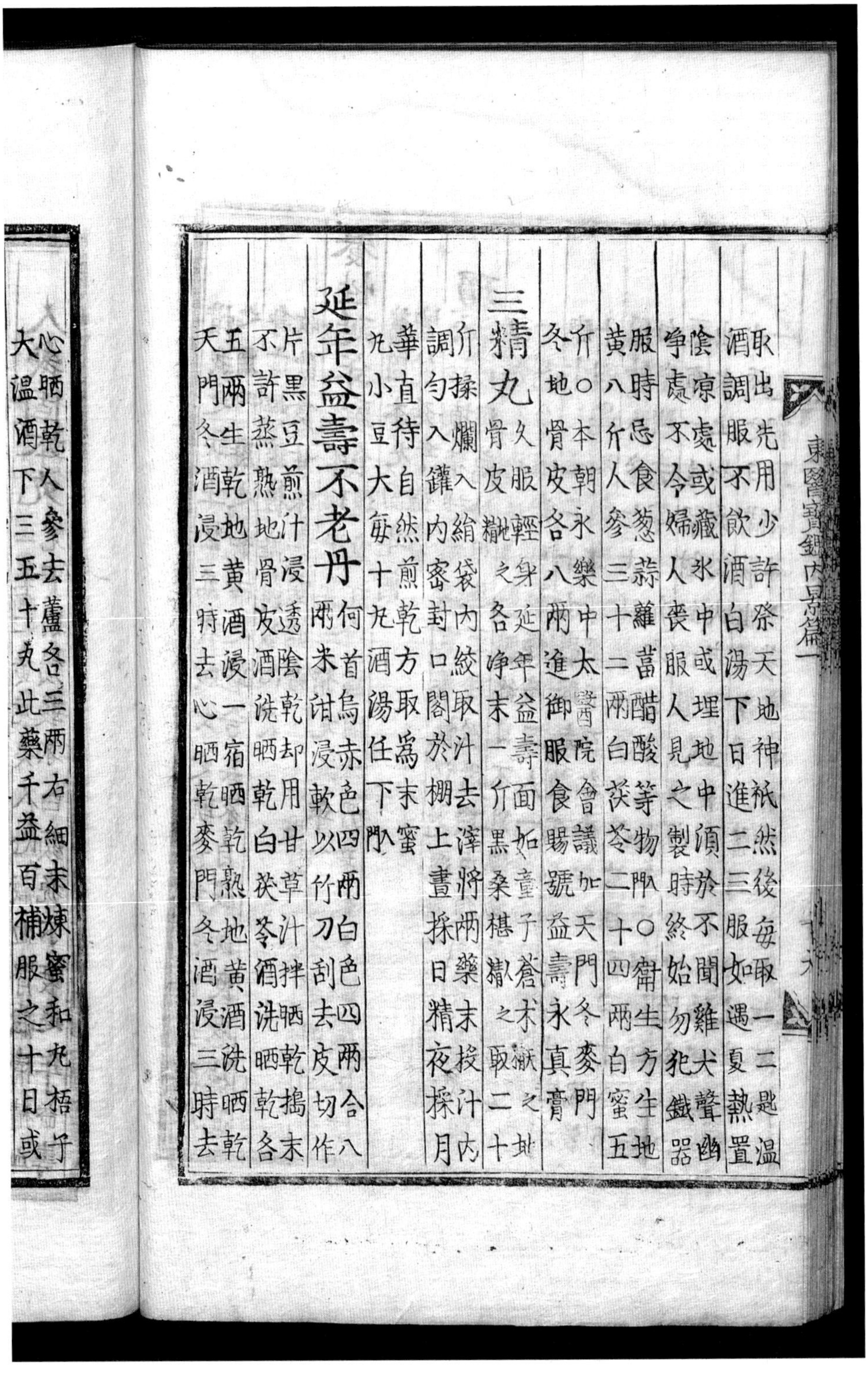

取出先用少許祭天地神祇然後每取一二匙温酒調服不飲酒白湯下日進二三服如遇夏熱置陰涼處或藏氷中或埋地中須於不聞雞犬聲幽淨處不令婦人喪服人見之製時終始勿犯鐵器服時忌食葱蒜蘿蔔醋酸等物入門○衛生方生地黃八斤人參三十二兩白茯苓二十四兩白蜜五斤○本朝永樂中太醫院會議加天門冬麥門冬地骨皮各八兩進御服食賜號益壽永真膏

三精丸 久服輕身延年益壽面如童子蒼朮天之精地骨皮地之精各淨末一斤黑桑椹人之精取二十斤揉爛入絹袋內絞取汁去滓將兩藥末投汁內調勻入罐內密封口閣於棚上晝採日精夜採月華直待自然煎乾方取爲末蜜丸小豆大每十丸酒湯任下入門

延年益壽不老丹 何首烏赤色四兩白色四兩合八兩米泔浸軟以竹刀刮去皮切作片黑豆煎汁浸透陰乾却用甘草汁拌晒乾搗末不許蒸熟地骨皮酒洗晒乾白茯苓酒洗晒乾各五兩生乾地黃酒浸一宿晒乾熟地黃酒洗晒乾天門冬酒浸三時去心晒乾麥門冬酒浸三時去

心晒乾人參去蘆各三兩右細末煉蜜和丸梧子大温酒下三五十丸此藥千益百補服之十日或

『東醫寶鑑』 권3 東醫寶鑑內景篇1 19b

五兩生乾地黃酒浸一宿晒乾熟地黃酒洗晒乾
天門冬酒浸三時去心晒乾麥門冬酒浸三時去

心晒乾人參去蘆各三兩右細末煉蜜和丸梧子大溫酒下三五十丸此藥千益百補服之十日或一月自已知爲別等人常服功效難盡言實呂祖之初採用

遐齡萬壽丹 詩曰遐齡萬壽丹服食魂魄安養藥雖抱卵日期要周全修合室深宜一切人多觀甲子庚申夜爲九不見天一還增六十二還百廿年服藥非凡骨壽同天地間秋之深秋之玄之又更玄茯神赤石脂川椒微炒出汗各一兩朱砂細研水飛乳香燈心同研各一兩別爲末用雞卵二箇去淸黃只將朱砂乳香各裝一卵內用紙糊七重以青絹袋盛之令精壯婦人懷於肚上常令溫煖朱砂懷三十五日乳香懷四十九日取出再研前三味藥亦爲細末和勻以蒸棗肉和丸菉豆大每日空心溫酒吞下三十丸或人參湯下一月外加至四十丸以甲子庚申之夜幽靜處修合忌婦人雞犬見之必用○回春一名五老還童丹

延齡固本丹 治諸虛百損中年陽事不擧未至五十鬚髮先白服至半月陽事雄壯至一月

『東醫寶鑑』 권3 東醫寶鑑內景篇1 20a

1: 71b　1: 71a　1: 70b　1: 70a

顔如童子目視十里服至三月白髮還黑久服神
氣不衰身體輕健可升仙位兎絲子酒製肉蓯蓉
酒洗各四兩天門冬麥門冬生地黃熟地黃並酒
製山藥牛膝酒洗杜冲薑汁炒巴戟酒浸去心枸
杞子山茱萸酒蒸去核白茯苓五味子人參木香
栢子仁各二兩覆盆子車前子地骨皮各一兩半
石菖蒲川椒遠志甘草水浸薑汁炒澤瀉各一兩
右細末酒煮稀麪糊和丸梧子大空心溫酒八十
丸婦人加當歸赤石脂各一兩忌食
蘿蔔葱蒜牛肉醋酸物餳糖羊肉麪

斑龍丸 常服延年益壽鹿角膠鹿角霜兎絲子栢子
仁熟地黃各八兩白茯苓破故紙各四兩右
磨爲細末酒煮米糊和丸或以鹿角膠入好酒烊
化和丸梧子大薑塩湯下五十丸昔蜀中有一老
人貨此藥於市自云壽三百八十歲矣每歌曰尾
閭不禁滄海竭九轉金丹都謾說惟有斑龍頂上
珠能補玉堂關下血有學其道者傳得此
方彼老人化爲白鶴飛去不知所終正傳

人參固本丸 一名二黃元夫人心藏血腎藏精精血
充實則鬚髮不白顔貌不衰延年益壽
藥之滋補無出於生熟二地黃世人徒知服二地
黃而不知服二門冬爲引也蓋生地黃能生心血

『東醫寶鑑』 권3 東醫寶鑑內景篇1 20b

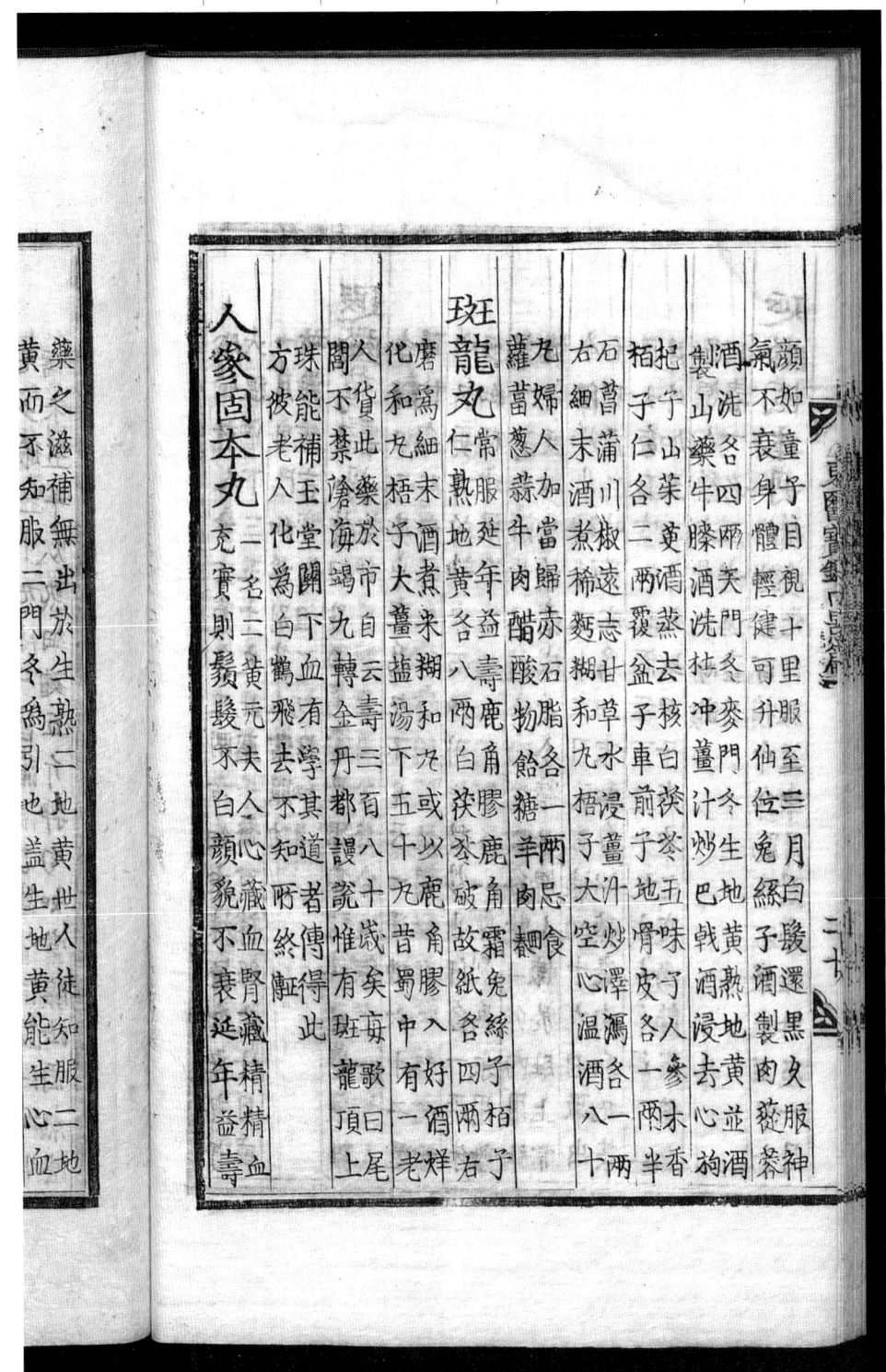

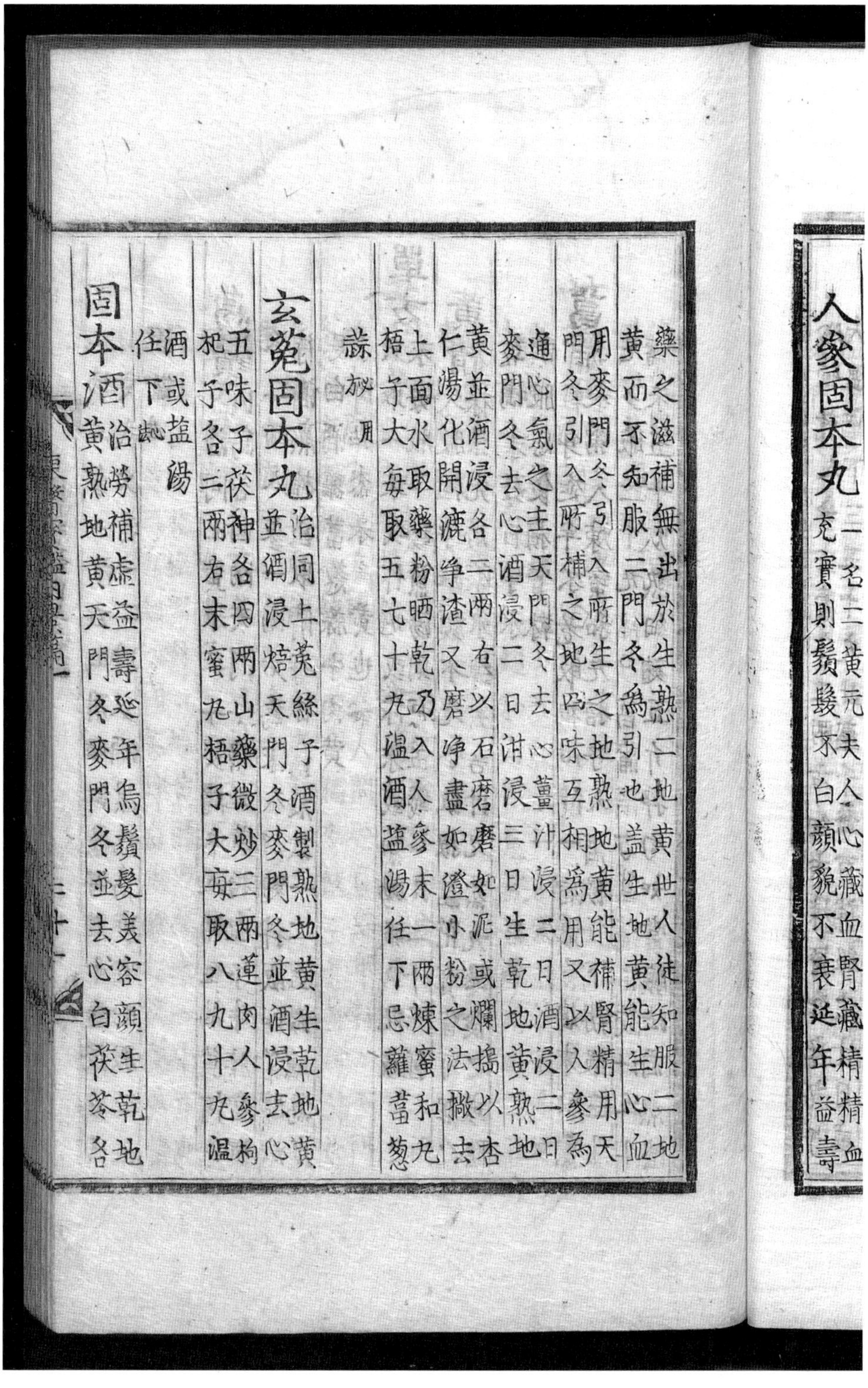

人參固本丸 一名二黃元夫人心藏血腎藏精精血充實則鬚髮不白顏貌不衰延年益壽

藥之滋補無出於生熟二地黃世人徒知服二地黃而不知服二門冬爲引也盖生地黃能生心血用麥門冬引入所生之地熟地黃能補腎精用天門冬引入所補之地四味互相爲用又以人參爲通心氣之主天門冬去心薑汁浸二日酒浸二日麥門冬去心酒浸二日泔浸三日生乾地黃熟地黃並酒浸各二兩右以石磨磨如泥或爛搗以杏仁湯化開濾淨渣又磨淨盡如澄小粉之法撤去上面水取藥粉晒乾乃入人參末一兩煉蜜和丸梧子大每取五七十丸溫酒鹽湯任下忌蘿蔔葱蒜入門

玄菟固本丸 治同上菟絲子酒製熟地黃生乾地黃並酒浸焙天門冬麥門冬並酒浸去心五味子茯神各四兩山藥微炒三兩蓮肉人參枸杞子各二兩右末蜜丸梧子大每取八九十丸溫酒或鹽湯任下入門

固本酒 治勞補虛益壽延年烏鬚髮美容顏生乾地黃熟地黃天門冬麥門冬並去心白茯苓各

東醫寶鑑 內景篇一 二十一

『東醫寶鑑』 권3 東醫寶鑑內景篇1 21a

二兩人參一兩右剉用磁缸盛好酒十壺浸藥三日文武火煮一二時以酒黒色爲度空心服三五
盃 鸙生

烏鬚酒 治同上黃米三斗麥門冬八兩生地黃何首烏各四兩天門冬熟地黃枸杞子牛膝當歸
各二兩人參一兩右爲末入好麯拌飯如常釀法待酒熟榨出取清每日清晨飮一二盃微醺爲度
忌白酒蘿葍葱蒜牛肉黃米即粘黍米色黃也 麯

單方

只取一味或作丸或作末或煎湯服或丸或末每服二錢煎湯則每五錢○凡二十三種

黃精 久服輕身駐顔不老不飢根莖花實皆可服之採根先用滚水綽去苦汁九蒸九曝食之或陰
乾擣末每日淨水調服忌食梅實 鞹

菖蒲 輕身延年不老取根泔浸一宿曝乾擣末以糯米粥入煉蜜和丸梧子大酒飮任下朝服三十
丸夕服二十丸 鞹○菖蒲酒方菖蒲根絞汁五斗糯米五斗炊熟細麯五斤拌勻如常釀法酒熟澄

清久服通神明
延年益壽 入門

『東醫寶鑑』 권3 東醫寶鑑內景篇1 21b

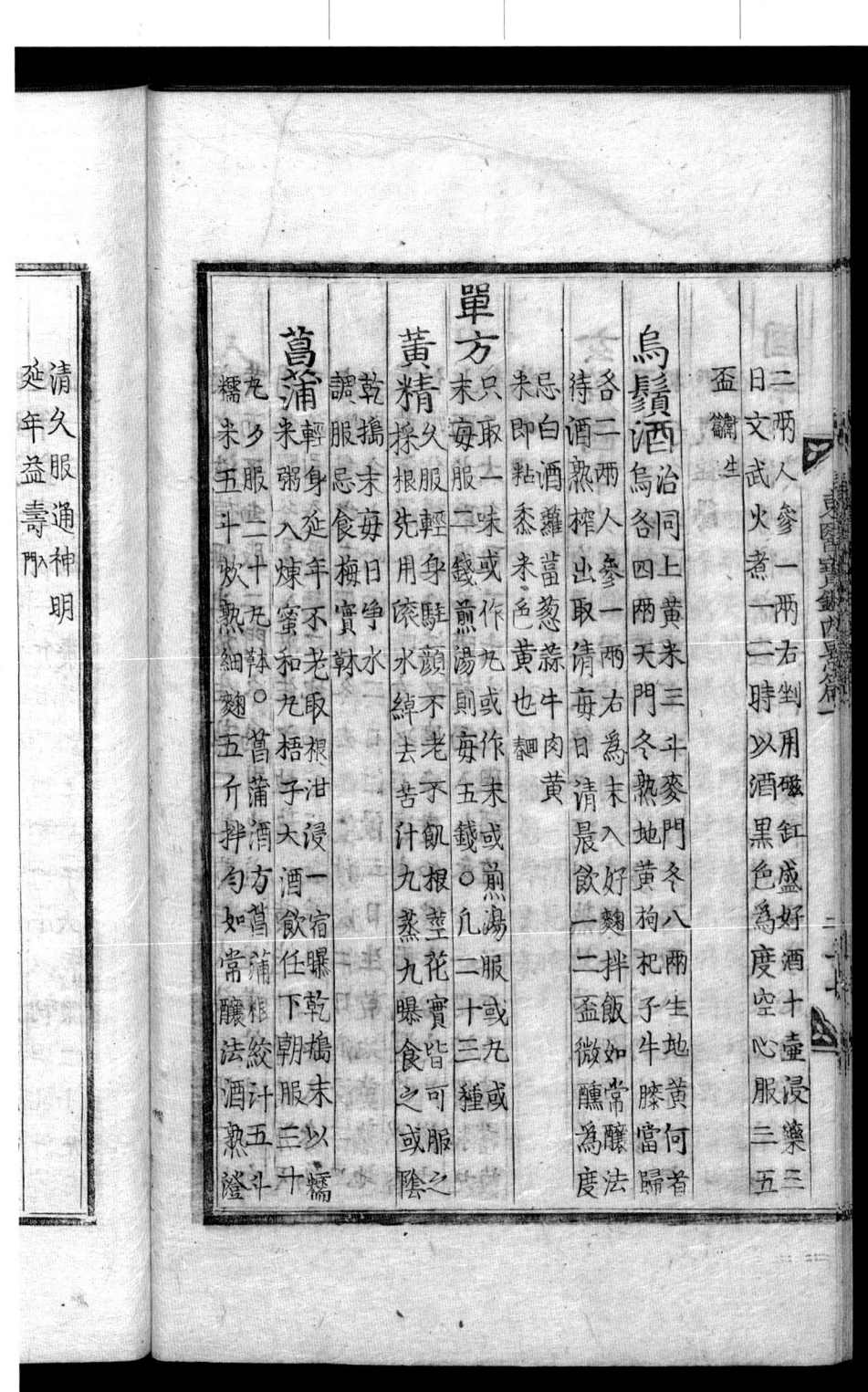

清久服通神明延年益壽入門

甘菊花 輕身耐老延年苗葉花根皆可服陰乾搗末酒調服或蜜丸久服本草○菊花酒方甘菊花生地黃枸杞根皮各五升水一石煮取汁五斗糯米五斗炊熟入細麴和勻入瓮候熟澄清溫服壯筋骨補髓延年益壽白菊花尤佳入門

天門冬 久服輕身延年不飢取根去皮心搗末和酒服或生搗絞汁煎爲膏和酒服一二匙漢甘始太原人服天門冬在人間三百餘年本草○天門冬酒方取根搗絞汁二斗糯米飯二斗拌細麴如常釀法候熟取清飲乾者作末釀之亦可忌食鯉魚入門

地黃 久服輕身不老採根洗搗絞汁煎令稠納白蜜更煎作丸如梧子空心酒下三十丸日三忌葱蒜蘿蔔勿犯鐵器本草○地黃酒方糯米一斗百度洗生地黃三斤細切同蒸拌白麴釀之候熟取清飲入門

『東醫寶鑑』 권3 東醫寶鑑內景篇1 22a

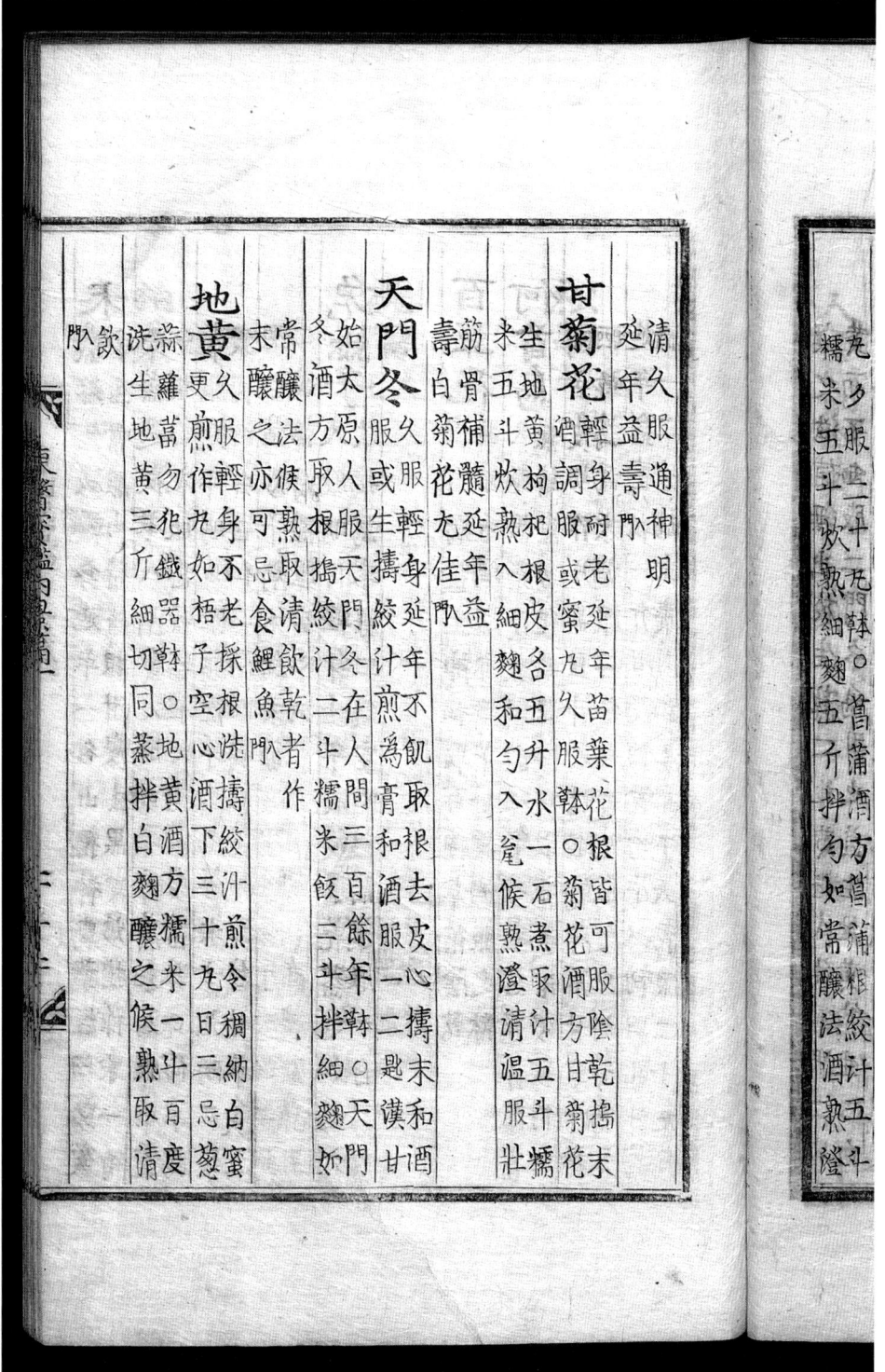

1: 77b　1: 77a　1: 76b

東醫寶鑑內景篇一　二十二

朮 煎餌久服輕身延年一名山精神農藥經曰必欲長生常服山精採根泔浸去黑皮炒搗作末一斤入蒸過茯苓八兩蜜丸服或取汁煎和酒服或煎令稠作丸服忌桃李雀蛤葱蒜蘿葍本草○仙朮湯常服延年明目駐顏輕身不老蒼朮十九兩二錢棗肉六升杏仁二兩四錢乾薑炮五錢甘草炙五兩白鹽炒十兩右細末每二錢沸湯點服空心局

菟絲子 久服明目輕身延年酒浸曝乾蒸之如此九次搗爲末每二錢空心溫酒調服一日二次本草

百草花 主百病長生神仙取百種草花陰乾搗末和酒服亦煮花汁釀酒服之本草

何首烏 久服黑鬚髮益精髓延年不老忌葱蒜蘿葍無鱗魚勿犯鐵器本草○取根米泔浸軟竹刀刮去皮切作片黑豆汁浸透陰乾却用甘草汁拌晒乾擣爲末酒服二錢或蜜丸服之○何首烏丸延年益壽取一斤泔浸晒乾切片以初男乳汁拌晒一二次搗末棗肉和丸梧子大初服二十丸日加十九毋過百丸空心溫酒鹽湯下此藥非陽虛甚者不可單服入門

『東醫寶鑑』 권3 東醫寶鑑內景篇1 22b

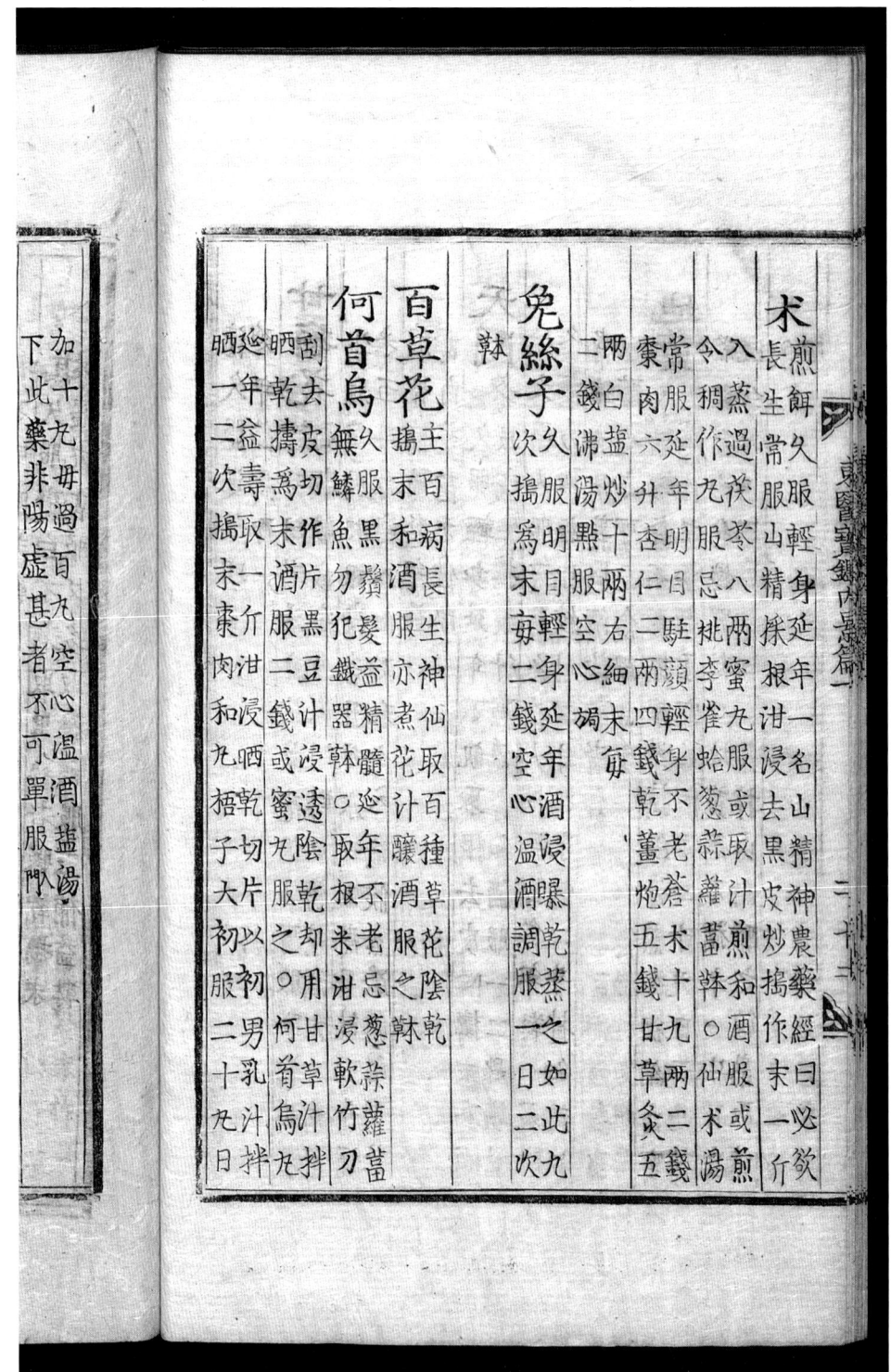

1: 79a 1: 78b 1: 78a

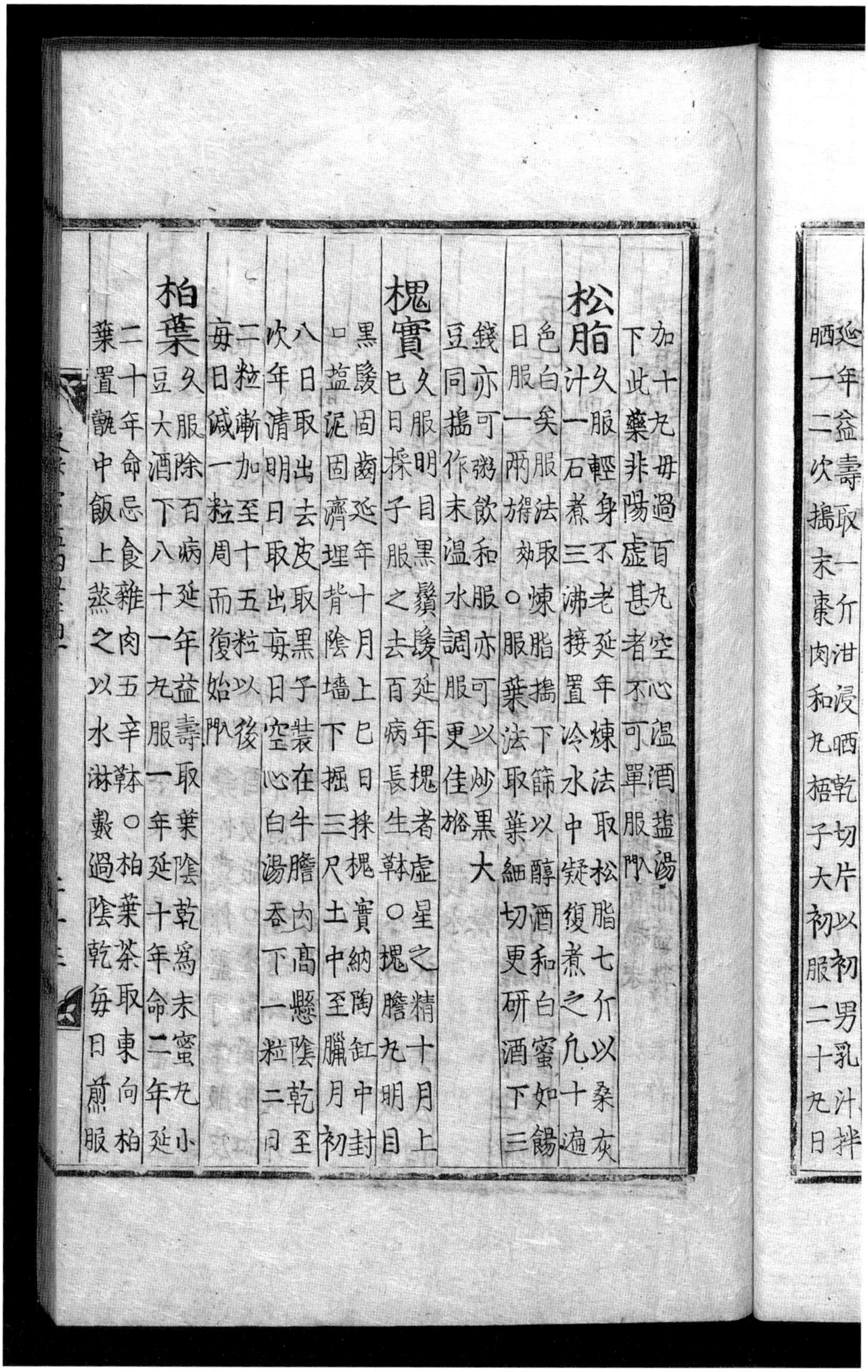

加十九毋過百九空心溫酒鹽湯下此藥非陽虛甚者不可單服入門

松脂 久服輕身不老延年煉法取松脂七斤以桑灰汁一石煮三沸接置冷水中凝復煮之凡十遍色白矣服法取煉脂搗下篩以醇酒和白蜜如餳日服一兩攄效○服藥法取藥細切更研酒下三錢亦可粥飲和服亦可以炒黑大豆同搗作末溫水調服更佳俗方

槐實 久服明目黑鬚髮延年槐者虛星之精十月上巳日採子服之去百病長生韓○槐膽九明目黑髮固齒延年十月上巳日採槐實納陶缸中封口鹽泥固濟埋背陰墻下掘三尺土中至臘月初八日取出去皮取黑子裝在牛膽內高懸陰乾至次年清明日取出每日空心白湯呑下一粒二日二粒漸一加至十五粒以後每日減一粒周而復始入門

柏葉 久服除百病延年益壽取葉陰乾爲末蜜丸小豆大酒下八十一丸服一年延十年命二年延二十年命忌食雜肉五辛韓○柏葉茶取東向柏葉置甑中飯上蒸之以水淋數過陰乾每日煎服

延年益壽取一斤泔浸晒乾切片以初男乳汁拌晒一二次搗末棗肉和丸梧子大初服二十九日

『東醫寶鑑』 권3 東醫寶鑑內景篇1 23a

入門

枸杞 久服輕身不老耐寒暑令人長壽枸杞當用莖皮地骨當用根皮枸杞子當用其紅實乍及葉同功根莖葉子皆可服嫩葉作羹作虀可常服皮及子作末蜜丸常服亦可酒浸服○金髓煎取紅熟枸杞子酒浸兩月漉出研爛以布濾去滓取汁并前浸藥酒於銀石器內熬成膏每日溫酒下二大匙日二次久服可以羽化本草

茯苓 久服不飢延年却老取白茯苓合白菊花或合白朮丸散任意皆可常服又法白茯苓去皮酒浸十五日漉出擣爲末每服三錢水下日三久服延年耐老面若童顔本草

五加皮 久服輕身耐老煮根莖如常法釀酒服主補益或煮湯以代茶飮亦可世有服五加皮酒散而獲延年不死者不可勝計本草

桑椹 久服變白不老取黑熟者曝乾擣末蜜丸長服又多取釀酒服主補益本草

蓮實 久服輕身耐老不飢延年去皮心擣爲末作粥或磨作屑作飯長服皆佳又擣末酒飮任下二

『東醫寶鑑』 권3 東醫寶鑑內景篇1 23b

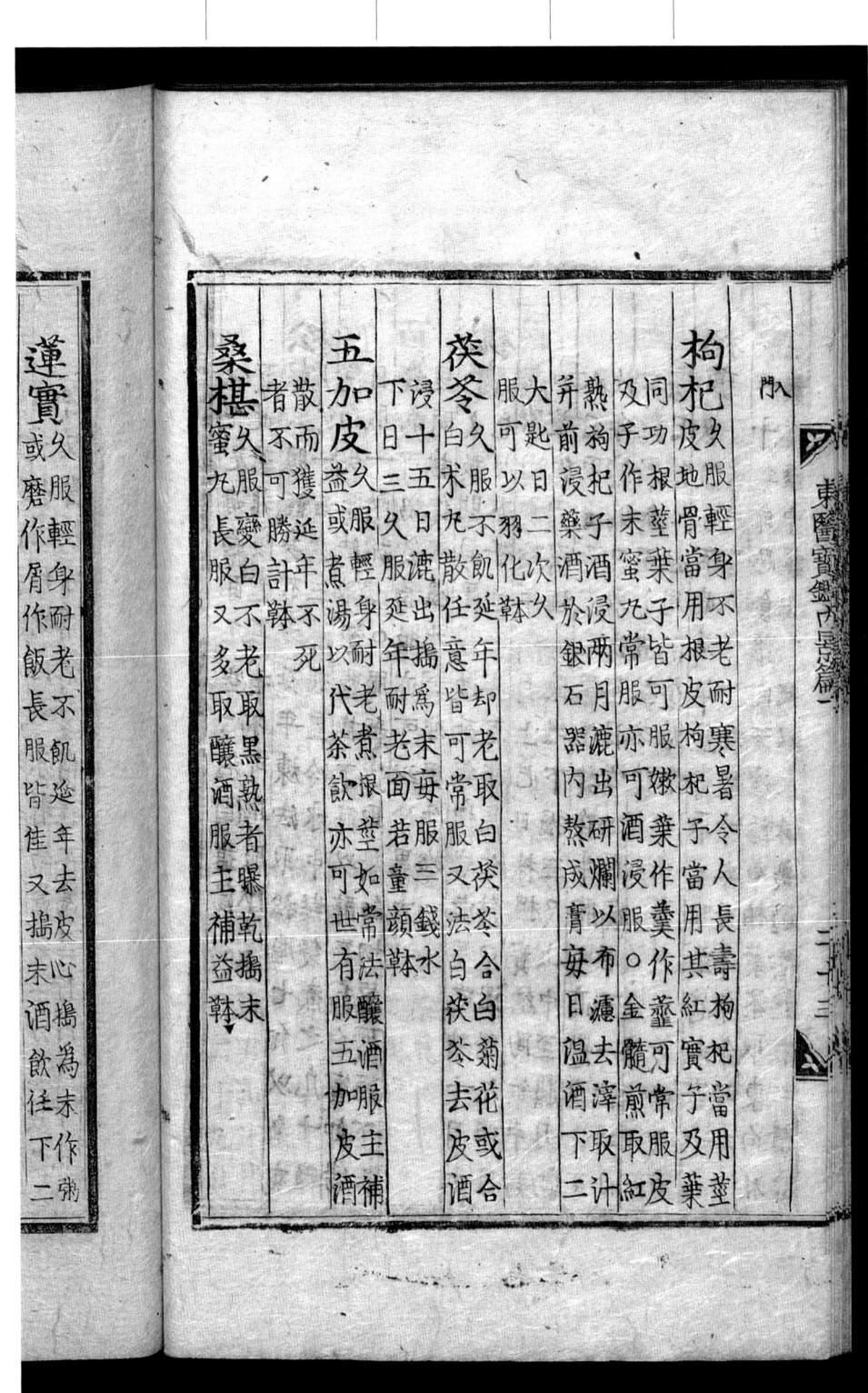

1: 82b | 1: 82a | 1: 81b

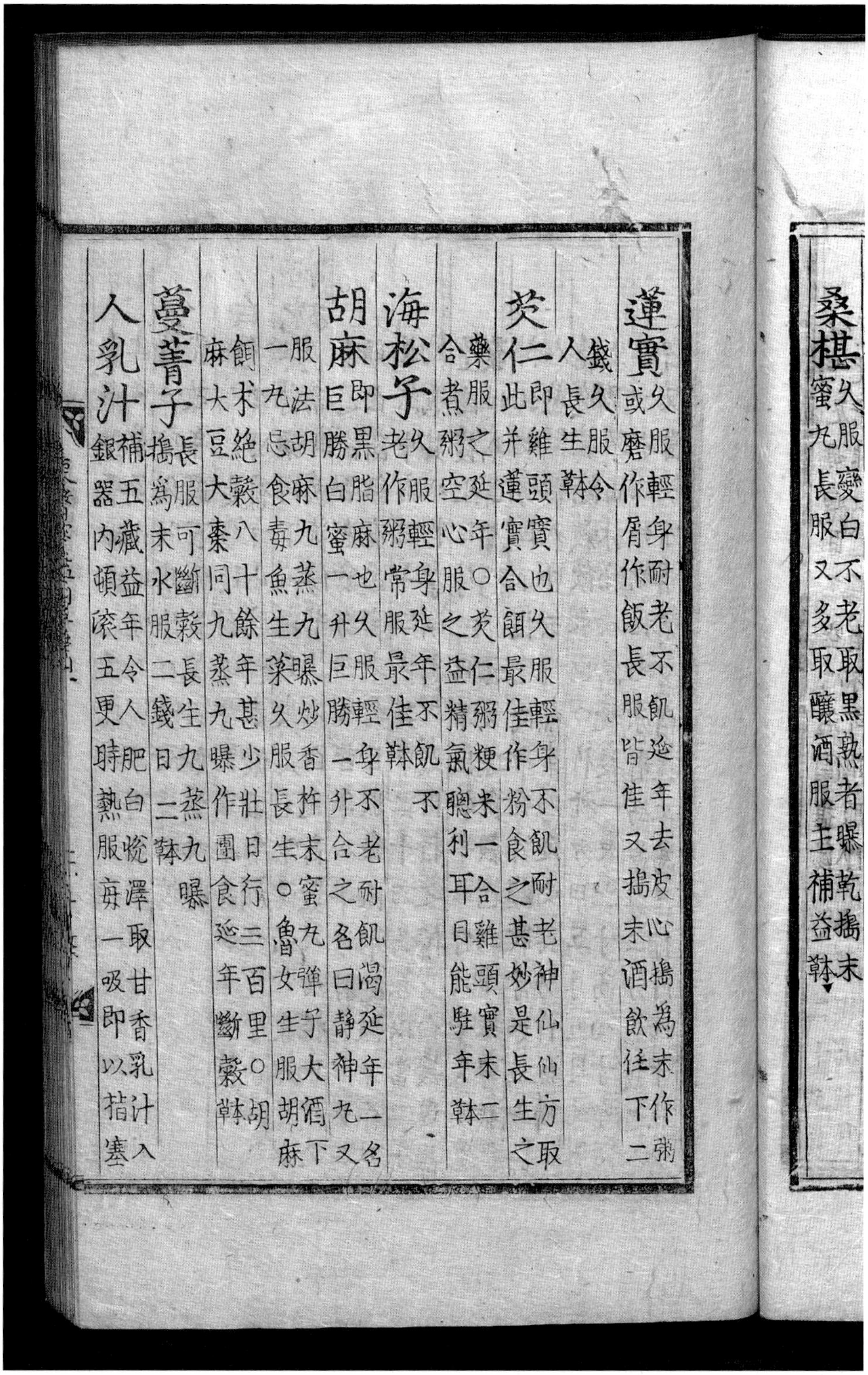

桑椹 久服變白不老取黑熟者曝乾擣末蜜丸長服又多取釀酒服主補益本草

蓮實 久服輕身耐老不飢延年去皮心擣爲末作粥或磨作屑作飯長服皆佳又擣末酒飲任下二錢久服令人長生本草

芡仁 即雞頭實也久服輕身不飢耐老神仙仙方取此并蓮實合餌最佳作粉食之甚妙是長生之藥服之延年○芡仁粳米一合雞頭實末二合煮粥空心服之益精氣聰利耳目能駐年本草

海松子 久服輕身延年不飢不老作粥常服最佳本草

胡麻 即黑脂麻也久服輕身不老耐飢渴延年一名巨勝白蜜一升巨勝一升合之名曰靜神丸又服法胡麻九蒸九曝炒香杵末蜜丸彈子大酒下一丸忌食毒魚生菜久服長生○魯女生服胡麻餌朮絶穀八十餘年甚少壯日行三百里○胡麻大豆大棗同九蒸九曝作團食延年斷穀本草

蔓菁子 長服可斷穀長生九蒸九曝擣爲末水服二錢日二本草

人乳汁 補五藏益年令人肥白悅澤取甘香乳汁入銀器內頓溫五更時熱服再一吸即以指塞

『東醫寶鑑』 권3 東醫寶鑑內景篇1 24a

鼻孔按脣貼齒而漱乳與口津相和然後以鼻引上吸使氣由明堂入腦方可徐徐嚥下凡五七次爲一度久服甚佳○漢張蒼常服人乳故年過百餘歲肥白如瓠本草

白粥 凡晨起食粥利膈養胃生津液令一日清爽所補不小晩粳米濃煮令爛食之入門

神枕法 昔泰山下有老翁失其名字漢武帝東巡見老翁鋤於道傍背上有白光高數尺武帝怪而問之有道術否老翁對曰臣昔年八十五時衰老垂死頭白齒落有道士者敎臣服棗飮水絶穀并作神枕法中有三十二物其中二十四物善以當二十四氣其八物毒以應八風臣行之轉少白髮還黑墮齒復生日行三百里臣今年一百八十矣不能棄世入山顧戀子孫復還食穀已二十餘年猶得神枕之力往不復老武帝視其顏狀常如五十許人驗問之隣人皆云信然帝乃從受其方作枕而不能隨其絶穀飮水也○作枕方用五月五日七月七日取山林柏以爲枕長一尺二寸高四寸空中容一斗二升以柏心赤者爲蓋厚二分蓋致之令密又當使可開閉又鑽蓋上爲三行行四十孔凡

一百二十孔令容粟米大○用藥芎藭當歸白芷辛夷杜蘅白朮藁本木蘭川椒桂皮乾薑防風人

『東醫寶鑑』 권3 東醫寶鑑内景篇1 24b

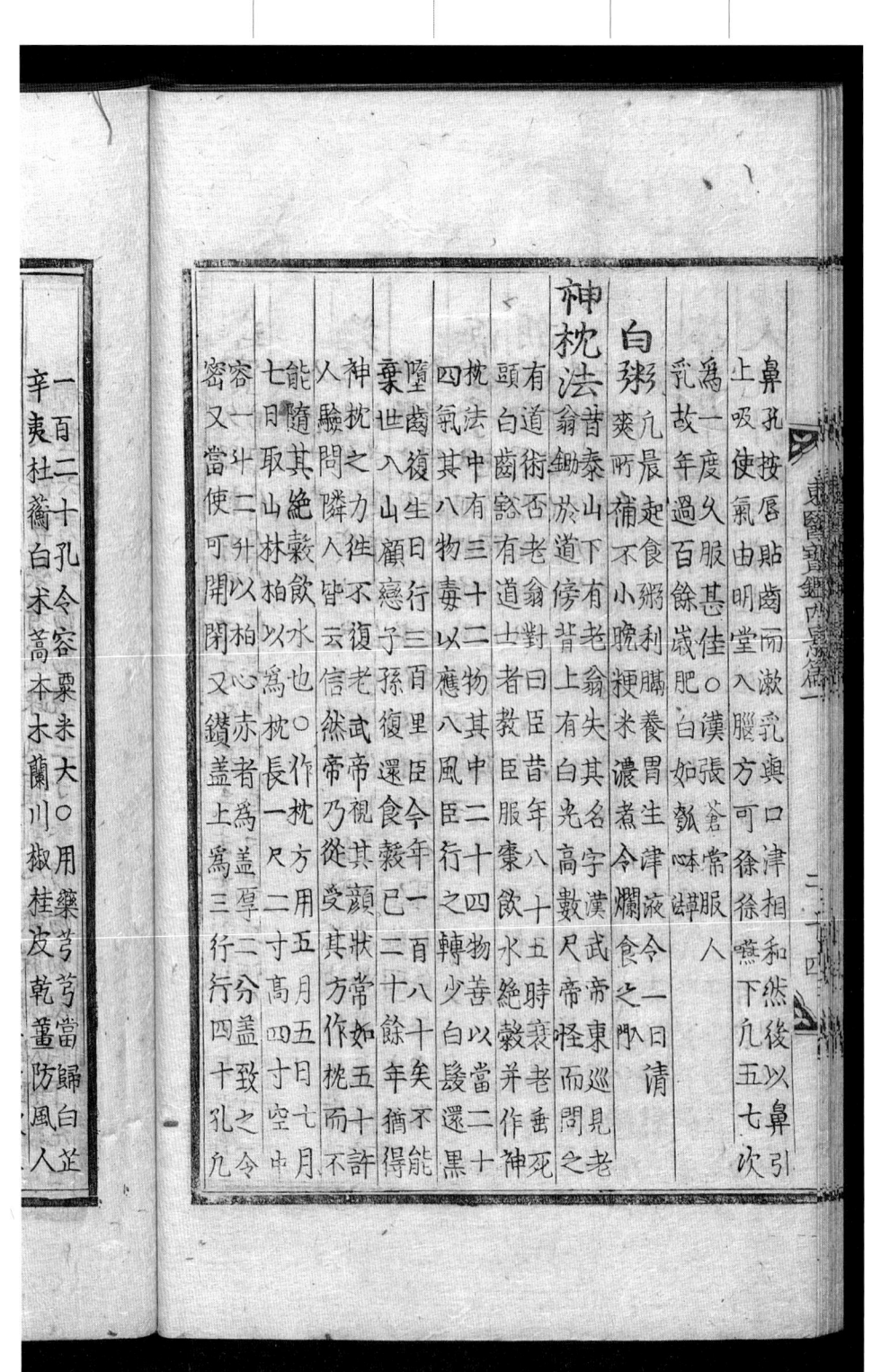

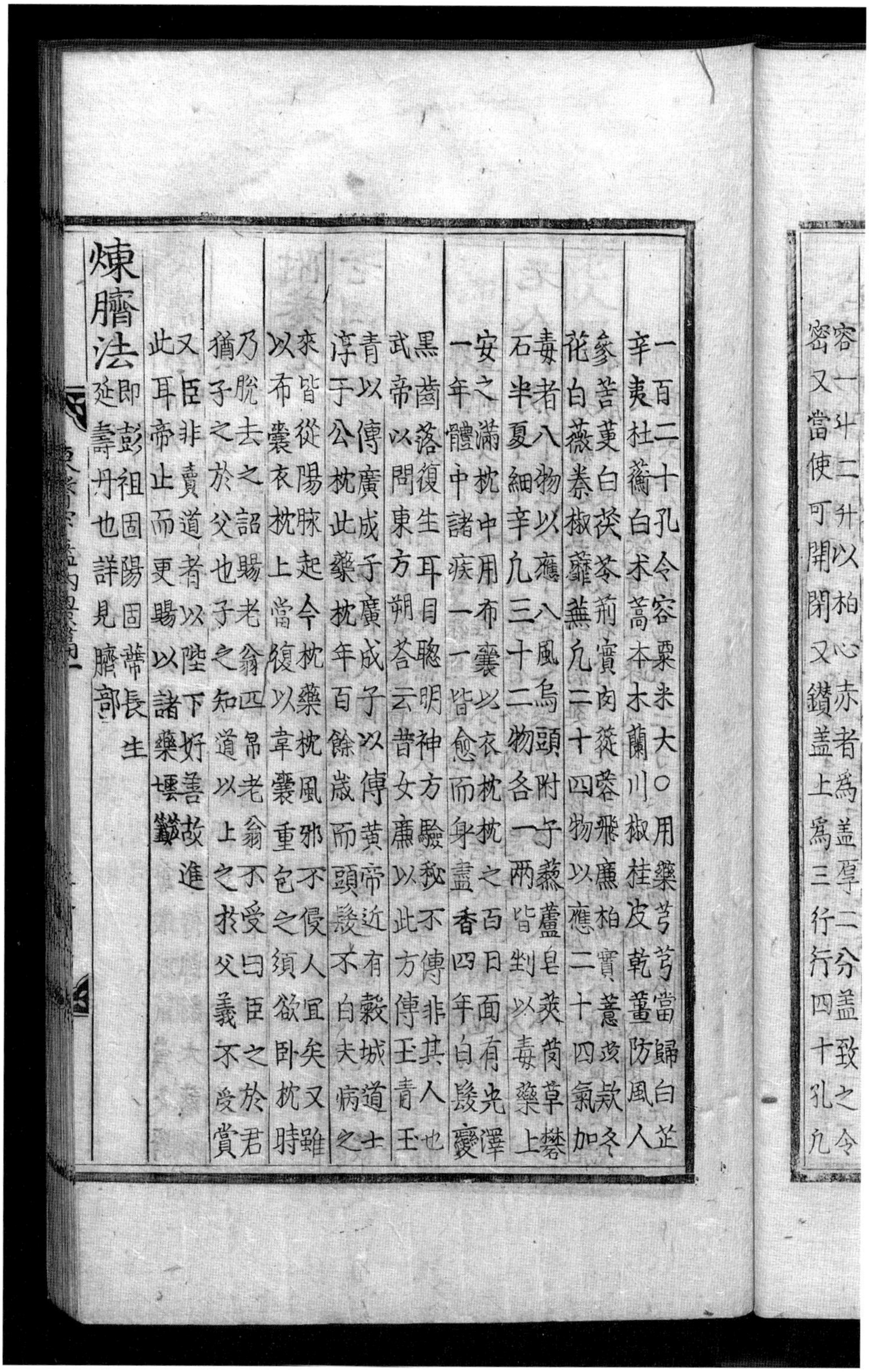

容一斗二升以柏心赤者爲蓋厚二分蓋致之令密又當使可開閉又鑽蓋上爲三行行四十孔凡令

一百二十孔令容粟米大○用藥芎藭當歸白芷辛夷杜蘅白朮藁本木蘭川椒桂皮乾薑防風人參苦𦵡白茯苓荊實肉蓯蓉飛廉柏實薏苡款冬花白薇秦椒蘼蕪凡二十四物以應二十四氣加毒者八物以應八風烏頭附子藜蘆皂莢䒍草礬石半夏細辛凡三十二物各一兩皆剉以毒藥上安之滿枕中用布囊以衣枕枕之百日面有光澤一年體中諸疾一一皆愈而身盡香四年白髮變黑齒落復生耳目聰明神方驗秘不傳非其人也武帝以問東方朔荅云昔女廉以此方傳玉青玉青以傳廣成子廣成子以傳黃帝近有穀城道士淳于公枕此藥枕年百餘歲而頭髮不白夫病之來皆從陽脉起今枕藥枕風邪不侵人宜矣又雖以布囊衣枕上當復以韋囊重包之須欲臥枕時乃脫去之詔賜老翁匹帛老翁不受曰臣之於君猶子之於父也子之知道以上之於父義不受賞又臣非賣道者以陛下好善故進此耳帝止而更賜以諸藥壊籔

煉臍法 即彭祖固陽固蔕長生延壽丹也詳見臍部

『東醫寶鑑』 권3 東醫寶鑑內景篇1 25a

1: 88a | 1: 87b | 1: 87a

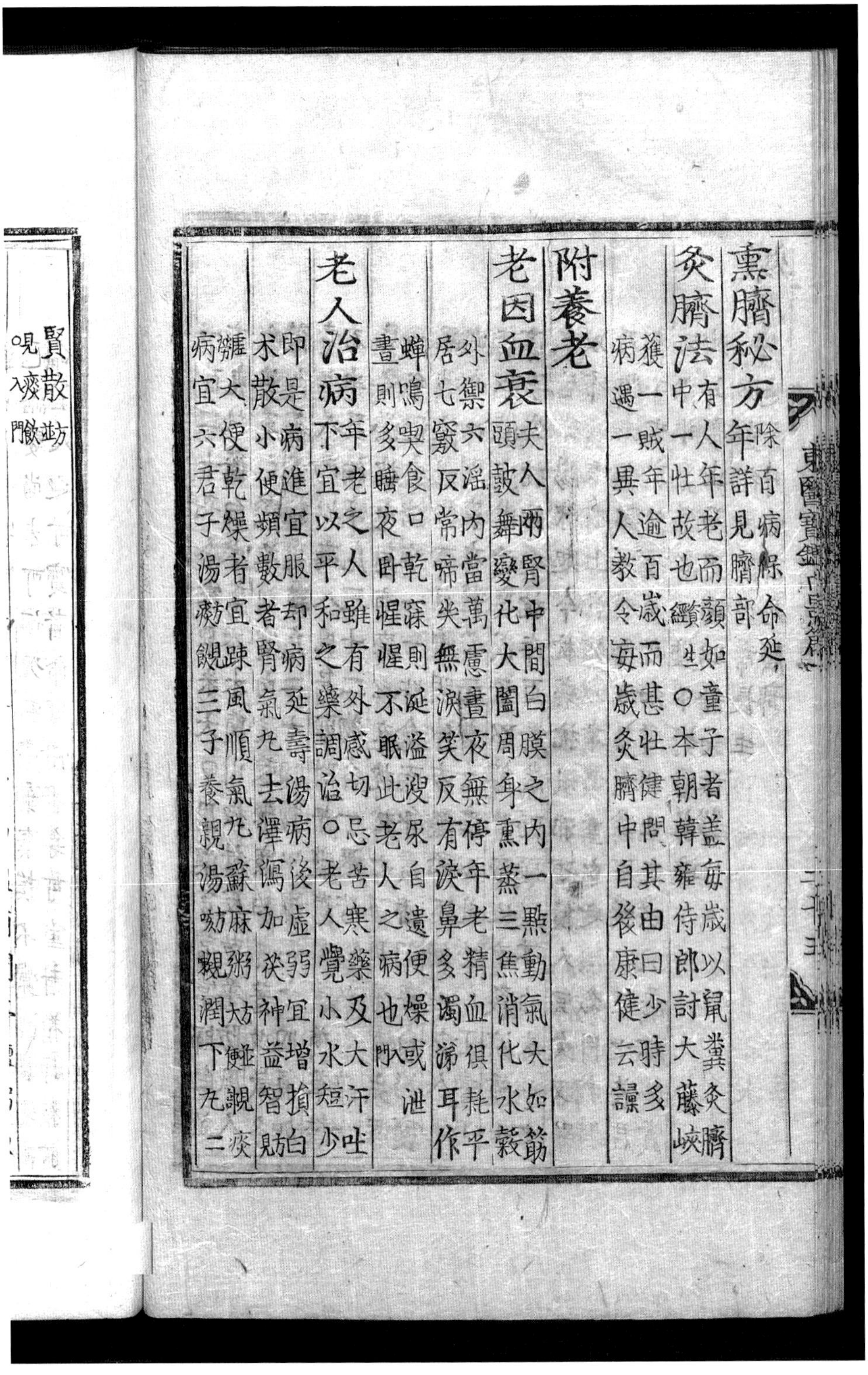

賢散 方並 哯痰 入門 飲

東醫寶鑑 內景篇 二十五

熏臍秘方 除百病保命延年詳見臍部

灸臍法 有人年老而顔如童子者盖每歲以鼠糞灸臍中一壯故也續生〇本朝韓雍侍郎討大藤峽獲一賊年逾百歲而甚壯健問其由曰少時多病遇一異人教令每歲灸臍中自後康健云譚

附養老

老因血衰 夫人兩腎中間白膜之內一點動氣大如筋頭鼓舞變化大闔周身熏蒸三焦消化水穀外禦六淫內當萬慮晝夜無停年老精血俱耗平居七竅反常啼哭無淚笑反有淚鼻多濁涕耳作蟬鳴喫食口乾寐則涎溢溲尿自遺便燥或泄晝則多睡夜臥惺惺不眠此老人之病也入門

老人治病 年老之人雖有外感切忌苦寒藥及大汗吐下宜以平和之藥調治〇老人覺小水短少即是病進宜服却病延壽湯病後虛弱宜增損白朮散小便頻數者腎氣丸去澤瀉加茯神益智貼難大便乾燥者宜踈風順氣丸蘇麻粥方並見大便覞痰病宜六君子湯嗽覞三子養親湯嗽覞潤下丸二

『東醫寶鑑』 권3 東醫寶鑑內景篇1 25b

賢散方並 哯入嗽門

老人保養 若一向儞乏之人則當加溫補調停饘粥以 爲養宜補中益氣湯異功散方並見內傷 生爵湯

固真飮子方見虛勞 見且於養性延年之藥 皆可選用又人乳牛乳常服最佳入門

却病延壽湯 治老人小水短少人參白朮各一錢牛 膝白芍藥各七分陳皮白茯苓山查肉

當歸甘草各五分右剉薑三片煎服不拘時春加 川芎夏加黄芩麥門冬秋冬倍當歸生薑小水如

舊乃止藥此老人 養生之捷法也入門

增損白朮散 保養衰老人參白朮白茯苓陳皮藿香 乾葛各七分木香乾生薑甘草各三分

右剉水煎不拘 時溫服醫鑑

服人乳法 無病婦人乳汁二盞好清酒半盞入銀器 或石器內同滾頓服每日五更時一服醫鑑

牛乳粥 牛乳汁一升入細米心少許 煮粥令熟常服最宜老人醫鑑

鑑 大便乾燥者宜踈風順氣丸蘇麻粥方並見大便

病宜六君子湯方見痰飮三子養親湯方見咳嗽潤下丸方見痰

『東醫寶鑑』 권3 東醫寶鑑內景篇1 26a

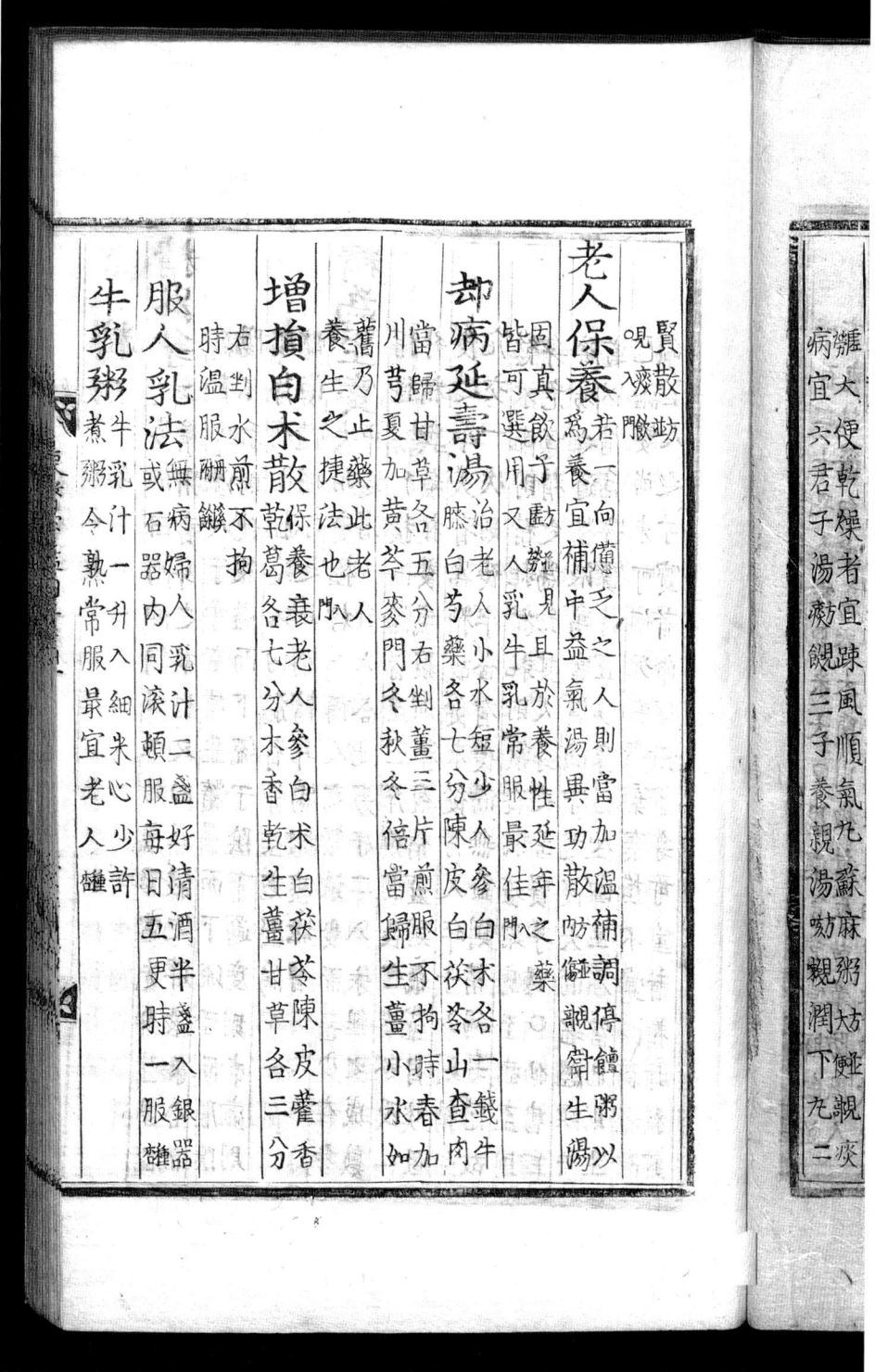

精

精爲身本 靈樞曰兩神相薄合而成形常先身生是謂精精者身之本也又曰五穀之津液和合而爲膏內滲入于骨空補益腦髓而下流于陰股陰陽不和則使液溢而下流于陰下過度則虛虛則腰背痛而脛痠又曰髓者骨之充腦爲髓海髓海不足則腦轉耳鳴胻痠眩冒

精爲至寶 夫精者極好之稱人之精最貴而甚少在身中通有一升六合此男子二八未泄之成數稱得一斤積而滿者至三升損而喪之者不及一升精與氣相養氣聚則精盈精盈則氣盛日啖飲食之華美者爲精故從米從青人年十六則精泄凡交一次則喪半合有喪而無益則精竭身憊故慾不節則精耗精耗則氣衰氣衰則病病至則身危噫精之爲物其人身之至寶乎○仙書曰陰陽之道精液爲寶謹而守之後天而老經頌云道以精爲寶寶持宜秘密施人則生人留己則生已結嬰尚未可何況空廢棄棄損不覺多衰老而命墜人之可寶者命可惜者身可重者精肝精不

固目眩無光肺精不足肌肉消瘦腎精不固神氣減少脾精不堅齒髮浮落若眞精耗散疾病即生

『東醫寶鑑』 권3 東醫寶鑑內景篇1 26b

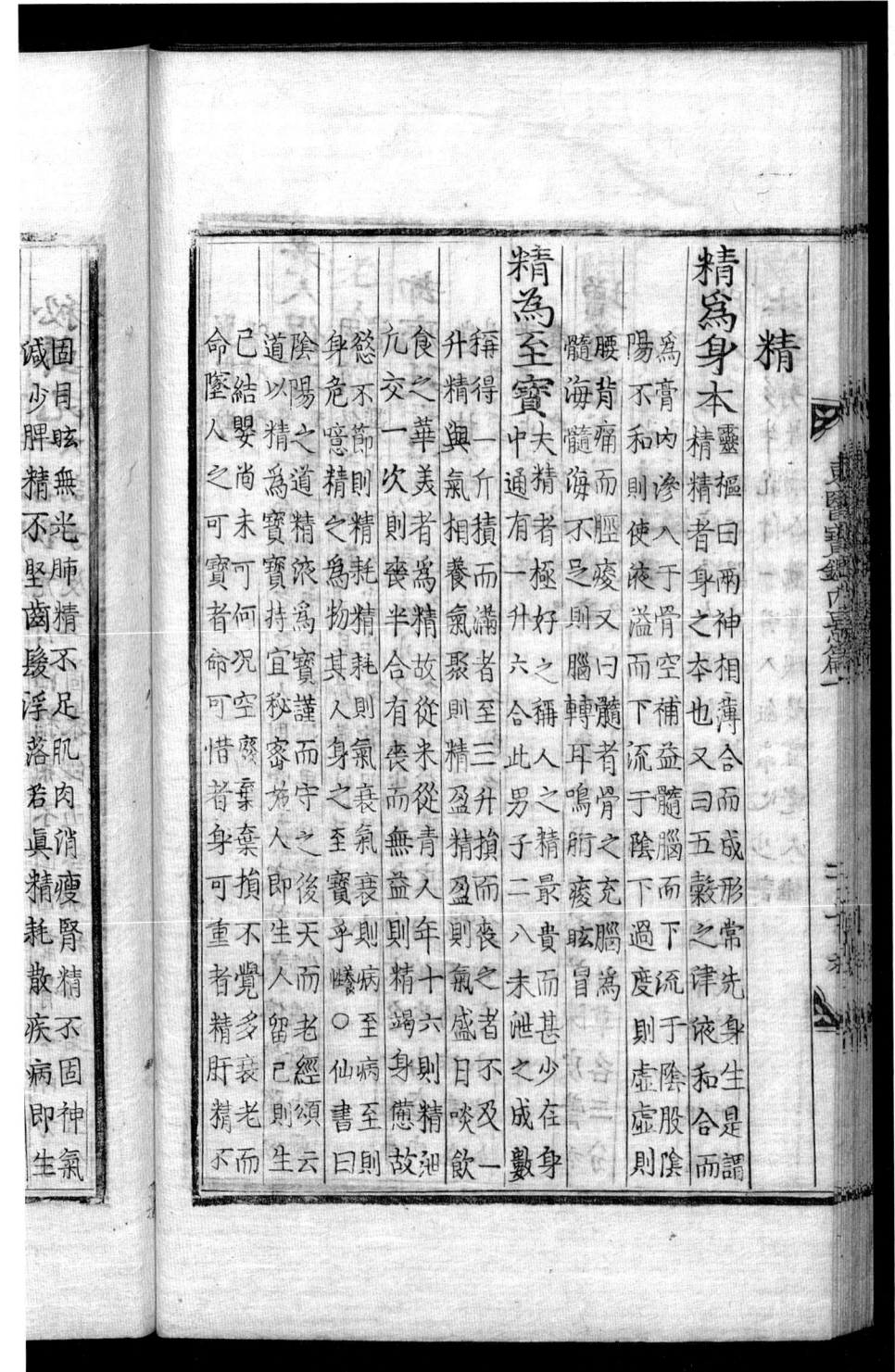

固目眩無光肺精不足肌肉消瘦腎精不固神氣減少脾精不堅齒髮浮落若眞精耗散疾病即生死亡隨至○象川翁曰精能生氣氣能生神榮衛一身莫大於此養生之士先寶其精精滿則氣壯氣壯則神旺神旺則身健身健而少病內則五藏敷華外則肌膚潤澤容顔光彩耳目聰明老當益壯矣○黃庭經曰急守精室勿妄泄閉而寶之可長活

五藏皆有精

難經曰心盛精汁三合脾有散膏半斤膽盛精汁三合○內經曰腎者主水受五藏六府之精而藏之注云腎爲都會關司之所非腎一藏獨有精也○五藏各有藏精並無停泊于其所盖人未交感精涵于血中未有形狀交感之後慾火動極而周身流行之血至命門而變爲精以泄焉故以所泄之精貯于器拌少盐酒露一宿則復爲血矣謓

脉法

脉經曰男子脉微弱而澁爲無子精氣淸冷也○脉訣曰遺精白濁當驗於尺結芤動緊二證之的○又曰濇脉爲精血不足之候丈夫脉濇號傷精又曰濇爲精竭血枯○醫鑑曰微濇傷精

『東醫寶鑑』 권3 東醫寶鑑內景篇1 27a

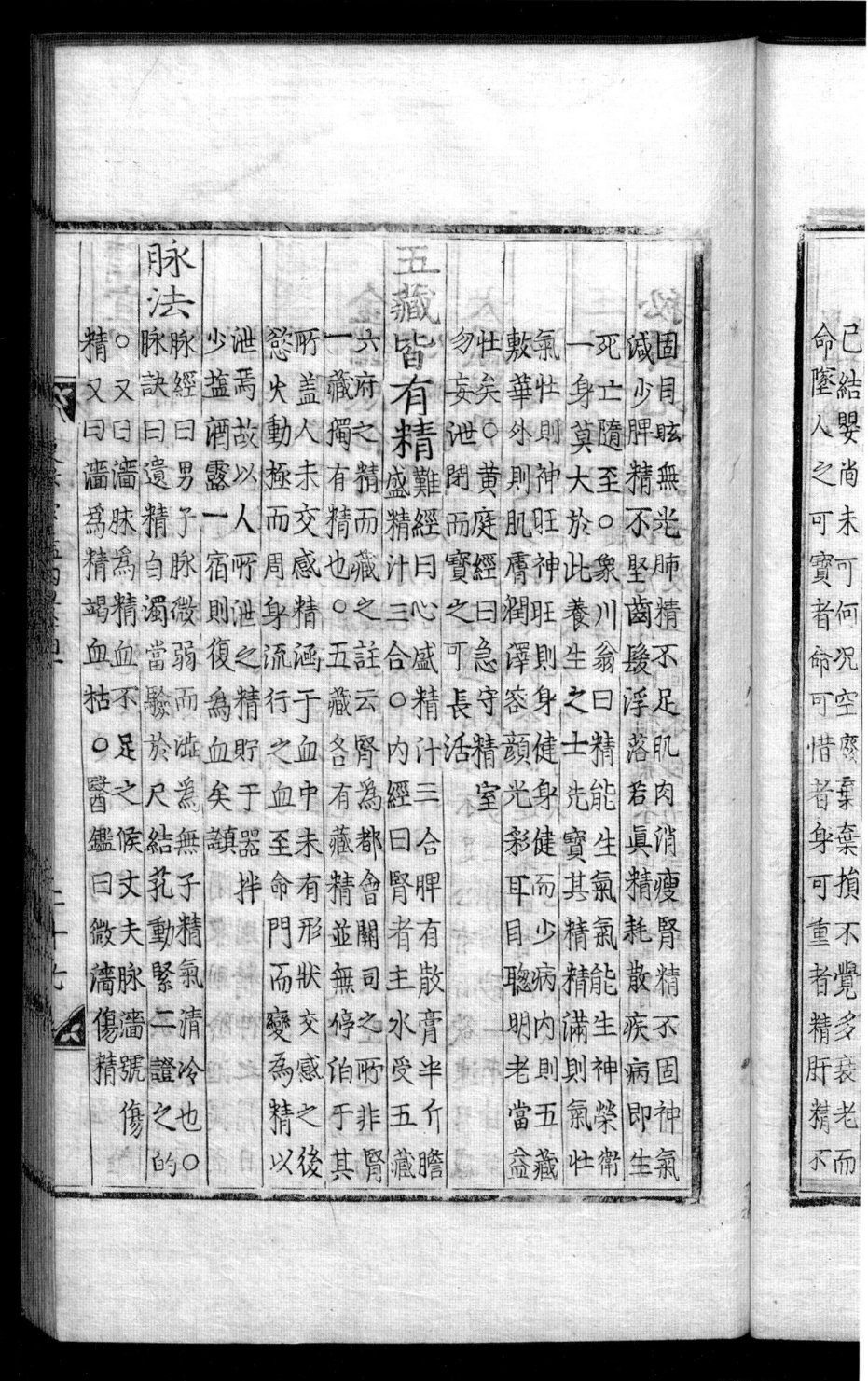

右爲末糯米糊和丸菉豆大朱砂爲衣空心鹽酒下二丸臨卧冷水下三丸不可多服太秘(則)

精宜秘密 內經曰凡陰陽之要陽密乃固故曰陽強不能密陰氣乃絶陰平陽秘精神乃治陰陽離決精氣乃絶註曰陰陽交會之要正在於陽氣閉密而不妄泄爾密不妄泄則生氣強固而能久長此聖人之道也陽自強而不能閉密則陰泄瀉而精氣竭絶矣陰氣和平陽氣閉密則精神之用日益治也○秘精宜服金鎖思仙丹大鳳髓丹秘眞丸玉露丸金鎖丹

金鎖思仙丹 治精氣不固蓮花蘂蓮子芡仁等分爲末金櫻子煎膏和丸梧子大空心鹽湯下三十丸一月見效即不走泄久服精神完固能成地仙入門

大鳳髓丹 治心火旺盛腎水不足心有所欲速於感動疾于施泄黃柏炒二兩縮砂一兩甘草五錢半夏炒猪苓茯苓紅蓮蘂益智仁各二錢五分右爲末鹽水和丸梧子大空心糯米飲呑下五十丸或七十丸醫鑑○一名封髓丹

秘眞丸 一名秘元丹治精氣不固白龍骨一兩另研大訶子皮五箇朱砂五錢納衣一分縮砂五錢

『東醫寶鑑』 권3 東醫寶鑑內景篇1 27b

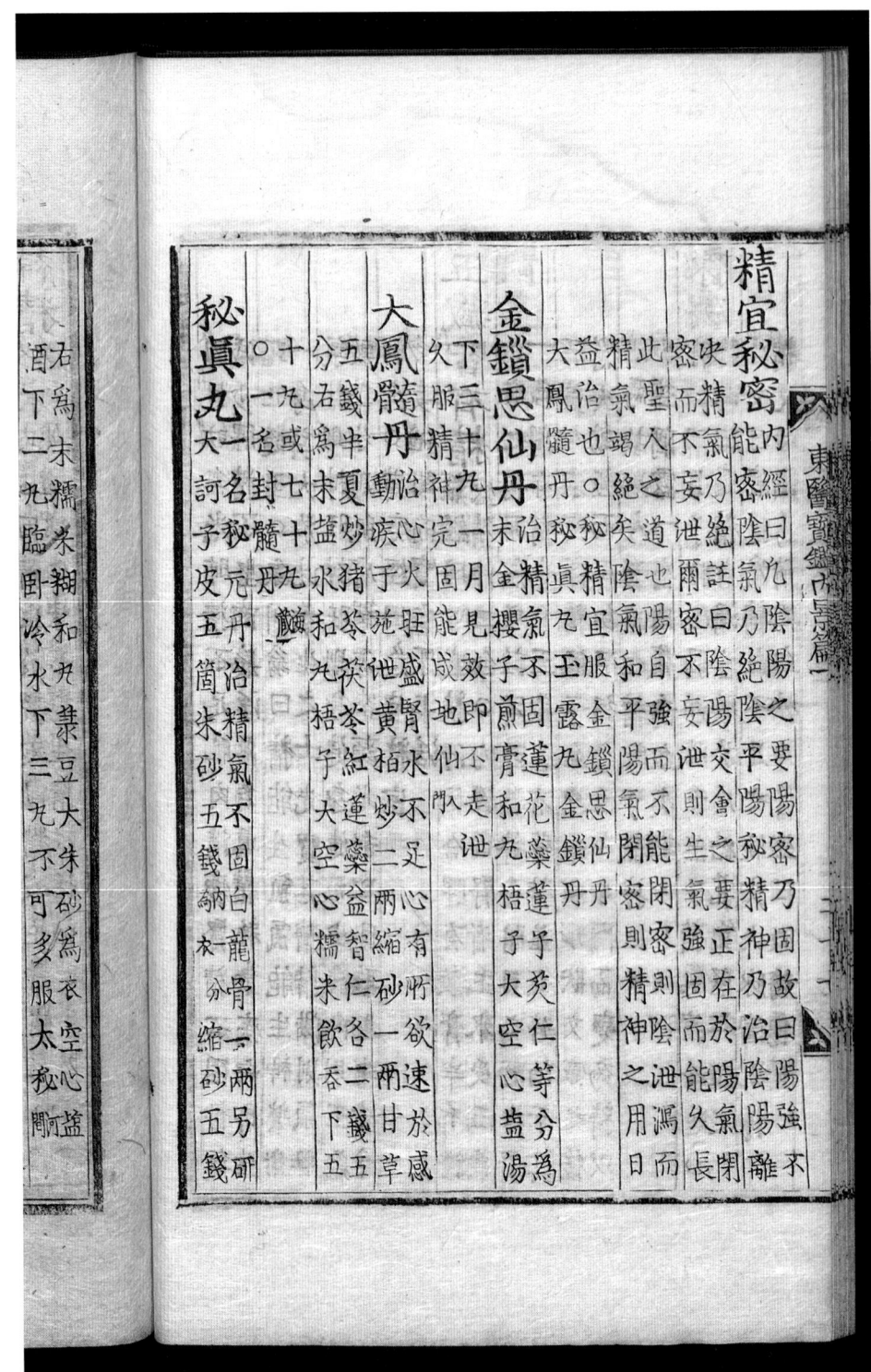

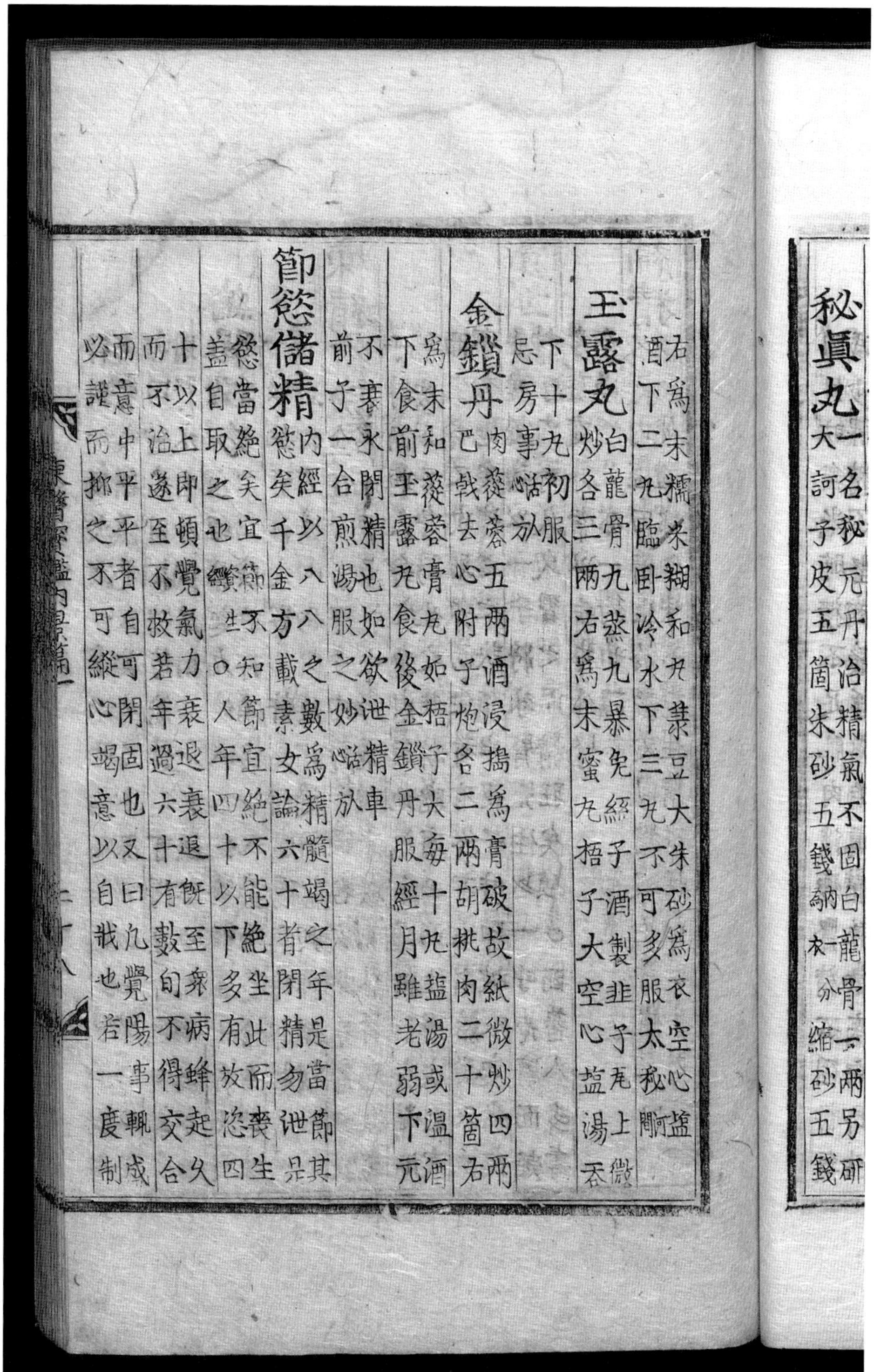
右爲末糯米糊和丸菉豆大朱砂爲衣空心鹽
酒下二丸臨臥冷水下三丸不可多服太秘則減
下十九初服
忌房事心話放
玉露丸
白龍骨九蒸九暴免絲子酒製韭子瓦上微
炒各三兩右爲末蜜丸梧子大空心鹽湯呑
金鎖丹
肉蓯蓉五兩酒浸搗爲膏破故紙微炒四兩
巴戟去心附子炮各二兩胡桃肉二十箇右
爲末和蓯蓉膏丸如梧子大每十丸鹽湯或溫酒
下食前玉露丸食後金鎖丹服經月雖老弱下元
不衰永閉精也如欲泄精車
前子一合煎湯服之妙心話放
節慾儲精
內經以八八之數爲精髓竭之年是當節其
慾矣千金方載素女論六十者閉精勿泄是
慾當絕矣宜節不知節宜絕不能絕坐此而衰生
蓋自取之也纘生○人年四十以下多有放恣四
十以上即頓覺氣力衰退衰退既至衆病蜂起久
而不治遂至不救若年過六十有數旬不得交合
而意中平平者自可閉固也又曰凡覺陽事輒盛
必謹而抑之不可縱心竭意以自戕也若一度制

東醫寶鑑內景篇一 二十八

秘眞丸
一名秘元丹治精氣不固白龍骨一兩另研
大訶子皮五箇朱砂五錢納衣一分縮砂五錢

『東醫寶鑑』 권3 東醫寶鑑內景篇1 28a

得則一度火滅一度增油若不能制縱慾施瀉即是膏火將滅更去其油可不深自防也養生○仙書曰慾多則損精苟能節精可得長壽也○靜坐則腎水自升獨居則房色自絶門○宜縮陽秘方

縮陽秘方 水蛭九條入水碗養住至七月七日取出陰乾秤有多少入麝香蘇合香三味一般細研爲末蜜少許爲餅遇陽興時即將少許擦左脚心即時痿縮過日復興再擦即醫鑑

煉精有訣 全在腎家下手內腎一竅名玄關外腎一竅名牝戶眞精未泄乾體未破則外腎陽氣至子時而興人身之氣與天地之氣兩相脗合精泄體破則吾身陽生之候漸晩有丑而生者次則寅而生者又次則卯而生者有終不生者始與天地不相應矣煉之之訣須半夜子時即披衣起坐兩手搓極熱以一手將外腎兜住以一手掩臍而凝神于內腎久久習之而精旺矣讀○西蕃人多壽考每夜卧常以手掩外腎令溫煖此亦一術也讀

補精以味 內經曰精生於穀又曰精不足者補之以味然醴郁之味不能生精惟恬憺之味乃能補

精洪範論味而曰稼穡作甘世間之物惟五穀得
味之正但能淡食穀味最能養精凡煮粥飯而中

『東醫寶鑑』 권3 東醫寶鑑內景篇1 28b

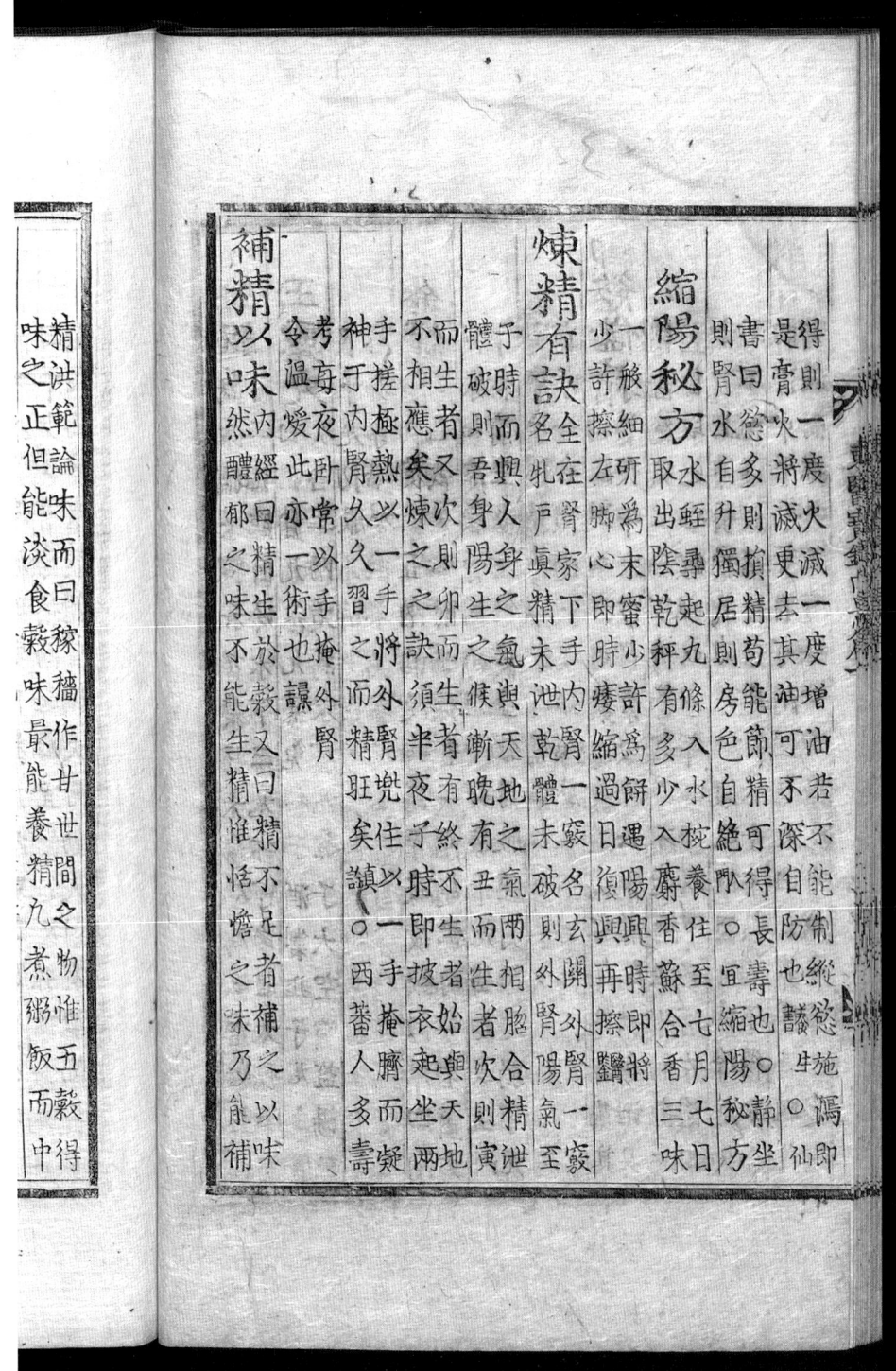

補精以味 內經曰精生於穀又曰精不足者補之以味然醴郁之味不能生精惟恬憺之味乃能補

精 洪範論味而曰稼穡作甘世間之物惟五穀得味之正但能淡食穀味最能養精凡煮粥飯而中有厚汁滾作一團者此米之精液所聚也食之最能生精試之有效醫鑑

遺泄精屬心 丹溪曰主閉藏者腎也司踈泄者肝也二藏皆有相火而其系上屬於心心君火也爲物所感則易動心動則相火亦動動則精自走相火翕然而起雖不交會亦暗流而踈泄矣所以聖人只是教人收心養心其旨微矣○精之主宰在心精之藏制在腎心腎氣虛不能管攝因小便而出者曰尿精因見聞而出者曰漏精○初因君火不寧久則相火擅權精元一於走而不固甚則夜夜失連日亦滑流不已宜服坎离丸黃連清心飮入門

坎离丸 黃柏知母等分童便九蒸九晒九露爲末地黃煎膏和丸梧子大空心塩湯下三五十丸入門

黃連清心飮 治君火既動而相火隨之而精泄黃連生地黃當歸甘草茯神酸棗仁遠志人

『東醫寶鑑』 권3 東醫寶鑑內景篇1 29a

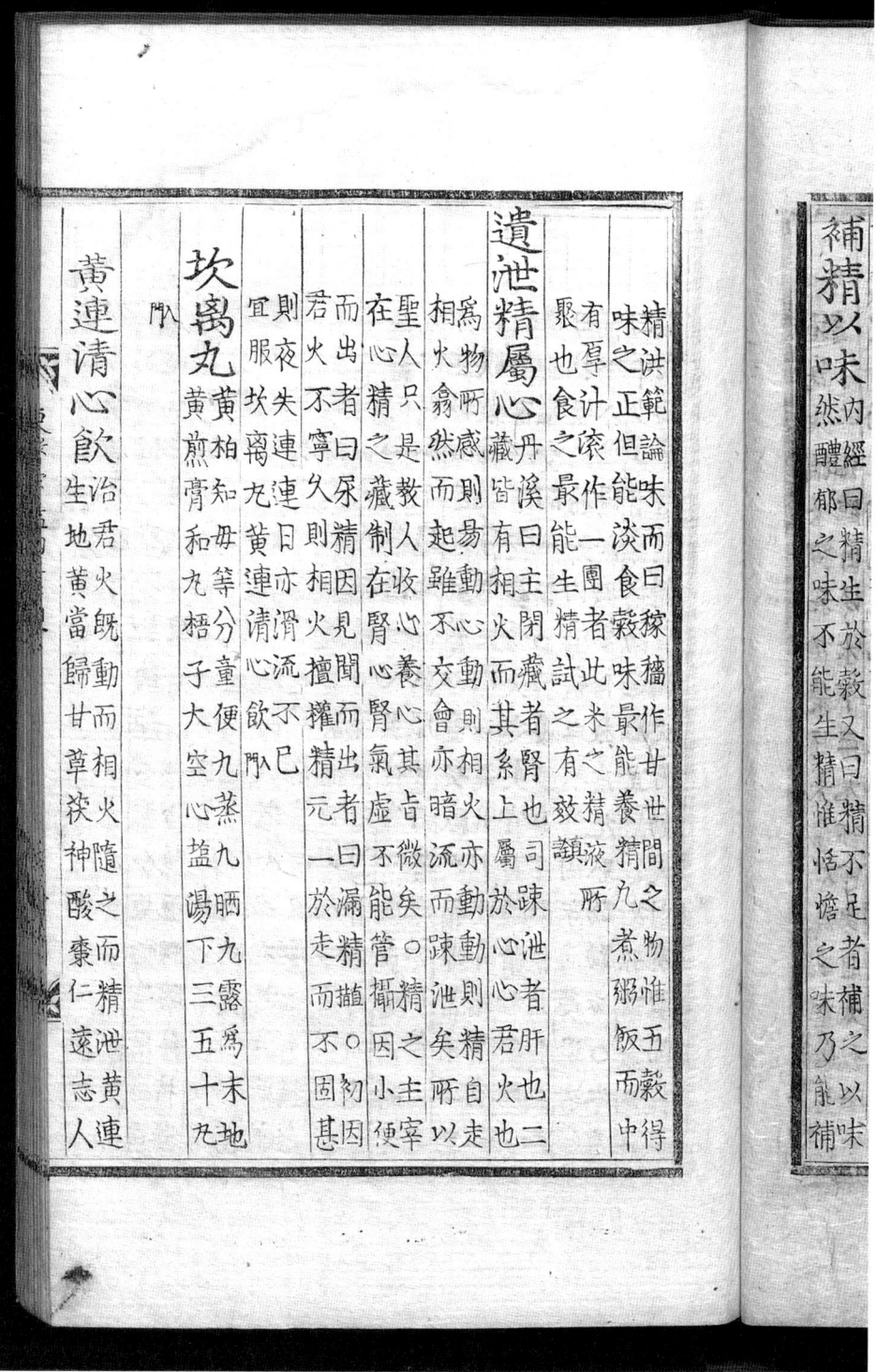

參蓮肉各等分右剉五錢水煎服入門

夢泄屬心

直指曰邪客於陰神不守舍故心有所感夢而後泄也其候有三年少氣盛鰥曠有矜持強制情慾不自覺知此泄如瓶之滿而溢者人或有之勿藥可也心家氣虛不能主宰或心受熱邪陽氣不收此泄如瓶之側而出者人多有之其病輕合用和平之劑藏府積弱真元久虧心不攝念腎不攝精此泄如瓶之罅而不出者人少有之其病最重須當大作補湯○夢遺不可作虛冷亦有經絡熱而得之嘗治一人至夜脊心熱夢遺用珍珠粉丸猪苓丸遺止而終服紫雪脊熱始除清心丸亦佳本事○夢遺全屬心蓋交感之精雖常有一點白膜裹藏於腎而元精以爲此精之本者實在乎心日有所思夜夢而失之矣宜黃連清心飲入門○夢與鬼交而泄精名曰夢遺專主於熱用黃柏知母牡蠣蛤粉若內傷氣血不能固守而夢遺者當補以八物湯加減吞樗根皮丸見[illegible]方○本事曰年少壯者節慾而遺泄宜清心丸珍珠粉丸○戴氏曰夢遺精滑皆相火所動久則有虛而無寒○

也○正傳曰一人夢遺形瘦服定志珍珠粉丸而效○固眞丹鹿角散保精湯歸元散皆治夢交泄

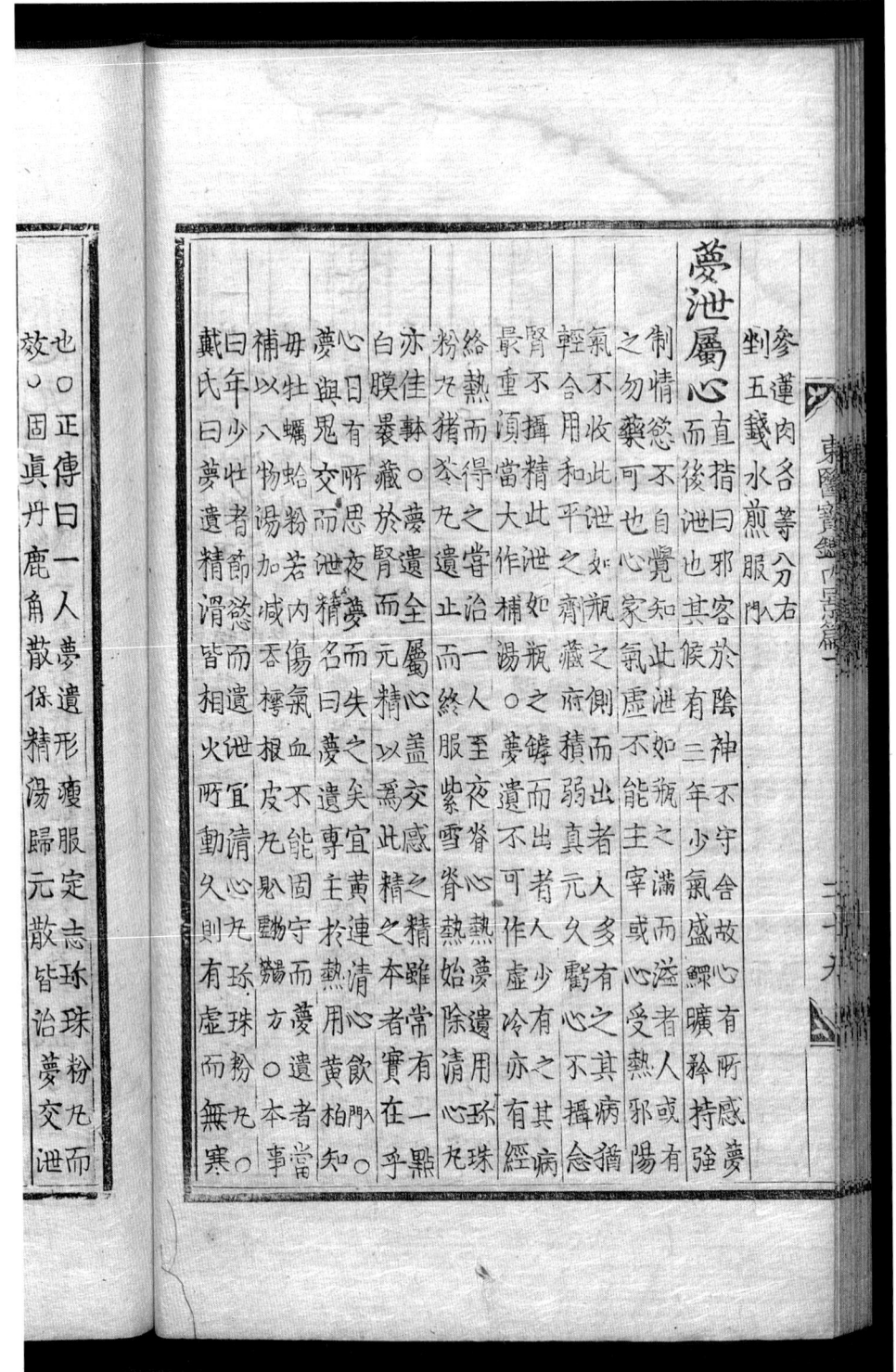

曰年少壯者節慾而遺泄宜清心丸珎珠粉丸
戴氏曰夢遺精滑皆相火所動久則有虛而無寒○

也○正傳曰一人夢遺形瘦服定志珎珠粉丸而
效○固眞丹鹿角散保精湯歸元散皆治夢交泄
精

固眞丹 治遺精夢泄晩蚕蛾二兩肉蓯蓉白茯苓益
智各一兩龍骨五錢右爲末鹿角膠酒浸化
開和丸梧子大每服三十丸
空心溫酒下乾物壓之醫鑑

鹿角散 治久虛夢泄鹿角屑鹿茸酥炙各一兩白茯
苓七錢半人參白茯神桑螵蛸川芎當歸破
故紙龍骨韭子酒浸一宿焙各五錢柏子仁甘草
各二錢半右爲末每五錢薑五片棗二枚粳米百
粒同煎空
心服摘

保精湯 治陰虛火動夜夢遺精當歸川芎白芍藥生
地黃薑汁炒麥門冬黃柏酒炒知母蜜炒黃
連薑汁炒梔子童便炒乾薑炒黑牡蠣煆
山茱萸肉各五分右剉水煎空心服醫鑑

歸元散 治夢遺日久氣下陷宜升提腎氣以歸元入
參白朮白茯苓遠志酸棗仁炒麥門冬黃柏

『東醫寶鑑』 권3 東醫寶鑑內景篇1 30a

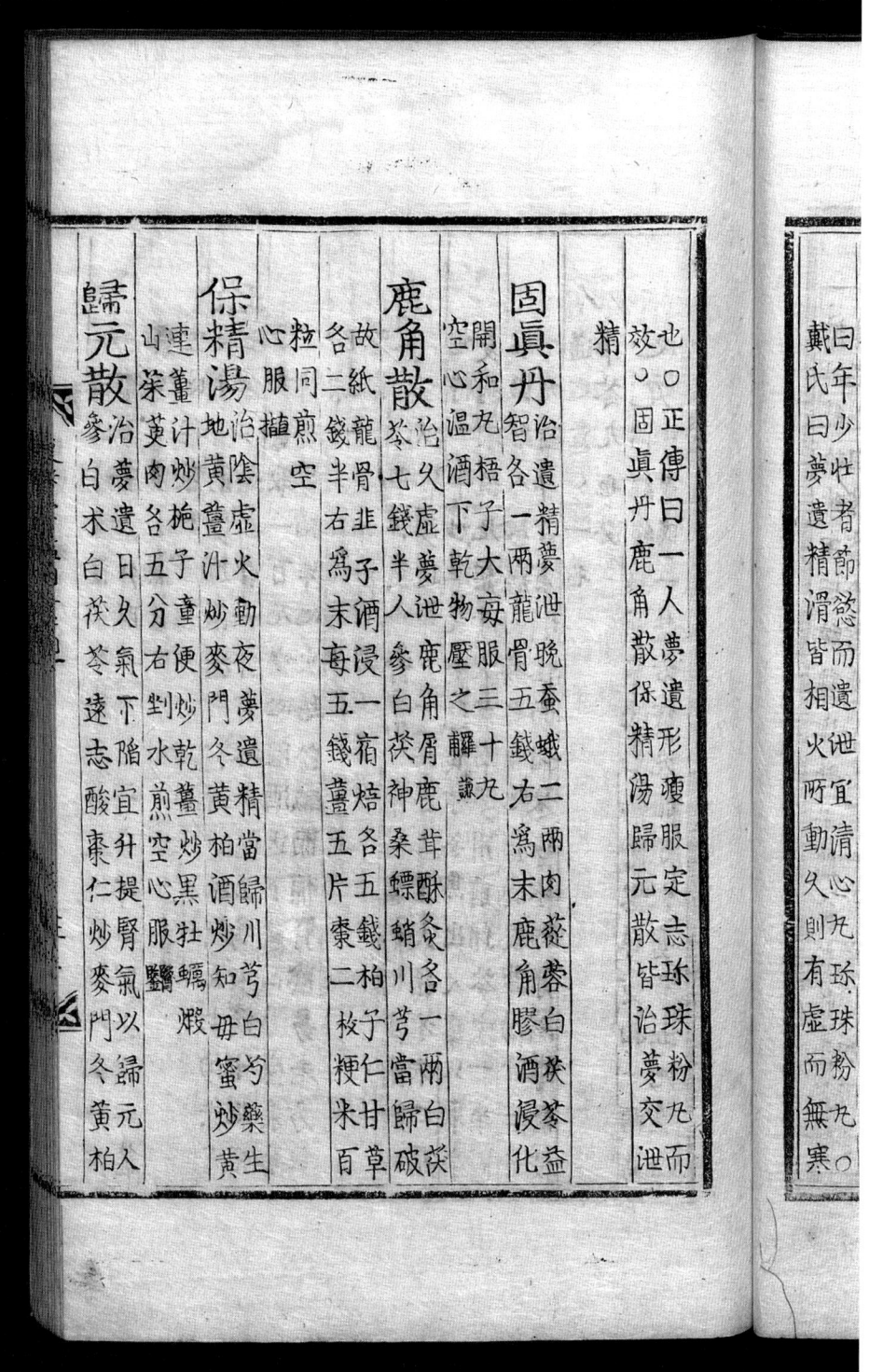

知母二味並童便炒雞頭實蓮花蘂枸杞子陳皮川芎各五分升麻甘草各二分半右剉蓮肉三箇棗子一枚水煎空心溫服回春

珍珠粉丸 治夢遺泄精及精滑黃柏新瓦上炒赤眞蛤粉各一斤眞珠三兩右爲末滴水丸梧子大每取一百丸空心溫酒送下法曰陽盛乘陰故精泄黃柏降心火蛤粉鹹而補腎陰易老方無珍珠一味衛生

猪苓丸 治年壯氣盛情慾動中所願不得意淫於外以致夢遺半夏一兩破如豆大猪苓末二兩先將一半炒半夏令色黃不令焦出火毒只取半夏爲末糊丸梧子大候乾更用前猪苓末一半同炒微裂入砂瓶內養之空心溫酒或鹽湯下三五十丸蓋半夏有利性而猪苓導水即腎閉導氣使通之意○一名半苓丸也本事

清心丸 治經絡熱而夢泄心熱恍惚厚黃柏一兩爲末龍腦一錢右蜜丸梧子大每十五丸空心

麥門湯
呑下本事

『東醫寶鑑』 권3 東醫寶鑑內景篇1 30b

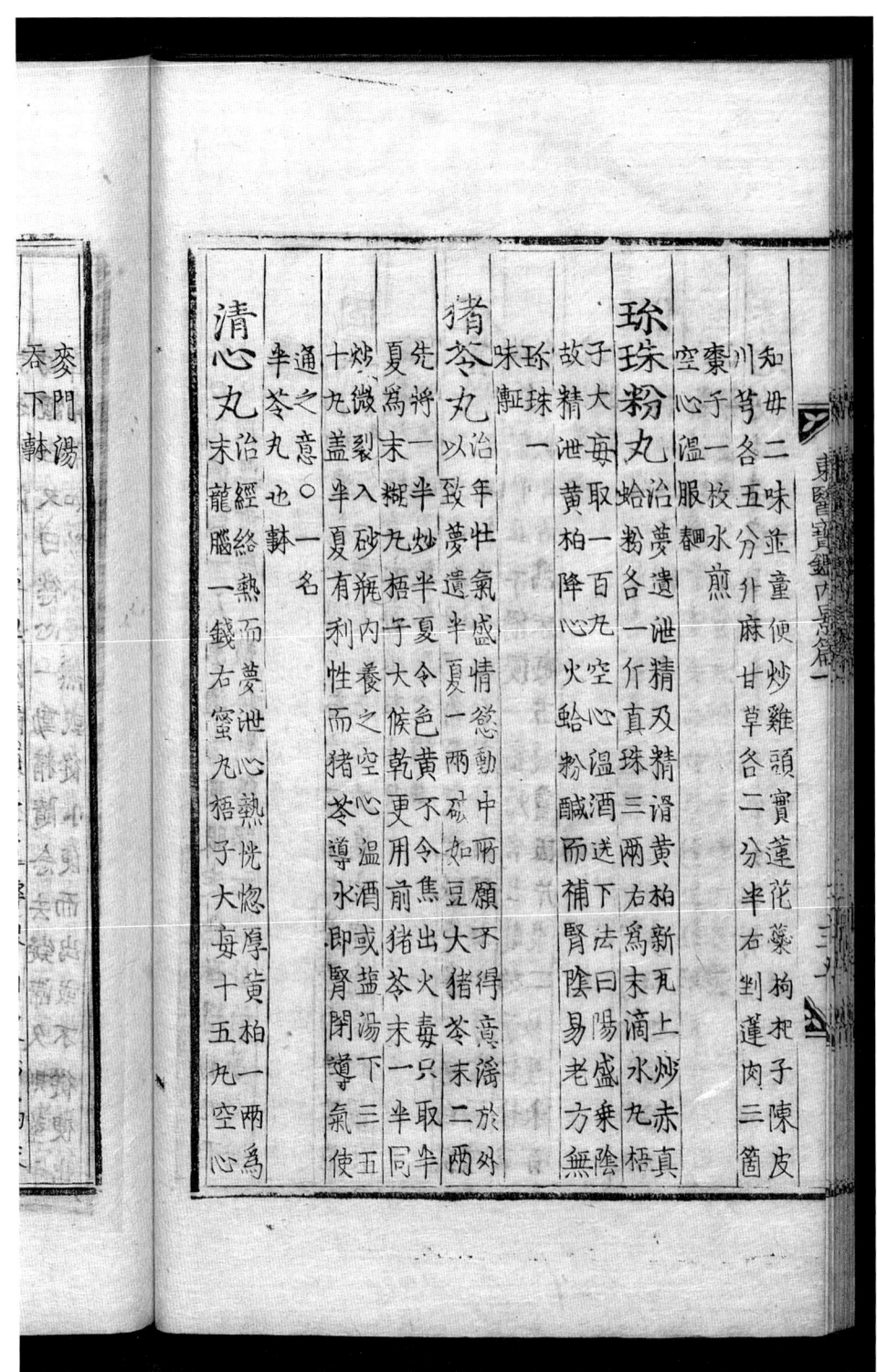

淸心丸 治經絡熱而夢泄心熱恍惚黃柏一兩爲末龍腦一錢右蜜丸梧子大毎十五丸空心

麥門湯呑下韓

樗根皮丸 治房勞過傷精滑夢遺樗根白皮炒爲末酒糊和丸梧子大然性凉而燥不可單服須以八物湯煎水呑下爲佳入門

定志珍珠粉丸 治心虛夢泄蛤粉黃栢炒人參白茯苓各二兩遠志菖蒲青黛各二兩樗根白皮一兩右爲末麪糊和丸梧子大青黛爲衣空心薑鹽湯下五十丸正傳

夢泄亦屬欝 本事曰腎氣閉即泄素問曰腎者作強之官伎巧出焉又曰腎藏精蓋腎能攝精氣以生育人倫者也或育或散皆主於腎今腎氣衰則一身之精氣無所管攝故妄行而出不時猪苓丸一方正爲此設○綱目曰夢遺屬欝滯者居太半庸醫不知其欝但用澁劑固脫殊不知愈澁愈欝其病反甚甞治一男子夢遺白濁小腹有氣衝上毎日腰熱卯作酉凉腰熱作則手足冷前陰無氣腰熱退則前陰氣耕手足溫又朝多下氣暮多噫氣一句二句必遺脉且弦滑而大午則洪大

『東醫寶鑑』 권3 東醫寶鑑內景篇1 31a

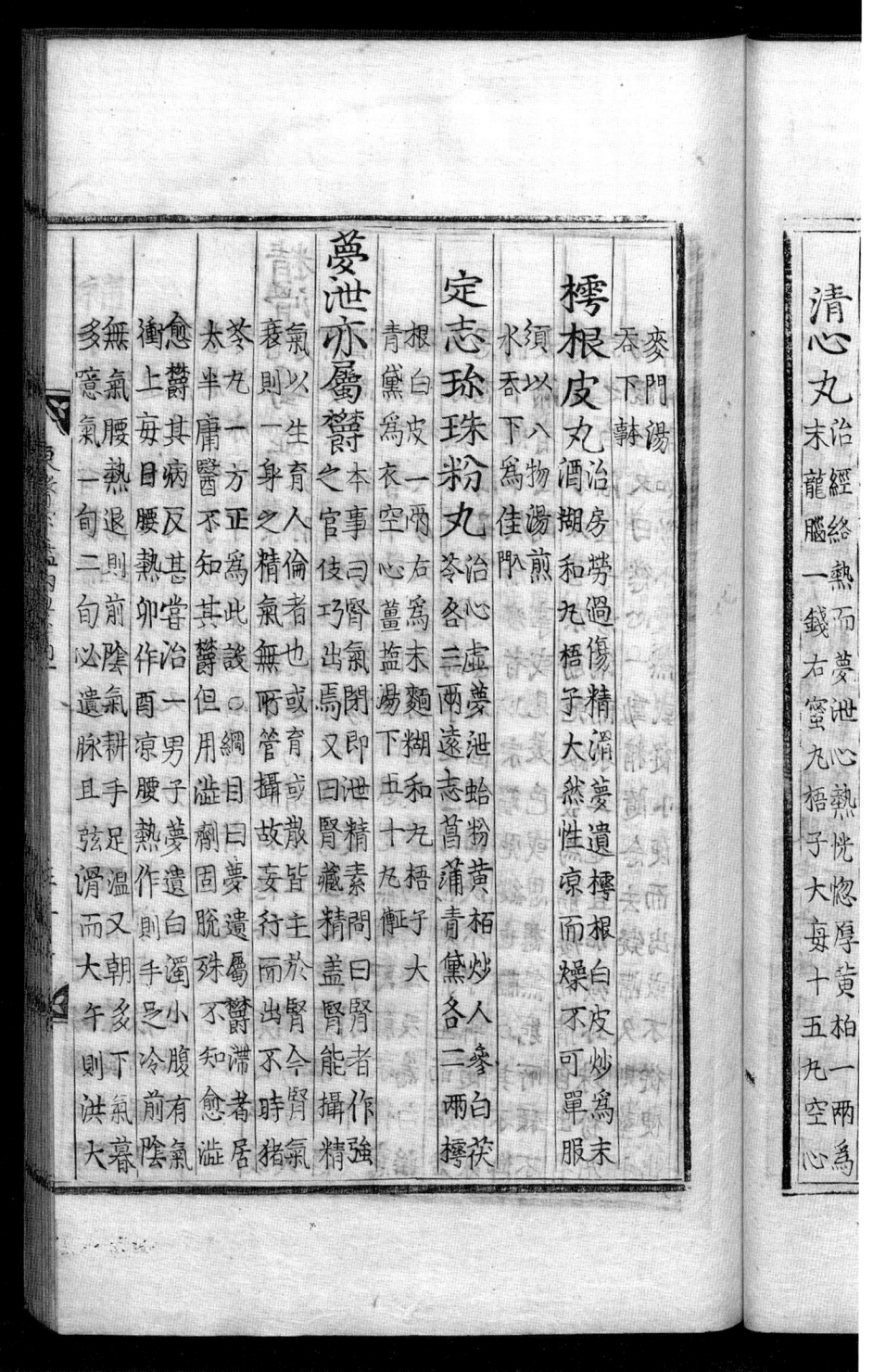

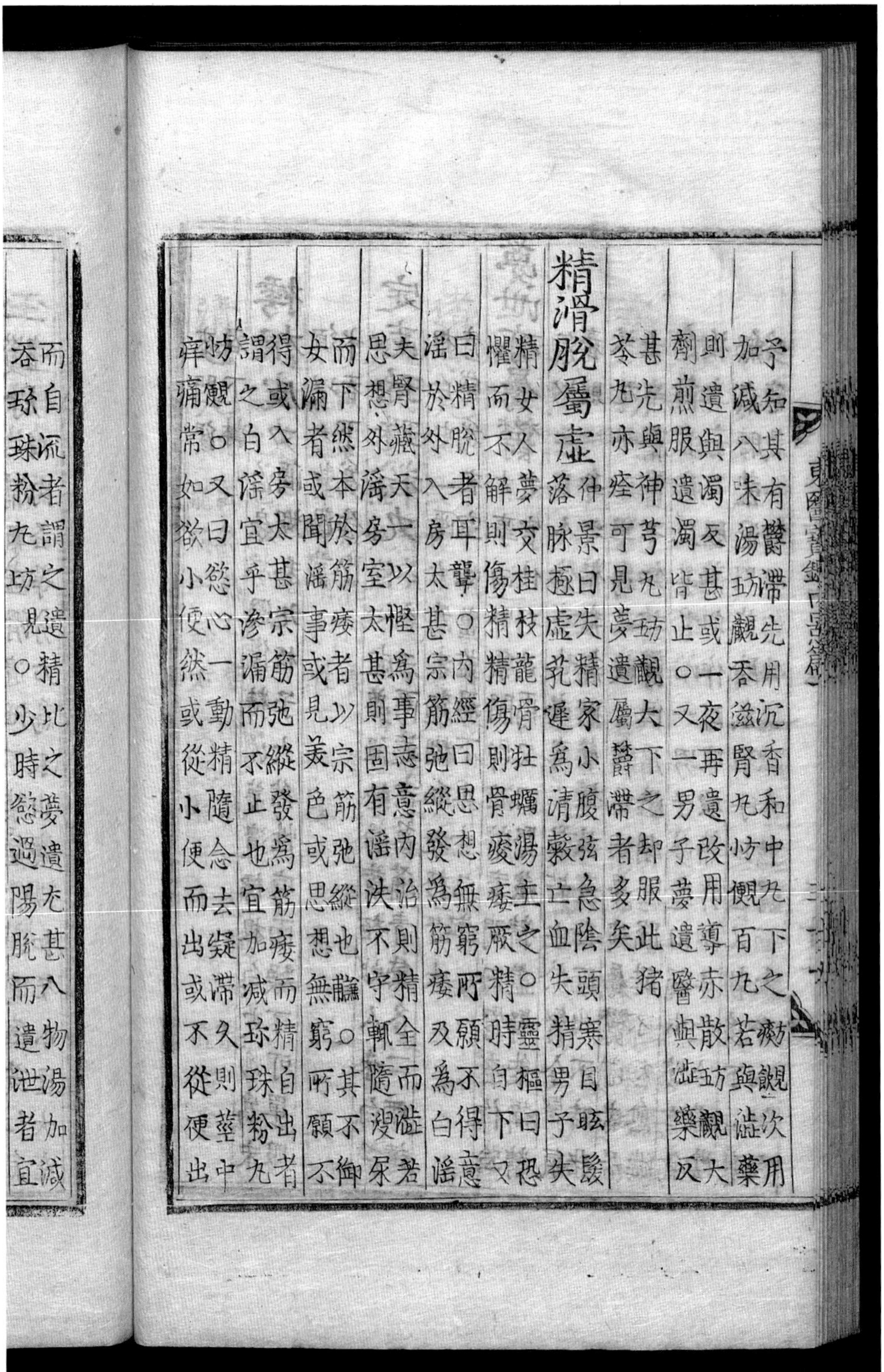
予知其有鬱滯先用沉香和中丸下之方見次用加減八味湯方見呑滋腎丸方見百丸若與澁藥
則遺與濁反甚或一夜再遺改用導赤散方見大劑煎服遺濁皆止○又一男子夢遺醫與澁藥反
甚先與神芎丸方見大下之却服此猪苓丸亦痊可見夢遺屬鬱滯者多矣
精滑脫屬虛
仲景曰失精家小腹弦急陰頭寒目眩髮落脉極虛芤遲爲清穀亡血失精男子失
精女人夢交桂枝龍骨牡蠣湯主之○靈樞曰恐懼而不解則傷精精傷則骨痠痿厥精時自下○又
曰精脫者耳聾○內經曰思想無窮所願不得意淫於外入房太甚宗筋弛縱發爲筋痿及爲白淫
夫腎藏天一以慳爲事志意內治則精全而澁若思想外淫房室太甚則固有淫泆不守輒隨溲尿
而下然本於筋痿者以宗筋弛縱也入門○其不御女漏者或聞淫事或見美色或思想無窮所願不
得或入房太甚宗筋弛縱發爲筋痿而精自出者謂之白淫宜乎滲漏而不止也宜加減珍珠粉丸
方見○又曰慾心一動精隨念去凝滯久則莖中痒痛常如欲小便然或從小便而出或不從便出
而自流者謂之遺精比之夢遺尤甚八物湯加減呑珍珠粉丸方見○少時慾過陽脫而遺泄者宜

『東醫寶鑑』 권3 東醫寶鑑內景篇1 31b

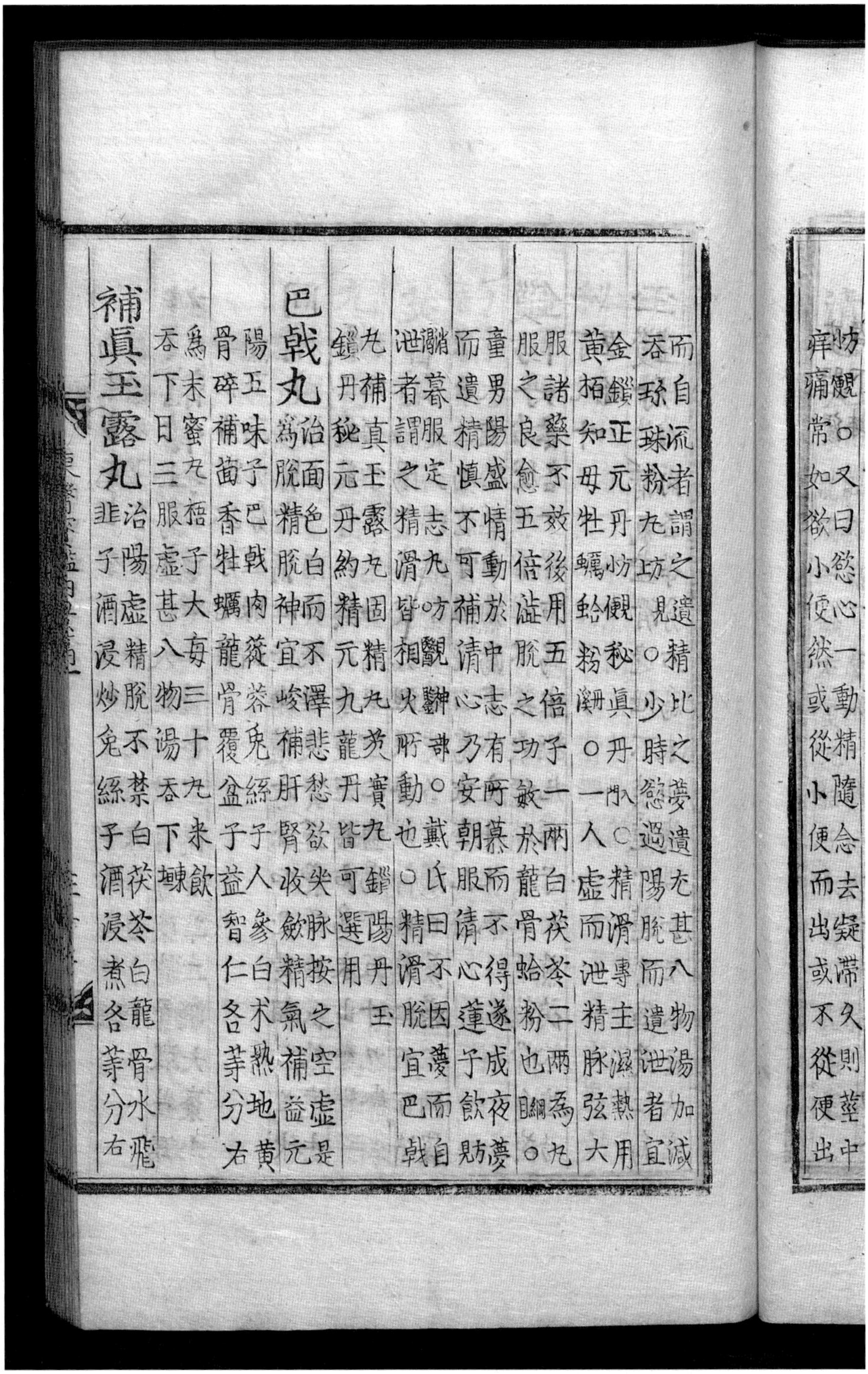

而自流者謂之遺精比之夢遺尤甚八物湯加減
呑珎珠粉丸方見○少時慾過陽脫而遺泄者宜
金鎖正元丹方見秘眞丹入門○精滑專主濕熱用
黃栢知母牡蠣蛤粉綱目○一人虛而泄精脉弦大
服諸藥不效後用五倍子一兩白茯苓二兩爲丸
服之良愈五倍澁脫之功敏於龍骨蛤粉也綱目○
童男陽盛情動於中志有所慕而不得遂成夜夢
而遺精愼不可補淸心乃安朝服淸心蓮子飮貼
灘暮服定志丸方見○戴氏曰不因夢而自
泄者謂之精滑皆相火所動也○精滑脫宜巴戟
丸補眞玉露丸固精丸芡實丸鎖陽丹玉
鎖丹秘元丹約精元九龍丹皆可選用

巴戟丸
治面色白而不澤悲愁欲哭脉按之空虛是
爲脫精脫神宜峻補肝腎收歛精氣補益元
陽五味子巴戟肉茯苓兎絲子人參白朮熟地黃
骨碎補茴香牡蠣龍骨覆盆子益智仁各等分右
爲末蜜丸梧子大每三十丸米飮
呑下日三服虛甚八物湯呑下[illegible]

補眞玉露丸
治陽虛精脫不禁白茯苓白龍骨水飛
韭子酒浸炒兎絲子酒浸煮各等分右

『東醫寶鑑』 권3 東醫寶鑑內景篇1 32a

爲末蜜丸梧子大每五十丸空心溫酒或鹽湯吞下後以美饍壓之宜火日修合寶鑑

桂枝龍骨牡蠣湯 治失精桂枝白芍藥龍骨煆牡蠣煆生薑各三兩甘草二兩大棗十二枚右剉以水七升煮至三升分三服仲景

固精丸 治腎虛精泄能秘精收脫知母黃柏並鹽水炒各一兩牡蠣煆芡實蓮花蘂白茯苓遠志各三錢龍骨二錢山茱萸五錢右爲末山藥糊和丸梧子大朱砂爲衣空心鹽湯下五十丸入門

芡實丸 治陽虛未交先泄及夢泄神效芡實仁五百箇七夕蓮花鬚山茱萸各一兩白蒺藜五兩覆盆子二兩龍骨五錢右爲末蜜丸梧子大空心蓮肉煎湯下六七十丸入門

鎖陽丹 治脫精滑泄不禁桑螵蛸炙三兩龍骨白茯苓各一兩右爲末糊丸梧子大煎茯苓鹽湯下七十丸得效

玉鎖丹 治精氣虛滑遺泄不禁龍骨蓮花蘂芡仁烏梅肉各等分右爲末山藥糊和丸小豆大空

心米飲下三十丸得效

『東醫寶鑑』 권3 東醫寶鑑內景篇1 32b

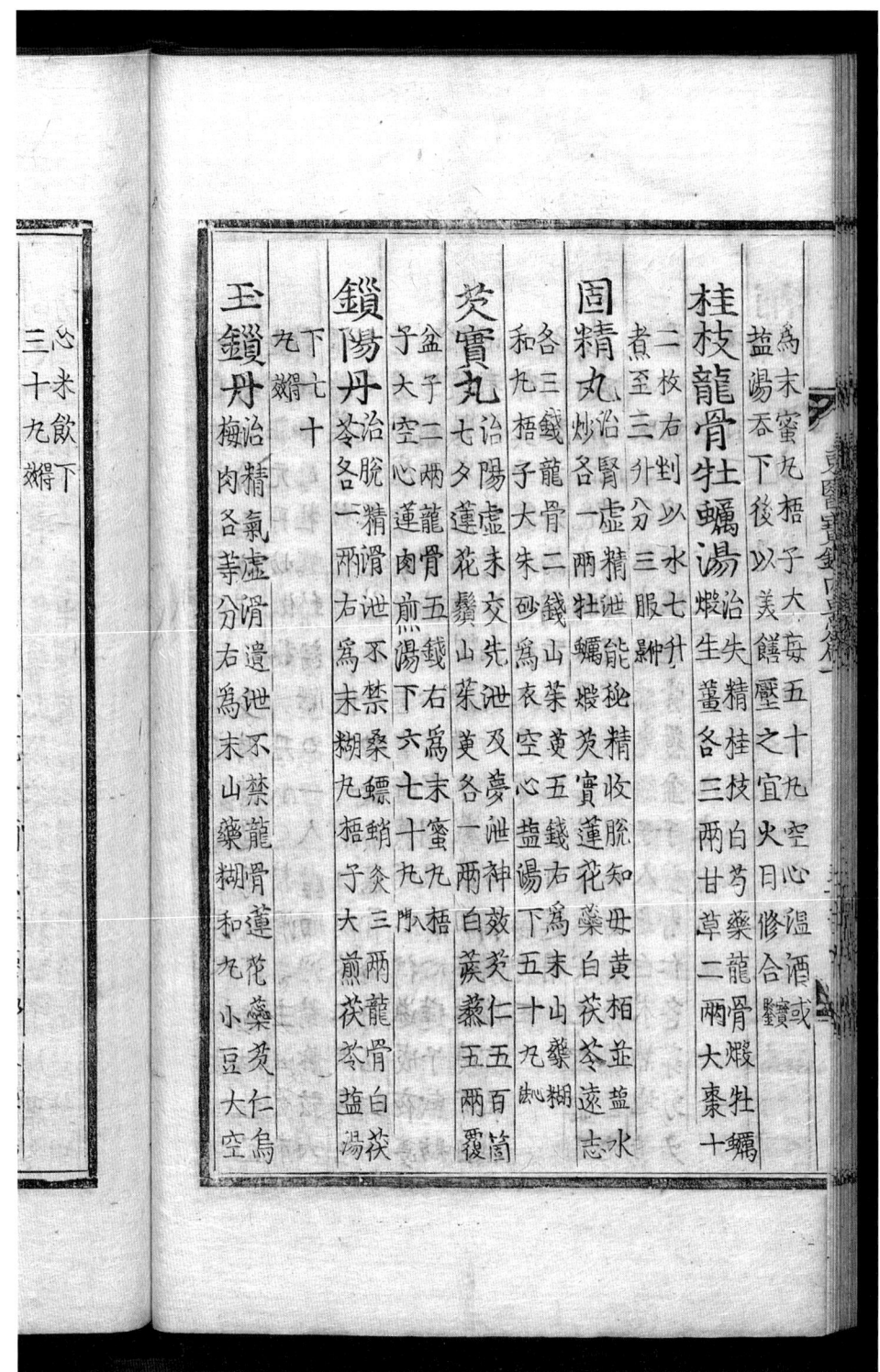

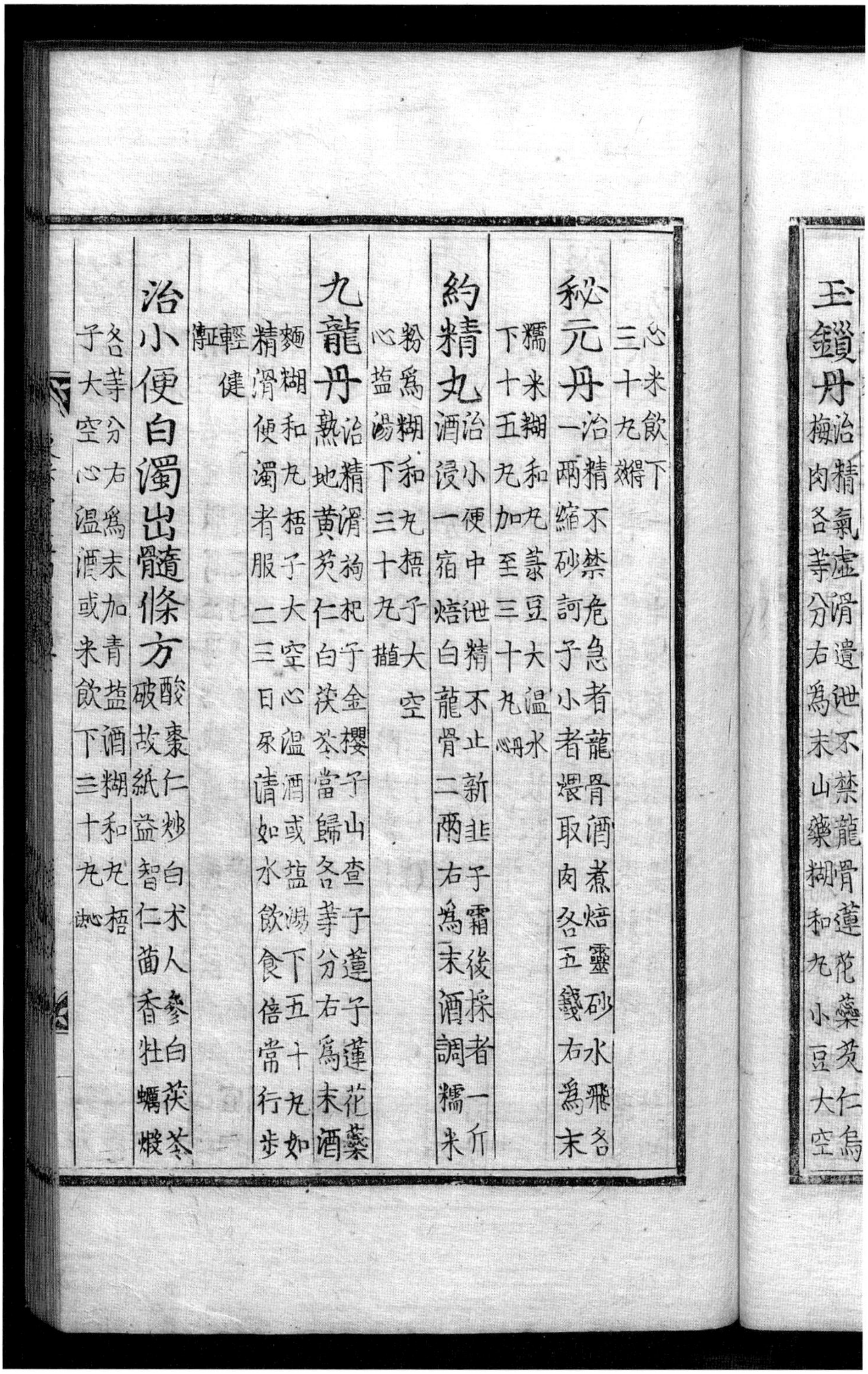

心米飮下三十丸得效

秘元丹 治精不禁危急者龍骨酒煮焙靈砂水飛各一兩縮砂訶子小者煨取肉各五錢右爲末糯米糊和丸菉豆大溫水下十五丸加至三十丸丹心

約精丸 治小便中泄精不止新韭子霜後採者一斤酒浸一宿焙白龍骨二兩右爲末酒調糯米粉爲糊和丸梧子大空心塩湯下三十丸直指

九龍丹 治精滑枸杞子金櫻子山査子蓮子蓮花蘂熟地黃芡仁白茯苓當歸各等分右爲末酒麪糊和丸梧子大空心溫酒或塩湯下五十丸如精滑便濁者服二三日尿淸如水飮食倍常行步輕健正傳

治小便白濁出髓條方 酸棗仁炒白朮人參白茯苓破故紙益智仁茴香牡蠣煅各等分右爲末加青塩酒糊和丸梧子大空心溫酒或米飮下三十丸心法

玉鎖丹 治精氣虛滑遺泄不禁龍骨蓮花蘂芡仁烏梅肉各等分右爲末山藥糊和丸小豆大空

『東醫寶鑑』 권3 東醫寶鑑內景篇1 33a

白淫 內經曰思想無窮所願不得或入房太甚宗筋弛縱發爲筋痿及爲白淫○張子和曰莖中作痛痛極則痒或陰莖挺縱不收或出白物如精隨溲而下得之於房室勞傷及邪術所使宜以降心火之劑下之宜服瀉心湯方見火清心蓮子飲方見消渴○白淫宜珍珠粉丸方見上金箔丸白龍丸○白淫與精滑脫條同參治之

金箔丸 治白淫亦治夢泄晩蠶蛾炒破故紙炒韭子炒牛膝酒浸肉蓯蓉酒浸龍骨山茱萸桑螵蛸炙兎絲子酒浸各一兩右爲末蜜丸梧子大空心酒下三十丸醫鑑

白龍丸 治虛勞腎損白淫滑泄鹿角霜牡蠣煅各二兩龍骨生一兩右爲末酒麪糊和丸梧子大空心溫酒盬湯下三五十丸不惟治遺精且能固精壯陽神效醫鑑

濕痰滲爲遺精 宜服加味二陳湯及樗根白皮丸醫鑑

加味二陳湯 半夏薑製赤茯苓盬水炒梔子炒黑各一錢半陳皮白朮苦莄升麻酒炒柴胡酒炒甘草各一錢石菖蒲七分黃栢知母各三分右剉作一服薑三片水煎空心服

『東醫寶鑑』 권3 東醫寶鑑內景篇1 33b

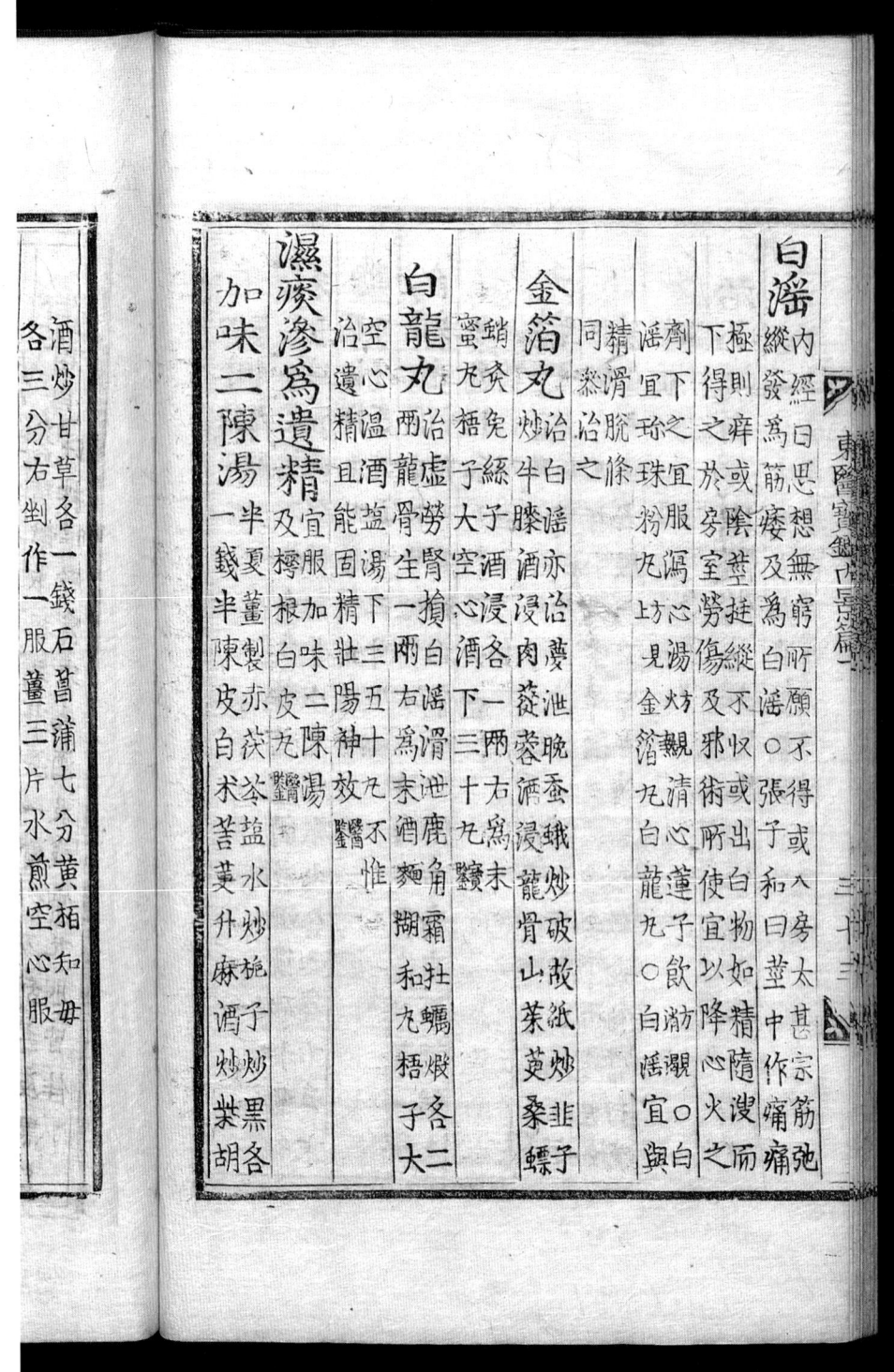

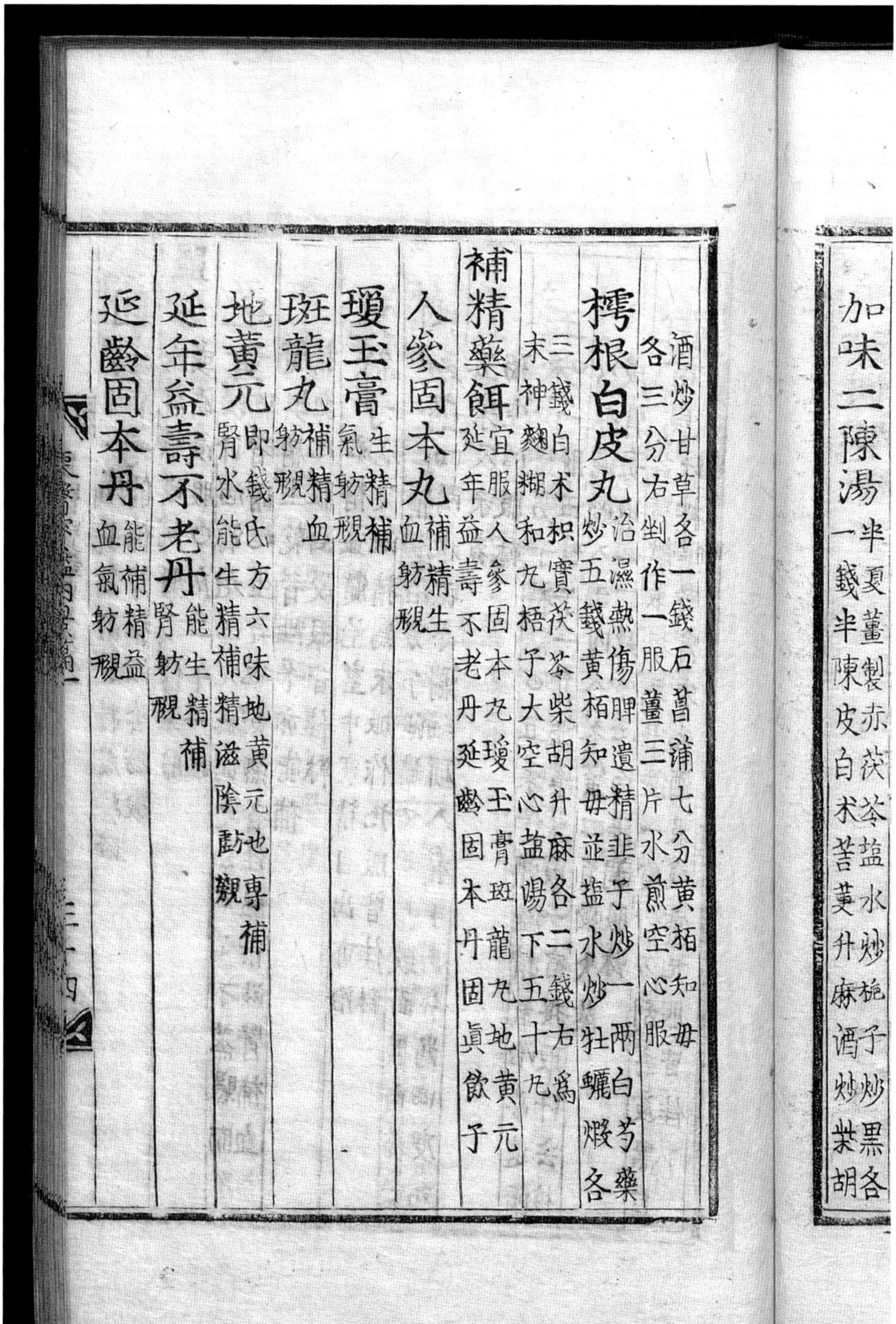
加味二陳湯 半夏薑製赤茯苓鹽水炒梔子炒黑各一錢半陳皮白朮苦蔘升麻酒炒柴胡

酒炒甘草各一錢石菖蒲七分黃栢知母各三分右剉作一服薑三片水煎空心服

樗根白皮丸 治濕熱傷脾遺精韭子炒一兩白芍藥炒五錢黃栢知母並鹽水炒牡蠣煆各三錢白朮枳實茯苓柴胡升麻各二錢右爲末神麯糊和丸梧子大空心鹽湯下五十丸

補精藥餌 宜服人參固本丸瓊玉膏斑龍丸地黃元延年益壽不老丹延齡固本丹固眞飮子

人參固本丸 補精生血方見身形

瓊玉膏 生精補氣方見身形

斑龍丸 補精血方見身形

地黃元 即錢氏方六味地黃元也專補腎水能生精補精滋陰方見虛勞

延年益壽不老丹 能生精補腎方見身形

延齡固本丹 能補精益血氣方見身形

東醫寶鑑內景篇一 三十四

『東醫寶鑑』 권3 東醫寶鑑內景篇1 34a

固眞飮子 治精氣滑脫將成勞證能補腎精滋陰助陽

單方

或煎服或丸服或作末服或酒浸服○凡二十一種

地黃 浸汁洒酒九蒸九曝謂之熟地黃不蒸曝而陰乾者謂之生乾地黃熟者性溫能滋腎補血益髓塡精生乾者性平亦能補精血丸服酒浸服皆佳

兎絲子 添精益髓治莖中寒精自出亦治鬼交泄精爲末服作丸服皆佳

肉蓯蓉 益精髓治男子泄精又治精敗面黑肉蓯蓉四兩水煮令爛細研入精羊肉分爲四度和五味及米煮粥空心服佳

五味子 益男子精一觔○五味子膏澁精氣治夢遺滑脫五味子一斤洗淨水浸一宿挼取汁去核以布濾過入鍋內入冬蜜二斤慢火熬成膏每取一二匙空心白湯調服佳

何首烏 益精髓取根米泔浸一宿竹刀刮去皮黑豆汁拌曝乾爲末和酒服或蜜丸服皆佳入門

白茯苓 酒浸與光明砂同用能秘精[illegible]○治心虛夢泄白茯苓細末每四錢米飮調下日三[illegible]

『東醫寶鑑』 권3 東醫寶鑑內景篇1 34b

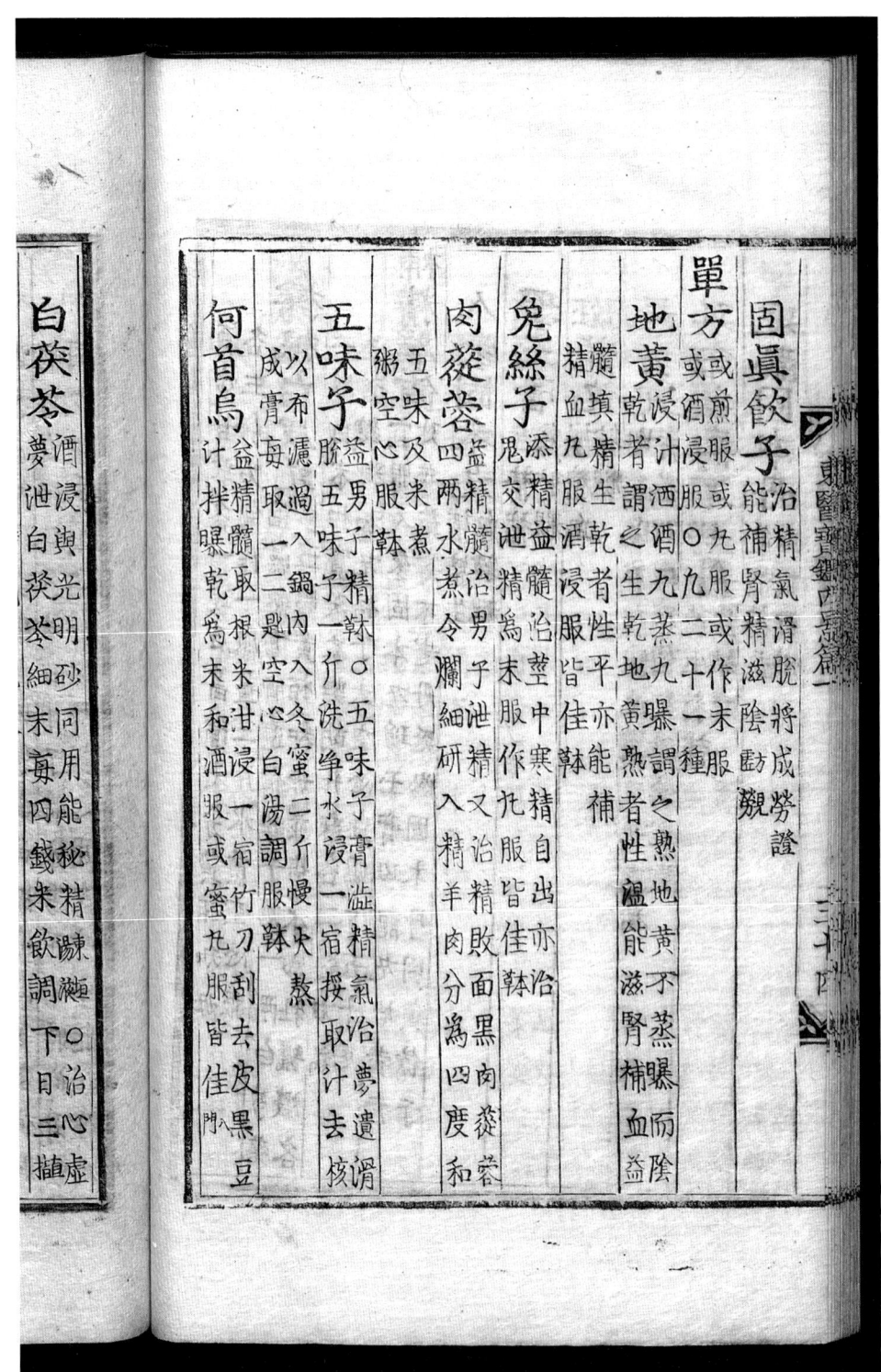

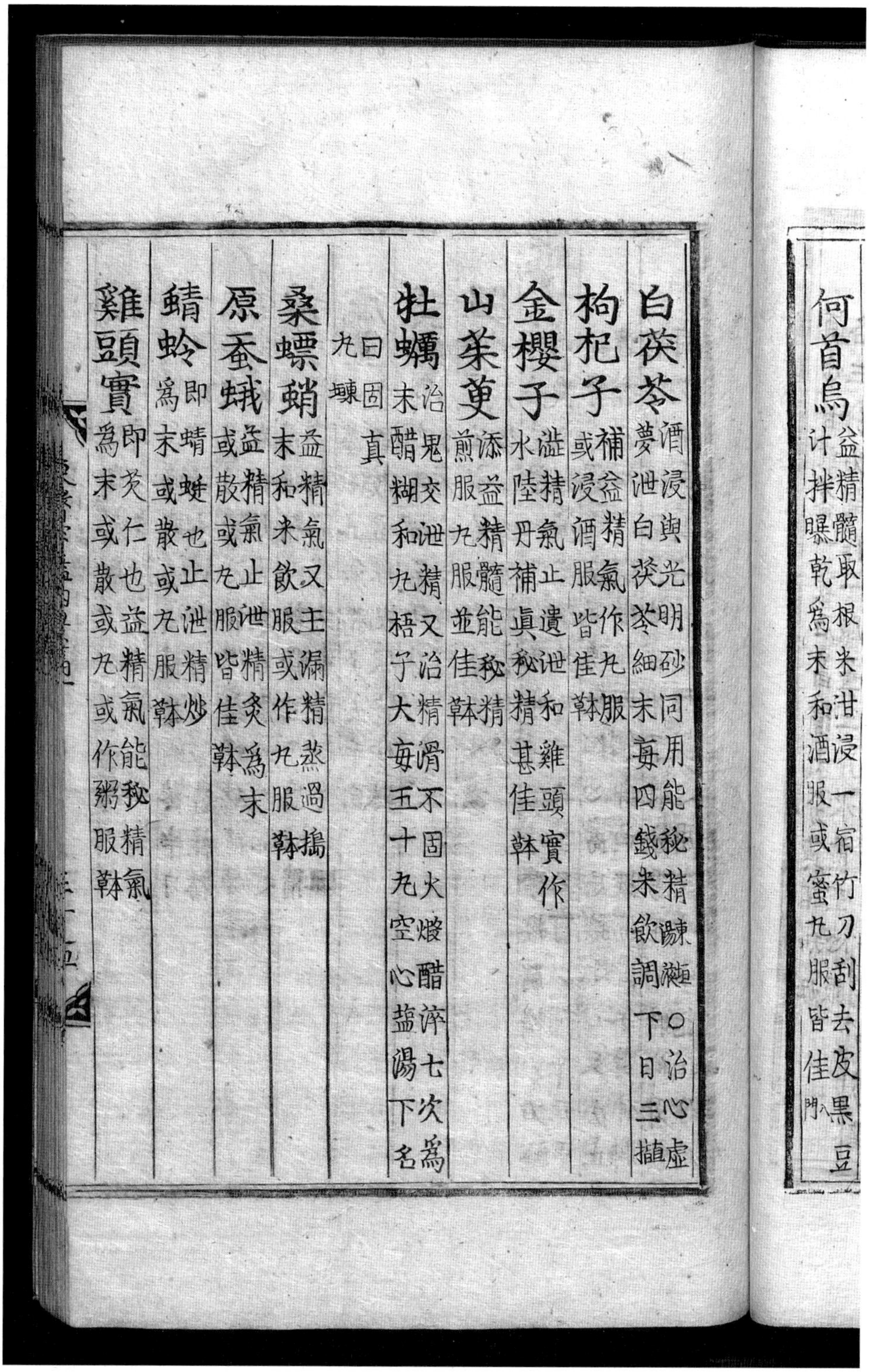
白茯苓酒浸與光明砂同用能秘精[illegible]○治心虛夢泄白茯苓細末每四錢米飲調下日三[illegible]
枸杞子補益精氣作丸服或浸酒服皆佳本草
金櫻子澁精氣止遺泄和雞頭實作水陸丹補眞秘精甚佳本草
山茱萸添益精髓能秘精煎服丸服並佳本草
牡蠣治鬼交泄精又治精滑不固火煅醋淬七次爲末醋糊和丸梧子大每五十丸空心鹽湯下名
曰固眞丸[illegible]
桑螵蛸益精氣又主漏精蒸過搗末和米飲服或作丸服本草
原蚕蛾益精氣止泄精炙爲末或散或丸服皆佳本草
蜻蛉即蜻蜓也止泄精炒爲末或散或丸服本草
雞頭實即芡仁也益精氣能秘精氣爲末或散或丸或作粥服本草
何首烏益精髓取根米泔浸一宿竹刀刮去皮黑豆汁拌曝乾爲末和酒服或蜜丸服皆佳門入

『東醫寶鑑』 권3 東醫寶鑑內景篇1 35a

覆盆子 主腎精虛竭酒浸蒸乾爲末或散或丸服幷

胡麻 即黑脂麻也塡精髓酒蒸半日晒乾爲末或散或丸服皆佳幷

韭子 主夢泄止泄精得桑螵蛸龍骨主漏精微炒爲末或散或丸服之幷

龍骨 主夢泄精又龍骨韭子爲泄精要藥火煅爲末或散或丸服綱目

鹿茸 主夢泄止泄精炙去毛爲末或散或作丸服皆佳幷

黃狗肉 塡精髓和五味煮熟空心食幷

膃肭臍 主精冷精衰炙爲末或散服或丸服皆佳幷

導引法 治遺精以手兜托外腎一手摩擦臍輪左右輪換久久擦之不惟可以止精且可以補下元更擦腎兪胸前脇下湧泉但心窩忌擦入門○又法止遺精用短床或蒲蘿內側身曲腿而臥不許伸脚病自安綱○又法夜半子時分陽正興時仰臥瞋目閉口舌頂上腭將腰拱起用左手中指頂住尾

閭穴用右手大指頂住無名指根拳着又將兩腿俱伸兩脚十指俱摳提起一口氣心中存想脊背

『東醫寶鑑』 권3 東醫寶鑑內景篇1 35b

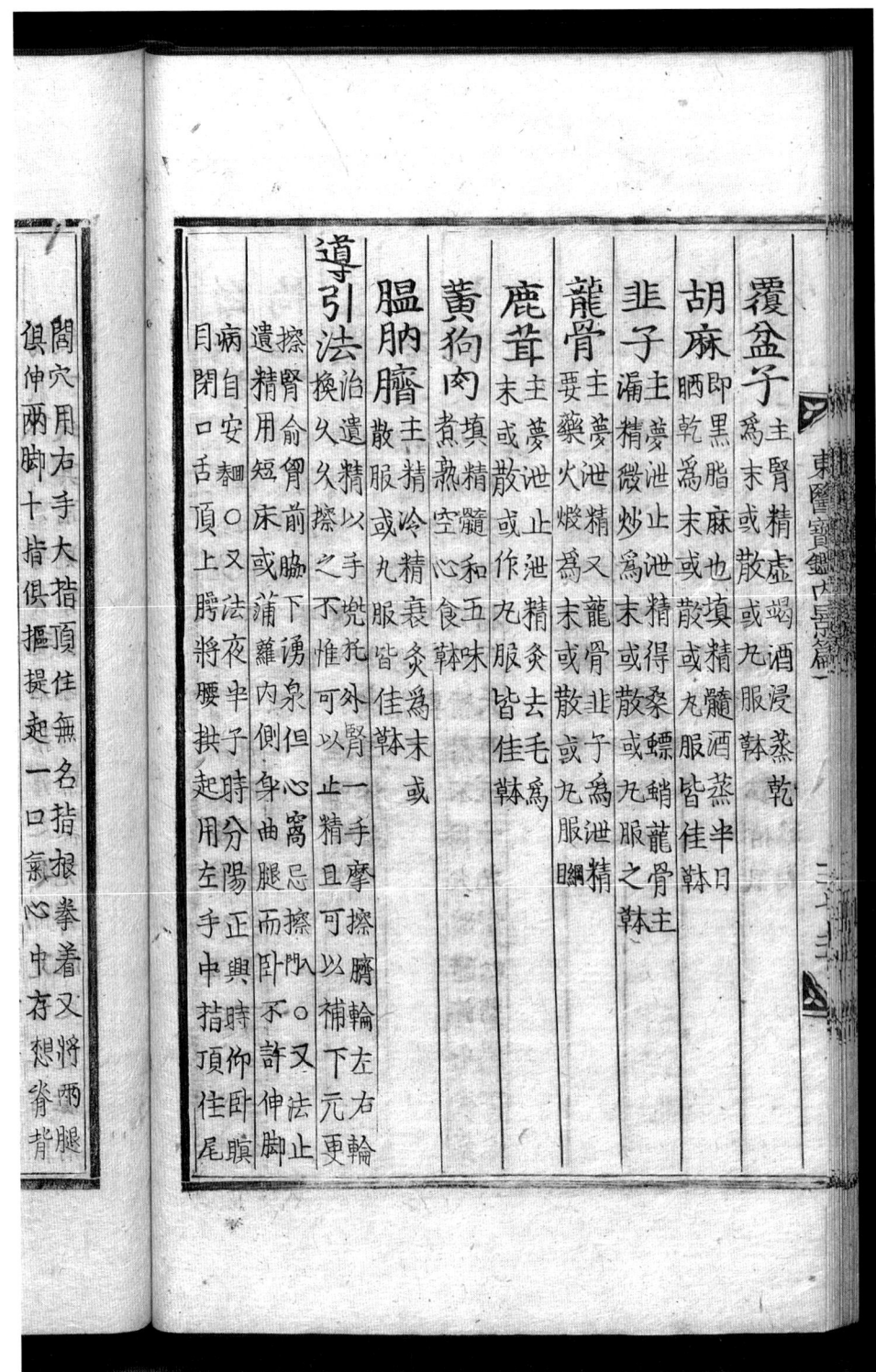

病自安回春○又法夜半子時分陽正與時仰卧瞋目閉口舌頂上腭將腰拱起用左手中指頂住尾

閭穴用右手大指頂住無名指根拳着又將兩腿俱伸兩脚十指俱摳提起一口氣心中存想脊背腦後上貫至頂門慢慢直下至丹田方將腰腿手脚從容放下如再行照前而陽衰矣如陽未衰再行兩三遍此法不惟速去泄精之疾久則水火旣濟永無疾病矣回春

鍼灸法

遺精夢泄心兪白環兪膏肓兪腎兪中極關元等穴或針或灸綱目○失精精溢中極大赫然谷大衝等穴皆主之綱目○虛勞失精宜取大赫中封綱目○遺精五藏虛竭灸曲骨端一穴四七壯穴在前陰橫骨中央曲如月中央是也綱目○便濁失精取腎兪夢泄精取三陰交各灸二七壯神效得效

氣

氣爲精神之根蔕

東垣曰氣者神之祖精乃氣之子氣者精神之根蔕也○茅眞君曰氣是添年藥心爲使氣神若知行氣主便是得仙人養性

氣生於穀

靈樞曰人受氣於穀穀入於胃以傳與肺五藏六府皆以受氣其淸者爲榮其濁者爲衛

『東醫寶鑑』 권3 東醫寶鑑內景篇1 36a

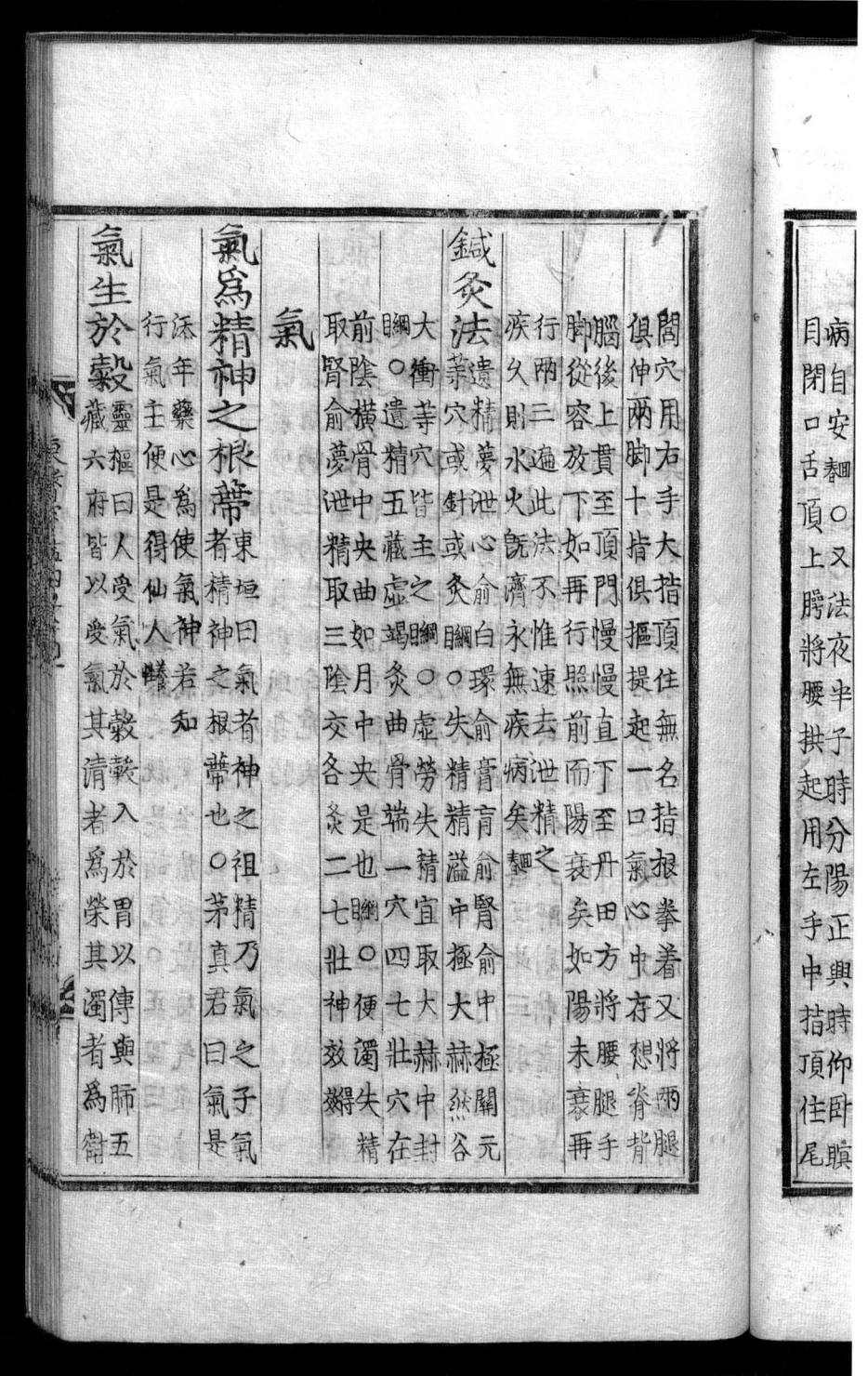

以九竅閉塞于內肌肉壅滯于外而知覺運動視
聽言嗅之靈皆失也人之陽氣猶天之日光人失

榮在脉中衛在脉外營周不休五十度而復大會
陰陽相貫如環無端○又曰上焦開發宣五穀味
熏膚充身澤毛若霧露之漑是謂氣○正理曰日
啖飮食之精熟者益氣此氣生於穀故從气從米
人身之中全具天地陰陽造化之氣得勤而用之
人年二十而氣壯節慾少勞則氣長而緩多慾勞
倦則氣少而短氣少則身弱
身弱則病生病生則命危矣

氣爲衛衛於外

靈樞曰衛氣者所以溫分肉而充皮膚
肥腠理而司開闔故衛氣溫則形分足
矣○內經曰衛者水穀之悍氣也其氣慓疾滑利
不能入於脉也故循皮膚之中分肉之間熏於肓
膜散於胷腹○又曰陽氣者一日而主外平旦人
氣生日中而陽氣隆日西而陽氣虛氣門乃閉是
故暮而收拒無擾筋骨無見霧露反此三時形乃
困薄○又曰陽氣若天與日失其所則折壽而不
彰故天運當以日光明是故陽因而上衛外者也
釋曰陽主動凡人之知覺運動耳目視聽言嗅皆
陽氣熏膚充身澤毛若霧露之漑而充之耳若陽
氣一失其所則散解不行而熏充澤漑之道澁所

『東醫寶鑑』 권3 東醫寶鑑內景篇1 36b

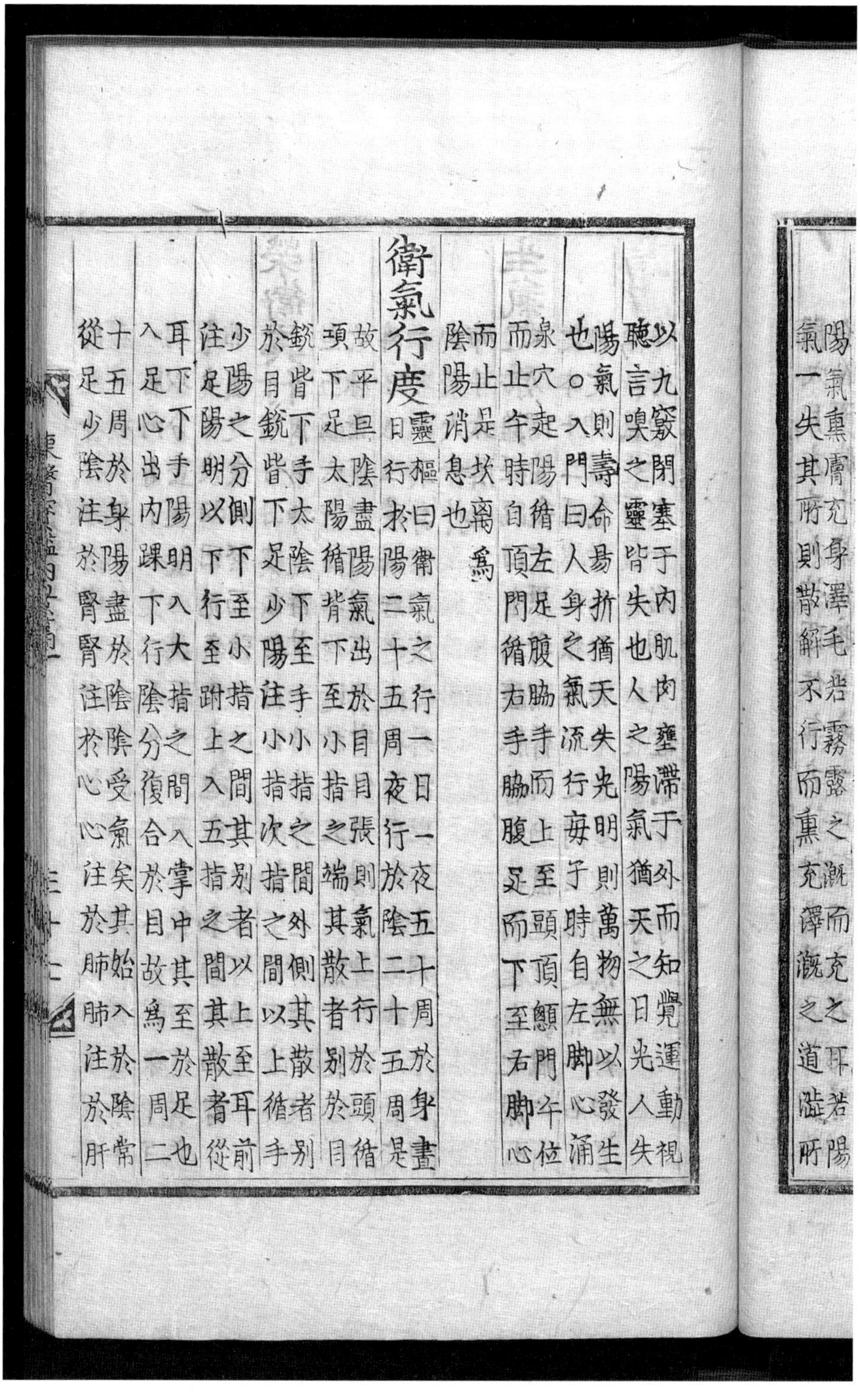

以九竅閉塞于內肌肉壅滯于外而知覺運動視聽言嗅之靈皆失也人之陽氣猶天之日光人失陽氣則壽命易折猶天失光明則萬物無以發生也○入門曰人身之氣流行每子時自左脚心涌泉穴起陽循左足腹脇手而上至頭頂顖門午位而止午時自頂門循右手脇腹足而下至右脚心而止是坎離爲陰陽消息也

衛氣行度 靈樞曰衛氣之行一日一夜五十周於身晝日行於陽二十五周夜行於陰二十五周是故平旦陰盡陽氣出於目目張則氣上行於頭循項下足太陽循背下至小指之端其散者別於目銳眥下手太陰下至手小指之間外側其散者別於目銳眥下足少陽注小指次指之間以上循手少陽之分側下至小指之間別者以上至耳前注足陽明以下行至跗上入五指之間其散者從耳下下手陽明入大指之間入掌中其至於足也入足心出內踝下行陰分復合於目故爲一周二十五周於身陽盡於陰陰受氣矣其始入於陰常從足少陰注於腎腎注於心心注於肺肺注於肝

『東醫寶鑑』 권3 東醫寶鑑內景篇1 37a

肝注於脾脾復注於腎亦如陽行之二十五周而復合於目矣○又曰人經脈上下左右前後二十八脈周身十六丈二尺以應二十八宿漏水下百刻以分晝夜故一萬三千五百息氣行五十營於身矣○東垣曰元氣之來也徐而和細細如線邪氣之來也緊而強如巨川之水不可遏也

榮衛異行

綱目曰榮氣之行自太陰始至足厥陰終一周於身也詳其一周於身外至身體四肢內至五藏六府無不周遍故其五十周無晝夜陰陽之殊衛氣之行則不然晝但周陽於身體四肢之外不入五藏六府之內夜但周陰於五藏六府之內不出於身體四肢之外故必五十周至平旦方與榮大會於肺手太陰也

生氣之原

難經疏曰十二經脈者皆係於生氣之原所謂生氣之原者謂腎間動氣也此五藏六府之本十二經脈之根呼吸之門三焦之原一名守邪之神故氣者人之根本也○又曰氣海丹田實爲生氣之原氣海一穴在臍下一寸半丹田一穴一名關元在臍下三寸

氣爲呼吸之根

正理曰人受生之初在胞胎之內隨母呼吸及乎生下剪去臍帶則一點眞靈

『東醫寶鑑』 권3 東醫寶鑑內景篇1 37b

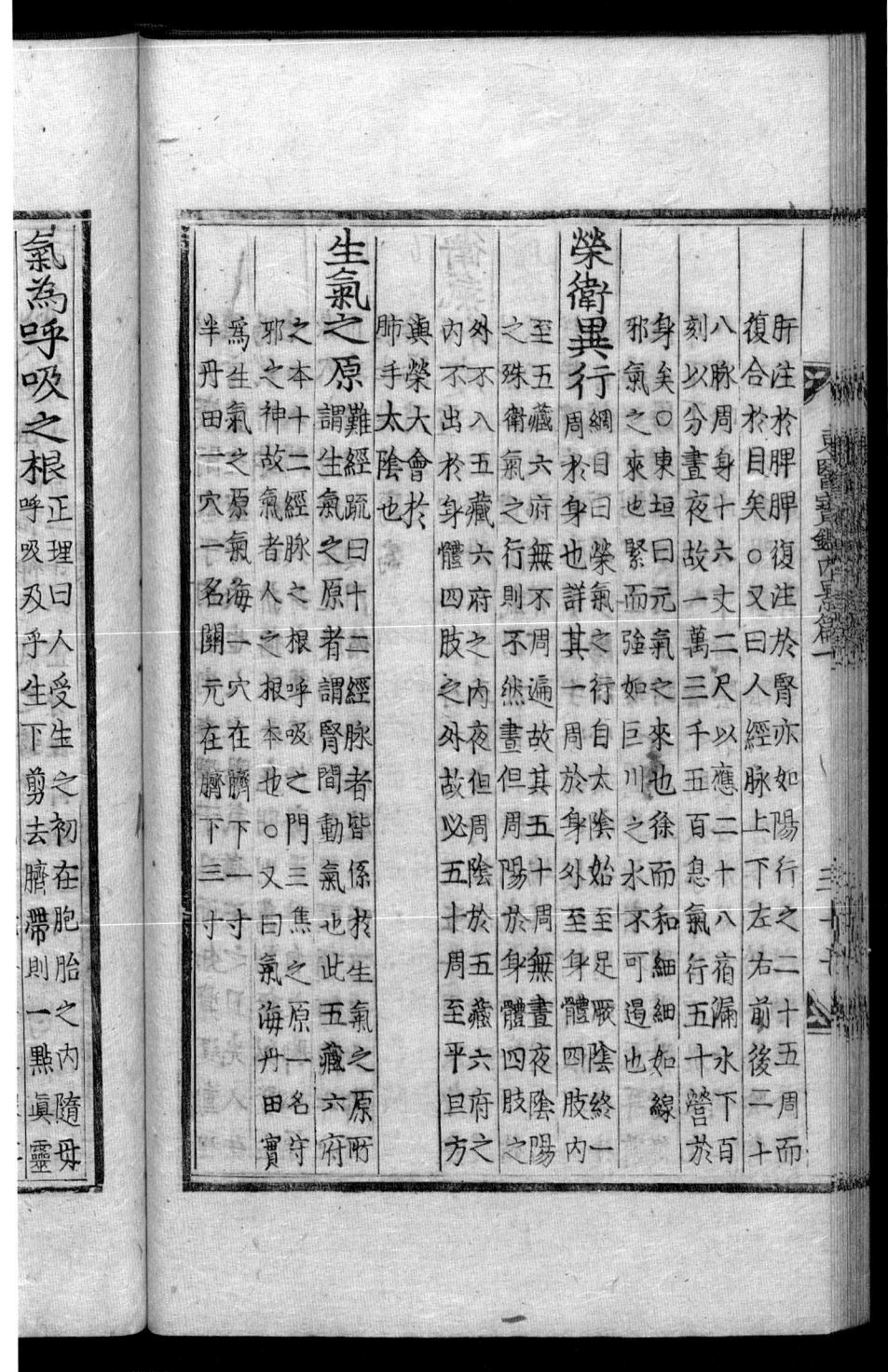

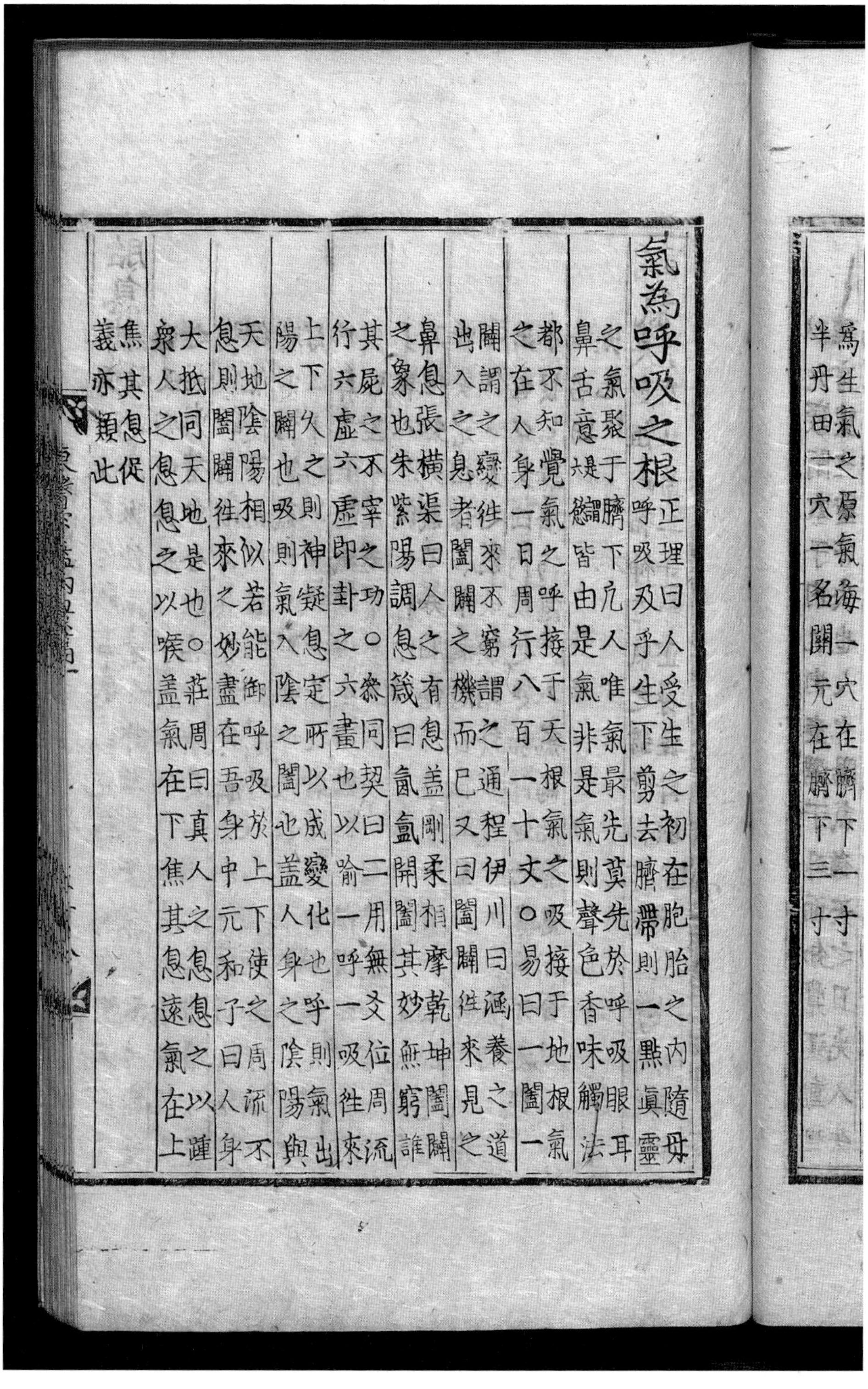

氣爲呼吸之根 正理曰人受生之初在胞胎之內隨母呼吸及乎生下剪去臍帶則一點眞靈之氣聚于臍下凡人唯氣最先莫先於呼吸眼耳鼻舌意是謂六慾皆由是氣非是氣則聲色香味觸法都不知覺氣之呼接于天根氣之吸接于地根氣之在人身一日周行八百一十丈○易曰一闔一闢謂之變往來不窮謂之通程伊川曰涵養之道出入之息者闔闢之機而已又曰闔闢往來見之鼻息張橫渠曰人之有息蓋剛柔相摩乾坤闔闢之象也朱紫陽調息箴曰氤氳開闔其妙無窮誰其屍之不宰之功○參同契曰二用無爻位周流行六虛六虛即卦之六畫也以喻一呼一吸往來上下久之則神凝息定所以成變化也呼則氣出陽之闢也吸則氣入陰之闔也蓋人身之陰陽與天地陰陽相似若能御呼吸於上下使之周流不息則闔闢往來之妙盡在吾身中元和子曰人身大抵同天地是也○莊周曰眞人之息以踵衆人之息以喉蓋氣在下焦其息遠氣在上焦其息促義亦類此

『東醫寶鑑』 권3 東醫寶鑑內景篇1 38a

胎息法 眞詮曰人在胎中不以口鼻呼吸惟臍帶繫于母之任脉任脉通于肺肺通于鼻故母呼亦呼母吸亦吸其氣皆于臍上往來天台謂識神托生之始與精血合根在于臍是以人生時惟臍相連初學調息須想其氣出從臍出入從臍滅調得極細然後不用口鼻但以臍呼吸如在胞胎中故曰胎息初閉氣一口以臍呼吸數之至八十一或一百二十乃以口吐氣出之當令極細以鴻毛着于口鼻之上吐氣而鴻毛不動爲度漸習漸增數之久可至千則老者更少日還一日矣葛仙翁每盛暑輒入深淵之底十日許乃出以其能閉氣胎息耳但知閉氣不知胎息無益也○養性曰胎息者如嬰兒在母胎中氣息自在上至氣關下至氣海不假口鼻之氣故能閉氣不息能入深泉旬日不出也○又曰內觀之要靜神定心亂想不起邪妄不侵氣歸臍爲息神入氣爲胎胎息相合混而爲一名曰太乙

調氣訣 彭祖曰和神導氣之道當得密室閉戶安牀煖席枕高二寸半正身偃卧瞑目閉氣於胸膈中

以鴻毛着鼻上而不動經三百息耳無所聞目無所見心無所思如此則寒暑不能侵蜂蠆不能毒壽三百六十歲此鄰於真人也○養性曰人身虛

『東醫寶鑑』 권3 東醫寶鑑內景篇1 38b

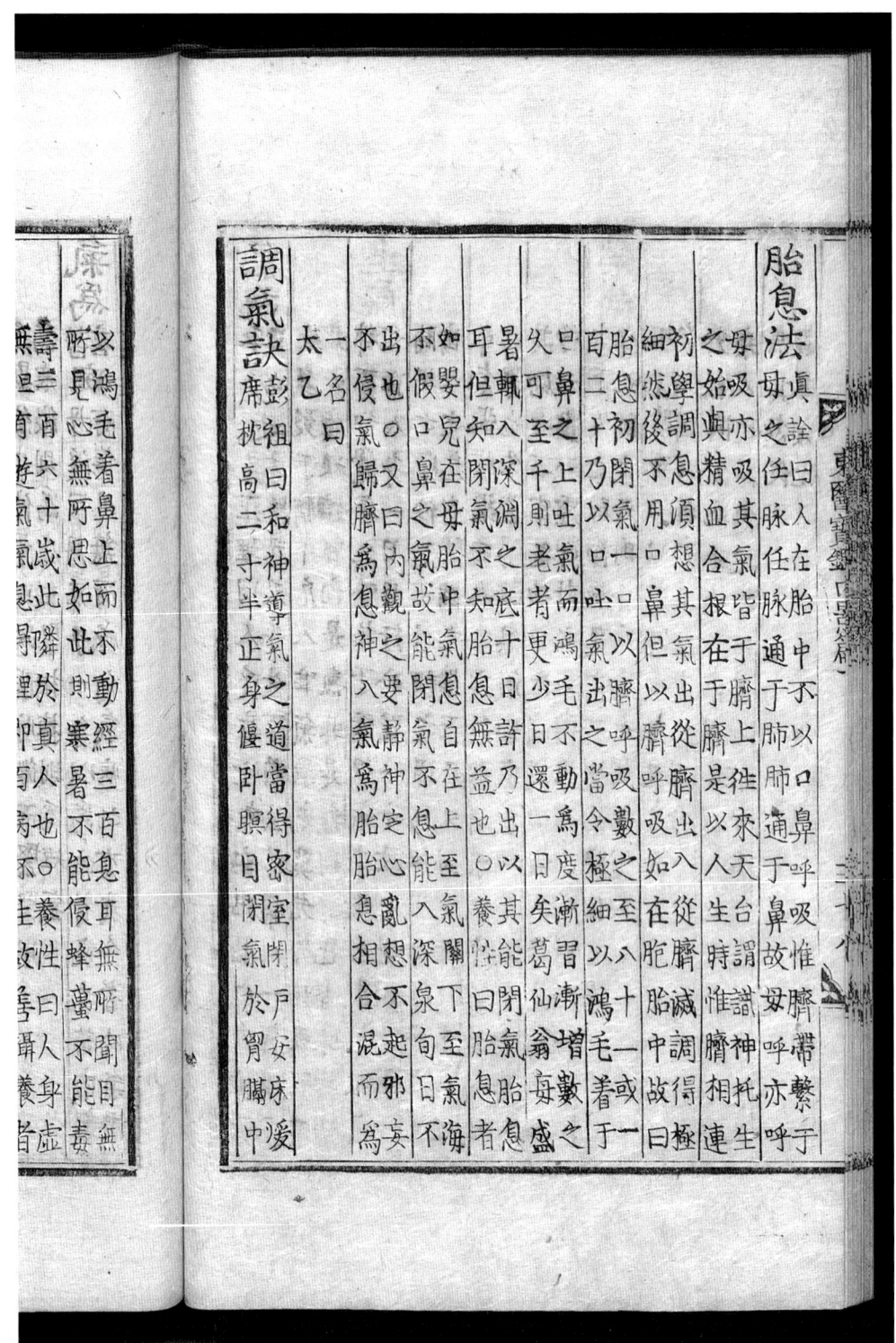

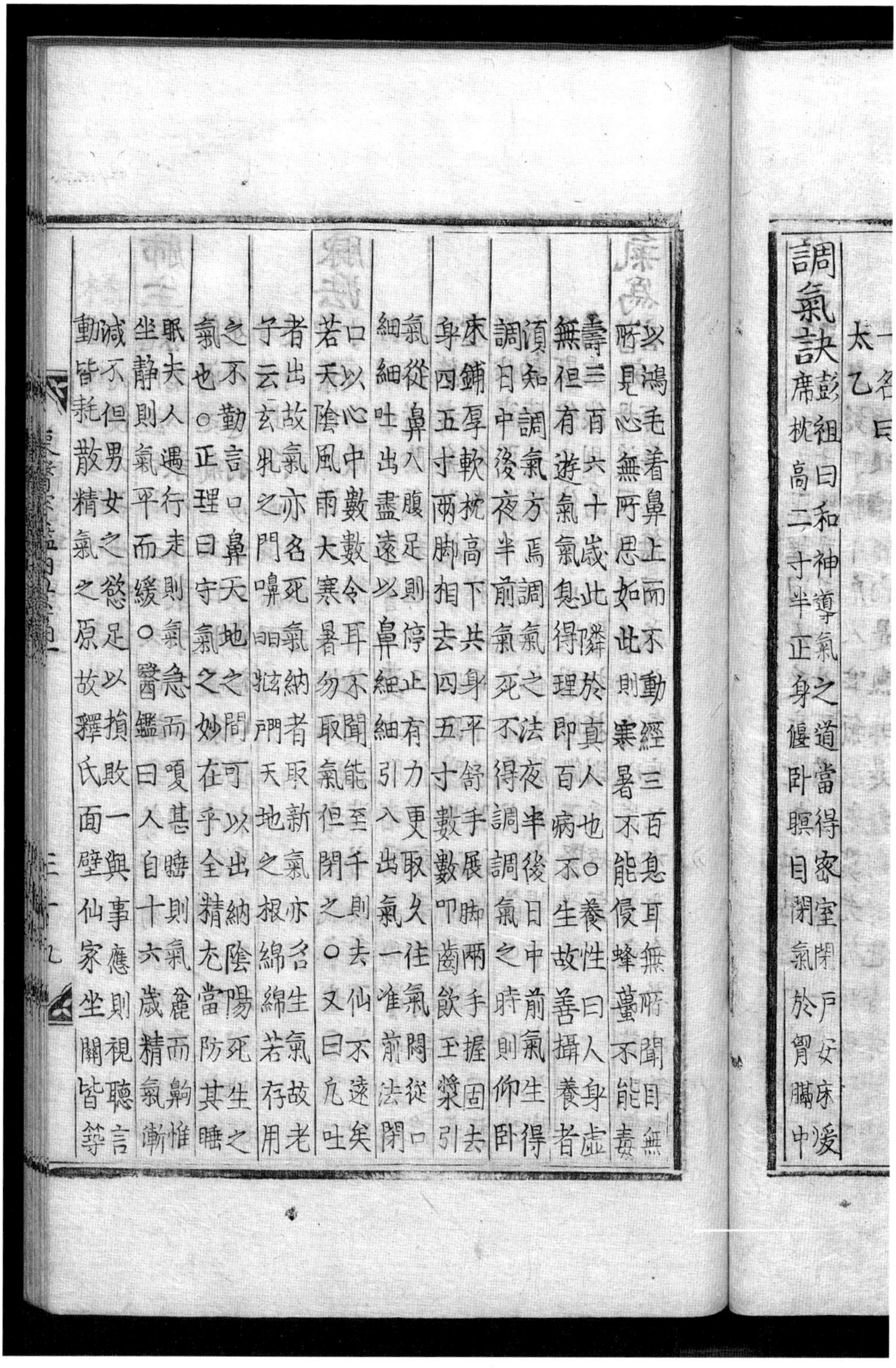

以鴻毛着鼻上而不動經三百息耳無聞目無所見心無所思如此則寒暑不能侵蜂蠆不能毒壽三百六十歲此隣於眞人也○養性曰人身虛無但有遊氣氣息得理即百病不生故善攝養者須知調氣方焉調氣之法夜半後日中前氣生得調日中後夜半前氣死不得調調氣之時則仰臥床鋪厚軟枕高下共身平舒手展脚兩手握固去身四五寸兩脚相去四五寸數數叩齒飮玉漿引氣從鼻入腹足則停止有力更取久住氣悶從口細細吐出盡遠以鼻細細引入出氣一准前法閉口以心中數數令耳不聞能至千則去仙不遠矣若天陰風雨大寒暑勿取氣但閉之○又曰凡吐者出故氣亦名死氣納者取新氣亦名生氣故老子云玄牝之門嚊[illegible]牸[illegible]天地之根綿綿若存用之不勤言口鼻天地之間可以出納陰陽死生之氣也○正理曰守氣之妙在乎全精尤當防其睡眠夫人遇行走則氣急而喘甚睡則氣麤而鼾惟坐靜則氣平而緩○醫鑑曰人自十六歲精氣漸減不但男女之慾足以損敗一與事應則視聽言動皆耗散精氣之原故釋氏面壁仙家坐關皆等

調氣訣 彭祖曰和神導氣之道當得密室閉戶安床煖席枕高二寸半正身偃臥瞑目閉氣於胸膈中

『東醫寶鑑』 권3 東醫寶鑑內景篇1 39a

基煉己苦行以防耗此神氣便是長生之術

肺主氣

內經曰肺主氣又曰諸氣者皆屬於肺註曰肺有六葉兩耳葉中有二十四孔行列分布陰陽淸濁之氣○又曰肺藏氣氣有餘則喘欬上氣不足則息利少氣○靈樞曰膻中爲氣之海膻臆者也有餘則胷面俱赤不足則少氣力不多言

脉法

仲景曰脉浮而汗出如流珠者衛氣衰也○又曰寸口脉微而澁微者衛氣衰澁者榮氣不足○脉經曰寸口脉瞥瞥如羹上肥者陽氣微縈縈如蜘蛛絲者陰氣衰也○又曰代者氣衰細者氣少浮而絶者氣欲絶○又曰趺陽脉浮而澁澁則衛氣虛虛則短氣○脉訣曰下手脉沉便知是氣沉極則伏濇弱難治其或沉滑氣兼痰飮○又曰沉弦細動皆氣痛證心痛在寸腹痛在關下部在尺脉象顯然○仲景曰趺陽脉微而緊緊則爲寒微則爲虛微緊相搏則爲短氣

氣爲諸病

丹溪曰周流乎一身以爲生者氣也苟內無所傷外無所感何氣病之有哉今者冷氣滯氣逆氣上氣皆是肺受火邪氣得炎上之化有升無降熏蒸淸道甚而轉成劇病局方例用辛香燥熱之劑是以火濟火也○張子和曰諸病皆生於

『東醫寶鑑』 권3 東醫寶鑑內景篇1 39b

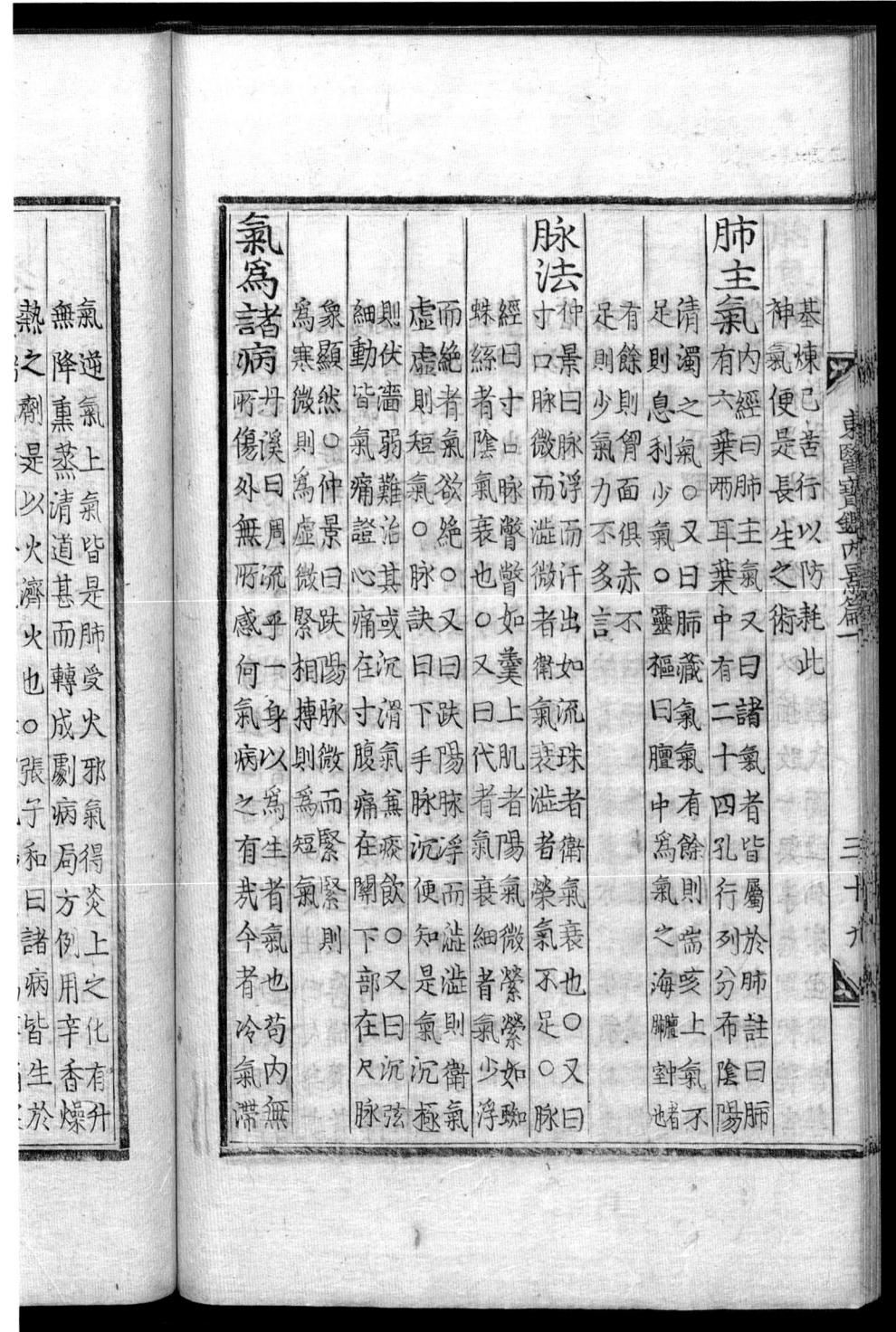

氣逆氣上氣皆是肺受火邪氣得炎上之化有升無降熏蒸清道甚而轉成劇病局方例用辛香燥熱之劑是以火濟火也○張子和曰諸病皆生於氣諸痛皆因於氣○回春曰風傷氣者爲疼痛寒傷氣者爲戰慄暑傷氣者爲熱悶濕傷氣者爲腫滿燥傷氣者爲閉結○序例曰人生氣中如魚在水水濁則魚瘦氣昏則人病邪氣之傷人最爲深重經絡既受此氣傳入藏府隨其虛實冷熱結以成病病又相生故流變遂廣矣

氣逸則滯

臞仙曰人之勞倦有生於無端不必持重執輕佗佗終日惟是閑人多生此病蓋閑樂之人不多運動氣力飽食坐卧經絡不通血脉凝滯使然也是以貴人貌樂而心勞賤人心閑而貌苦貴人嗜慾不時或昧於忌犯飮食珍羞便乃寢卧故常湏用力但不至疲極所貴榮衛流通血脉調暢譬如流水不汚戶樞不蠹也○入門曰逸則氣滯亦令氣結輕者行動即愈重者橘皮一物湯

橘皮一物湯

橘皮洗淨一兩新汲水煎服

氣爲諸病

丹溪曰周流乎一身以爲生者氣也苟內無所傷外無所感何氣病之有哉今者冷氣滯

『東醫寶鑑』 권3 東醫寶鑑內景篇1 40a

七氣 七氣者喜怒悲思憂驚恐或以爲寒熱恚怒喜憂愁皆通也擅○直指曰人有七情病生七氣氣結則生痰痰盛則氣愈結故調氣必先豁痰如七氣湯以半夏主治而官桂佐之盖良法也○又曰七氣相干痰涎凝結如絮如膜甚如梅核窒碍於咽喉之間咯不出嚥不下或中滿艱食或上氣喘急曰氣鬲曰氣滯曰氣秘曰氣中以至五積六聚疝癖癥瘕心腹塊痛發則欲絶殆無往而不至矣○宜服七氣湯四七湯分心氣飲香橘湯

七氣湯 治七情鬱結心腹絞痛半夏製三錢人參肉桂甘草灸各七分右剉生薑三片煎服局方

四七湯 治七氣凝結狀如破絮或如梅核窒碍咽喉咯不出嚥不下或胷膈痞滿痰涎壅盛半夏製二錢赤茯苓一錢六分厚朴製一錢二分紫蘇葉八分右剉一薑七片棗二枚煎服局方

分心氣飲 治七情痞滯通利大小便清而疎快紫蘇葉一錢二分甘草灸七分半夏製枳殼各六分青皮陳皮木通大腹皮桑白皮木香赤茯苓梹榔蓬术麥門冬苦𠡠桂皮香附子藿香各五分

右剉薑三片棗二枚燈心十莖煎服擅

湯 治七情所傷中脘腹脇脹滿香附米炒半夏

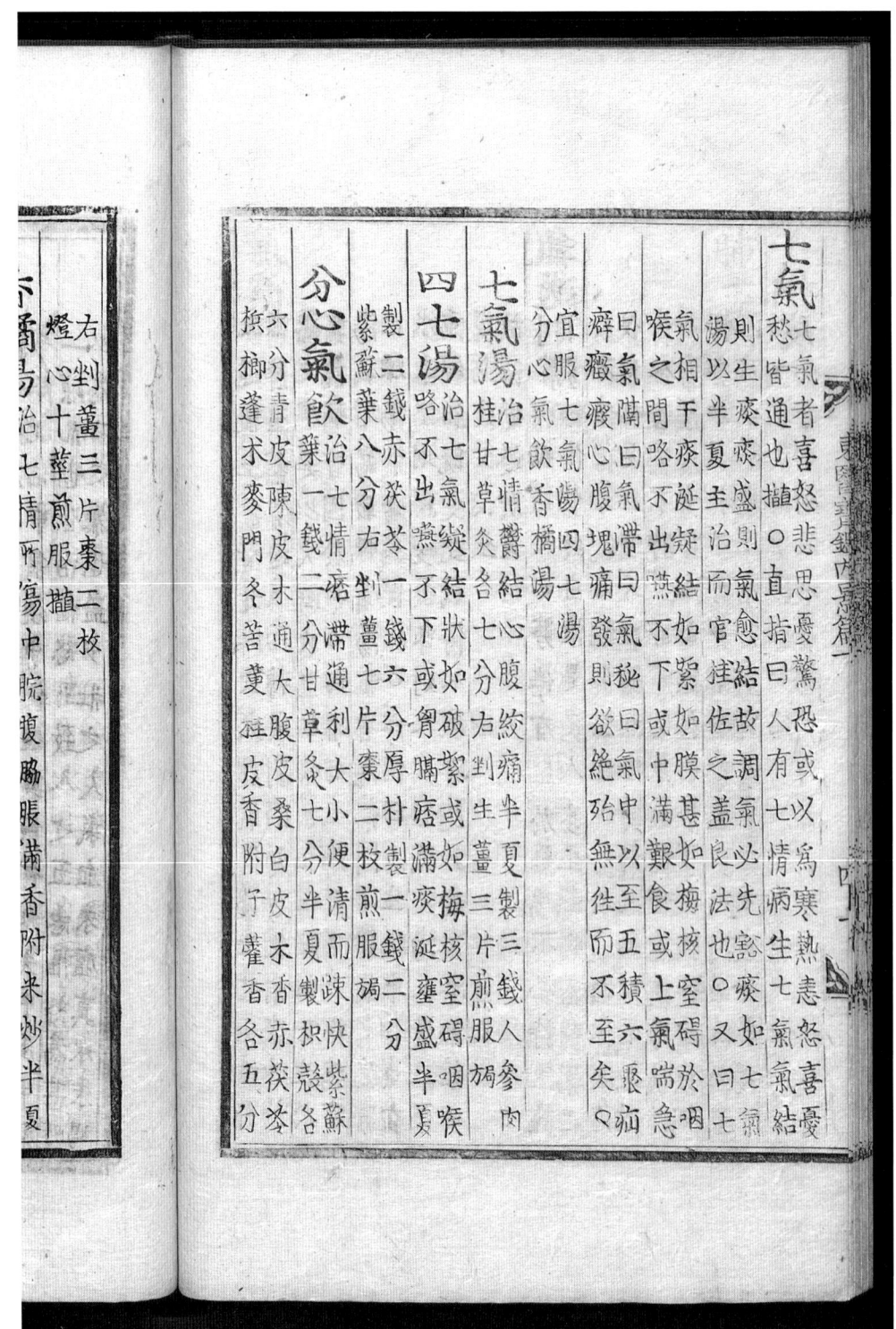

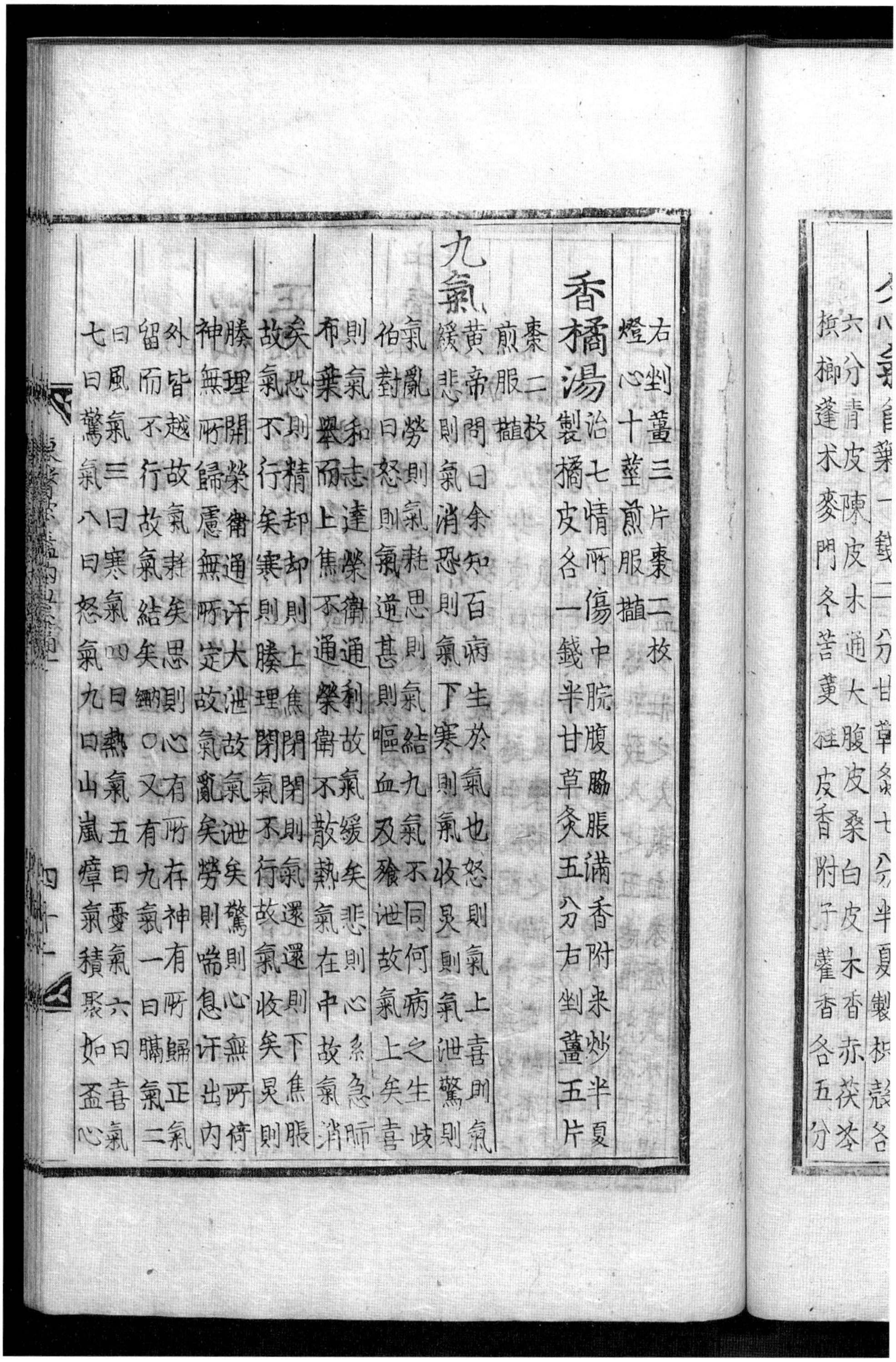

右剉薑三片棗二枚燈心十莖煎服直指

香橘湯 治七情所傷中脘腹脇脹滿香附米炒半夏製橘皮各一錢半甘草炙五分右剉薑五片棗二枚煎服直指

九氣 黃帝問曰余知百病生於氣也怒則氣上喜則氣緩悲則氣消恐則氣下寒則氣收炅則氣泄驚則氣亂勞則氣耗思則氣結九氣不同何病之生歧伯對曰怒則氣逆甚則嘔血及飧泄故氣上矣喜則氣和志達榮衛通利故氣緩矣悲則心系急肺布葉擧而上焦不通榮衛不散熱氣在中故氣消矣恐則精却精却則上焦閉閉則氣還還則下焦脹故氣不行矣寒則腠理閉氣不行故氣收矣炅則腠理開榮衛通汗大泄故氣泄矣驚則心無所倚神無所歸慮無所定故氣亂矣勞則喘息汗出內外皆越故氣耗矣思則心有所存神有所歸正氣留而不行故氣結矣綱目 ○又有九氣一曰膈氣二曰風氣三曰寒氣四曰熱氣五曰憂氣六曰喜氣七曰驚氣八曰怒氣九曰山嵐瘴氣積聚如盃心

『東醫寶鑑』 권3 東醫寶鑑內景篇1 41a

腹刺痛發則欲死宜神仙九氣湯正氣天香湯得效○九氣治法高者抑之下者舉之寒者熱之熱者寒之驚者平之勞者溫之結者散之喜者以恐勝之悲者以喜勝之丹心

神仙九氣湯 治九氣作痛香附子片子薑黃甘草炙各等分右爲末每服二錢鹽湯點服得效

正氣天香湯 治同上亦治婦人氣痛香附子三錢烏藥陳皮紫蘇葉各一錢乾薑甘草各五分右剉水煎服或爲末鹽湯點服二錢亦佳丹心

中氣 本事曰凡人暴喜傷陽暴怒傷陰憂愁怫意氣多厥逆便覺涎潮昏塞牙關緊急若槩作中風用藥多致殺人若有此證急化蘇合香元灌之醒後隨證調治○人得病曰中風則脉浮身溫口多痰涎中氣則脉沉身凉口無痰涎中風而以中氣藥治之亦無所傷中氣而以中風藥投之禍不旋踵先用蘇合香元次用七氣湯加石菖蒲○方氏曰中風多不能治中氣須臾便醒其故何歟夫中風中氣一源流也皆由忿怒所致人之五志惟怒爲甚所以爲病之暴也蓋少壯之人氣血未虛真水未竭

火畏於水不能上升所以身凉無痰涎須臾便醒也老衰之人氣血俱虛真水已竭火寡於畏得以

『東醫寶鑑』 권3 東醫寶鑑內景篇1 41b

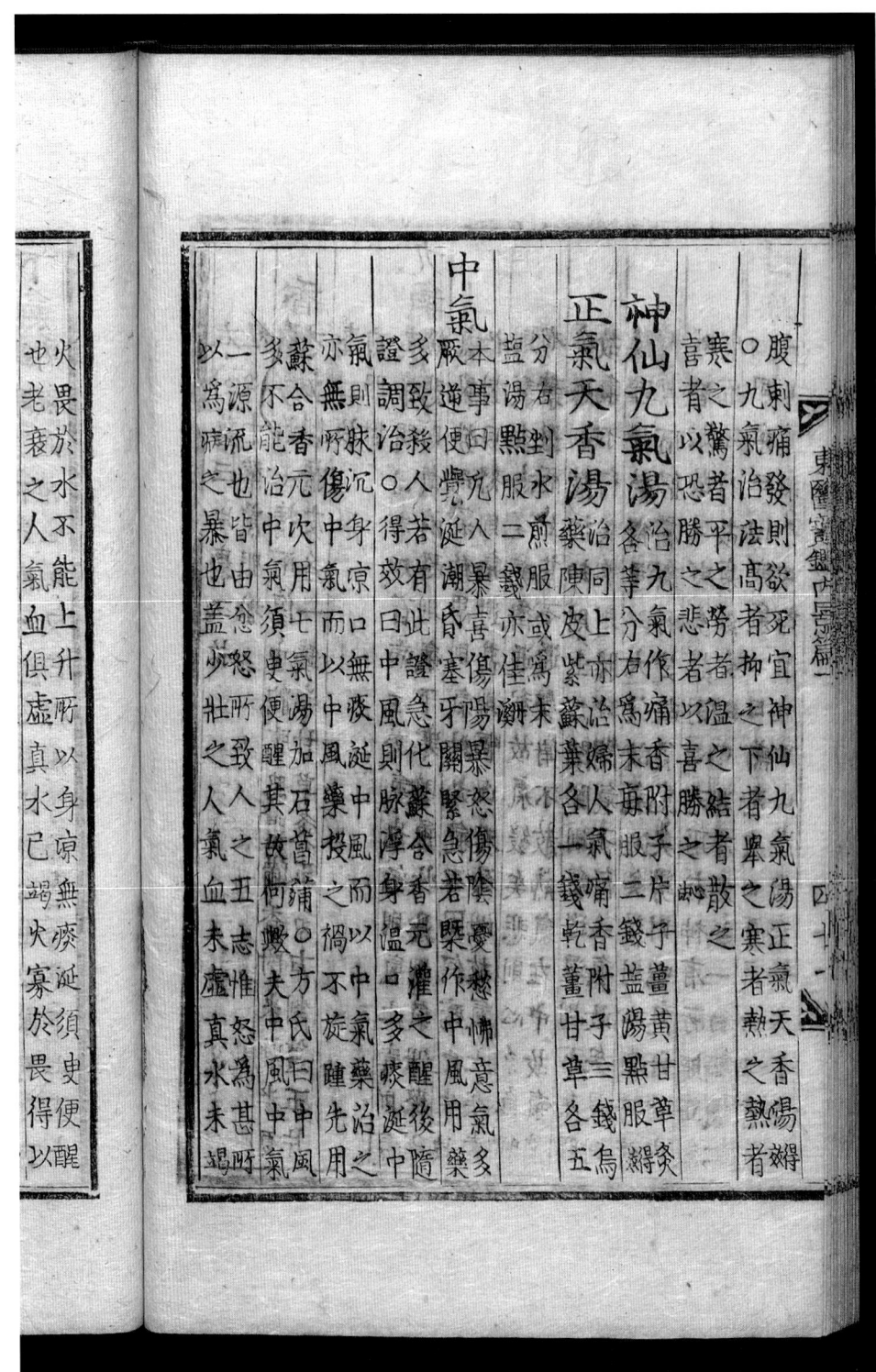

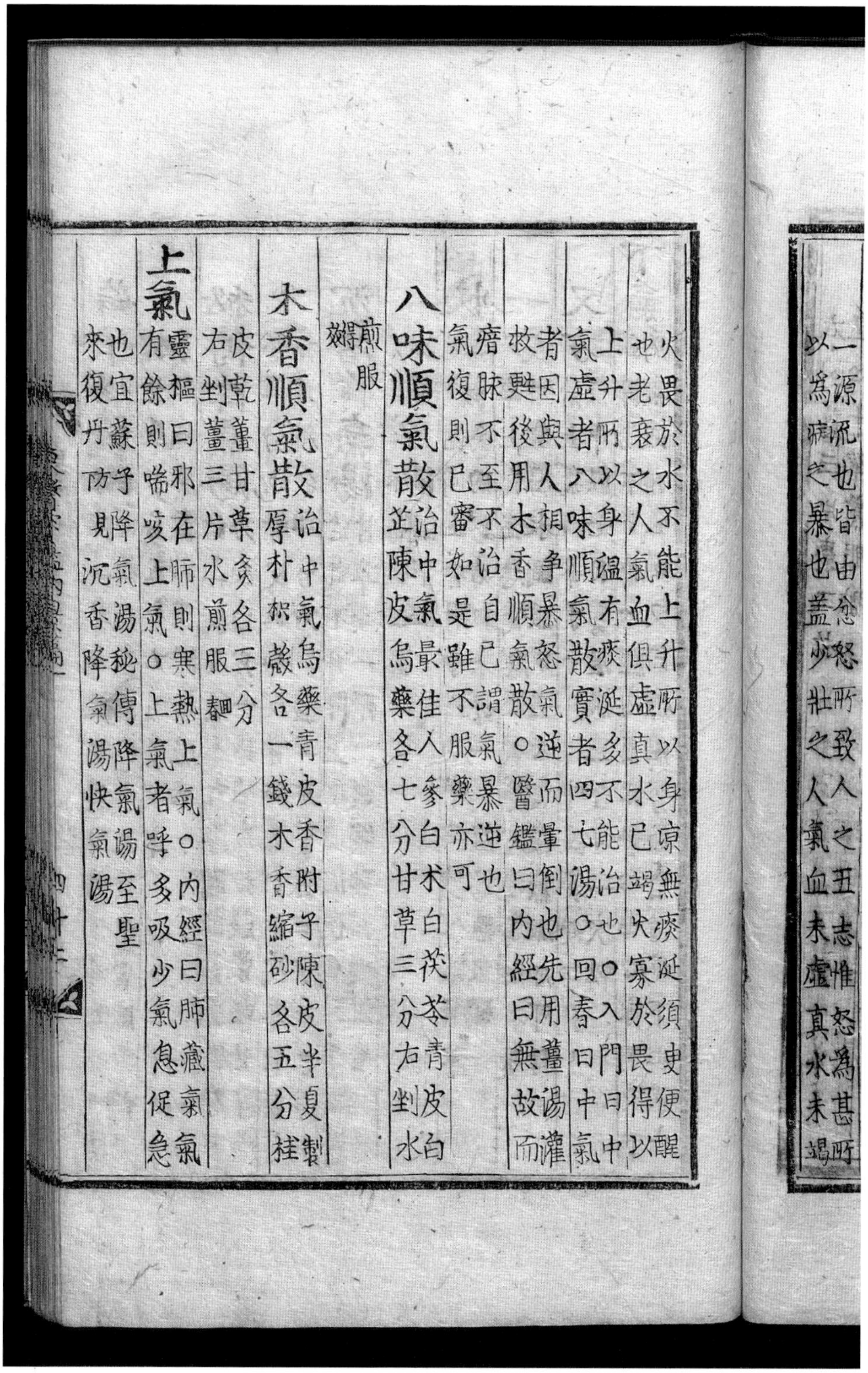
一源流也皆由忿怒所致人之五志惟怒爲甚所
以爲病之暴也盖少壯之人氣血未虛眞水未竭

火畏於水不能上升所以身凉無痰涎須臾便醒
也老衰之人氣血俱虛眞水已竭火寡於畏得以
上升所以身溫有痰涎多不能治也○入門中氣
氣虛者八味順氣散實者四七湯○回春曰中氣
者因與人相爭暴怒氣逆而暈倒也先用薑湯灌
故甦後用木香順氣散○醫鑑曰內經曰無故而
瘖脉不至不治自已謂氣暴逆也
氣復則已審如是雖不服藥亦可

八味順氣散 治中氣最佳人參白朮白茯苓青皮白
芷陳皮烏藥各七分甘草三分右剉水
煎服 得効

木香順氣散 治中氣烏藥青皮香附子陳皮半夏製
厚朴枳殼各一錢木香縮砂各五分桂
皮乾薑甘草炙各三分
右剉薑三片水煎服 醫鑑

上氣 靈樞曰邪在肺則寒熱上氣○內經曰肺藏氣氣
有餘則喘咳上氣○上氣者呼多吸少氣息促急
也宜蘇子降氣湯秘傳降氣湯至聖
來復丹方見沉香降氣湯快氣湯

『東醫寶鑑』 권3 東醫寶鑑內景篇1 42a

蘇子降氣湯 治上氣喘促半夏麴蘇子炒研各一錢肉桂陳皮去白各七分半當歸前胡厚朴甘草炙各五分右剉薑三片棗二枚紫蘇五葉同煎服局

秘傳降氣湯 治上氣及氣不升降頭目昏眩腰脚無力桑白皮一錢陳皮枳殼柴胡甘草炙各五分地骨皮五加皮骨碎補訶子皮草果桔梗半夏麴各三分右剉薑三片紫蘇三葉水煎服局

沉香降氣湯 治氣不升降上氣喘促便香附子四兩甘草炙一兩二錢縮砂五錢沉香四錢右爲細末每服二錢以蘇鹽湯調下衛生

快氣湯 治同上香附子三兩半縮砂八錢甘草炙四錢右細末每一錢鹽湯點服得效

一方 卒上氣喘急鳴息便欲絶人參爲細末每一錢溫水調服日五六服濃煎服亦可本草

又方 治上氣白芥子一升搗碎盛袋浸二升酒中經七日每溫服三合日二次本草

下氣 綱目曰下氣屬心經曰夏脉者心也心脉不及下爲氣泄是也○又曰癲癎勞瘵者若氣下泄不止

者必死此眞氣竭絶腸胃腠理閉塞穀氣不能宣通於腸胃之外故從腸胃中泄出也○河間曰腸

『東醫寶鑑』 권3 東醫寶鑑內景篇1 42b

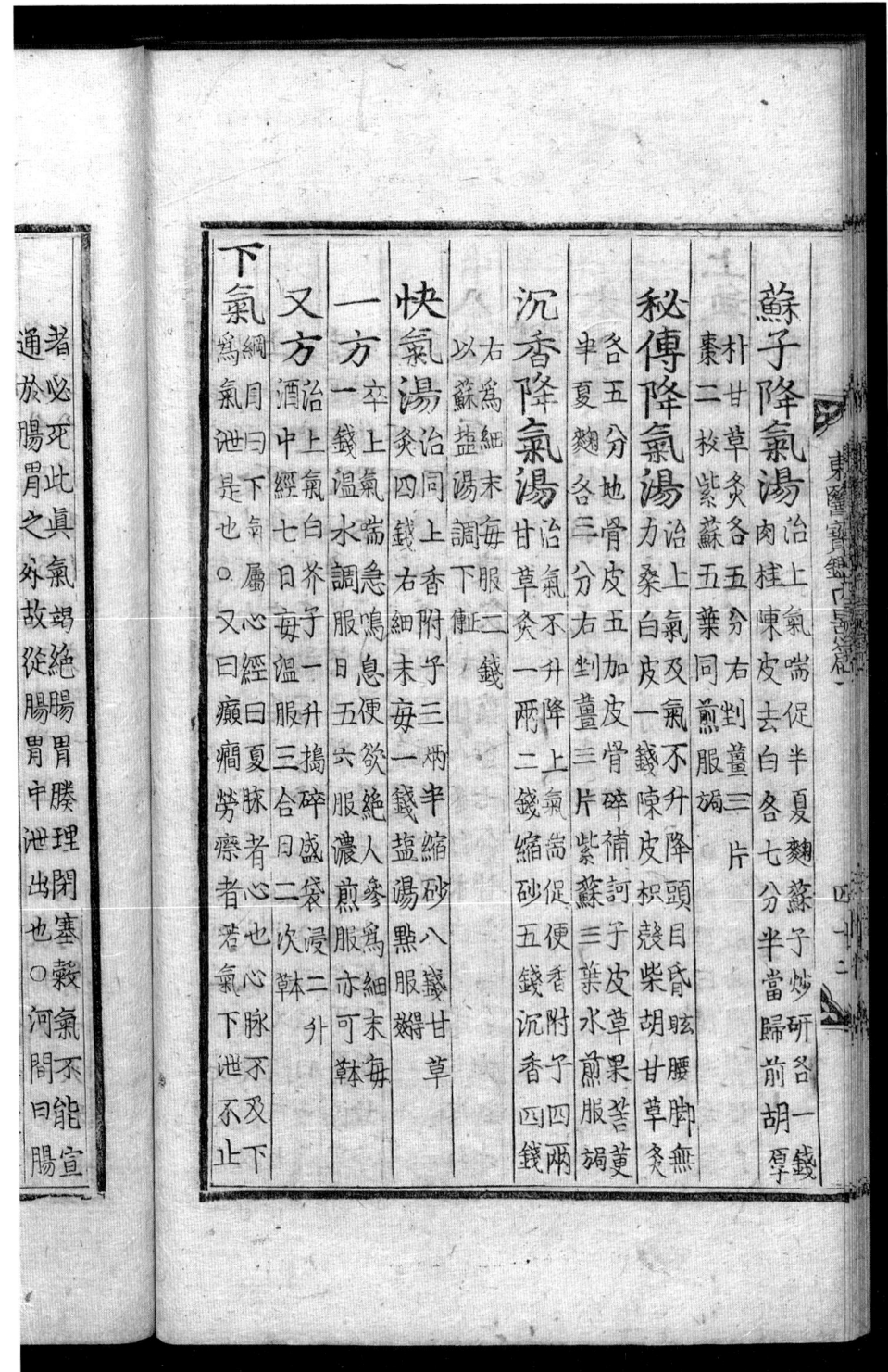

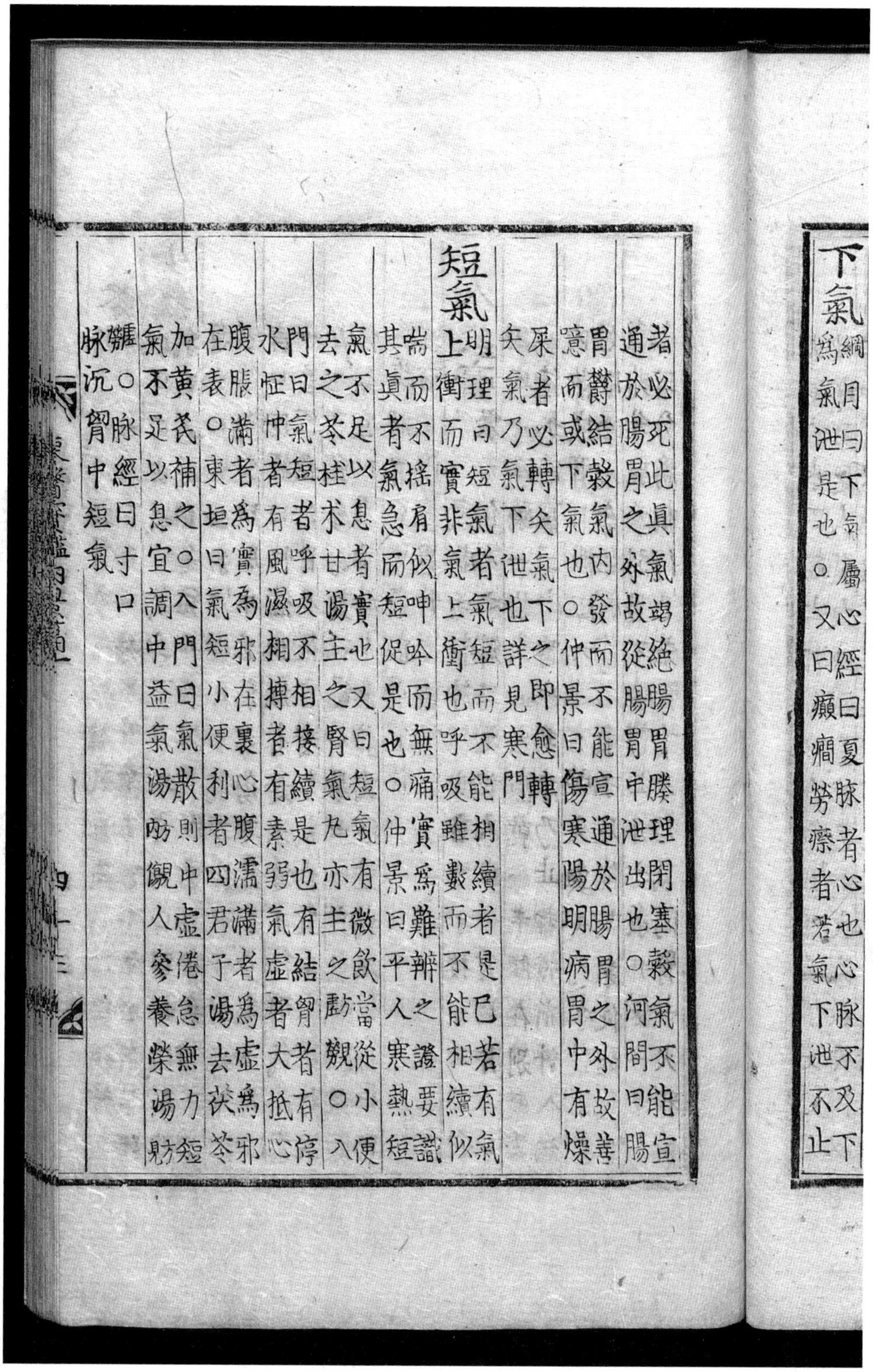

下氣

綱目曰下氣屬心經曰夏脉者心也心脉不及下爲氣泄是也○又曰癲癇勞瘵者若氣下泄不止

者必死此眞氣竭絶腸胃腠理閉塞穀氣不能宣通於腸胃之外故從腸胃中泄出也○河間曰腸胃鬱結穀氣內發而不能宣通於腸胃之外故善噫而或下氣也○仲景曰傷寒陽明病胃中有燥屎者必轉矢氣下之即愈轉矢氣乃氣下泄也詳見寒門

短氣

明理曰短氣者氣短而不能相續者是已若有氣似上衝而實非氣上衝也呼吸雖數而不能相續似喘而不搖肩似呻吟而無痛實爲難辨之證要識其眞者氣急而短促是也○仲景曰平人寒熱短氣不足以息者實也又曰短氣有微飮當從小便去之苓桂朮甘湯主之腎氣丸亦主之方見○入門曰氣短者呼吸不相接續是也有結胷者有停水怔忡者有風濕相搏者有素弱氣虛者大抵心腹脹滿者爲實爲邪在裏心腹濡滿者爲虛爲邪在表○東垣曰氣短小便利者四君子湯去茯苓加黃芪補之○入門曰氣散則中虛倦怠無力短氣不足以息宜調中益氣湯方見人參養榮湯方見難○脈經曰寸口脈沉胷中短氣

『東醫寶鑑』 권3 東醫寶鑑內景篇1 43a

苓桂朮甘湯 治胃有痰飲短氣赤茯苓二錢桂枝白朮各一錢半甘草五分右剉水煎服入門

少氣

綱目曰少氣者氣少不足以言也○靈樞曰肺藏氣氣不足則息微少氣又曰肺虛則少氣不能報息又曰腎生氣腎虛則少氣力言吸吸骨痠懈惰不能動又曰膻中爲氣之海不足則少氣不足以言○內經曰怯然少氣者是水道不行形氣消索也言而微終日乃復言者奪氣也宜生脈散方見暑門人參膏獨參湯黃芪湯○易老曰真氣虛弱脈弱懶語宜四君子湯人參黃芪湯益氣丸○東垣曰內傷脾胃致中氣虛少宜補中益氣湯益胃升陽湯東垣

人參膏 治元氣虛乏精神短少言語不接能回元氣於無何有之鄉王道也人參一斤切片入砂鍋內水浮藥一指文武火煎乾一半傾在別處又將渣如前煎三次嚼參無味乃止却將前汁入鍋內熬成膏日服五六匙有肺火與天門冬對用甚妙入門○人參治脾肺陽氣不足能補氣促短氣少氣非升麻爲引用不能補上升之氣升麻一分人參三分爲相得也若補下焦元氣瀉腎中火邪茯

苓爲之使湯液○人參膏獨參湯醫鑑
須以長流水煎服乃有奇效醫鑑

『東醫寶鑑』 권3 東醫寶鑑內景篇1 43b

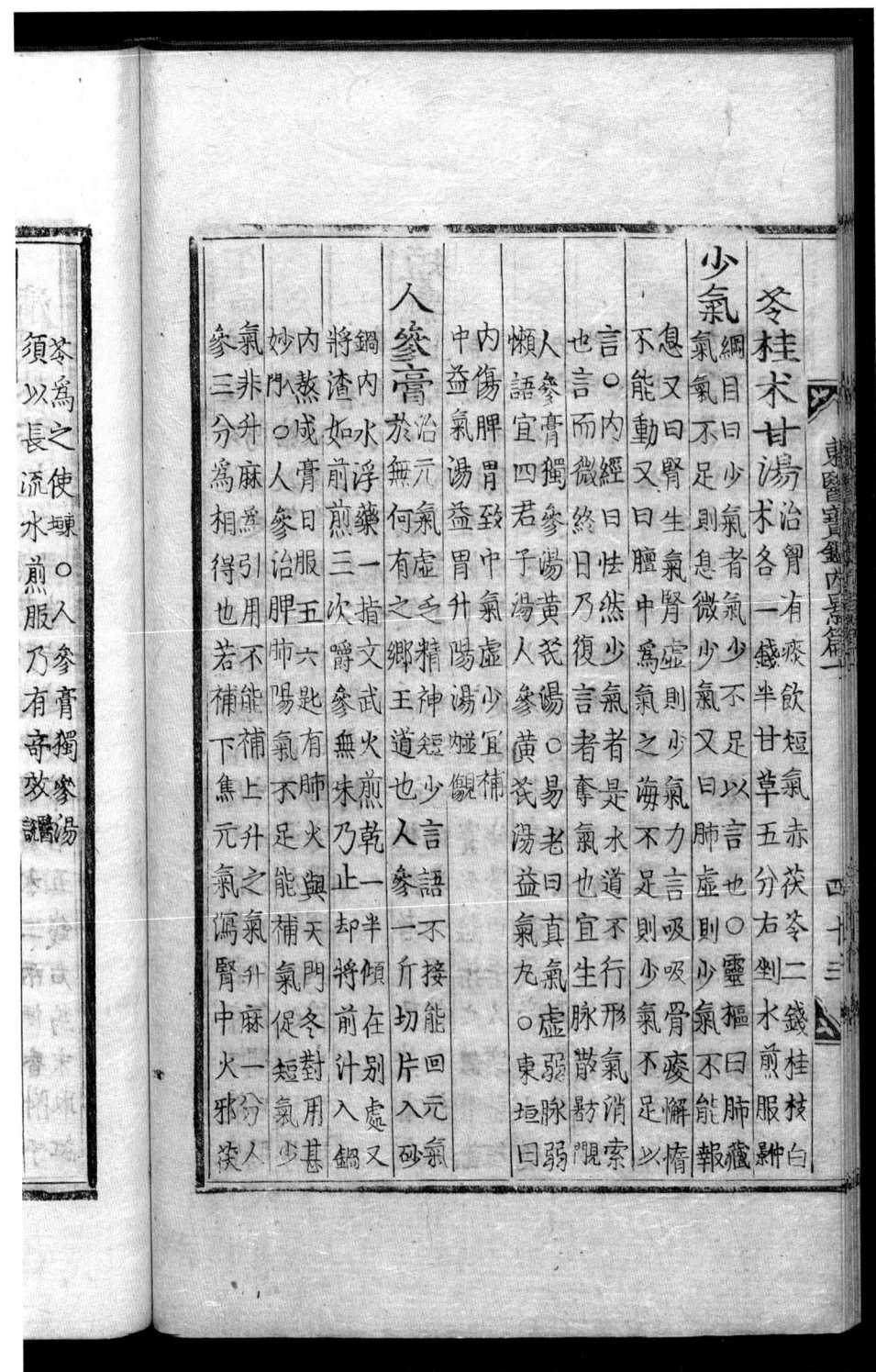

苓爲之使煉○人參膏獨參湯須以長流水煎服乃有奇效醫鑑

獨參湯 單用人參濃煎服醫鑑

黃芪湯 治氣虛發熱百脉搖動有如蟲行相火自足上升心常煩悸頭重腦悶乃清和調匀鎭定之劑也黃芪二錢人參甘草各一錢當歸五分五味子九粒右剉煎服心法方

四君子湯 補眞氣虛弱治氣短氣少人參去蘆白茯苓白朮甘草炙各一錢二分半右剉水煎服局○方氏曰人參補肺扶脾白朮健脾燥濕茯苓降氣滲濕甘草補胃和中譬如寬厚和平之君子不爲奸險卒暴之行也○醫鑑曰人參補元氣白朮健脾胃茯苓滲濕又引人參下行補下焦元氣

氣門

人參黃芪湯 治虛損少氣人參二錢黃芪白朮陳皮各一錢當歸白茯苓甘草炙各五分右剉薑三片棗二枚水煎空心服精

『東醫寶鑑』 권3 東醫寶鑑內景篇1 44a

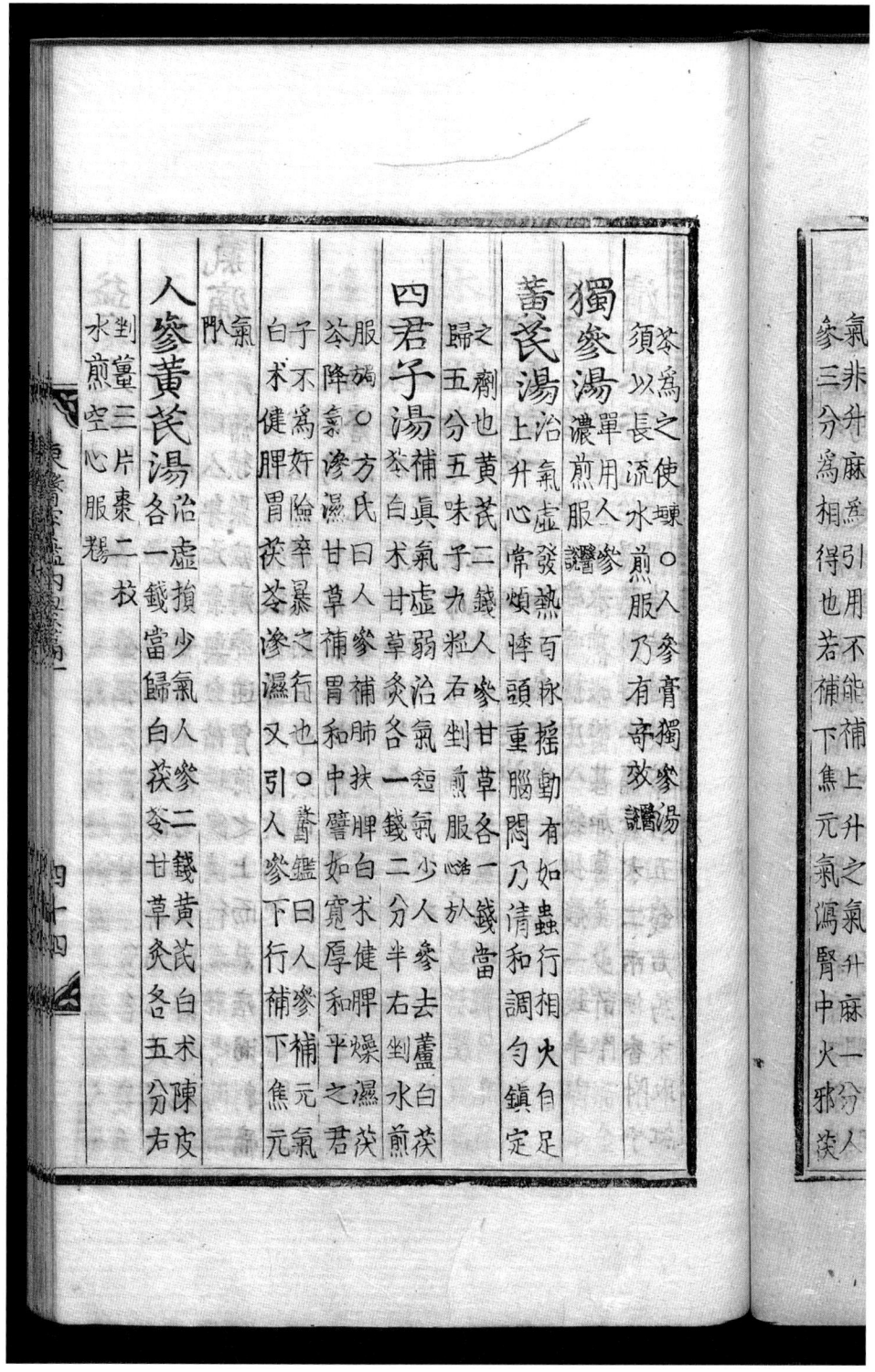

益氣丸 治言語多損氣氣少懶語能補上益氣人參麥門冬各七錢橘皮苦茰甘草炙各五錢五味子二十一粒右極細末水浸油餅和丸芡實大每一丸細嚼津液嚥下油餅乃和油燒餅也驅舂

氣痛 入門曰人身元氣與血循環彼橫行藏府之間而爲疼痛積聚痃癖壅逆胷臆之上而爲痞滿刺痛等證多因七情飮食鬱爲痰飮初起宜辛溫開鬱行氣豁痰消積久則宜辛寒降火以除根入門○氣滯上焦爲心胷痞痛宜枳橘湯苦茰枳殼湯鈁觀清膈蒼莎丸肚○氣滯中焦爲腹脇刺痛宜神保元木香破氣散撞氣阿魏丸○氣滯下焦爲腰痛疝瘕宜蟠葱散節觀四磨湯方觀木香順氣丸木香檳榔丸○氣滯於外則周身刺痛或浮腫宜流氣飮子木香流氣飮三和散五皮散浮方觀○九氣痛宜烏沉湯復元通氣散神仙沉麝元一粒金丹小烏沉湯

枳橘湯 治氣滯胷痞痛橘皮八錢枳殼一錢半右剉薑四片水煎服鬱甚加薑黃少許入門

清膈蒼莎丸 治濕熱散鬱止痛蒼朮二兩便香附子一兩半黃連黃芩各五錢右爲末取紅

熟瓜蔞去皮同搗丸如菉豆大溫水下三五十丸一方蒸餅和丸薑湯下入門

『東醫寶鑑』 권3 東醫寶鑑內景篇1 44b

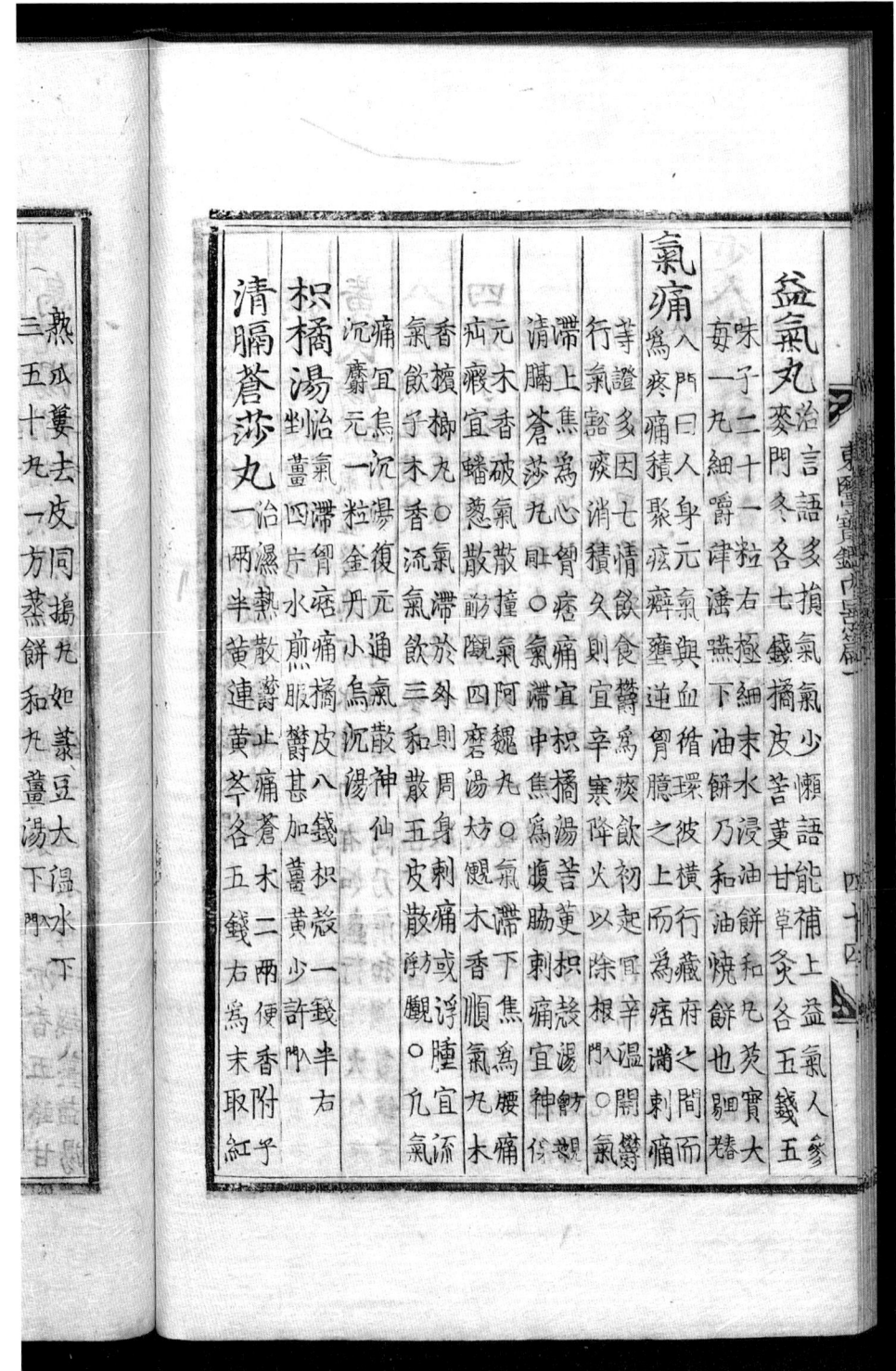

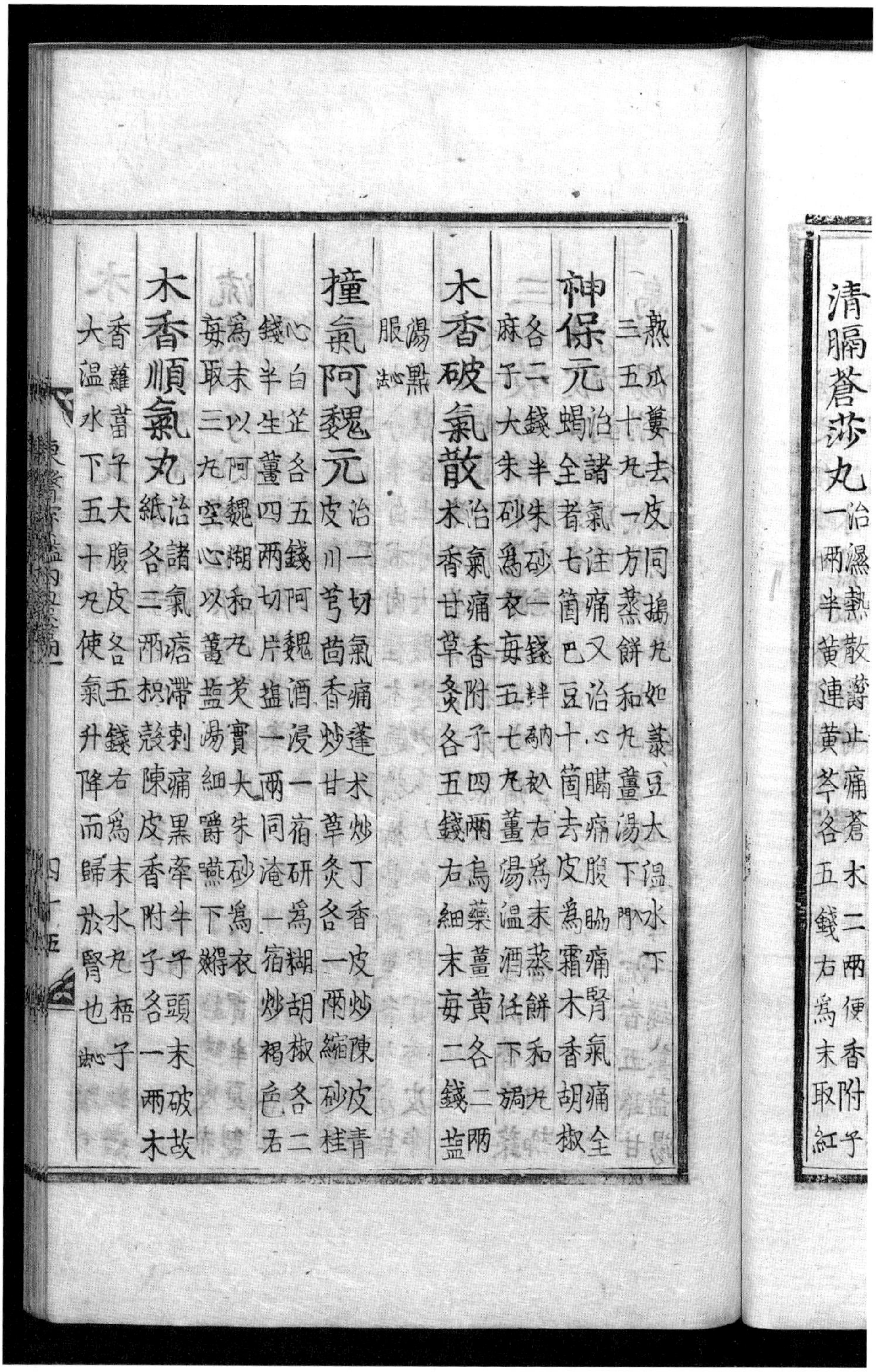

熟瓜蔞去皮同搗丸如菉豆大溫水下三五十丸一方蒸餅和丸薑湯下 入門

神保元 治諸氣注痛又治心膈痛腹脇痛腎氣痛全蝎全者七箇巴豆十箇去皮爲霜木香胡椒各二錢半朱砂一錢拌納右爲末蒸餅和丸麻子大朱砂爲衣每五七丸薑湯溫酒任下 局方

木香破氣散 治氣痛香附子四兩烏藥薑黃各二兩木香甘草炙各五錢右細末每二錢鹽湯點服 心法

撞氣阿魏元 治一切氣痛蓬朮炒丁香皮炒陳皮青皮川芎茴香炒甘草炙各一兩縮砂桂心白芷各五錢阿魏酒浸一宿研爲糊胡椒各二錢半生薑四兩切片鹽一兩同淹一宿炒褐色右爲末以阿魏糊和丸芡實大朱砂爲衣每取三丸空心以薑鹽湯細嚼嚥下 得效

木香順氣丸 治諸氣痞滯刺痛黑牽牛子頭末破故紙各二兩枳殼陳皮香附子各一兩木香蘿葍子大腹皮各五錢右爲末水丸梧子大溫水下五十丸使氣升降而歸於腎也 心法

東醫寶鑑內景篇卷之一 四十五

『東醫寶鑑』 권3 東醫寶鑑內景篇1 45a

木香檳榔丸 治濕熱氣滯痞痛大黃四兩黑丑頭末黃芩各二兩木香檳榔黃連當歸枳殼青皮陳皮香附子蓬朮黃柏各一兩右爲末水丸梧子大溫水下五七十丸(醫鑑)

流氣飲子 治氣注疼痛或腫脹大腹子一錢陳皮赤茯苓當歸白芍藥川芎黃芪枳實半夏製防風甘草各七分半紫蘇葉烏藥青皮苦莄各五分木香二分半右剉薑三片棗二枚水煎服(入門)

木香流氣飲 治諸氣痞痛或腫脹陳皮一錢藿香木香厚朴青皮香附子麥門冬白芷沉香各七分半白朮肉桂木通檳榔紫蘇葉各六分草果甘草各五分大腹皮木瓜人參蓬朮丁香皮半夏製赤茯苓石菖蒲各三分右剉分二貼薑三片棗二枚水煎服(正傳)

三和散 治諸氣鬱滯或脹或痛川芎一錢沉香紫蘇葉大腹皮羌活木瓜各五分木香白朮檳榔陳皮甘草炙各三分右剉水煎服(入門)

烏沉湯 治諸氣背膂心腹痛烏藥一兩沉香五錢甘草炙四錢人參三錢右細末每一錢薑鹽湯

『東醫寶鑑』 권3 東醫寶鑑內景篇1 45b

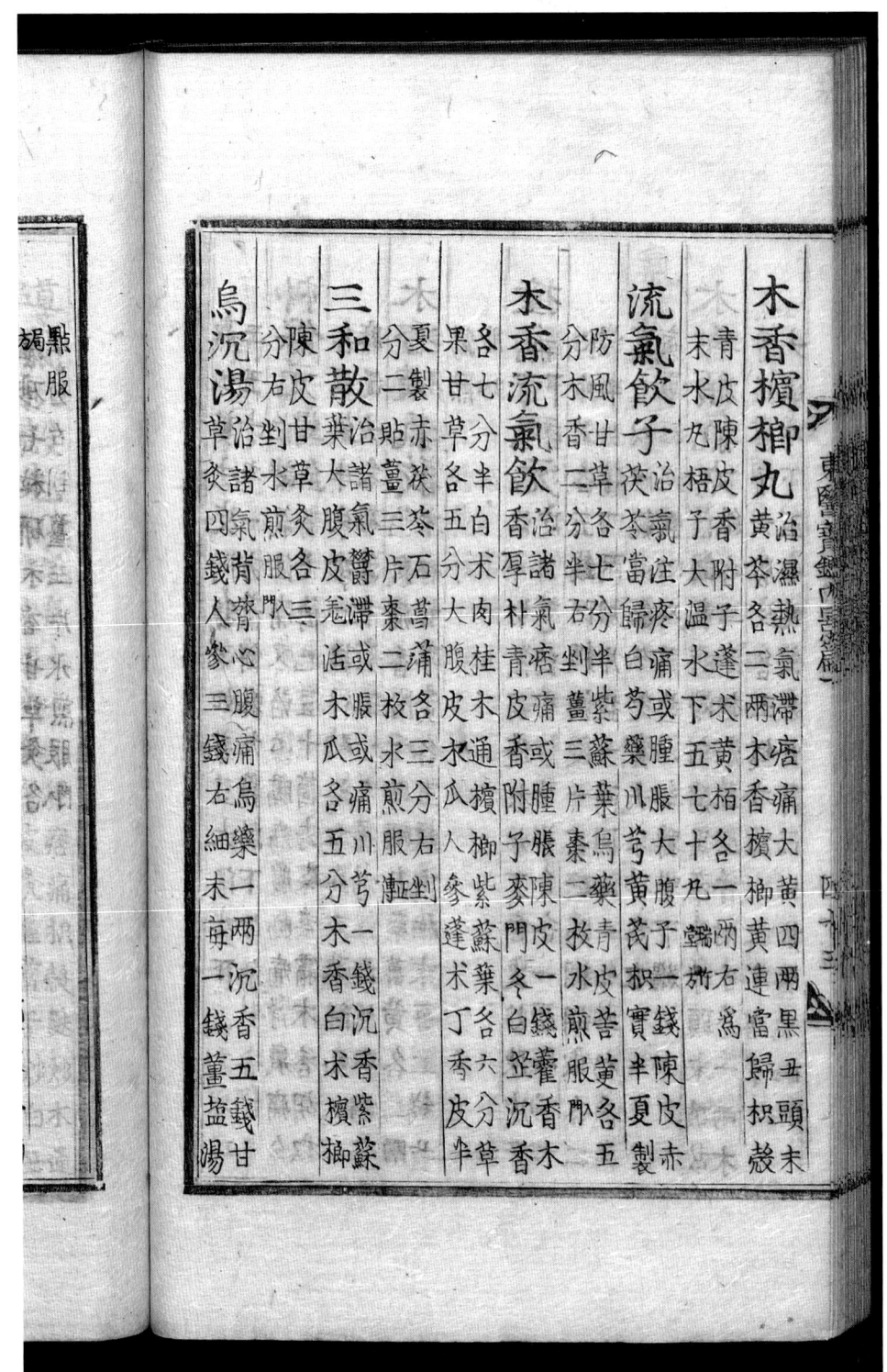

點服 㗋

復元通氣散 治氣不宣通周身走痛 白丑頭末二兩 茴香炒 穿山甲煻火煨胖各一兩半 陳皮去白 玄胡索 甘草灸各一兩 木香五錢 右細末每二錢薑湯或溫酒調下 㗋

神仙沉麝元 治一切氣痛不可忍 甘草二兩 沒藥 血竭 沉香 麝香 朱砂各一兩 木香五錢 右爲末熬甘草作膏搜和藥末丸如芡實大每一丸薑鹽湯嚼下 血氣痛醋湯下 ⿰扌直

一粒金丹 治氣痛 啞芙蓉即鴉片二錢半 阿魏一錢 木香 沉香各五分 牛黃二分半 右將沉香木香牛黃爲末以鴉片阿魏一放椀內滴水熔化和蜜爲丸菉豆大金箔爲衣每一粒熱氣痛涼水下 冷氣痛滚水下神效 醫鑑

小烏沉湯 治諸氣心腹刺痛 香附子二兩 烏藥一兩 沉香 甘草各二錢半 右爲末每一錢沸鹽湯點服 㗋

烏沉湯 治諸氣背膂心腹痛 烏藥一兩 沉香五錢 甘草灸四錢 人參三錢 右細末每一錢薑鹽湯

『東醫寶鑑』 권3 東醫寶鑑內景篇1 46a

一方 治一切氣痛香附子炒四兩陳皮去白一兩甘草生二錢半右細末每二錢鹽湯點服醫鑑

氣逆 靈樞曰黃帝曰何謂逆而亂岐伯對曰清氣在陰濁氣在陽營氣順脉衛氣逆行清濁相干亂于胷中是爲大悗與悶同故氣亂于心則煩心密默俛首靜伏亂于肺則俛仰喘喝按手以呼亂于腸胃則爲霍亂亂于臂脛則爲四厥亂于頭則爲厥逆頭重眩仆○入門曰氣逆者氣自腹中時時上衝也○內經曰諸逆衝上皆屬於火○丹溪曰病人自言冷氣從下而上者此上升之氣自肝而出中挾相火其熱爲甚自覺其冷非眞冷也又曰氣之上逆屬陽無寒之理覺惡寒者乃火極似水也○入門曰散火之法必先破氣氣降則火自降矣○氣逆宜退熱淸氣湯導氣枳殼丸火盛者滋陰降火湯加便香附子茯神沉香醫鑑

退熱淸氣湯 治氣逆柴胡陳皮赤茯苓各一錢半夏製枳殼各八分便香附七分川芎五分縮砂七粒研木香甘草炙各三分右剉薑三片水煎服入門

導氣枳殼丸 治逆氣上攻心胷痞痛枳殼麩炒木通炒青皮陳皮桑白皮炙蘿葍子炒白丑

『東醫寶鑑』 권3 東醫寶鑑內景篇1 46b

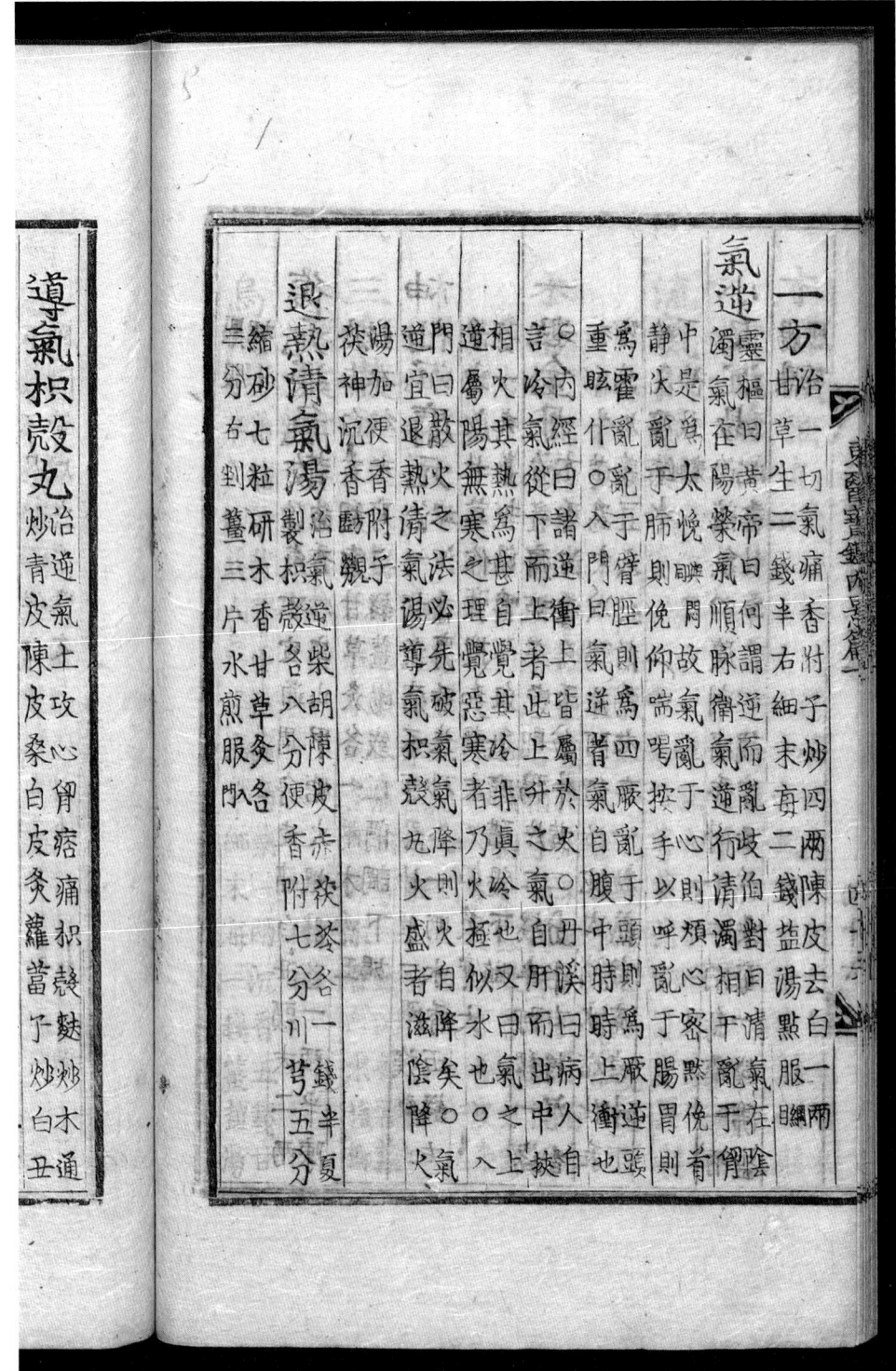

導氣枳殼丸 治逆氣上攻心胷痞痛枳殼麩炒木通炒青皮陳皮桑白皮炙蘿蔔子炒白丑炒頭末黑丑炒頭末蓬朮煨三稜煨茴香炒各等分右爲末薑汁糊和丸梧子大每三五十丸橘皮湯呑下〈直指〉

氣鬱 丹溪曰氣之初病其端甚微或因七情或感六氣或因飮食以致津液不行淸濁相干自氣成積自積成痰氣爲之鬱或痞或痛○正傳曰氣鬱而濕滯濕滯而成熱故氣鬱之病多兼浮腫脹滿○入門曰鬱者病結不散也氣鬱不散二陳湯煎水呑下交感丹又曰血凝氣滯宜復元通氣散痰壅氣滯宜順氣導痰湯方見痰飮○氣鬱宜交感丹木香勻氣散木香調氣散方見積聚上下分消導氣湯鬱兼腫脹宜流氣飮子木香流氣飮五皮散沉香降氣湯方見上

交感丹 治諸氣鬱滯一切公私拂情名利失志抑鬱煩惱七情所傷不思飮食面黃形羸胷膈痞悶諸證神效大能升降水火香附子一斤長流水浸三日取炒茯神四兩右擣爲末蜜丸彈子大每

『東醫寶鑑』 권3 東醫寶鑑內景篇1 47a

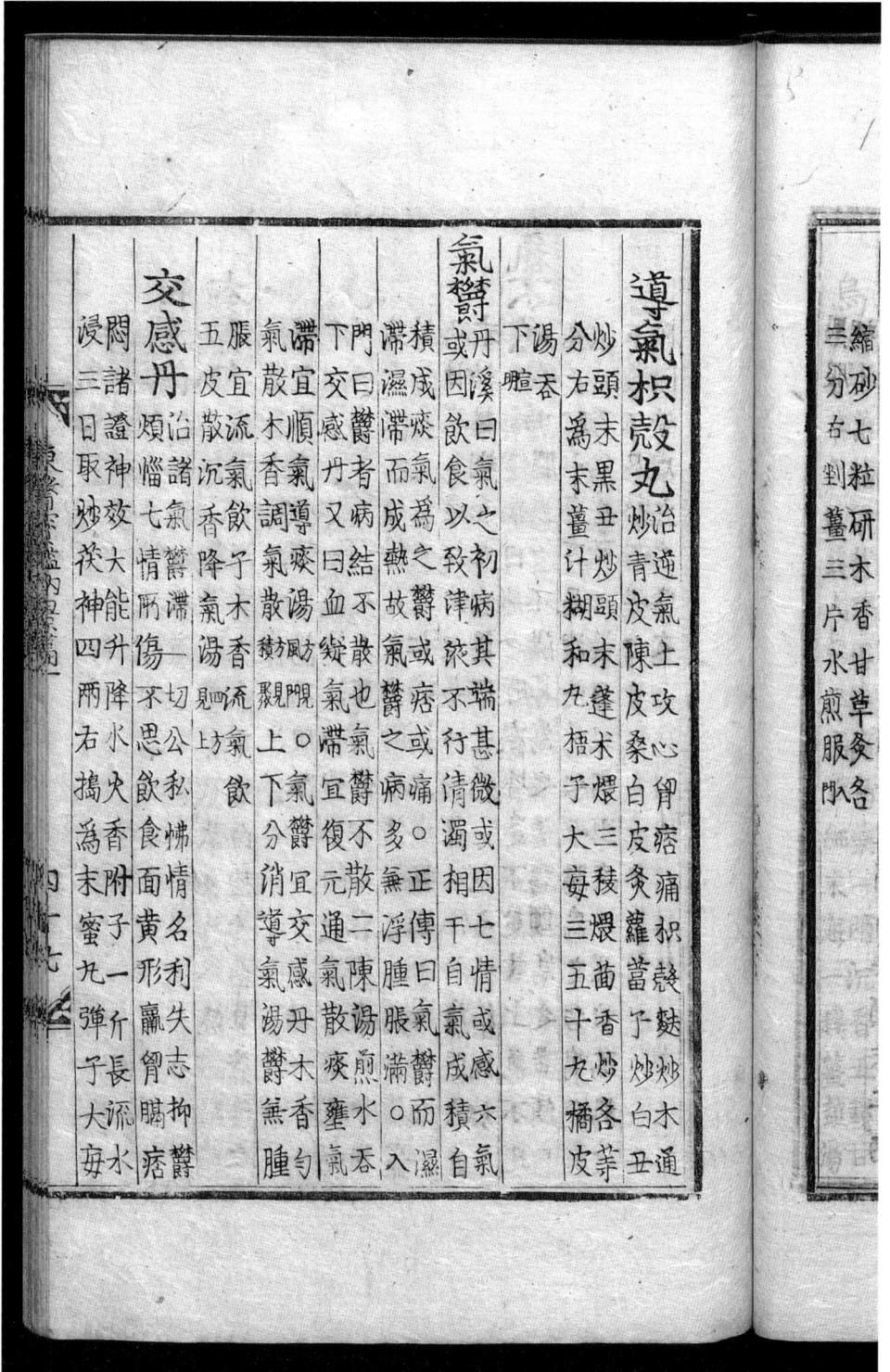

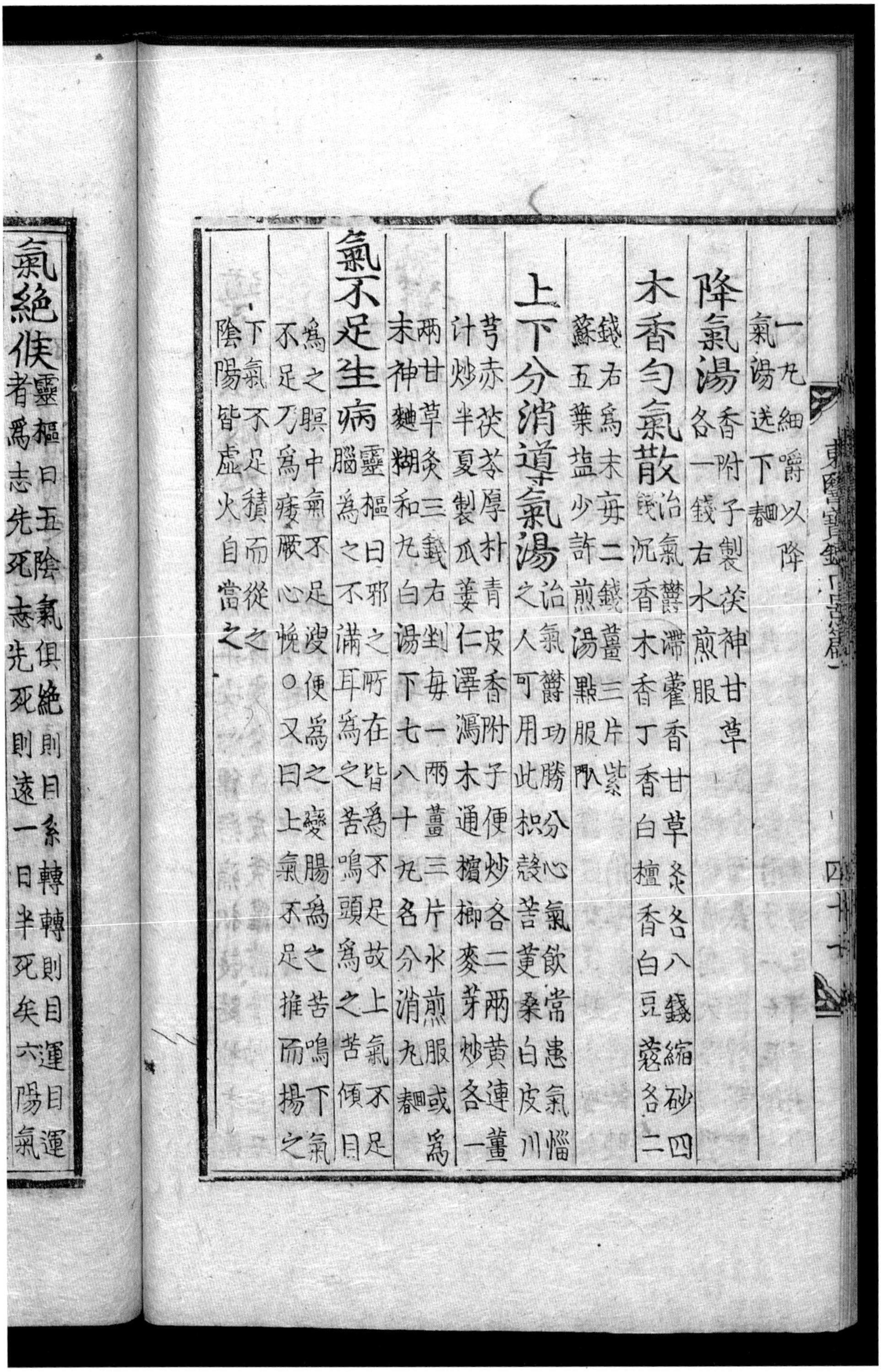

『東醫寶鑑』 권3 東醫寶鑑內景篇1 47b

氣絶候

靈樞曰五陰氣俱絶則目系轉轉則目運目運者爲志先死志先死則遠一日半死矣六陽氣俱絶則陰與陽相離離則腠理發泄絶汗乃出故旦占夕死夕占旦死（絶汗者大如珠出而不流也）○又曰六府氣絶于外者上氣脚縮五藏氣絶于內者下利不禁甚者手足不仁○又曰若陽氣前絶陰氣後竭者其人死身色必青陰氣前絶陽氣後竭者其人死身色必黃腋下溫心下熱也（得効）

禁忌

內經曰久卧傷氣○西山記曰近穢氣觸真氣近死氣亂生氣○凡人空腹不用見尸臭氣入鼻舌上白起口常臭欲見尸者皆須飮酒見之能辟毒觸○凡入疫癘熱病之家皆當防其毒氣傳染毒氣者大汗穢毒之氣也（類聚）

用藥法

正傳曰男子屬陽得氣易散女人屬陰遇氣多鬱是以男子之氣病常少女人之氣病常多故治法曰女人宜調其血以耗其氣男子宜調其氣以養其血○入門曰七情總發於一心七氣總隷於一氣氣陽也動則爲火故以降火化痰消積分治之大槩氣虛四君子湯氣實小烏沈湯火多合

『東醫寶鑑』 권3 東醫寶鑑內景篇1 48a

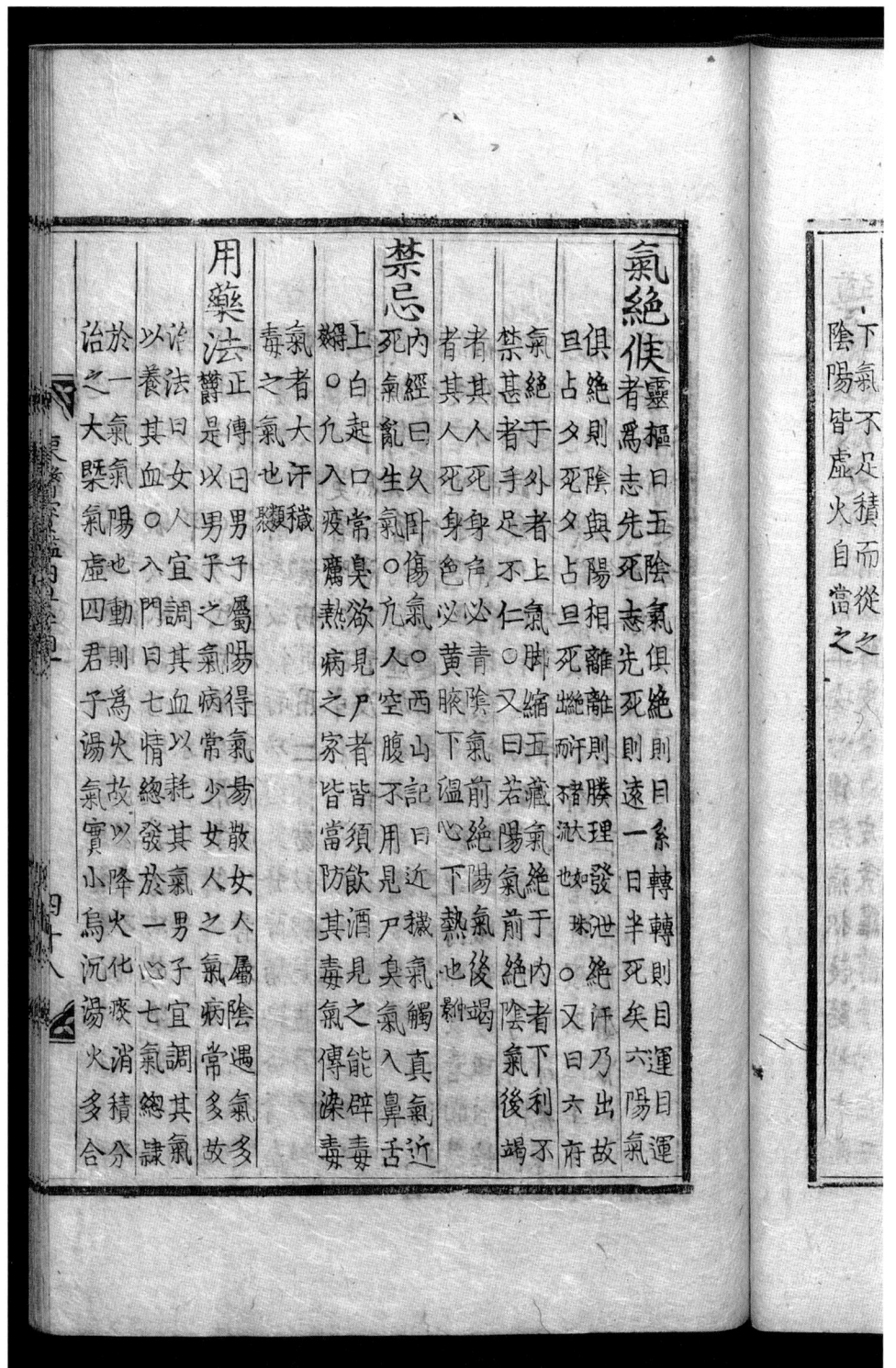

黃連解毒湯瘀覵痰多合二陳湯瘀覵積多合平胃散功覵○丹溪曰久患氣證氣不歸元久服藥
無效者以破故紙為君則效其方破故紙炒一兩茴香炒乳香各五錢為末蜜丸梧子大空心白湯
下五十丸○方氏曰氣病用藥而不效者氣之所藏無以收也蓋肺主氣腎藏氣青木香元木香
順氣丸皆用破故紙所以使氣升降而歸於腎藏也○八門曰氣病通用二陳湯瘀覵上焦氣滯加
枳殼苦黃香附縮砂中焦氣滯加厚朴枳實三稜蓬朮下焦氣滯加青皮木香檳榔氣痛加枳殼氣
實加烏藥香附氣虛加參朮木香○丹溪曰治上升之氣用香附黃連黃芩梔子又曰氣無補法世
俗之言也不思正氣虛者不能運行邪氣着而為病經曰壯者氣行則愈怯者着而成病苟或氣怯
不用補法氣何由行又曰氣鬱須用川芎香附梔子芩連○又曰木香行中下焦氣香附快滯氣陳
皮泄逆氣紫蘇散表氣厚朴泄衛氣檳榔泄至高之氣藿香上行胃氣沉香升降眞氣腦麝散眞氣
凡此皆泄氣之標不能治氣之本

通治氣藥 宜用蘇合香元至聖來復丹交感丹四七湯分心氣飲上下分消導氣湯烏沉湯流氣飲

『東醫寶鑑』 권3 東醫寶鑑內景篇1 48b

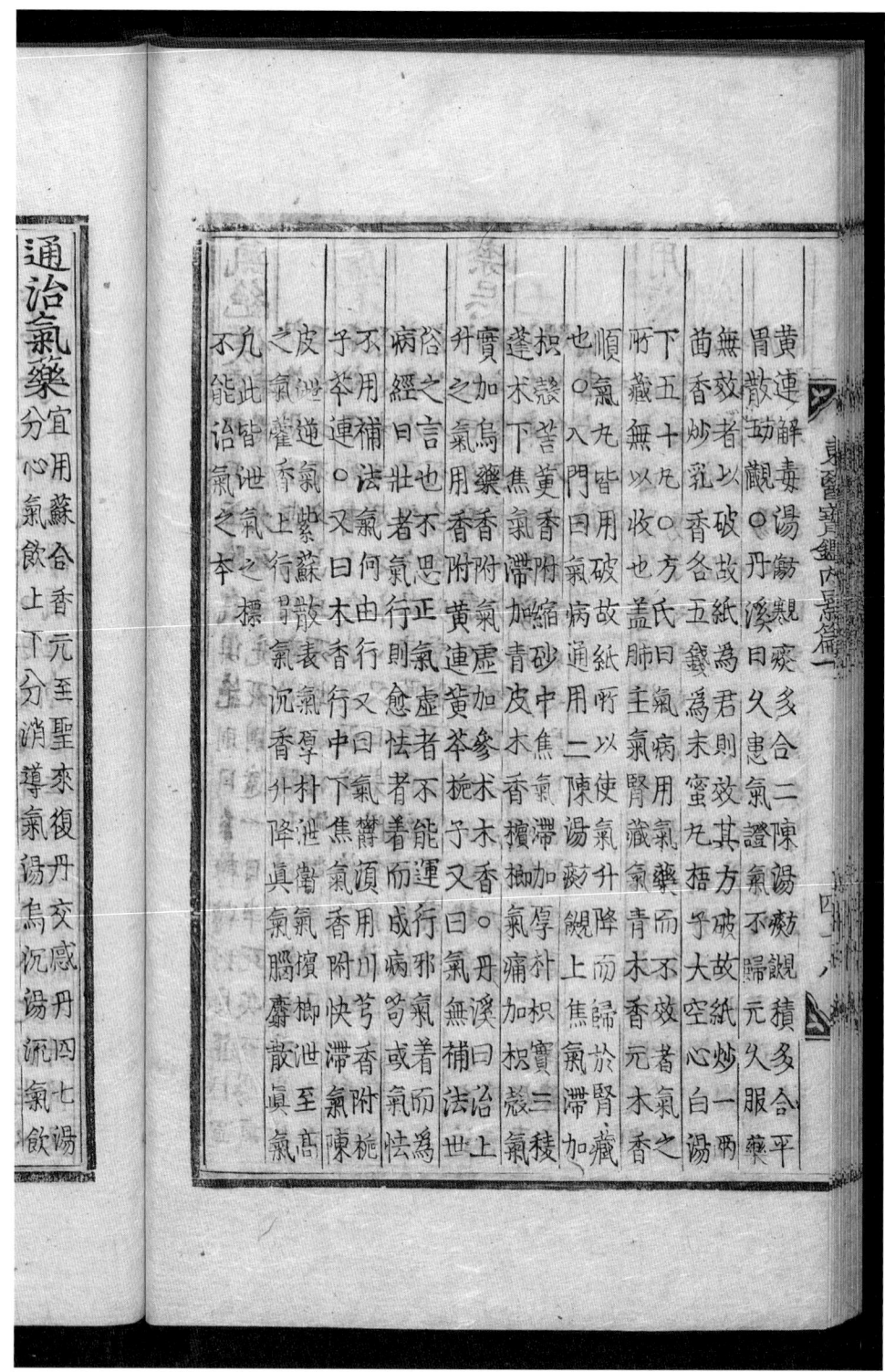

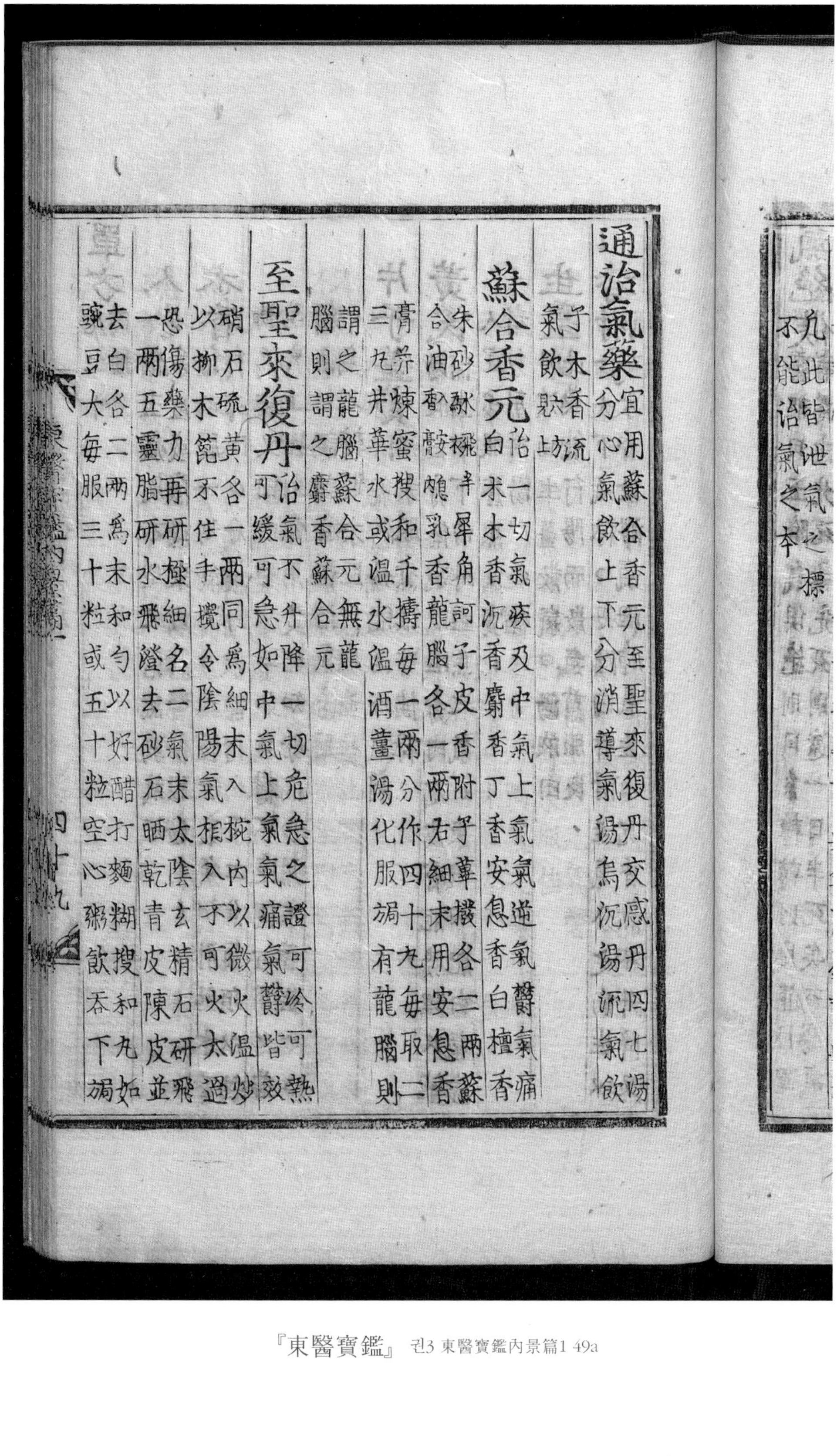

通治氣藥 宜用蘇合香元至聖來復丹交感丹四七湯分心氣飮上下分消導氣湯烏沉湯流氣飮子木香流氣飮貼上方

蘇合香元 治一切氣疾及中氣上氣氣逆氣鬱氣痛 白朮木香沉香麝香丁香安息香白檀香朱砂水飛犀角訶子皮香附子蓽撥各二兩蘇合油香入膏內乳香龍腦各一兩右細末用安息香膏并煉蜜搜和千搗每一兩分作四十丸每取二三丸井華水或溫水溫酒薑湯化服局有龍腦則謂之龍腦蘇合元無龍腦則謂之麝香蘇合元

至聖來復丹 治氣不升降一切危急之證可冷可熱可緩可急如中氣上氣氣痛氣鬱皆效 硝石硫黃各一兩同爲細末入椀內以微火溫炒以柳木篦不住手攪令陰陽氣相入不可火太過恐傷藥力再研極細名二氣末太陰玄精石研飛一兩五靈脂研水飛澄去砂石晒乾青皮陳皮並去白各二兩爲末和勻以好醋打麵糊搜和丸如豌豆大每服三十粒或五十粒空心粥飮呑下局

『東醫寶鑑』 권3 東醫寶鑑內景篇1 49a

單方凡二十四種

人參 補五藏氣不足又治氣弱氣短氣虛或煎或末或熬膏多服妙

木香 治心腹一切氣本草○凡腔子裏氣須用些木香行之入門○丹溪曰木香行中下二焦氣須以檳榔爲使又曰木香味辛如氣鬱不達固宜用之若陰火上衝則當用黃栢知母而少用木香佐之○湯液曰調諸氣散滯氣治腹中氣不轉運末服煎服並佳

片子薑黃 治氣爲最能治冷氣刺痛末服煮服皆佳本草

黃芪 湯液曰實衛氣能溫分肉充皮膚肥腠理又能補上中下內外三焦之氣○東垣曰肥白氣虛人宜多服蒼黑氣實者勿用煎湯服之佳

生薑 丹溪曰生薑散氣○湯液曰此藥能行陽而散氣煎服良

香附子 大下氣本草○丹溪曰香附主氣分之病佐以木香散滯氣泄肺氣佐以沉香無不升降又

曰沉香佐香附流動諸氣極妙凡人有病則氣滯而餒故香附入氣分爲君藥末服煎服丸服並佳

『東醫寶鑑』 권3 東醫寶鑑內景篇1 49b

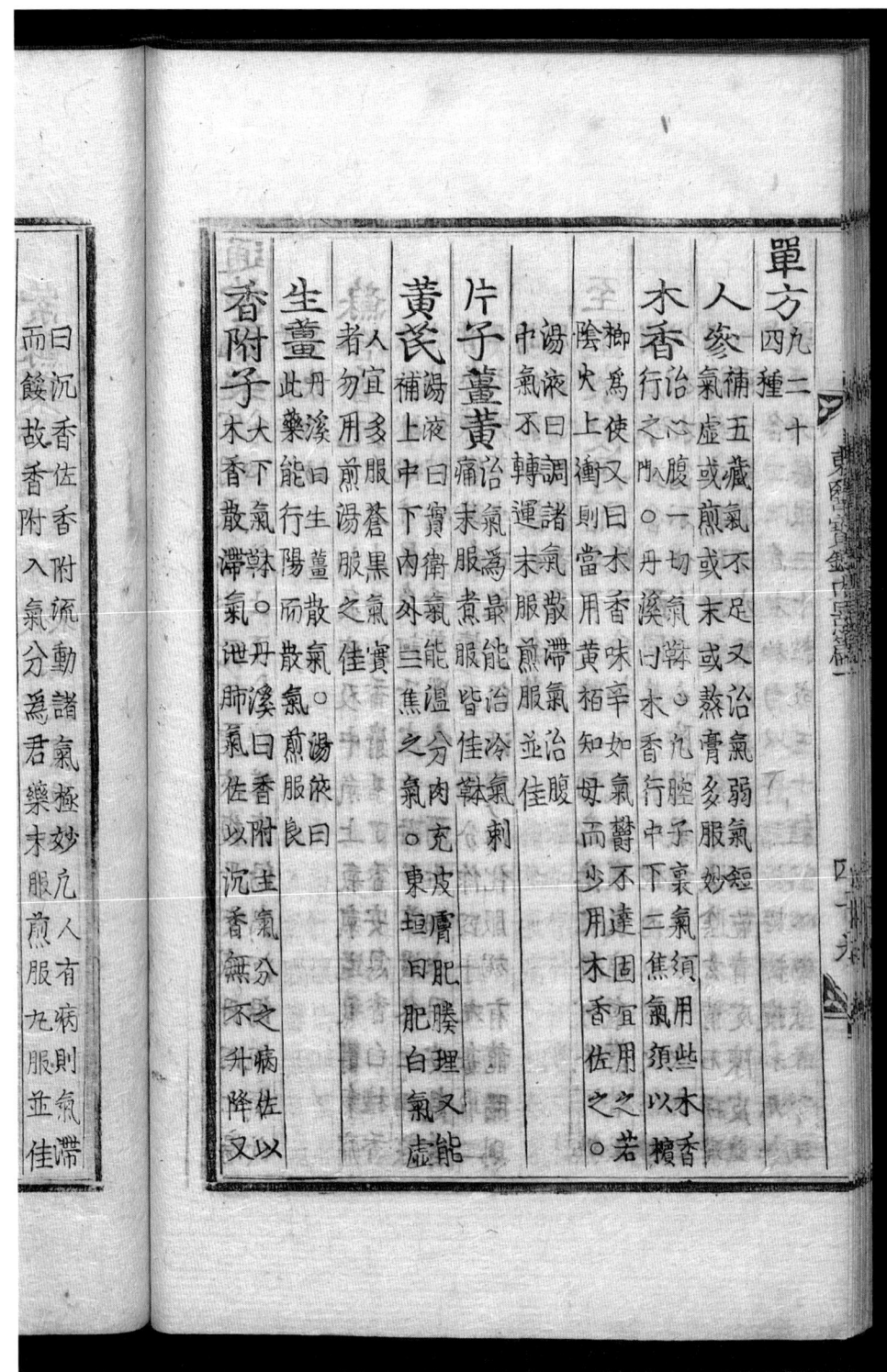

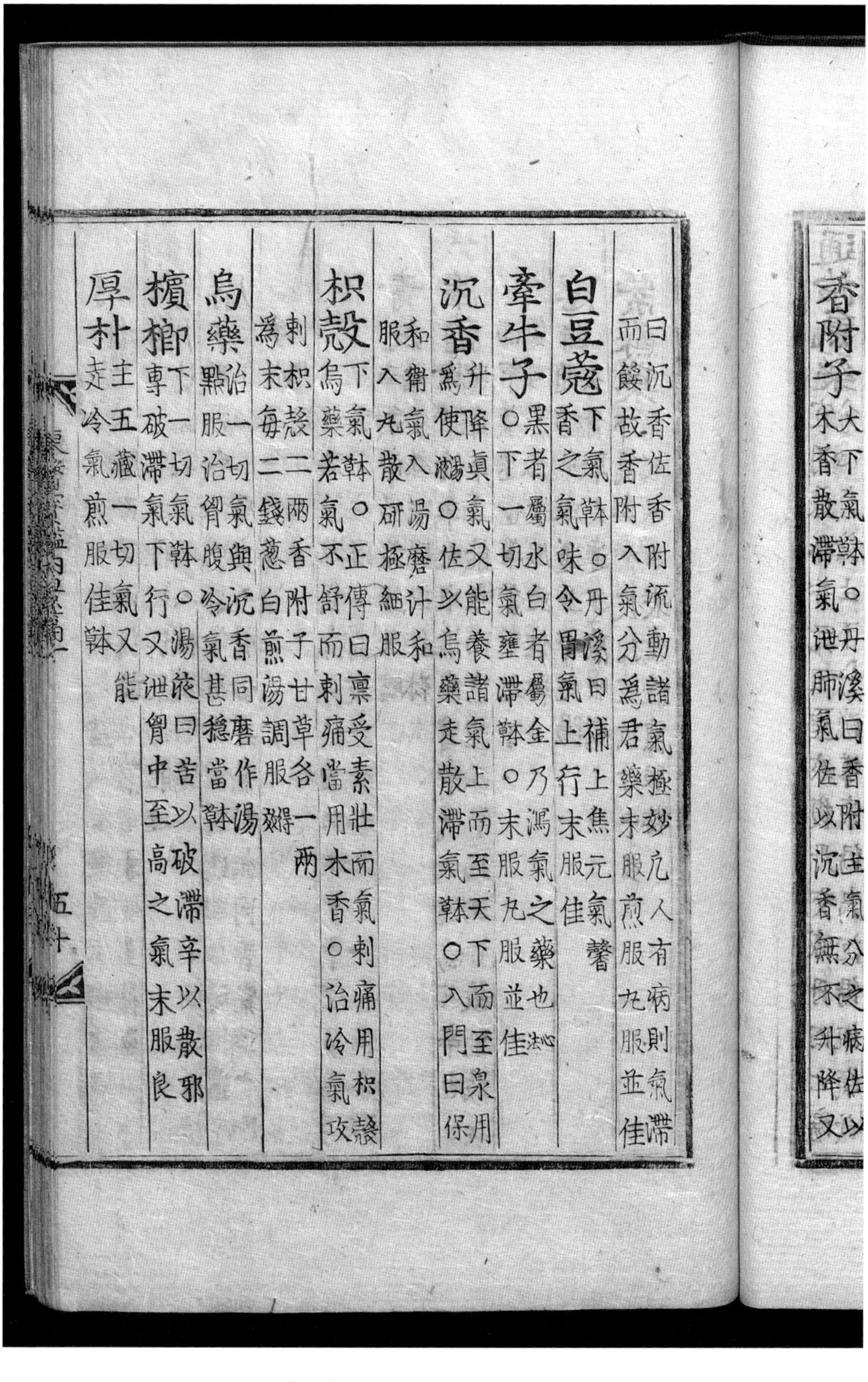
曰沉香佐香附流動諸氣極妙凡人有病則氣滯而餒故香附入氣分爲君藥末服煎服丸服並佳

白豆蔲 下氣本草○丹溪曰補上焦元氣香之氣味令胃氣上行末服佳鑑

牽牛子 黑者屬水白者屬金乃瀉氣之藥也心法○下一切氣壅滯本草○末服丸服並佳

沉香 升降眞氣又能養諸氣上而至天下而至泉用爲使湯液○佐以烏藥走散滯氣本草○入門曰保和衛氣入湯磨汁和服入丸散研極細服

枳殼 下氣本草○正傳曰稟受素壯而氣刺痛用枳殼爲藥若氣不舒而刺痛當用木香○治冷氣攻刺枳殼二兩香附子甘草各一兩爲末每二錢葱白煎湯調服得效

烏藥 治一切氣與沉香同磨作湯點服治冑腹冷氣甚穩當本草

檳榔 下一切氣本草○湯液曰苦以破滯辛以散邪專破滯氣下行又泄冑中至高之氣末服良

厚朴 主五藏一切氣又能走冷氣煎服佳本草

東醫寶鑑內景篇一 五十

香附子 大下氣本草○丹溪曰香附主氣分之病佐以木香散滯氣泄肺氣佐以沉香無不升降又以

『東醫寶鑑』 권3 東醫寶鑑內景篇1 50a

人乳 益氣爲百藥之長最宜長服之本草

訶子皮 下氣治一切氣氣虛人宜緩緩少服蓋雖澁腸而又泄氣故也煎服末服並佳本草

龍腦 下惡氣其性輕浮飛揚能透達關竅之氣入他藥服本草

麝香 辟惡氣本草○麝能引藥氣透達擸○通關透竅上達肌膚內入骨髓與龍腦相同香竄過之入門

末服又入丸藥用

陳皮 下氣又治逆氣本草○湯液曰導胸中滯氣又能益氣若去滯氣橘皮三分加青皮一分煎服本草

青皮 主氣滯破積結及膈氣煎服末服並佳本草

蘿蔔 大下氣草木中惟蘿蔔下氣最速爲其辛也生薑雖辛止能散而已蘿蔔辛而又甘故能散緩而下氣速也蘿蔔子尤下氣炒煎服末服並佳本草

葱白 通陽氣以通上下之陽去青取白連根煎服本草

紫蘇葉 下氣與橘皮相宜氣方中多用之又散表氣濃煎服本草

『東醫寶鑑』 권3 東醫寶鑑內景篇1 50b

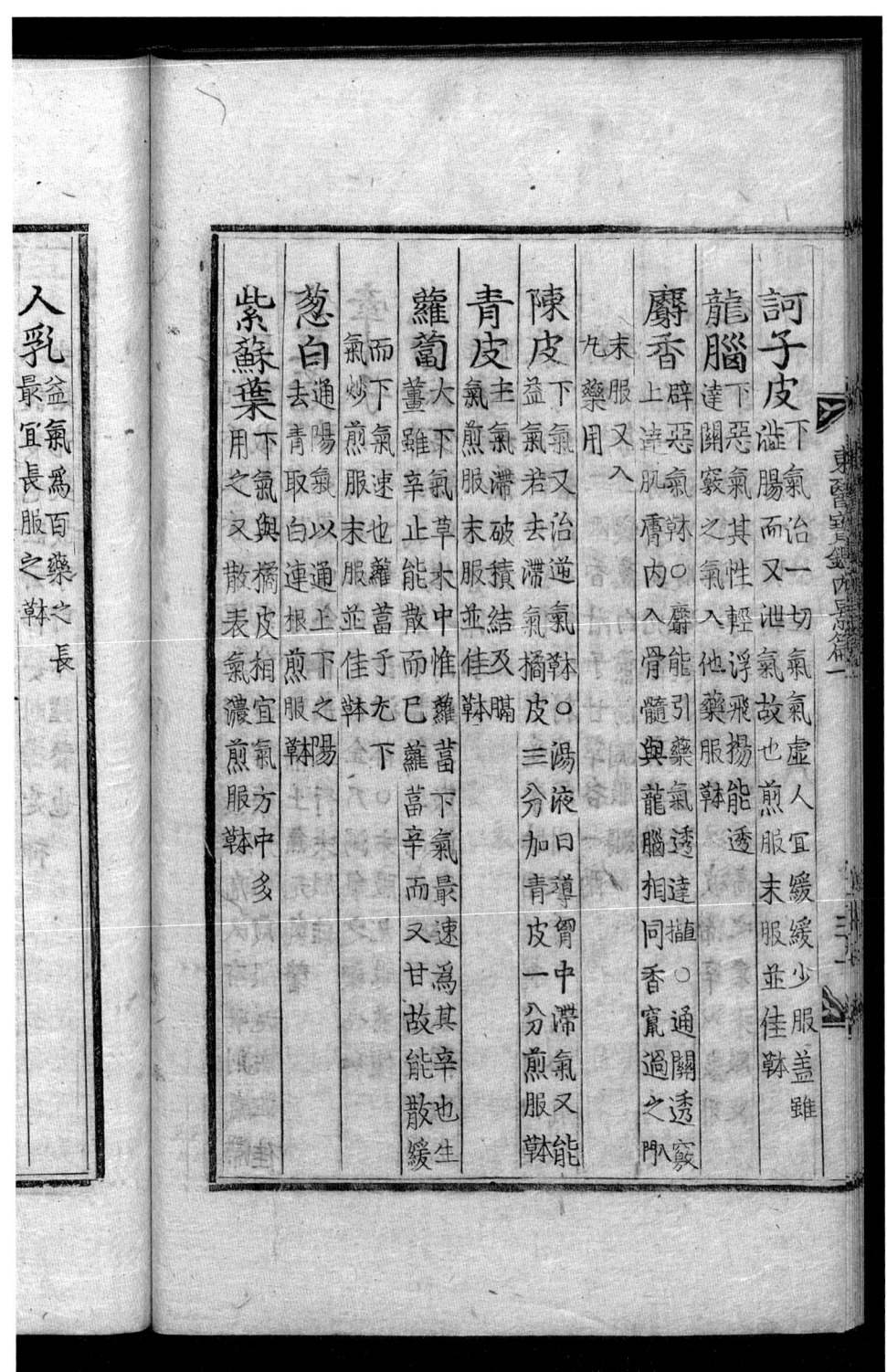

紫蘇葉 下氣與橘皮相宜氣方中多用之又散表氣濃煎服佳

人乳 益氣爲百藥之長最宜長服之佳

牛肉 補虛益氣滋養氣血肚尤良爛蒸食之佳

黃狗肉 益氣補陽氣和五味煮熟食之佳

六字氣訣 噓肝氣呵心氣呼脾氣呬肺氣吹腎氣嘻三焦氣其法以口吐鼻取能去病延壽○肝若噓時目爭精肺知呬氣手雙擎心呵頂上連叉手腎吹抱取膝頭平脾病呼時須撮口三焦客熱卧嘻嘻○春噓養肝夏呵養心秋呬養肺冬吹養腎四季呼養脾不時嘻養三焦切忌出聲聞於口耳也臞○肝病大呼三十遍細呼十遍心病大呵三十遍細呵十遍脾病大呼三十遍細呼十遍肺病大呬三十遍細呬十遍腎病大吹五十遍細吹十遍皆須左右導引然後乃爲之得效

鍼灸法 一切氣疾取氣海氣逆取尺澤商丘太白三陰交噫氣上逆取太淵神門短氣取大陵尺澤少氣取間使神門大陵少衝足三里下廉行間然谷至陰肝俞氣海神應○上氣灸大衝氣結食不消灸

『東醫寶鑑』 권3 東醫寶鑑內景篇1 51a

太倉冷氣臍下痛灸關元百壯短氣灸大顀隨年壯肺俞百壯神闕二七壯又灸第五顀下隨年壯[illegible]○短氣取天井大顀肺俞肝俞魚際尺澤甲○氣亂于心取神門大陵氣亂于肺取魚際太谿氣亂于腸胃取太白陷谷足三里氣亂于頭取天柱大杼通谷束骨氣亂于臂脛取二間三間內庭陷谷液門中渚俠谿臨泣靈

神

神爲一身之主

內經曰心者君主之官神明出焉○無名子曰天一生水在人曰精地二生火在人曰神○回春曰心者一身之主淸淨之府外有包絡以羅之其中精華之聚萃者名之曰神通陰陽察纖毫無所紊亂○邵子曰神統於心氣統於腎形統於首形氣交而神主乎其中三才之道也○內經曰太上養神其次養形故養神者必知形之肥瘦榮衛血氣之盛衰血氣者人之神不可不謹養也註云神安則壽延神去則形獘故不可不謹養也

五味生神

內經曰天食人以五氣地食人以五味五氣入鼻藏於心肺上使五色修明音聲能彰五

『東醫寶鑑』 권3 東醫寶鑑內景篇1 51b

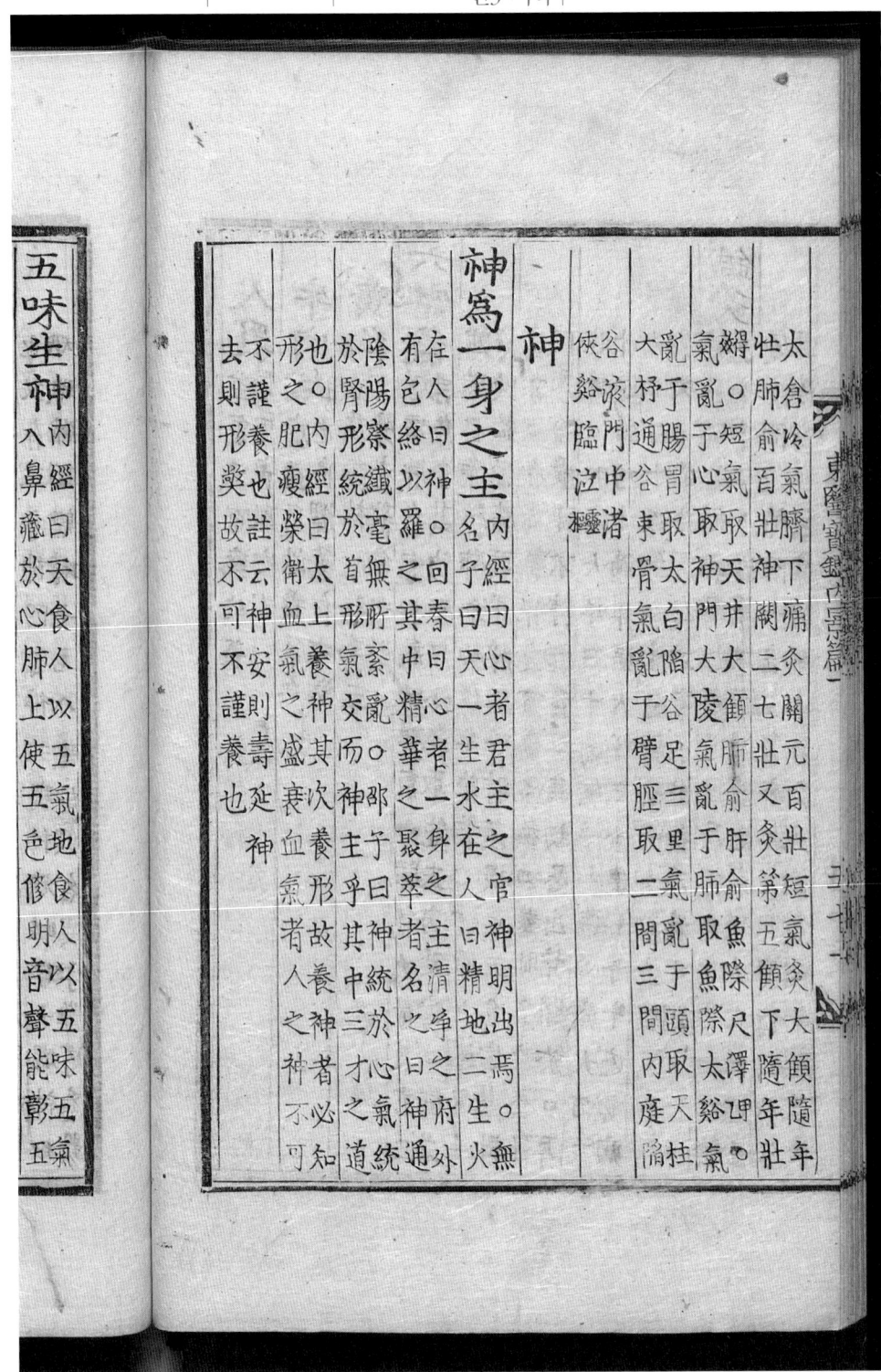

3: 3a | 3: 2b | 3: 2a

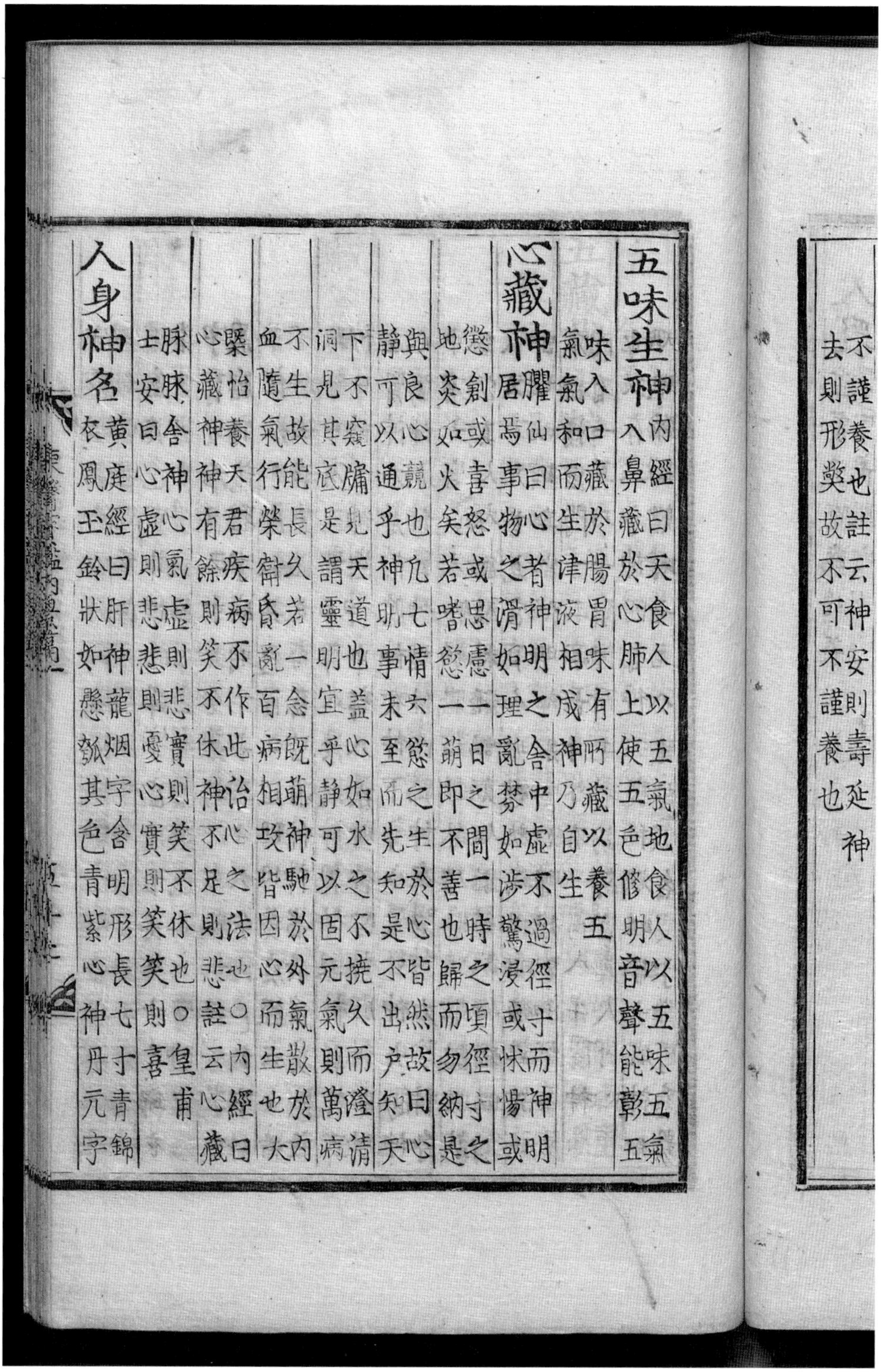

不謹養也註云神安則壽延神去則形斃故不可不謹養也

五味生神 內經曰天食人以五氣地食人以五味五氣入鼻藏於心肺上使五色修明音聲能彰五味入口藏於腸胃味有所藏以養五氣氣和而生津液相成神乃自生

心藏神 臞仙曰心者神明之舍中虛不過徑寸而神明居焉事物之滑如理亂棼如涉驚浸或怵惕或懲創或喜怒或思慮一日之間一時之頃徑寸之地炎如火矣若嗜慾一萌即不善也歸而勿納是與良心競也凡七情六慾之生於心皆然故曰心靜可以通乎神明事未至而先知是不出戶知天下不窺牖見天道也蓋心如水之不撓久而澄清洞見其底是謂靈明宜乎靜可以固元氣則萬病不生故能長久若一念既萌神馳於外氣散於內血隨氣行榮衛昏亂百病相攻皆因心而生也大槩怡養天君疾病不作此治心之法也○內經曰心藏神神有餘則笑不休神不足則悲註云心藏脉脉舍神心氣虛則悲實則笑不休也○皇甫士安曰心虛則悲悲則憂心實則笑笑則喜

人身神名 黃庭經曰肝神龍烟字含明形長七寸青錦衣鳳玉鈴狀如懸瓠其色青紫心神丹元字

『東醫寶鑑』 권3 東醫寶鑑內景篇1 52a

守靈形長九寸丹錦飛裳狀如未開垂蓮其色赤脾神常在字魂停形長七寸六分黃錦之衣狀如覆盆其色黃肺神皓華字虛成形長八寸素錦衣裳黃雲之帶狀如華蓋覆磬其色紅白腎神玄冥字育嬰形長三寸六分蒼錦之衣狀如圓石其色黑膽神龍曜字威明形長三寸六分九色錦衣綠華裙狀如懸瓠其色青○正理曰黃庭經云至道不煩訣存眞泥丸百節皆有神神名最多莫能枚擧身中有三部上部八景髮神腦神眼神鼻神耳神口神舌神齒神中部八景肺神心神肝神脾神左腎神右腎神膽神喉神下部八景腎神大腸神小腸神胴神胃神膈神兩脇神左陽神右陰神身中有九宮眞人心爲絳宮眞人腎爲丹元宮眞人肝爲蘭臺宮眞人肺爲尙書宮眞人脾爲黃庭宮眞人膽爲天靈宮眞人小腸爲玄靈宮眞人大腸爲未靈宮眞人膀胱爲玉房宮眞人又有元首九宮眞人腦有九瓣故頭有九宮一曰雙丹宮二曰明堂宮三曰泥丸宮四曰流珠宮五曰大帝宮六曰天庭宮七曰極眞宮八曰玄丹宮九曰太皇宮也又有金樓重門十二亭長身外有一萬八千陽神身內有一萬八千陰神所主者爲絳宮眞人即心主也又有三身神四智神三魂神爽靈胎光幽精七魄神尸狗伏矢雀陰蜚毒天賊除穢臭肺七元八識神假名異字難可悉數

東醫寶鑑內景篇一　五十二

心主乃一身之君萬神爲之聽命焉故能虛靈知覺千變萬化

『東醫寶鑑』 권3 東醫寶鑑內景篇1 52b

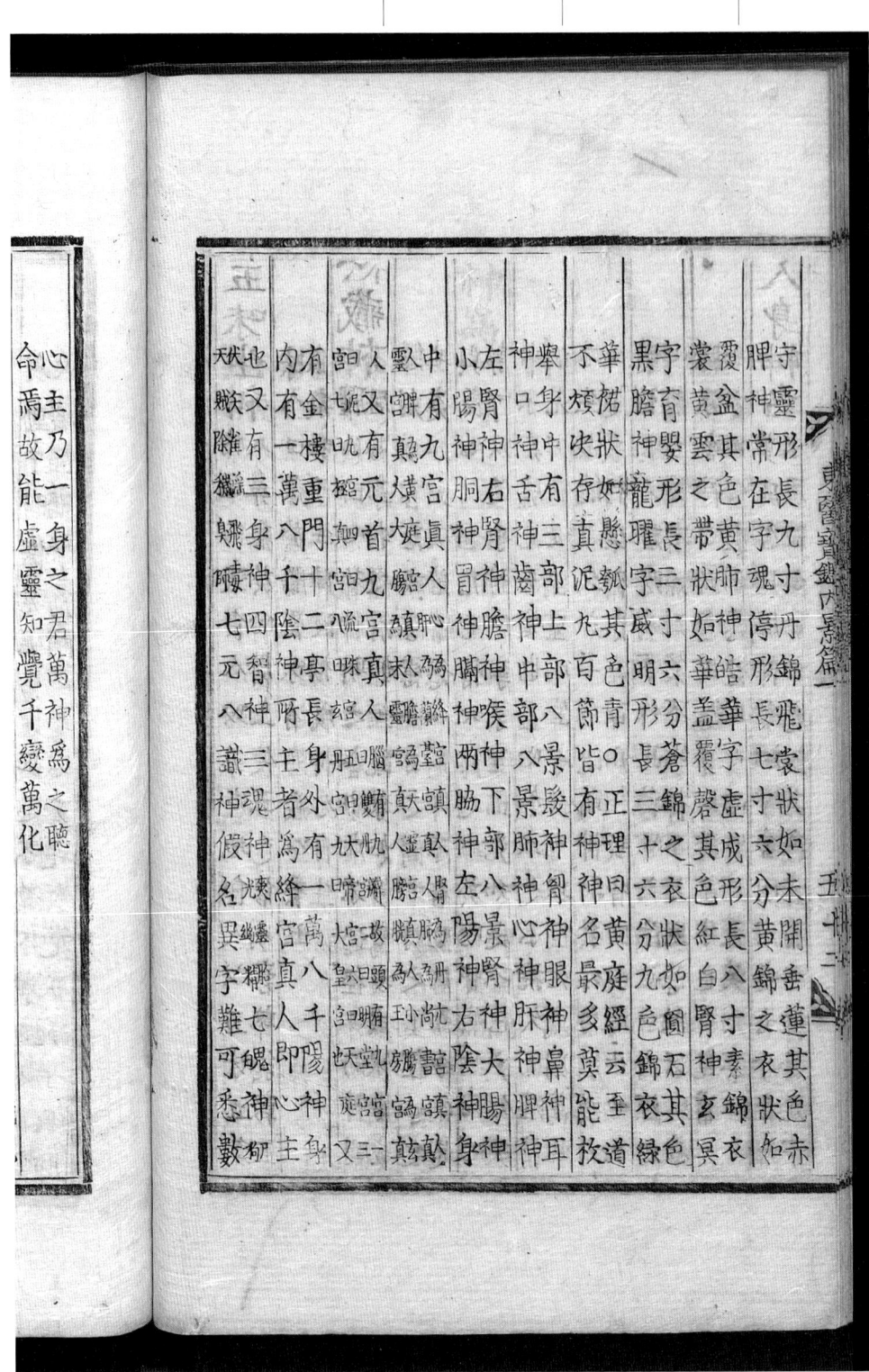

心主乃一身之君萬神爲之聽命焉故能虛靈知覺千變萬化

五藏藏七神

內經曰五藏所藏心藏神肺藏魄肝藏魂脾藏意腎藏志又曰脾藏意與智腎藏精與志是謂七神註云神者精氣之化成也魄者精氣之匡佐也魂者神氣之輔弼也意者記而不忘者也志者專意而不移者也○靈樞曰兩精相薄謂之神隨神往來謂之魂並精出入謂之魄心有所憶謂之意意之所存謂之志因慮而處物謂之智也

藏氣絶則神見於外

一士人喜觀書忘食一日有紫衣人立於前曰公不可苦思思則我死矣問其何人曰我穀神也於是絶思而食如故誕壽○無錫游氏子以酒色得疾常見兩女子衣服鮮麗冉冉至腰而沒醫曰此腎神也腎絶則神不守舍故見於外也醫說

脈法

七情傷脈喜則脈散怒則脈促一作激憂則脈澁思則脈沉一作結悲則脈結一作緊驚則脈顫一作動恐則脈沉得效○喜傷心則脈虛思傷脾則脈結憂傷肺則脈澁怒傷肝則脈濡恐傷腎則脈沉驚傷膽則

『東醫寶鑑』 권3 東醫寶鑑內景篇1 53a

脉動悲傷心包則脉緊○凡七情之脉惟氣口緊盛
而已細分之則如此入門○凡癲疾脉搏大滑久自已
脉小堅急死不治又曰癲疾脉虛則可治實則死
內經○癲癎之脉浮洪大長滑大堅實痰蓄心狂又
曰大堅疾者癲狂脉訣○恍惚癲狂實大爲順沉細
爲逆得效○靈樞曰凡脉急甚皆爲癲狂厥疾○心
中驚悸脉必結代飮食之悸沉伏動滑脉訣○寸口
脉動而弱動爲驚弱爲悸又曰肝脉動暴有所驚
駭仲景○人恐怖其脉何狀師曰脉形如循絲纍纍
然其面白脫色也又曰人愧者其脉何類師曰脉
浮而面色乍白乍赤也脉經

神統七情傷則爲病

心藏神爲一身君主統攝七情酬酢萬機七情者喜怒憂思悲驚恐
也又魂神意魄志以爲神主故亦皆名神也內經
○靈樞曰心怵惕思慮則傷神神傷則恐懼自失
破䐃脫肉毛悴色夭死于冬脾憂愁而不解則傷
意意傷則悗亂四肢不擧毛悴色夭死于春肝悲
哀動中則傷魂魂傷則狂忘不精不精則不正當
人陰縮而攣筋兩脇骨不擧毛悴色夭死于秋肺
喜樂無極則傷魄魄傷則狂狂者意不存人皮革
焦毛悴色夭死于夏腎盛怒而不止則傷志志傷

『東醫寶鑑』 권3 東醫寶鑑內景篇1 53b

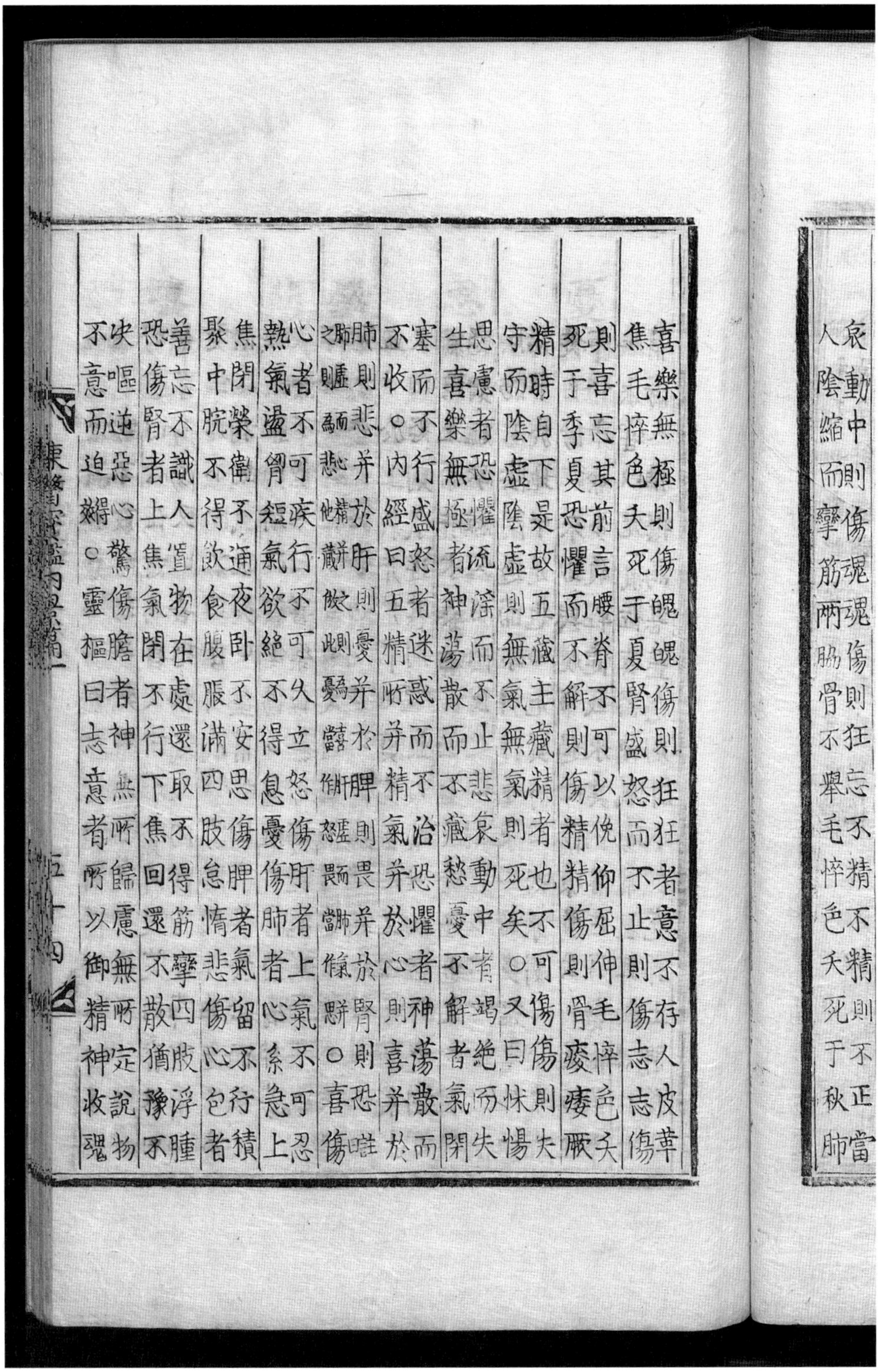

哀動中則傷魂魂傷則狂忘不精不精則不正當人陰縮而攣筋兩脇骨不擧毛悴色夭死于秋肺

喜樂無極則傷魄魄傷則狂狂者意不存人皮革焦毛悴色夭死于夏腎盛怒而不止則傷志志傷則喜忘其前言腰脊不可以俛仰屈伸毛悴色夭死于季夏恐懼而不解則傷精精傷則骨痠痿厥精時自下是故五藏主藏精者也不可傷傷則失守而陰虛陰虛則無氣無氣則死矣○又曰怵惕思慮者恐懼流淫而不止悲哀動中者竭絶而失生喜樂無極者神蕩散而不藏愁憂不解者氣閉塞而不行盛怒者迷惑而不治恐懼者神蕩憚而不收○內經曰五精所并精氣并於心則喜并於肺則悲并於肝則憂并於脾則畏并於腎則恐註曰肺虛而心精并之則爲喜肝虛而肺氣并之則爲悲他藏倣此憂當作怒畏當作悲○喜傷心者不可疾行不可久立怒傷肝者上氣不可忍熱氣盪胷短氣欲絶不得息憂傷肺者心系急上焦閉榮衛不通夜卧不安思傷脾者氣留不行積聚中脘不得飮食腹脹滿四肢怠惰悲傷心包者善忘不識人置物在處還取不得筋攣四肢浮腫恐傷腎者上焦氣閉不行下焦回還不散猶豫不決嘔逆惡心驚傷膽者神無所歸慮無所定說物不意而迫得如○靈樞曰志意者所以御精神收魂

東醫寶鑑內景篇一 五十四

『東醫寶鑑』 권3 東醫寶鑑內景篇1 54a

3: 12b | 3: 12a | 3: 11b | 3: 11a | 3: 10b

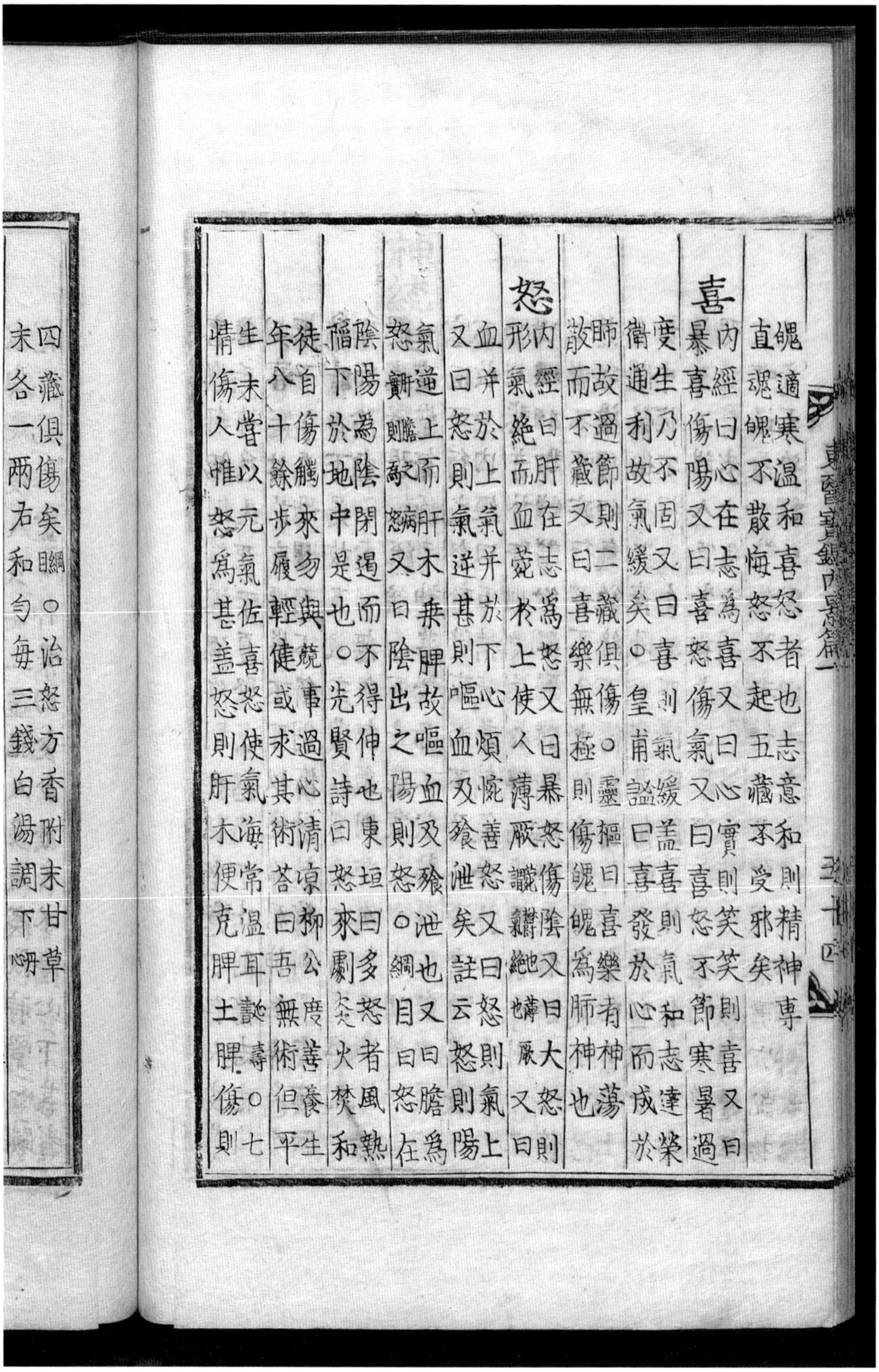
東醫寶鑑內景篇一

魄適寒溫和喜怒者也志意和則精神專直魂魄不散悔怒不起五藏不受邪矣

喜

內經曰心在志爲喜又曰心實則笑笑則喜又曰暴喜傷陽又曰喜怒傷氣又曰喜怒不節寒暑過度生乃不固又曰喜則氣緩蓋喜則氣和志達榮衛通利故氣緩矣○皇甫謐曰喜發於心而成於肺故過節則二藏俱傷○靈樞曰喜樂者神蕩散而不藏又曰喜樂無極則傷魄魄爲肺神也

怒

內經曰肝在志爲怒又曰暴怒傷陰又曰大怒則形氣絶而血菀於上使人薄厥[illegible]又曰血并於上氣并於下心煩惋善怒又曰怒則氣上又曰怒則氣逆甚則嘔血及飱泄矣註云怒則陽氣逆上而肝木乘脾故嘔血及飱泄也又曰膽爲怒(膽腑則爲之怒病)又曰陰出之陽則怒○綱目曰怒在陰陽爲陰閉遏而不得伸也東垣曰多怒者風熱陷下於地中是也○先賢詩曰怒來劇炎火焚和徒自傷觸來勿與競事過心淸涼柳公度善養生年八十餘步履輕健或求其術答曰吾無術但平生未嘗以元氣佐喜怒使氣海常溫耳誂壽○七情傷人惟怒爲甚蓋怒則肝木便克脾土脾傷則

四藏俱傷矣綱目○治怒方香附末甘草末各一兩右和勻每三錢白湯調下丹心

『東醫寶鑑』 권3 東醫寶鑑內景篇1 54b

四藏俱傷矣綱目○治怒方香附末甘草末各一兩右和勻每三錢白湯調下丹心

憂 內經曰肺在志爲憂又曰憂則氣沉○靈樞曰愁憂不解則傷意意爲脾神也又曰愁憂者氣閉塞而不行盖憂則膈塞否閉氣脉斷絶而上下不通也氣固於內則大小便道偏不得通泄也

思 內經曰脾在志爲思又曰思則氣結註云繫心不散故氣亦停留而結也○皇甫謐曰思發於脾而成於心過節則二藏俱傷○靈樞曰因志而存變謂之思因思而遠慕謂之慮又曰怵惕思慮則傷神神傷則恐懼流淫而不止

悲 內經曰肺之志爲悲又曰心虛則悲悲則憂又曰精氣并於肺則悲肝虛而肺氣并之則爲悲又曰悲則氣消又曰肺主殺故其志爲悲○靈樞曰悲哀動中則傷魂又曰悲哀動中者竭絶而失生

驚 詳見驚悸類

恐 內經曰腎在志爲恐又曰胃爲恐註曰胃熱則腎氣微弱故爲恐又曰精氣并於腎則恐由心虛而

生未甞以元氣佐喜怒使氣海常温耳誕壽○七情傷人惟怒爲甚盖怒則肝木便克脾土脾傷則

『東醫寶鑑』 권3 東醫寶鑑內景篇1 55a

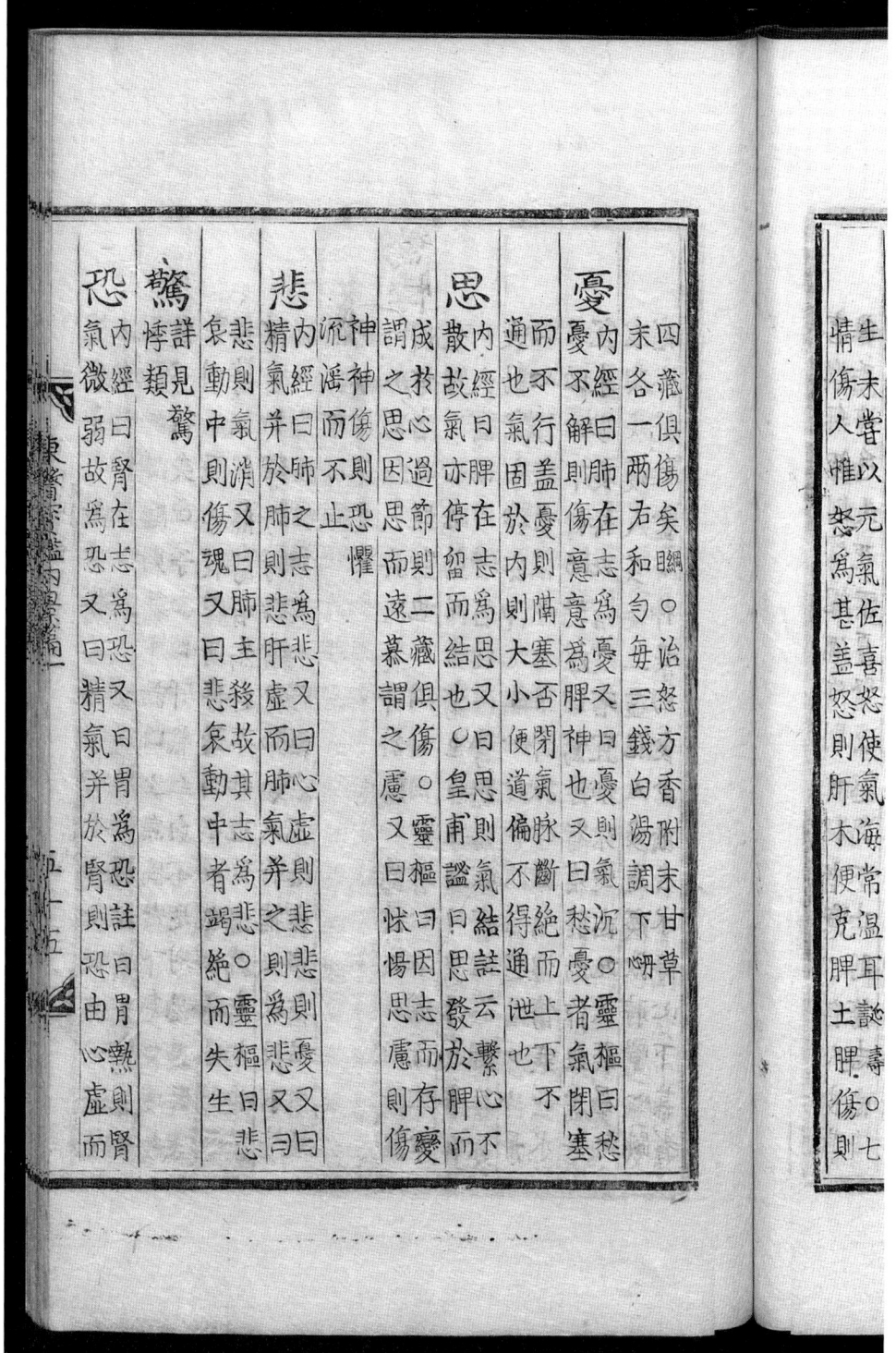

3: 16a　3: 15b　3: 15a　3: 14b

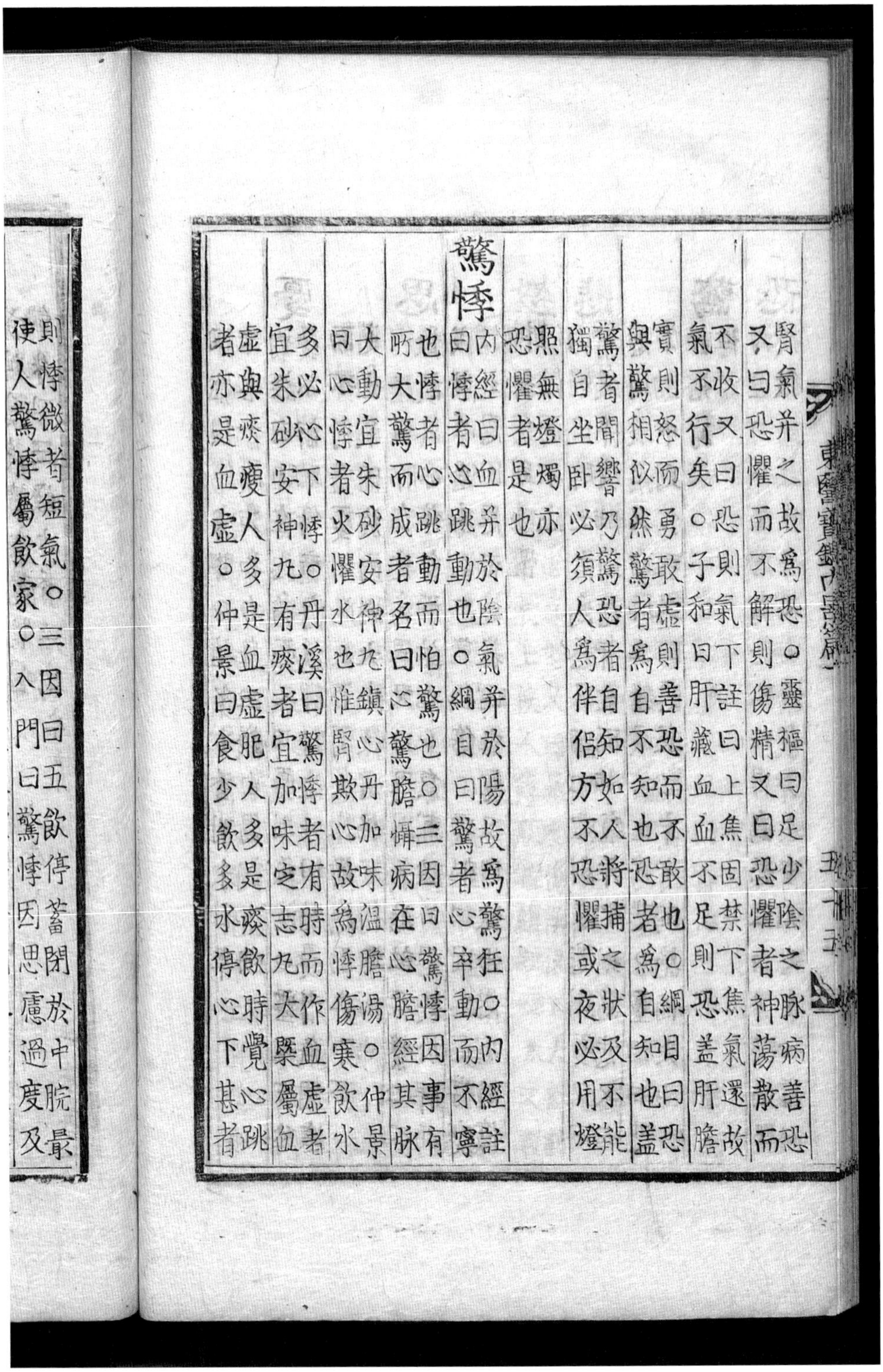

東醫寶鑑內景篇一　五十五

腎氣并之故爲恐○靈樞曰足少陰之脉病善恐又曰恐懼而不解則傷精又曰恐懼者神蕩散而不收又曰恐則氣下註曰上焦固禁下焦氣還故氣不行矣○子和曰肝藏血血不足則恐蓋肝膽實則怒而勇敢虛則善恐而不敢也○綱目曰恐與驚相似然驚者爲自不知也恐者爲自知也蓋驚者聞響乃驚恐者自知如人將捕之狀及不能獨自坐臥必須人爲伴侶方不恐懼或夜必用燈照無燈燭亦恐懼者是也

驚悸

內經曰血并於陰氣并於陽故爲驚狂○內經註曰悸者心跳動也○綱目曰驚者心卒動而不寧也悸者心跳動而怕驚也○三因曰驚悸因事有所大驚而成者名曰心驚膽慴病在心膽經其脉大動宜朱砂安神丸鎭心丹加味溫膽湯○仲景曰心悸者火懼水也惟腎欺心故爲悸傷寒飮水多必心下悸○丹溪曰驚悸者有時而作血虛者宜朱砂安神丸有痰者宜加味定志丸大槩屬血虛與痰瘦人多是血虛肥人多是痰飮時覺心跳者亦是血虛○仲景曰食少飮多水停心下甚者

則悸微者短氣○三因曰五飮停蓄閉於中脘最使人驚悸屬飮家○入門曰驚悸因思慮過度及

『東醫寶鑑』 권3 東醫寶鑑內景篇1 55b

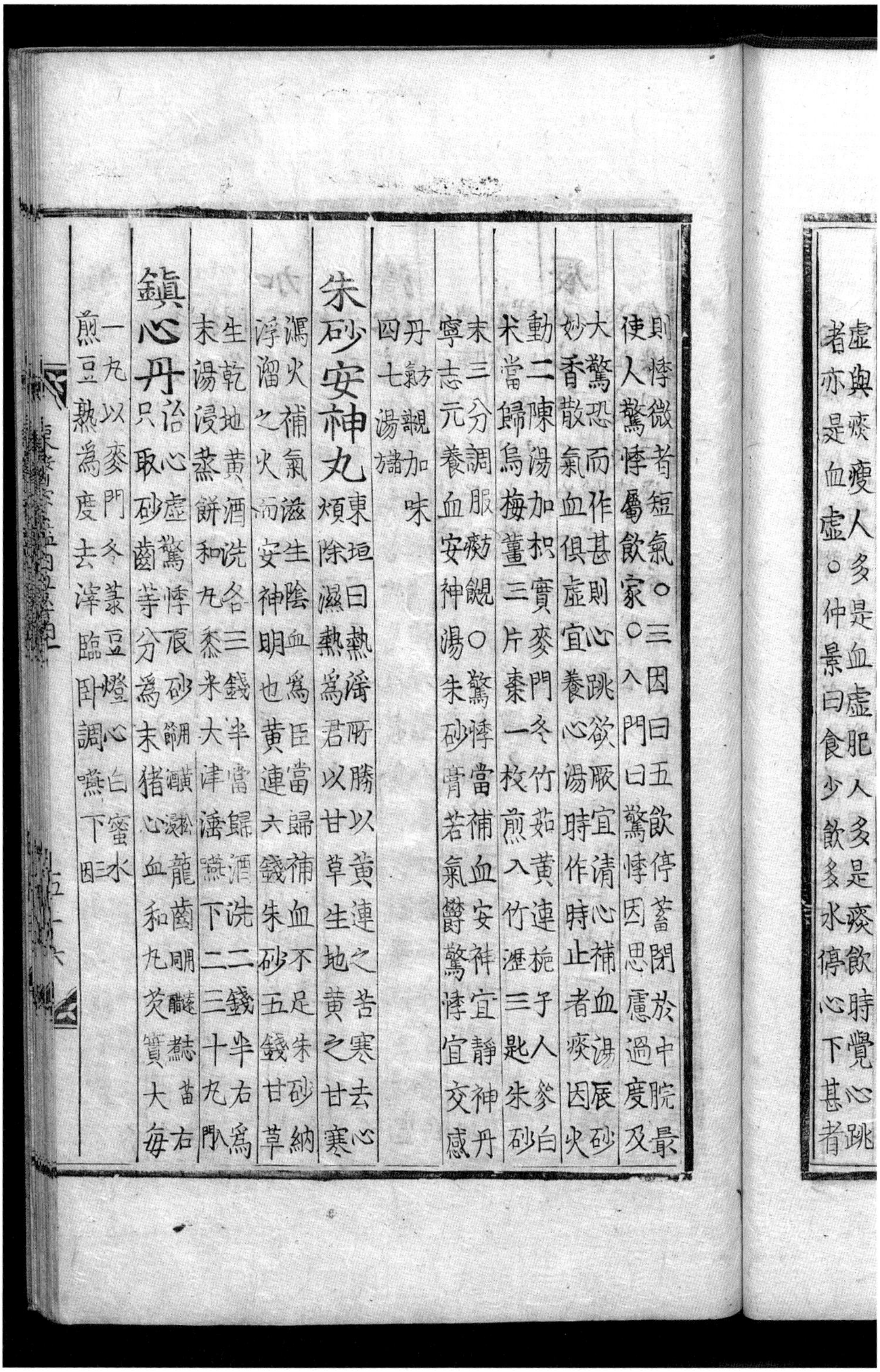

虛與痰瘦人多是血虛肥人多是痰飮時覺心跳者亦是血虛○仲景曰食少飮多水停心下甚者

則悸微者短氣○三因曰五飮停蓄閉於中脘最使人驚悸屬飮家○入門曰驚悸因思慮過度及大驚恐而作甚則心跳欲厥宜清心補血湯辰砂妙香散氣血俱虛宜養心湯時作時止者痰因火動二陳湯加枳實麥門冬竹茹黃連梔子人參白朮當歸烏梅薑三片棗一枚煎入竹瀝三匙朱砂末三分調服醫鑑○驚悸當補血安神宜靜神丹寧志元養血安神湯朱砂膏若氣鬱驚悸宜交感丹方見加味四七湯醫鑑

朱砂安神丸 東垣曰熱淫所勝以黃連之苦寒去心煩除濕熱爲君以甘草生地黃之甘寒瀉火補氣滋生陰血爲臣當歸補血不足朱砂納浮溜之火而安神明也黃連六錢朱砂五錢甘草生乾地黃酒洗各三錢半當歸酒洗二錢半右爲末湯浸蒸餠和丸黍米大津液嚥下二三十丸入門

鎭心丹 治心虛驚悸辰砂黃松節煮龍齒同煮各右只取砂齒等分爲末猪心血和丸芡實大每一丸以麥門冬菉豆燈心白蜜水煎豆熟爲度去滓臨卧調嚥下入門

『東醫寶鑑』 권3 東醫寶鑑內景篇1 56a

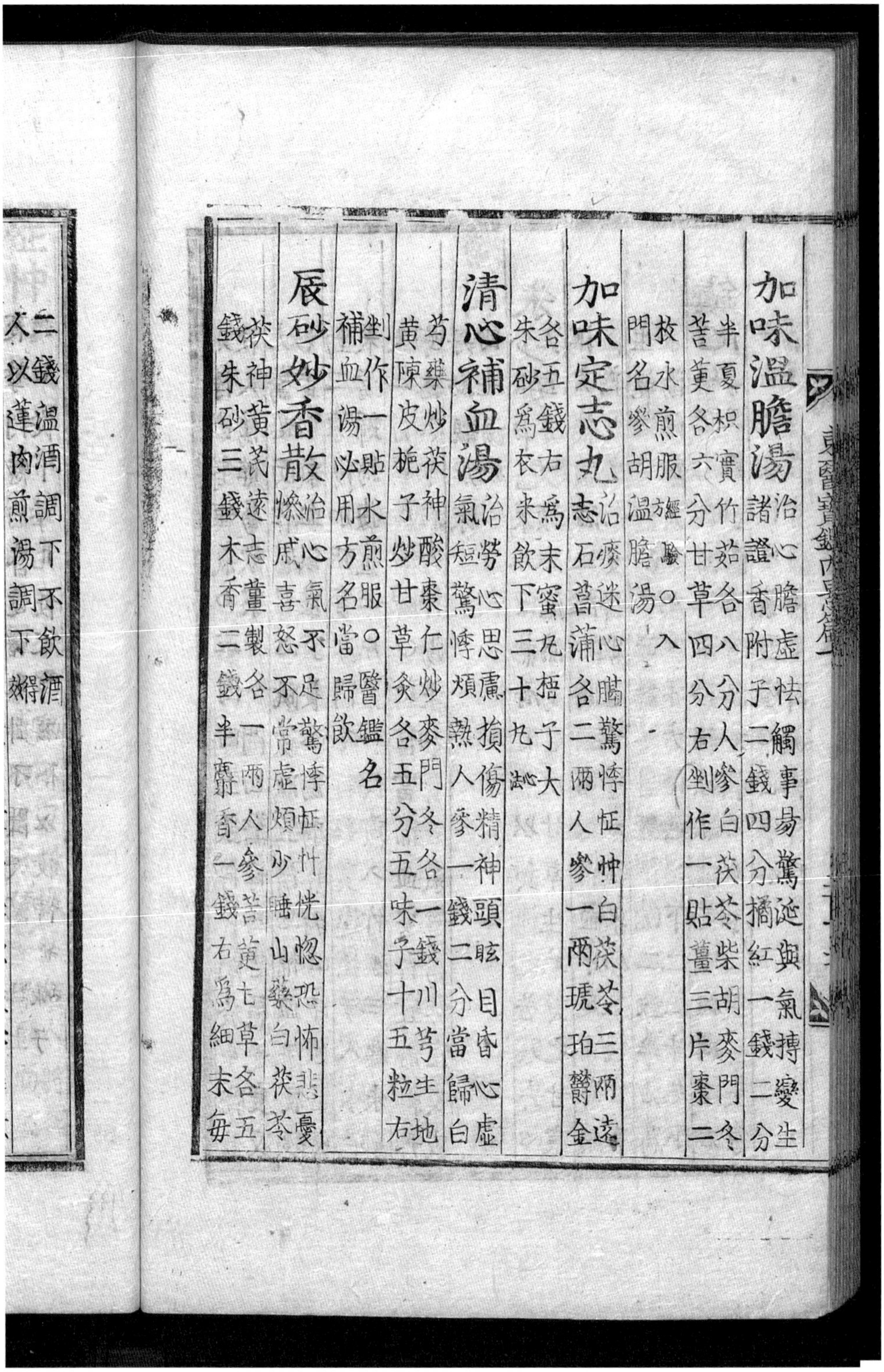

二錢溫酒調下不飮酒人以蓮肉煎湯調下

加味溫膽湯 治心膽虛怯觸事易驚涎與氣搏變生諸證 香附子二錢四分橘紅一錢二分半夏枳實竹茹各八分人參白茯苓柴胡麥門冬桔梗各六分甘草四分右剉作一貼薑三片棗二枚水煎服經驗方○一名參胡溫膽湯○入門

加味定志丸 治痰迷心膈驚悸怔忡 白茯苓三兩遠志石菖蒲各二兩人參一兩琥珀鬱金各五錢右爲末蜜丸梧子大朱砂爲衣米飮下三十丸入門

清心補血湯 治勞心思慮損傷精神頭眩目昏心虛氣短驚悸煩熱 人參一錢二分當歸白芍藥炒茯神酸棗仁炒麥門冬各一錢川芎生地黃陳皮梔子炒甘草炙各五分五味子十五粒右剉作一貼水煎服○醫鑑名補血湯必用方名當歸飮

辰砂妙香散 治心氣不足驚悸怔忡恍惚恐怖悲憂慘戚喜怒不常虛煩少睡 山藥白茯苓茯神黃芪遠志薑製各一兩人參桔梗甘草各五錢朱砂三錢木香二錢半麝香一錢右爲細末每

『東醫寶鑑』 권3 東醫寶鑑內景篇1 56b

3: 20a　　3: 19b　　3: 19a

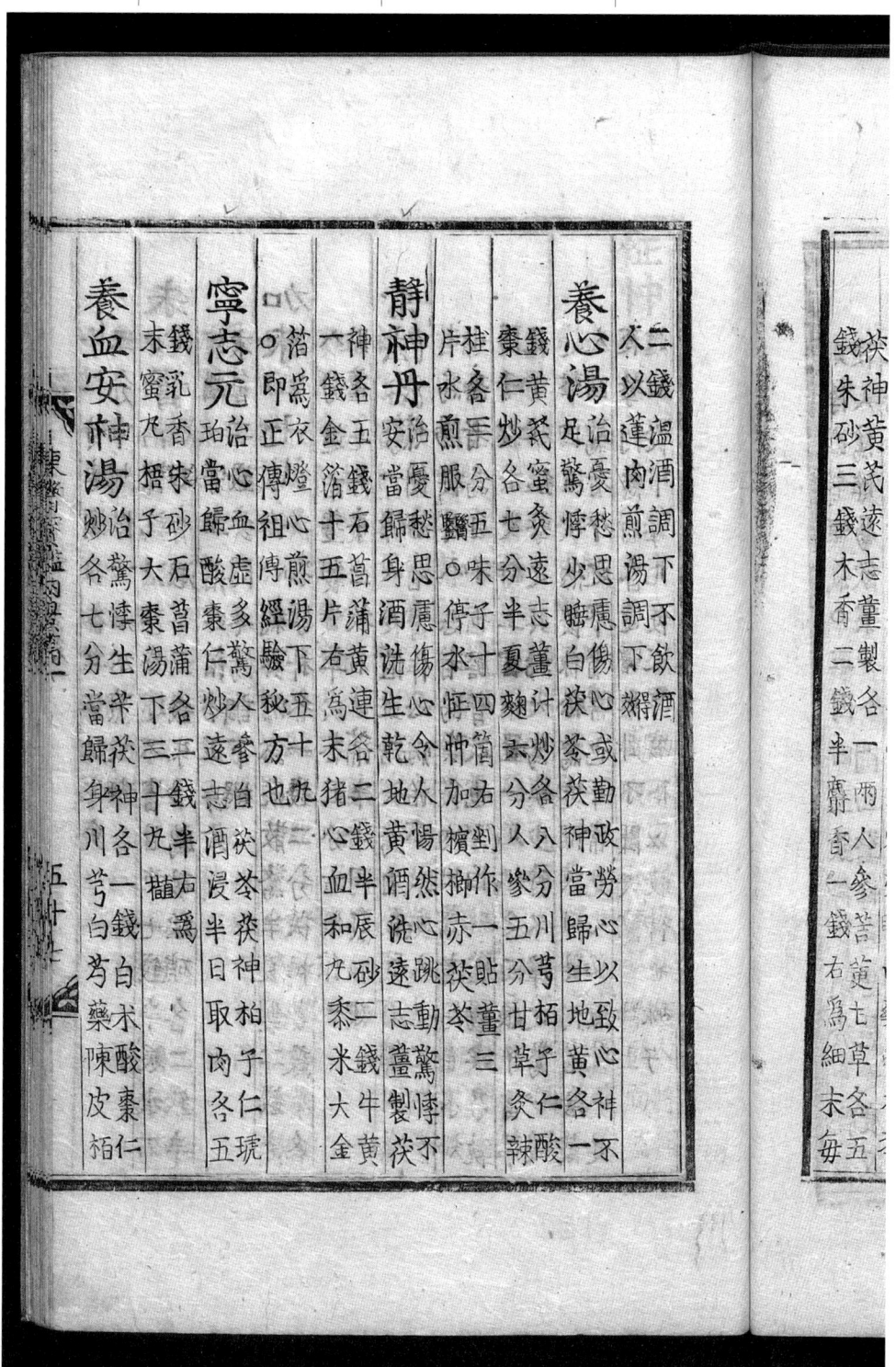

二錢溫酒調下不飲酒人以蓮肉煎湯調下得效

養心湯 治憂愁思慮傷心或勤政勞心以致心神不足驚悸少睡白茯苓茯神當歸生地黃各一錢黃芪蜜炙遠志薑汁炒各八分川芎栢子仁酸棗仁炒各七分半夏麴六分人參五分甘草炙辣桂各三分五味子十四箇右剉作一貼薑三片水煎服醫鑑○停水怔忡加檳榔赤茯苓

靜神丹 治憂愁思慮傷心令人惕然心跳動驚悸不安當歸身酒洗生乾地黃酒洗遠志薑製茯神各五錢石菖蒲黃連各二錢半辰砂二錢牛黃一錢金箔十五片右爲末猪心血和丸黍米大金箔爲衣燈心煎湯下五十丸○即正傳祖傳經驗秘方也

寧志元 治心血虛多驚人參白茯苓茯神柏子仁琥珀當歸酸棗仁炒遠志酒浸半日取肉各五錢乳香朱砂石菖蒲各二錢半右爲末蜜丸梧子大棗湯下三十丸醫鑑

養血安神湯 治驚悸生芐茯神各一錢白朮酸棗仁炒各七分當歸身川芎白芍藥陳皮栢

東醫寶鑑內景篇卷一　五十七

『東醫寶鑑』 권3 東醫寶鑑內景篇1 57a

子仁黃連酒炒各五分甘草炙三分右剉作一貼水煎服入門

朱砂膏 治驚熱至甚昏迷不省甘草七錢半寒水石煅石膏煅各五錢朱砂鵬砂焰硝各二錢半龍腦一字金箔銀箔各五片右末每二錢麥門冬湯調下得効

加味四七湯 治心氣鬱滯一證痰散驚半夏製二錢赤茯苓厚朴各一錢二分茯神紫蘇葉各八分遠志薑製甘草炙各五分右剉作一貼薑七片棗二枚石菖蒲半寸同煎服得効

常法治驚 一婦人夜值盜劫大驚自後聞有響則驚倒不省醫作心病治不效戴人見之曰驚者爲陽從外入恐者爲陰從內出驚者爲自不知也恐者爲自知也膽者敢也驚怕則膽傷矣乃執兩手按於交椅上當前置一几謂之曰娘子當視此一木猛擊之其婦大驚駭少時又擊之驚少緩連擊四五次然後徐徐驚定而嘆曰是何治法戴人曰驚者平之平者常也平常見之必無驚矣是夜擊門窓自昏達曙熟卧不聞夫驚者神上越也從下擊几使之下視所以收神也子和

怔忡 戴氏曰怔忡者心中躁動不安惕惕然如人將捕者是也多因汲汲富貴戚戚貧賤不遂所願而成

『東醫寶鑑』 권3 東醫寶鑑內景篇1 57b

夜擊門窓自昏達曙熟臥不聞夫驚者神上
越也從下擊几使之下視所以收神也

怔忡

戴氏曰怔忡者心中躁動不安惕惕然如人將捕者是也多因汲汲富貴戚戚貧賤不遂所願而成也○綱目曰怔忡心動而不寧也○心虛而痰鬱則耳聞大聲目擊異物遇險臨危觸事喪志使人有惕惕之狀是爲驚悸心虛而停水則胷中滲漉虛氣流動水旣上升心火惡之心不自安使人有怏怏之狀是爲怔忡直指○怔忡者心中惕惕然動搖而不得安靜無時而作者是也正傳○怔忡因驚悸久而成也痰在下火在上參胡溫膽湯加黃連梔子當歸貝母氣鬱者加味四七湯加竹瀝薑汁或金箔鎭心丸停飲者二陳湯痰飲加茯神檳榔麥門冬沉香或朱雀丸入門○心下有水氣怔忡宜五苓散痰飲芎夏湯痰飲水飲爲證頭眩心悸直指○怔忡亦曰怔忪與驚悸同看宜益榮湯茯苓飲子安神補心湯薑朮湯朱雀丸四物安神湯辰砂寧志丸加味寧神丸天王補心丹見上下方

益榮湯

治思慮過度耗傷心血怔忡恍惚黃芪當歸小草酸棗仁柏子仁麥門冬茯神白芍藥紫石英各一兩木香人參甘草各五錢右剉每七錢薑五片棗二枚水煎服濟生

東醫寶鑑內景篇卷一　五十八

『東醫寶鑑』 권3 東醫寶鑑內景篇1 58a

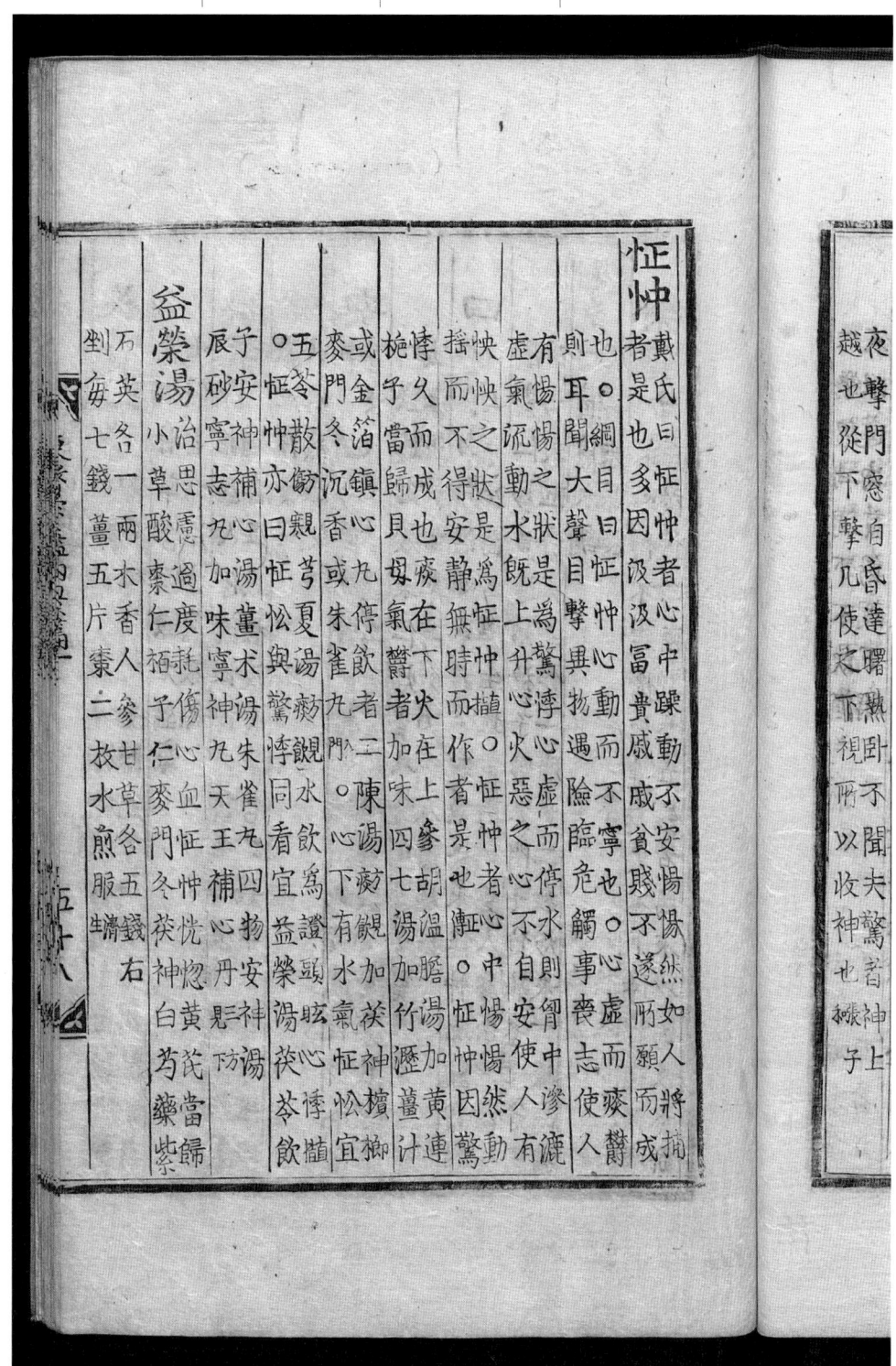

茯苓飲子 治痰飲蓄于心胃怔忡不已半夏製赤茯苓茯神麥門冬陳皮去白各一兩沉香屑檳榔甘草各五錢右剉每七錢薑五片水煎服得效

薑朮湯 治虛人停飲怔忡白薑生白朮赤茯苓半夏麴各五錢桂皮甘草各二錢半右剉每五錢薑三片棗二枚水煎服得效

安神補心湯 治怔忡驚悸當歸生地黃茯神黃芩各一錢二分麥門冬二錢白芍藥白朮各一錢遠志酸棗仁炒各八分川芎七分玄參五分甘草三分右剉水煎服醫鑑

四物安神湯 治心中無血如魚無水怔忡跳動當歸白芍藥生地黃熟地黃人參白朮茯神酸棗仁炒黃連炒梔子炒麥門冬竹茹各七分辰砂另末五分右剉作一服棗二枚炒米一撮烏梅一箇煎水調辰砂末服醫鑑

朱雀丸 治心神不定恍惚健忘火不下降時復振跳白茯神二兩沉香五錢右爲末以湯浸蒸餅和丸梧子大以朱砂五錢水飛爲衣人參湯下五十丸正傳

『東醫寶鑑』 권3 東醫寶鑑內景篇1 58b

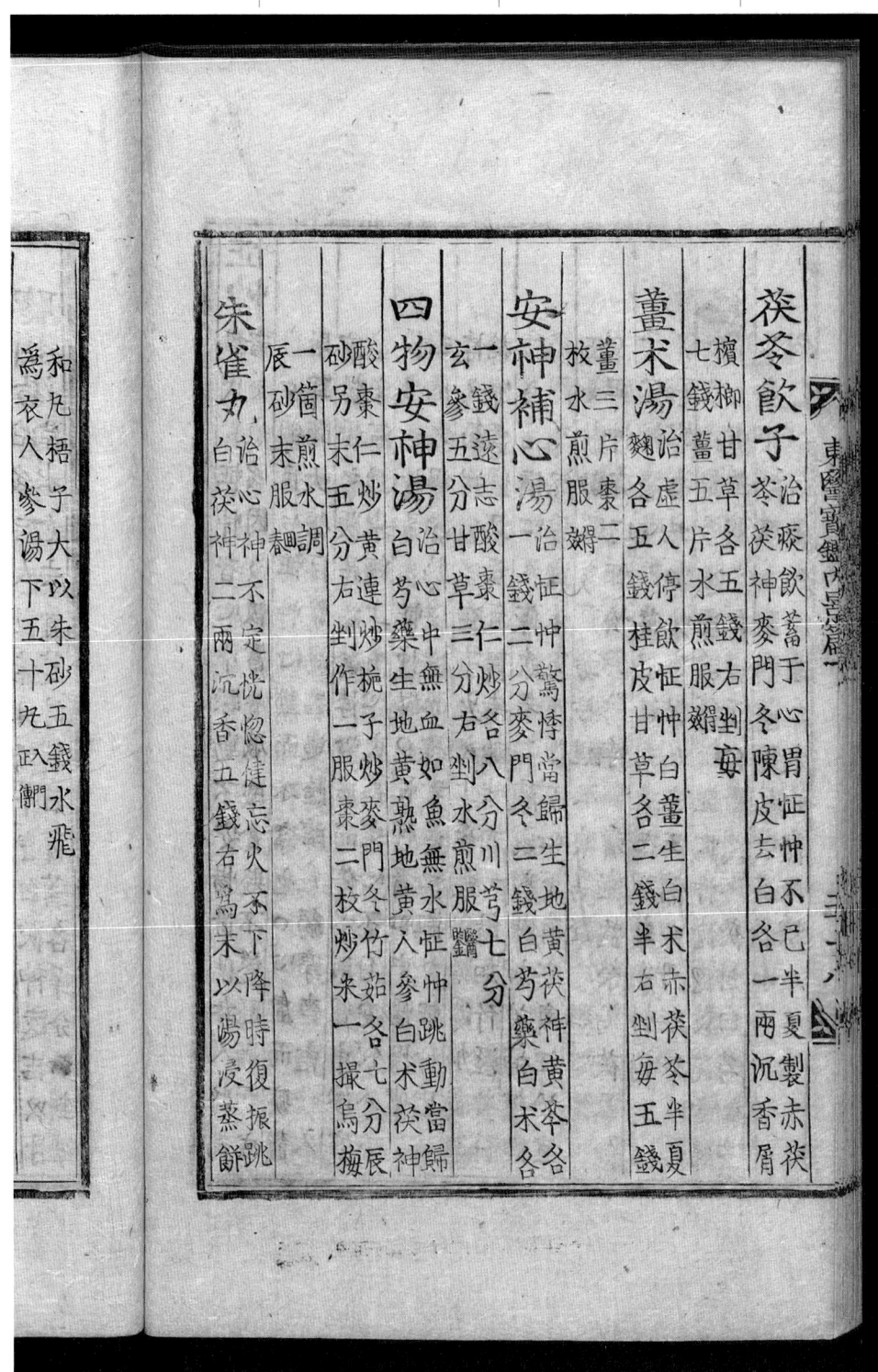

朱雀丸 治心神不定恍惚健忘火不下降時復振跳
白茯神二兩沉香五錢右爲末以湯浸蒸餠

和丸梧子大以朱砂五錢水飛
爲衣人參湯下五十丸入門

健忘

靈樞曰黃帝問人之善忘者何氣使然岐伯對曰
上氣不足下氣有餘腸胃實而心肺虛虛則營衛
留於下久之不以時上故善忘也○又曰腎盛怒而
不止則傷志志傷則喜忘其前言○內經曰血并
於下氣并於上亂而喜忘○丹溪曰健忘之證精
神短少者多亦有痰者○戴氏曰健忘者爲事有
始無終言談不知首尾此以爲病之名非生成之
愚頑不知人事者○健忘者陡然而忘其事盡心
力思量不來也主心脾二經蓋心之官則思脾之
官亦主思此由思慮過多心傷則血耗散神不守
舍脾傷則胃氣衰憊而慮愈深二者皆令人事卒
然而忘也治法必先養其心血理其脾土以凝神
定智之劑調理之亦當以幽閑之處安樂之中使
其絕於憂慮遠其六淫七情如此則日漸以安矣
醫鑑○怔忡久則健忘由心脾血少神虧引神歸舍
丹主之或所稟陰魄不足善忘者宜定志丸開心
散如年老善忘者宜加減固本丸入門○健忘宜服
加味茯苓湯聰明湯歸脾湯加減補心湯天王補

東醫寶鑑內景篇一　五十九

『東醫寶鑑』 권3 東醫寶鑑內景篇1 59a

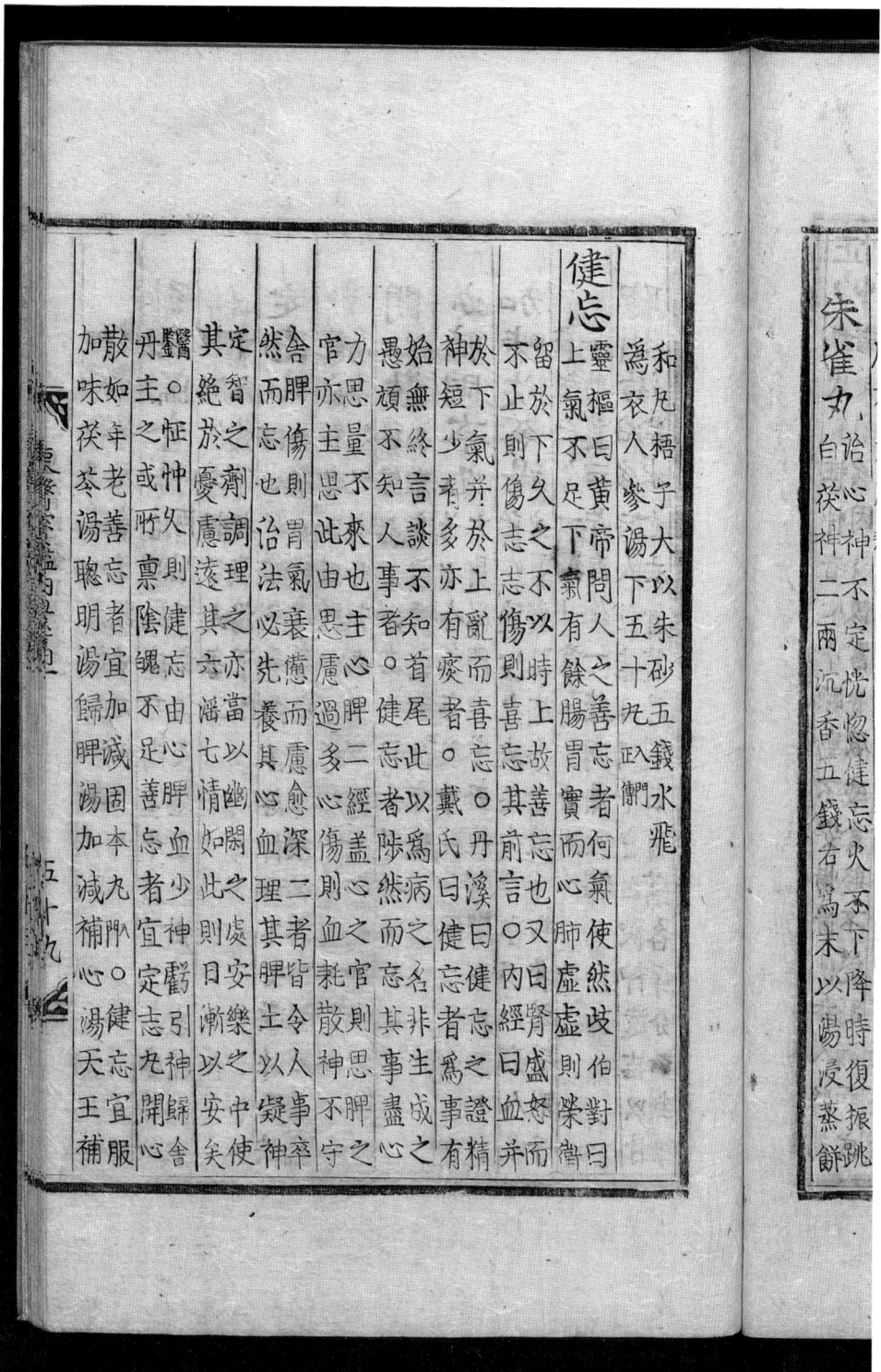

3: 27b　3: 27a　3: 26b

心丹方見降心丹壯元丸加味壽星元朱子讀書丸諸方

引神歸舍丹 治心風健忘南星牛膽製二兩朱砂一兩附子童便浸炮七錢右爲末猪心血和糊作丸梧子大每五十丸萱草根煎湯下入門

定志丸 治心氣不足忽忽喜忘神魂不安驚悸恐怯夢寐不祥人參白茯苓茯神各三兩石菖蒲遠志製各二兩朱砂一兩內半爲衣右爲末蜜丸梧子大米湯下五七十丸得效

開心散 治健忘以定志丸料去茯神爲末每二錢湯飮任下得效

加減固本丸 治老人昏忘及中風後健忘即風門一參丹也醫鑑

加味茯苓湯 治痰迷心包健忘失事言語如痴人參半夏製陳皮各一錢半白茯苓香附子益智仁各一錢甘草五分右剉作一貼薑三片烏梅一箇同煎服得效

聰明湯 治多忘久服能日誦千言白茯神遠志以甘草水泡去骨薑汁製石菖蒲各等分右剉每

三錢水煎服或爲末每
二錢茶湯點服日三雜

『東醫寶鑑』 권3 東醫寶鑑內景篇1 59b

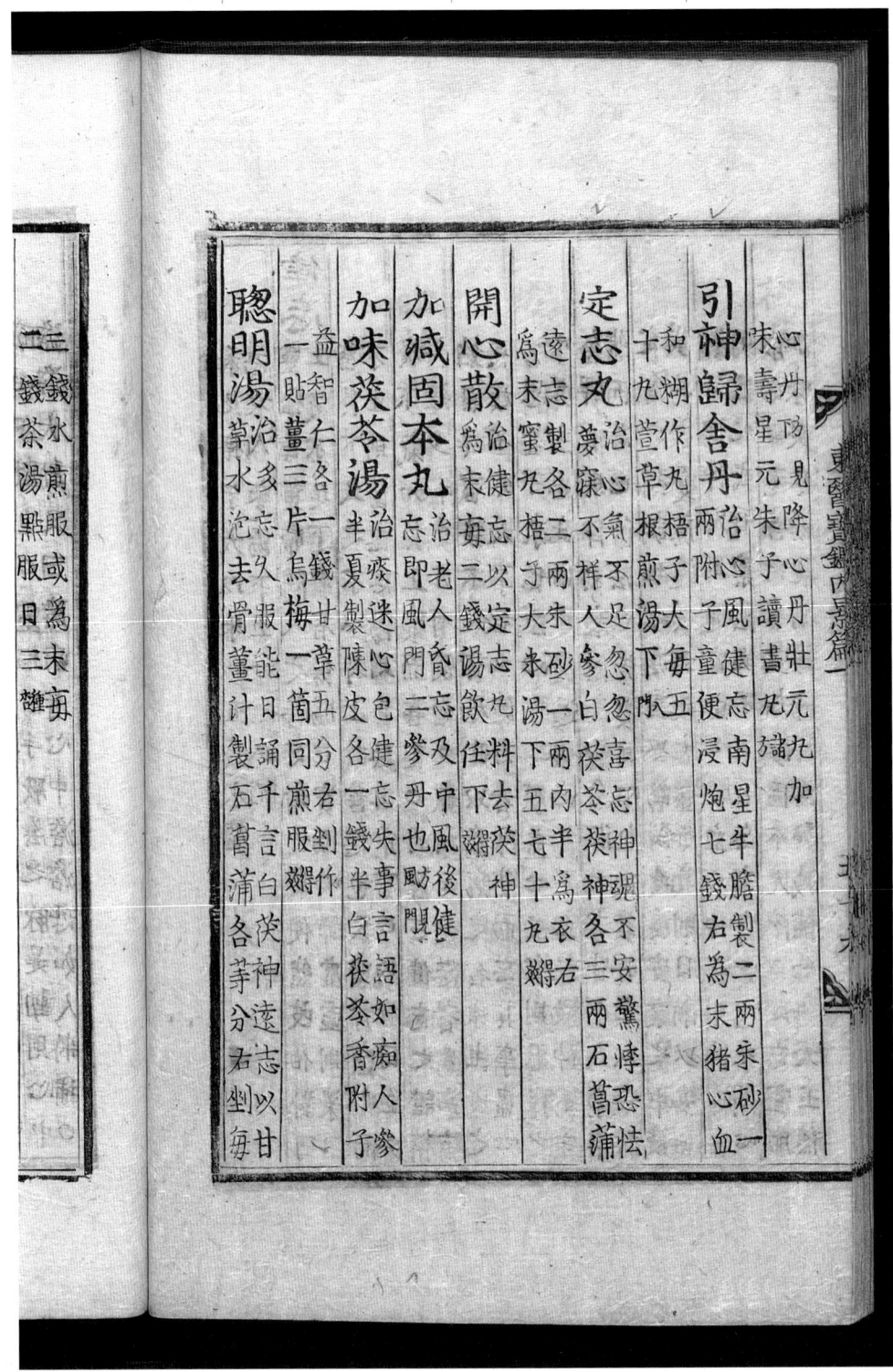

3: 28b 3: 28a

聰明湯 治多忘久服能日誦千言白茯神遠志以甘草水泡去骨薑汁製石菖蒲各等分右剉每

三錢水煎服或為末每二錢茶湯點服日三醫鑑

歸脾湯 治憂思勞傷心脾健忘怔忡當歸龍眼肉酸棗仁炒遠志製人參黃芪白朮茯神各一錢木香五分甘草三分右剉作一貼薑五片棗二枚水煎服入門

加減補心湯 治諸虛健忘陳皮白茯苓當歸白芍藥生地黃遠志製麥門冬酸棗仁炒黃栢知母並酒炒各五錢人參白朮石菖蒲甘草各三錢右剉分二貼水煎服醫鑑

降心丹 治心腎不足健忘熟地黃當歸天門冬麥門冬各三兩白茯苓人參山藥茯神遠志薑製各二兩肉桂朱砂各五錢右為末蜜丸梧子大人參湯下三十丸局方

壯元丸 補心生血寧神定志且臺閣勤政勞心燈窓讀書辛苦并健忘怔忡不寐及不善記而多忘者服之能日誦千言胷藏萬卷遠志薑製龍眼肉生乾地黃酒洗玄參朱砂石菖蒲各三錢人參白茯神當歸酒洗酸棗仁炒麥門冬栢子仁去油各二錢右為末獖猪心血和丸菉豆大金箔為衣

『東醫寶鑑』 권3 東醫寶鑑內景篇1 60a

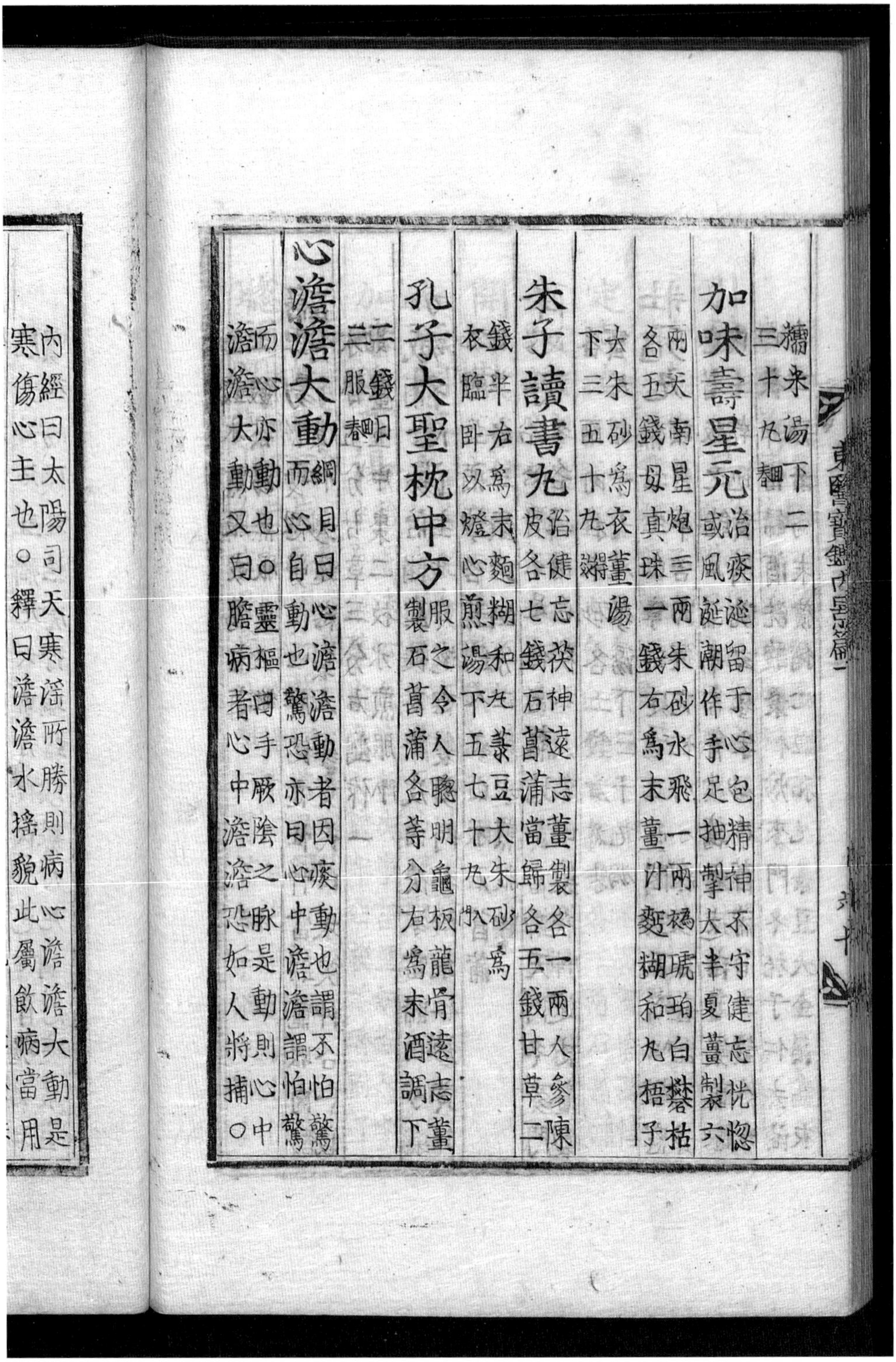

東醫寶鑑內景篇一　六十

糯米湯下二三十丸[illegible]

加味壽星元 治痰迷留于心包精神不守健忘恍惚或風涎潮作手足抽掣大半夏薑製六兩天南星炮三兩朱砂一兩琥珀白礬枯各五錢母眞珠一錢右爲末薑汁麪糊和丸梧子大朱砂爲衣薑湯下三五十丸[illegible]

朱子讀書丸 治健忘茯神遠志薑製各一兩人參陳皮各七錢石菖蒲當歸各五錢甘草二錢半右爲末麪糊和丸菉豆大朱砂爲衣臨卧以燈心煎湯下五七十丸入門

孔子大聖枕中方 服之令人聰明龜板龍骨遠志薑製石菖蒲各等分右爲末酒調下一錢日三服回春

心澹澹大動 綱目曰心澹澹動者因痰動也謂不怕驚而心自動也驚恐亦曰心中澹澹謂怕驚而心亦動也○靈樞曰手厥陰之脉是動則心中澹澹大動又曰膽病者心中澹澹恐如人將捕○

內經曰太陽司天寒淫所勝則病心澹澹大動是寒傷心主也○釋曰澹澹水搖貌此屬飮病當用

『東醫寶鑑』 권3 東醫寶鑑內景篇1 60b

3: 32a
3: 31b
3: 31a
3: 30b

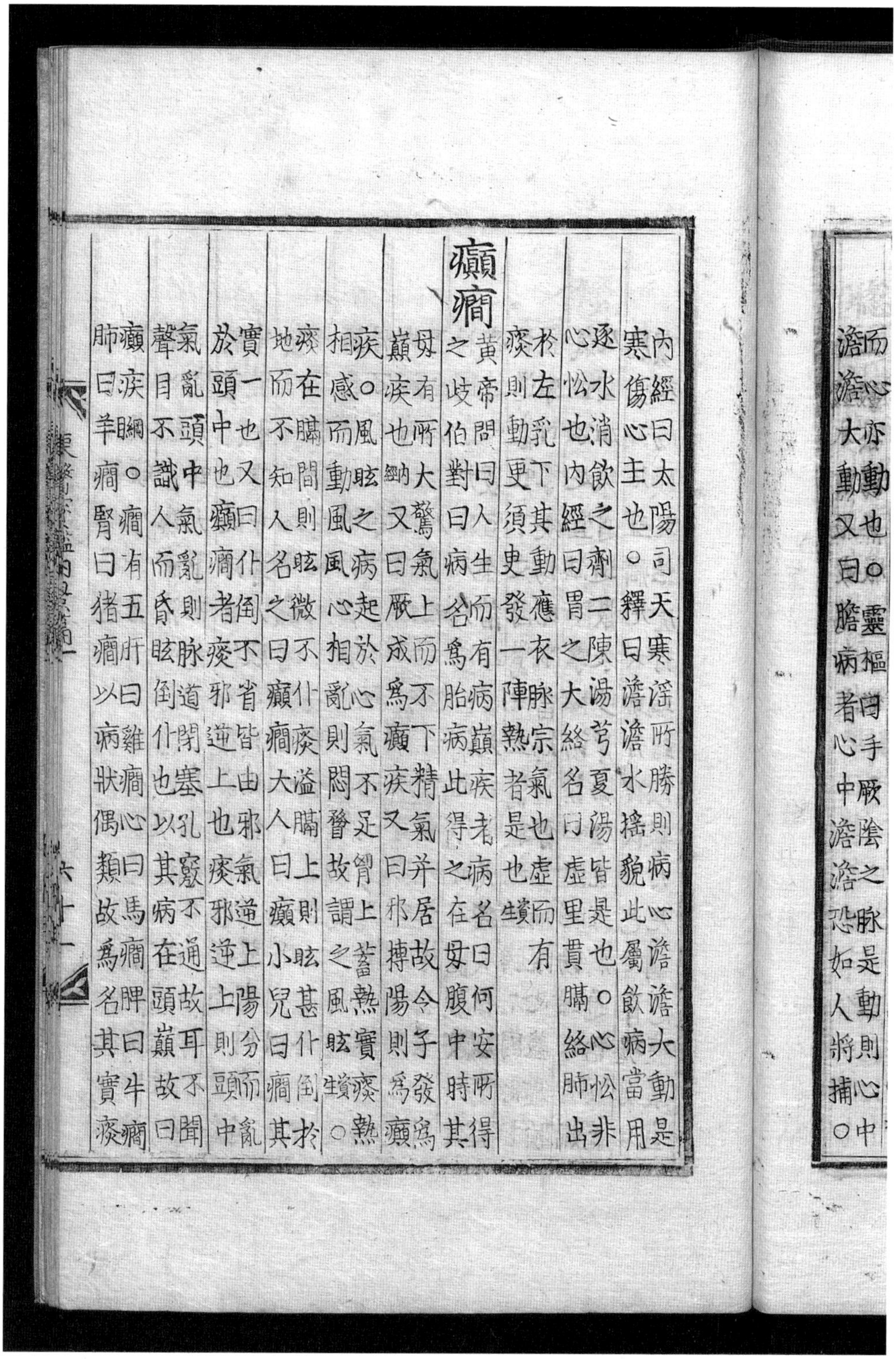
而心亦動也○靈樞曰手厥陰之脈是動則心中
澹澹大動又曰膽病者心中澹澹恐如人將捕○

內經曰太陽司天寒淫所勝則病心澹澹大動是
寒傷心主也○釋曰澹澹水搖貌此屬飲病當用
逐水消飲之劑二陳湯芎夏湯皆是也○心非
心忪也內經曰胃之大絡名曰虛里貫膈絡肺出
於左乳下其動應衣脈宗氣也虛而有
痰則動更須臾發一陣熱者是也(資生)

癲癇

黃帝問曰人生而有病巔疾者病名曰何安所得
之岐伯對曰病名爲胎病此得之在母腹中時其
母有所大驚氣上而不下精氣并居故令子發爲
巔疾也(內經)又曰厥成爲癲疾又曰邪搏陽則爲癲
疾○風眩之病起於心氣不足胷上蓄熱實痰熱
相感而動風心相亂則悶瞀故謂之風眩(資生)○
痰在膈間則眩微不仆痰溢膈上則眩甚仆倒於
地而不知人名之曰癲癇大人曰癲小兒曰癇其
實一也又曰仆倒不省皆由邪氣逆上陽分而亂
於頭中也癲癇者痰邪逆上也痰邪逆上則頭中
氣亂頭中氣亂則脈道閉塞孔竅不通故耳不聞
聲目不識人而昏眩倒仆也以其病在頭巔故曰
癲疾(綱目)○癇有五肝曰雞癇心曰馬癇脾曰牛癇
肺曰羊癇腎曰猪癇以病狀偶類故爲名其實痰

『東醫寶鑑』 권3 東醫寶鑑內景篇1 61a

火與驚三者而已[入門]○大率多因痰結於心胃間宜開痰鎮心神若神不守舍狂言妄作經年不愈如心經蓄熱當清心除熱如痰迷心竅當去痰寧心宜大吐大下而愈[正傳]○凡癲癎仆時口中作聲將省時吐涎沫省後又復發時作時止而不休息中風中寒中暑尸厥之類則仆時無聲省時無涎後不再發[綱目]○癲者異常也平日能言癎則沉默平日不言癲則呻吟甚則僵仆直視心常不樂言語無倫如醉如痴癎者卒然暈倒咬牙作聲吐涎沫不省人事隨後醒醒○胎癎宜燒丹丸又身熱脉浮爲陽癎宜妙香丸[方見火門]身凉脉沉爲陰癎宜五生丸肥人多痰宜追風祛痰丸加味壽星元引神歸舍丹瘦人火盛宜清心滾痰丸龍腦安神丸痰迷心竅宜金箔鎮心丸控涎丸痰火俱盛者宜甘遂散吐下之因驚者宜驚氣元抱膽丸因怒者宜寧神導痰湯[方見風門]當歸龍薈丸[方見火門]心藏虛損氣血不足宜滋陰寧神湯清心溫膽湯歸神丹婦人宜加味逍遙散朱砂膏[並見婦人]五癎通治宜龍腦安神丸五癎丸六珎丹錢氏五色丸育魂丹丑寶丸鴟頭丸活虎丹編蝠散礬丹丸癎愈復發宜

斷癎丹[諸方]

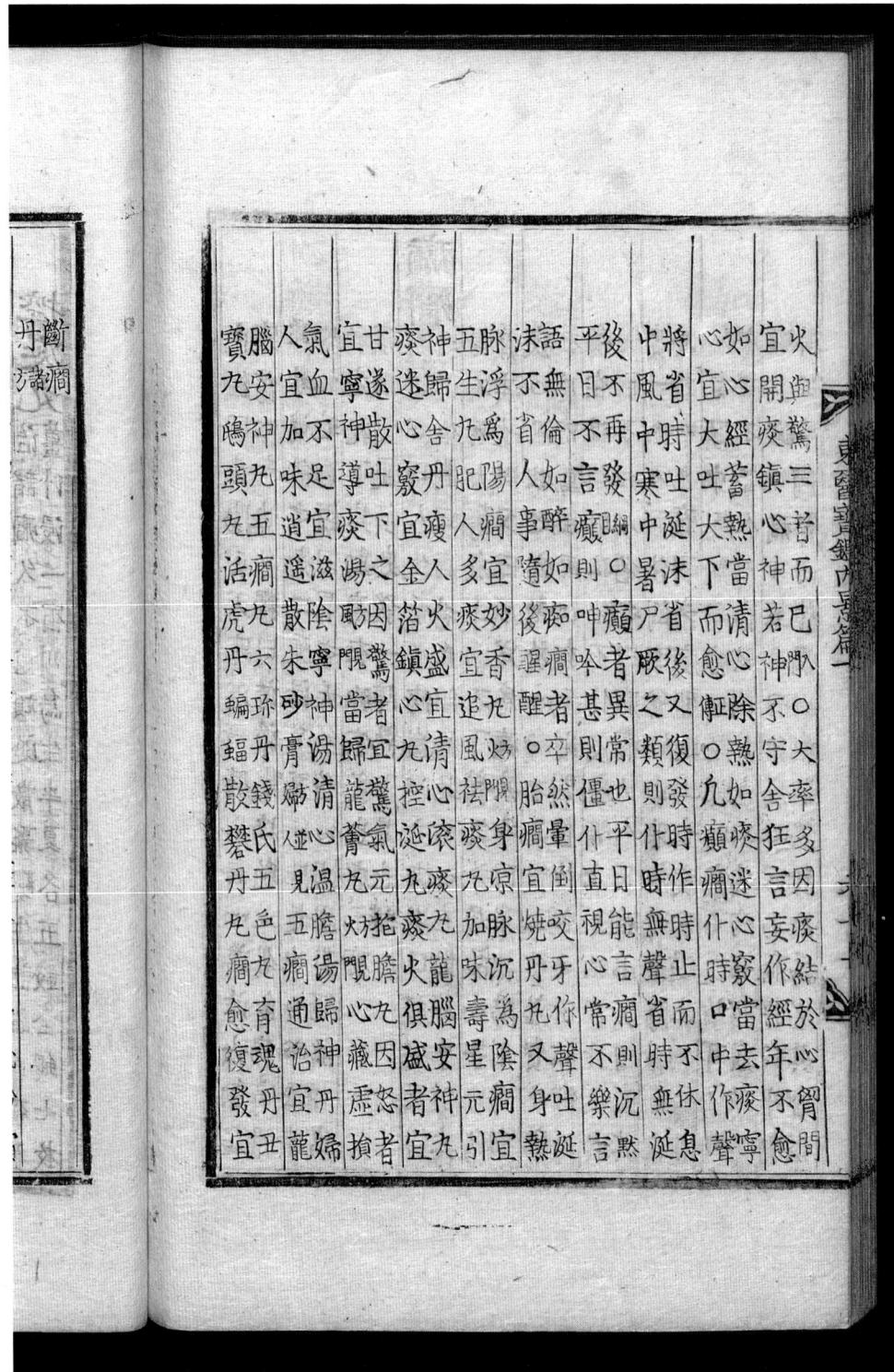

斷癇丹 諸方

燒丹丸 治胎驚發癇 太陰玄精石 輕粉各一錢 粉霜 鵬砂各五分 研細入寒食麪一錢 水丸成餠 再用麪裹煨黃 取出去麪 再研細 滴水和丸如米大 一歲兒五丸 二歲十丸 溫水送下 下惡物爲度

○一少女患癇 遇陰雨及驚則作聲似羊鳴 口吐涎沫 知其胎受驚也 其病深痼難治 先與燒丹丸 繼以四物湯入黃連 隨時令加減 且令淡味以助藥功 半年而愈 溯洄

五生丸 治陰癇 身涼脉細緩 天南星 半夏 川烏 白附子 黑豆各生用一兩 爲末 薑汁糊丸梧子大 每三丸或五丸 淡薑湯呑下 綱目

追風祛痰丸 治風痰發癇 半夏湯洗爲末 稱六兩 分作二分 以一分皂角汁浸作麯 一分薑汁浸作麯 天南星三兩 剉 一半白礬水浸一宿 一半皂角水浸一宿 防風 天麻 白殭蠶炒 白附子煨 皂角炒各一兩 全蝎炒 白礬枯 木香各五錢 右爲末 薑汁糊和丸梧子大 朱砂爲衣 薑湯呑下七八

東醫寶鑑內景篇一

腦安神丸 五癇丸 六珎丹 錢氏五色丸 育魂丹 丑寶丸 鳴頭丸 活虎丹 蝙蝠散 礬丹丸 癇愈復發宜

『東醫寶鑑』 권3 東醫寶鑑內景篇1 62a

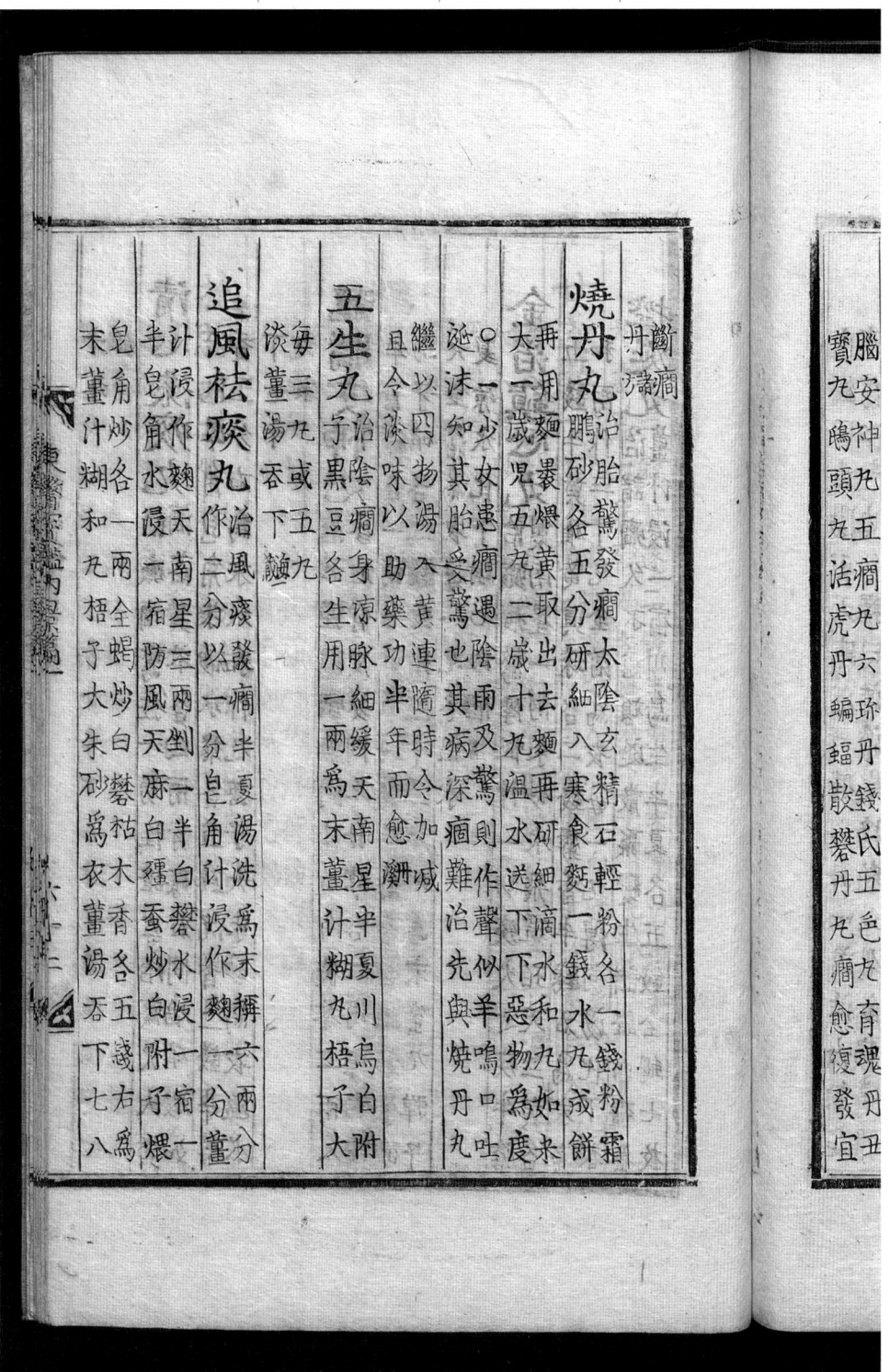

3: 36b 3: 36a 3: 35b

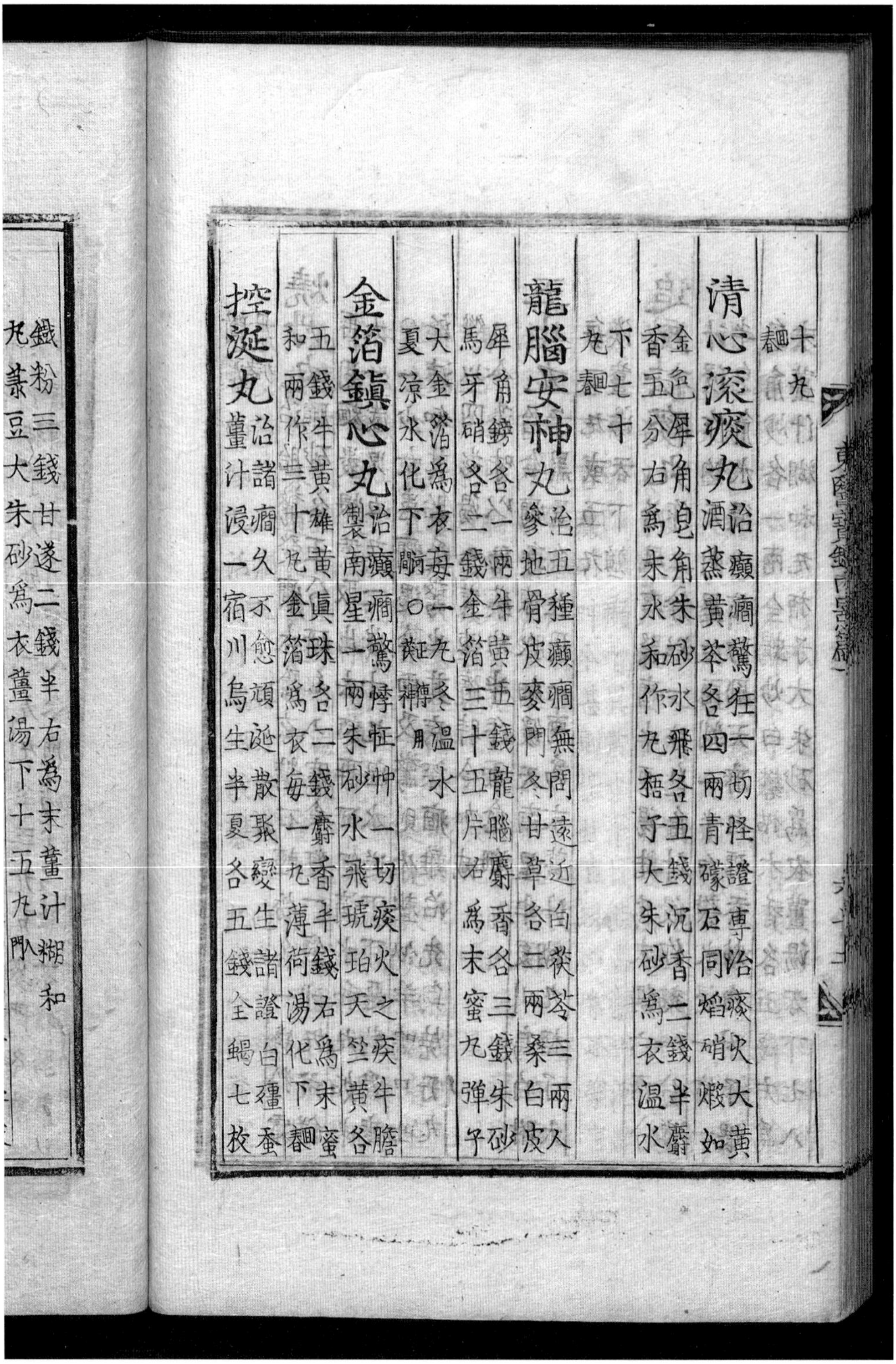
十丸回春

清心滚痰丸 治癲癎驚狂一切怪證專治痰火大黃酒蒸黃芩各四兩青礞石同焰硝煆如

金色犀角皂角朱砂水飛各五錢沉香二錢半麝香五分右爲末水和作丸梧子大朱砂爲衣溫水

下七十丸回春

龍腦安神丸 治五種癲癎無問遠近白茯苓三兩人蔘地骨皮麥門冬甘草各二兩桑白皮

犀角鎊各一兩牛黃五錢龍腦麝香各三錢朱砂馬牙硝各二錢金箔三十五片右爲末蜜丸彈子

大金箔爲衣每一丸冬溫水夏凉水化下河間○正傳用茯神

金箔鎭心丸 治癲癎驚悸怔忡一切痰火之疾牛膽製南星一兩朱砂水飛琥珀天竺黃各

五錢牛黃雄黃眞珠各二錢麝香半錢右爲末蜜和兩作三十丸金箔爲衣每一丸薄荷湯化下回春

控涎丸 治諸癎久不愈頑涎散聚變生諸證白殭蚕薑汁浸一宿川烏生半夏各五錢全蝎七枚

鐵粉三錢甘遂二錢半右爲末薑汁糊和丸菉豆大朱砂爲衣薑湯下十五丸入門

『東醫寶鑑』 권3 東醫寶鑑內景篇1 62b

控涎丸 治諸癇久不愈顚涎散聚變生諸證白殭蠶薑汁浸一宿川烏生半夏各五錢全蝎七枚

鐵粉三錢甘遂二錢半右爲末薑汁糊和丸菉豆大朱砂爲衣薑湯下十五丸入門

甘遂散 治五種癲癇及婦人心風血迷神效甘遂末一錢以猪心血和勻將猪心批作兩片入在内再合以線扎縛皮紙包濕慢火煨熟取藥出研細入辰砂水飛末一錢和勻分作四丸每一丸將所煨猪心煎湯化下如大便下惡物即止不效再服一丸得效

驚氣元 治因驚失心遂成癲疾發則涎潮昏塞醒則精神若痴紫蘇子一兩附子木香白殭蠶炒白花蛇橘紅天麻南星各五錢全蝎二錢半龍腦麝香各五分朱砂水飛二錢半碎爲右爲末蜜丸龍眼大朱砂爲衣每一丸薄荷湯或溫酒化下○去附子加鐵粉尤妙得效

抱膽丸 治一切癲癇風狂或因驚怖所致先將黑鉛二兩半入銚鎔化次下水銀二兩候結成砂子再下朱砂乳香末各一兩乘熱用柳木槌研勻丸如芡實大每一丸空心井水呑下病者得睡切莫驚動覺來即安再服一丸可除根○昔忠懿王之子得心疾合此藥偶有一風犬飼之即甦因破

『東醫寶鑑』 권3 東醫寶鑑內景篇1 63a

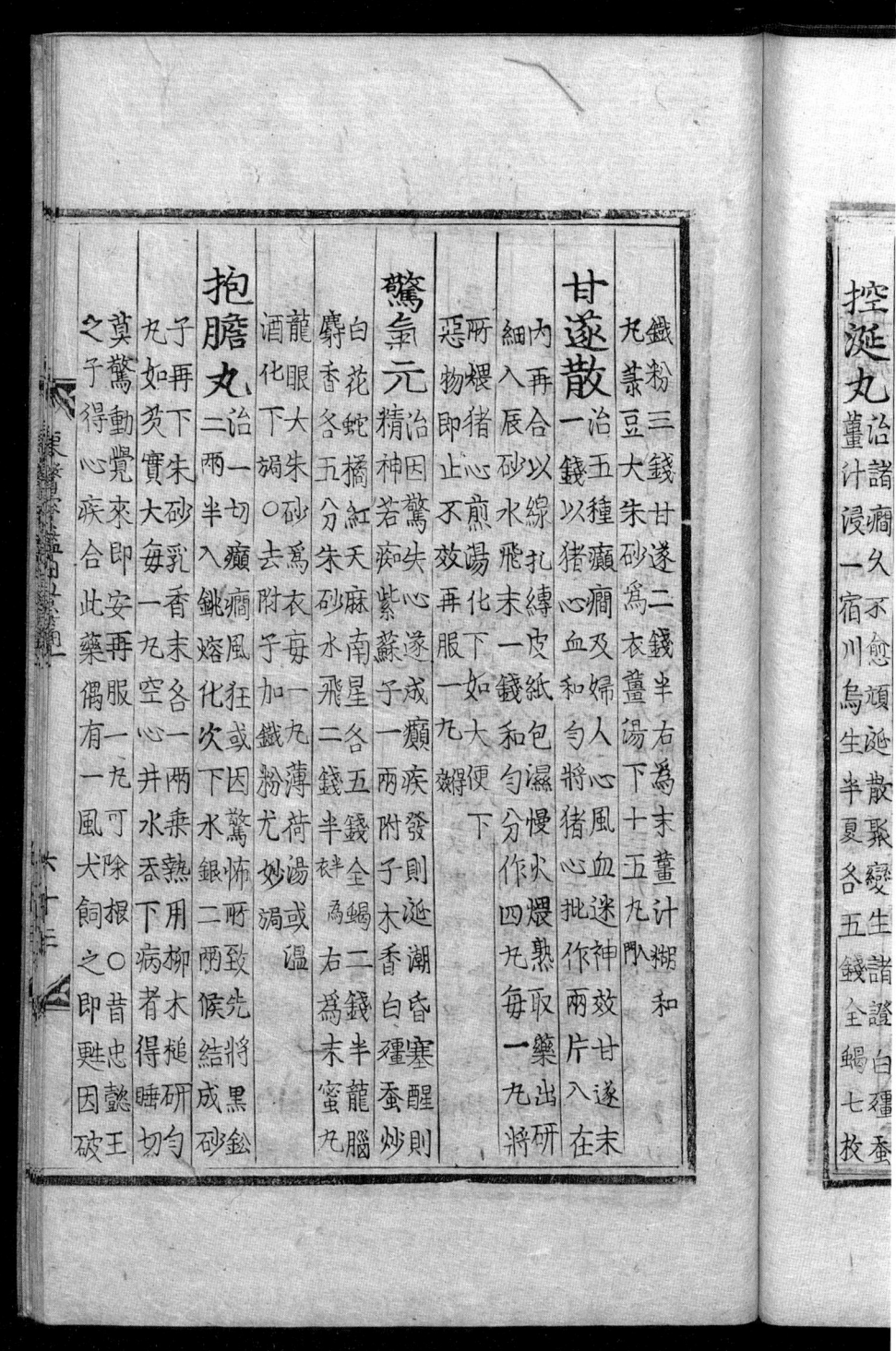

3: 39b　　3: 39a　　3: 38b

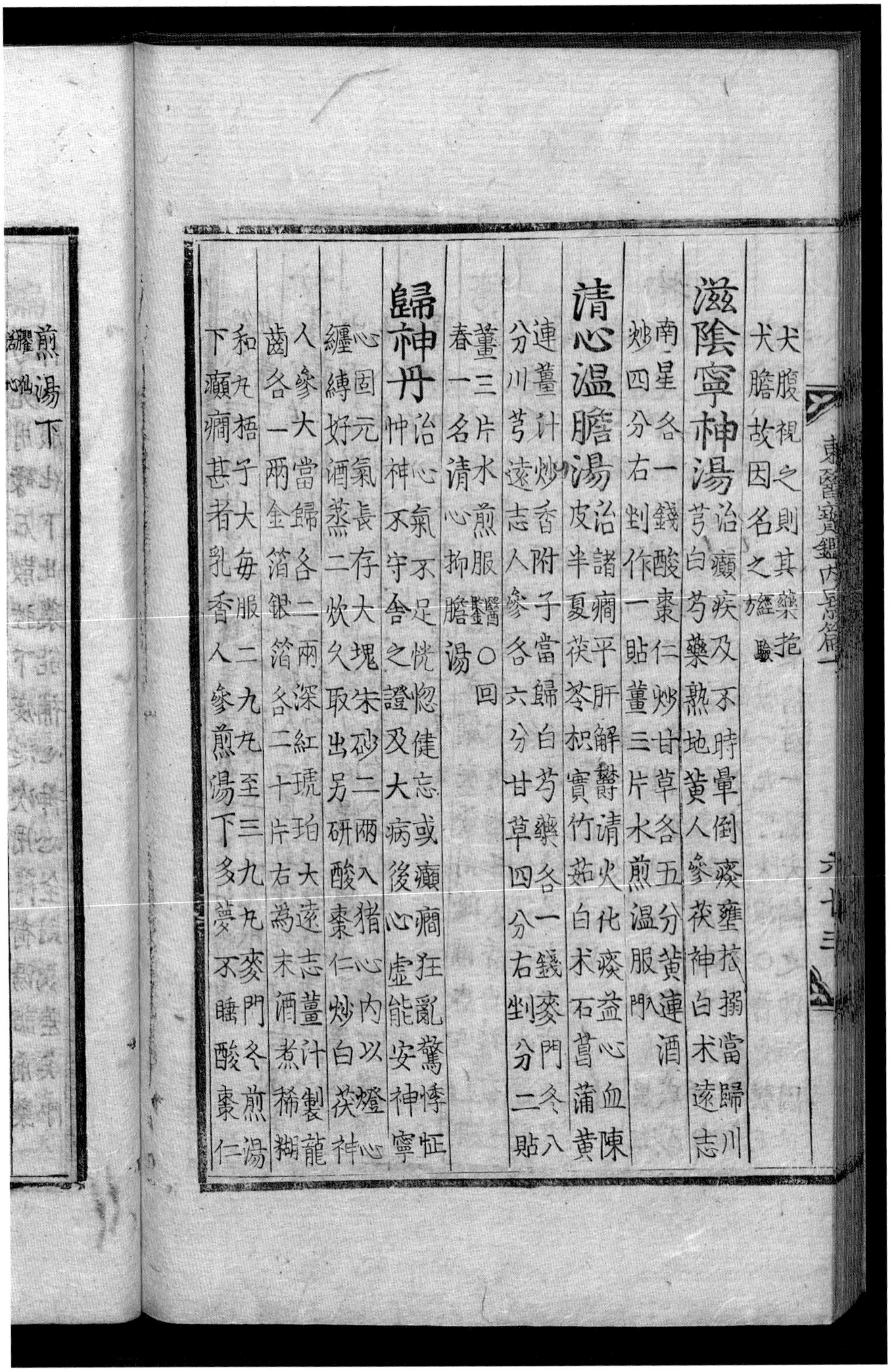
東醫寶鑑內景篇一　六十三

犬腹視之則其藥挹犬膽故因名之經驗方

滋陰寧神湯 治癲疾及不時暈倒痰壅搐搦當歸川芎白芍藥熟地黃人參茯神白朮遠志南星各一錢酸棗仁炒甘草各五分黃連酒炒四分右剉作一貼薑三片水煎溫服入門

清心溫膽湯 治諸癇平肝解鬱清火化痰益心血陳皮半夏茯苓枳實竹茹白朮石菖蒲黃連薑汁炒香附子當歸白芍藥各一錢麥門冬八分川芎遠志人參各六分甘草四分右剉分二貼薑三片水煎服醫鑑○回春一名清心抑膽湯

歸神丹 治心氣不足恍惚健忘或癲癇狂亂驚悸怔忡神不守舍之證及大病後心虛能安神寧心固元氣長存大塊朱砂二兩入猪心內以燈心纏縛好酒蒸二炊久取出另研酸棗仁炒白茯神人參當歸各二兩深紅琥珀大遠志薑汁製龍齒各一兩金箔銀箔各二十片右為末酒煮稀糊和丸梧子大每服二九九至三九九麥門冬煎湯下癲癇甚者乳香人參煎湯下多夢不睡酸棗仁

『東醫寶鑑』 권3 東醫寶鑑內景篇1 63b

煎湯下臞仙活心

五癇丸 治癲癇不問新久半夏二兩酒洗焙白殭蚕炒一兩半南星炮烏蛇肉白礬各一兩白附子五錢麝香三錢另研朱砂二錢半水飛全蝎二錢炒雄黃一錢半另研蜈蚣半條去頭足炙皂角二兩搥碎水半升浸揉汁與白礬同熬乾研右爲末薑汁麵糊和丸梧子大每三十丸薑湯下綱目

六珎丹 治五癇鳴吼及風癇暈倒吐涎沫掣搐水銀一兩半黑鉛一兩同熬成屑雄黃雌黃真珠各一兩丹砂水飛五錢右爲末極細蜜和杵二三萬下丸如梧子大薑棗湯下五丸日三

錢氏五色丸 治諸癇雄黃熬真珠另研各一兩鉛三兩水銀二錢半同鉛熬結砂子朱砂水飛五錢右再研極細麵糊和丸麻子大薄荷湯下三四丸錢乙

育魂丹 治諸般癲癇症忡驚怕恐懼之疾山藥一兩半夏膽星白茯神白朮黃連炒遠志酸棗仁炒栢子仁各六錢竹茹天麻白附子煨川芎各五錢犀角羚羊角白礬各三錢半陳皮三錢二分半

『東醫寶鑑』 권3 東醫寶鑑內景篇1 64a

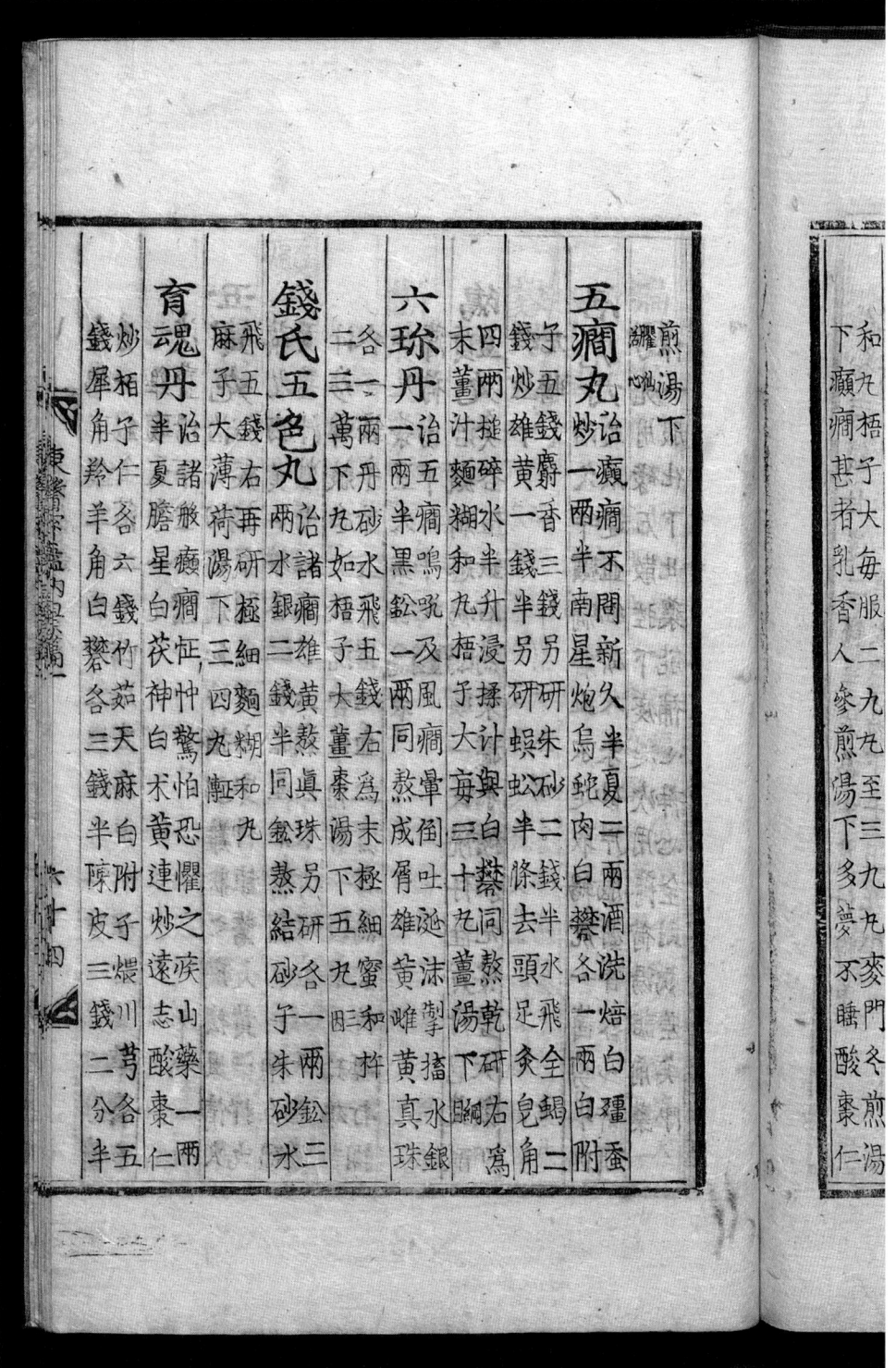

3: 42a 3: 41b 3: 41a

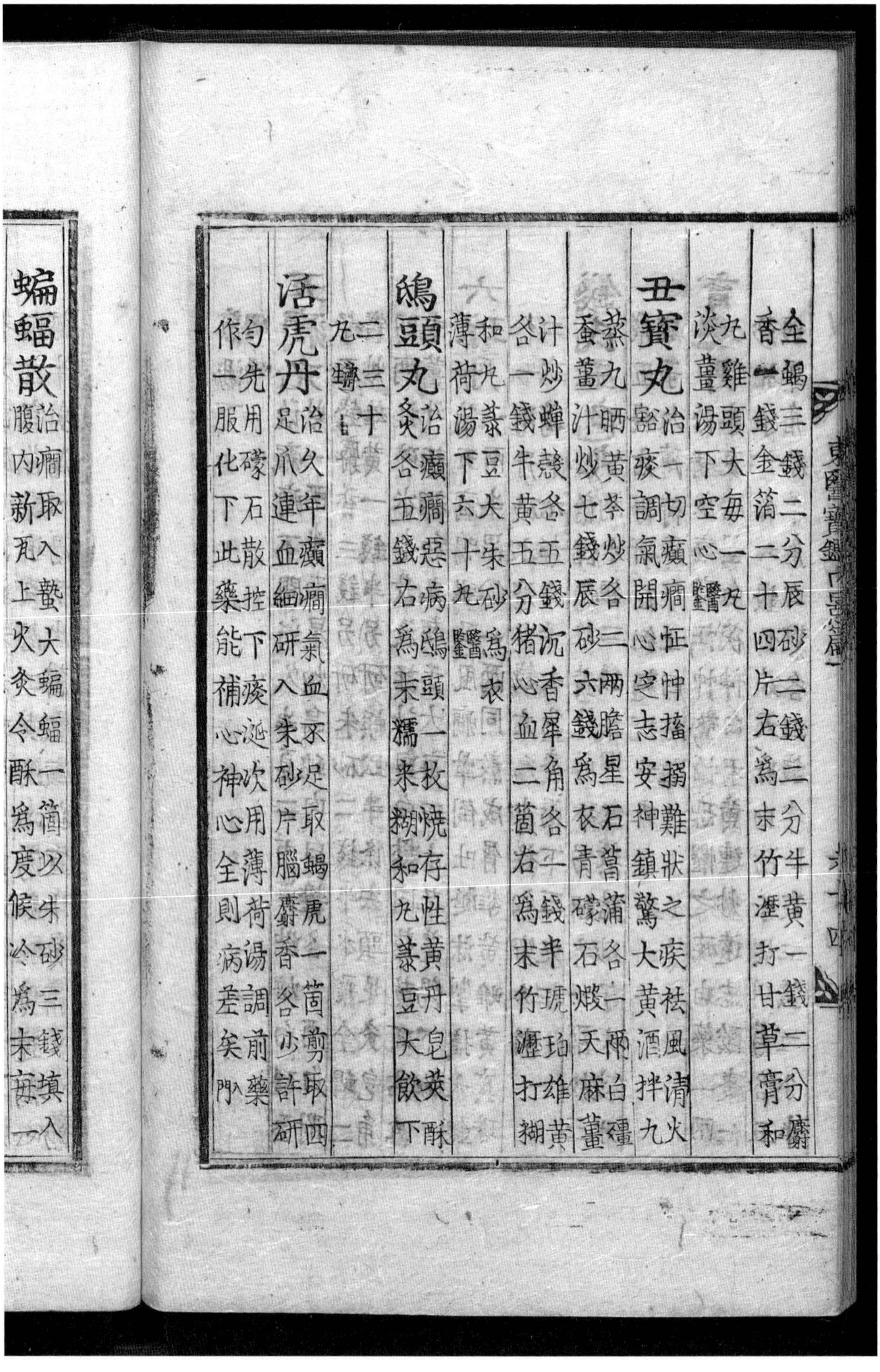
全蝎三錢二分辰砂二錢二分牛黃一錢二分麝香一錢金箔二十四片右爲末竹瀝打甘草膏和丸雞頭大每一丸淡薑湯下空心醫鑑

丑寶丸 治一切癲癇怔忡搐搦難狀之疾祛風清火豁痰調氣開心定志安神鎮驚大黃酒拌九蒸九晒黃芩炒各二兩膽星石菖蒲各一兩白殭蚕薑汁炒七錢辰砂六錢爲衣青礞石煅天麻薑汁炒蟬殼各五錢沉香犀角各一錢半琥珀雄黃各一錢牛黃五分猪心血二箇右爲末竹瀝打糊和丸菉豆大朱砂爲衣薄荷湯下六十丸醫鑑

鴟頭丸 治癲癇惡病鴟頭一枚燒存性黃丹皂莢酥炙各五錢右爲末糯米糊和丸菉豆大飮下二三十丸得效

活虎丹 治久年癲癇氣血不足取蝎虎一箇剪取四足爪連血細研入朱砂片腦麝香各少許研勻先用礞石散控下痰涎次用薄荷湯調前藥作一服化下此藥能補心神心全則病差矣入門

蝙蝠散 治癇取入蟄大蝙蝠一箇以朱砂三錢塡入腹內新瓦上火炙令酥爲度候冷爲末每一

『東醫寶鑑』 권3 東醫寶鑑內景篇1 64b

3: 43b | 3: 43a | 3: 42b

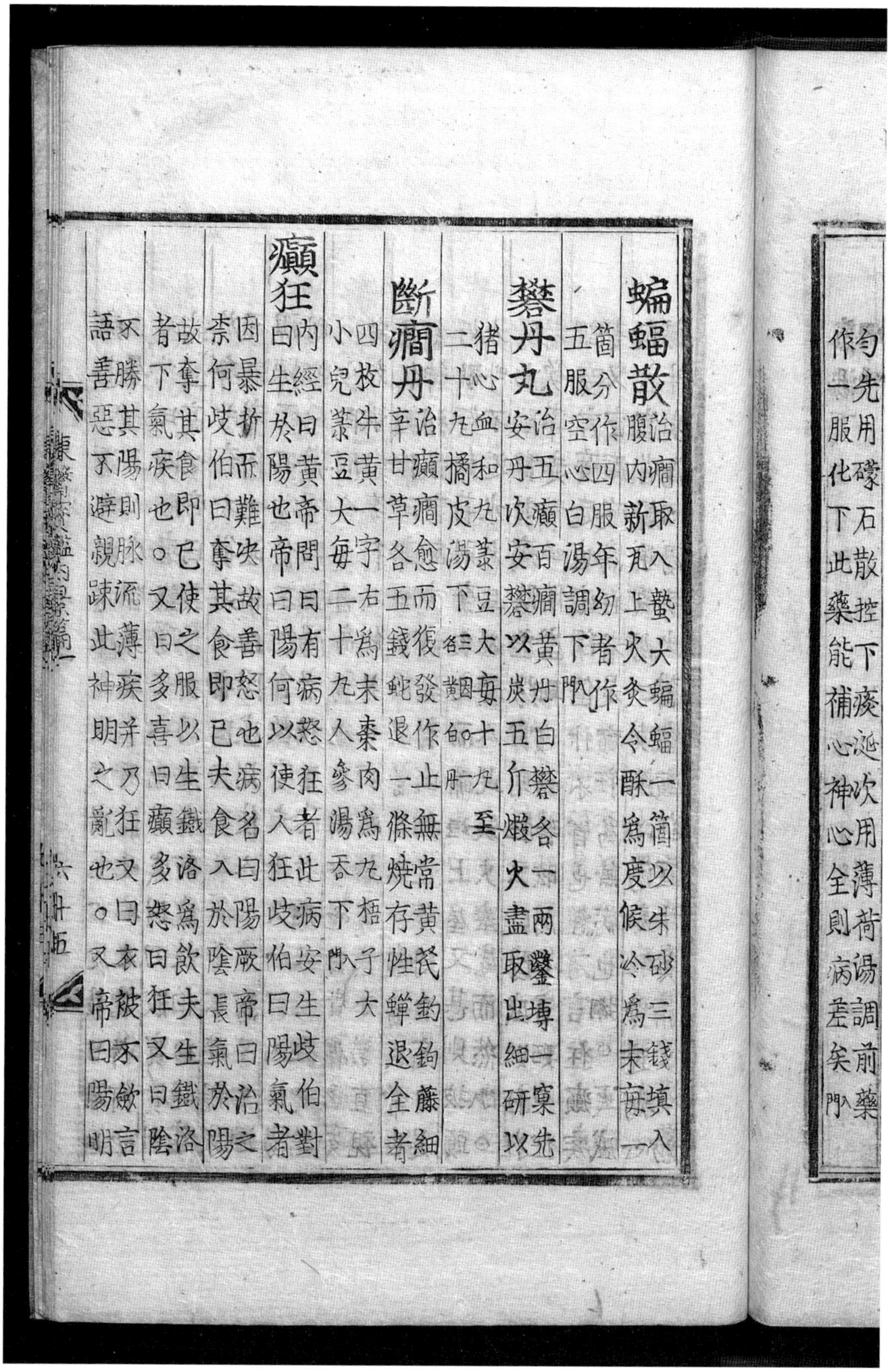

勻先用礞石散控下痰涎次用薄荷湯調前藥作一服化下此藥能補心神心全則病差矣 入門

蝙蝠散 治癇取入蟄大蝙蝠一箇以朱砂三錢塡入腹內新瓦上火炙令酥爲度候冷爲末每一箇分作四服年幼者作五服空心白湯調下 入門

礬丹丸 治五癇百癇黃丹白礬各一兩鑿塼一窠先安丹次安礬以炭五斤煆火盡取出細研以猪心血和丸菉豆大每十丸至二十丸橘皮湯下 各三黃固白○丹一

斷癇丹 治癇癒而復發作止無常黃芪鈎鉤藤細辛甘草各五錢蛇退一條燒存性蟬退全者四枚牛黃一字右爲末棗肉爲丸梧子大小兒菉豆大每二十丸人參湯呑下 入門

癲狂

內經曰黃帝問曰有病怒狂者此病安生岐伯對曰生於陽也帝曰陽何以使人狂岐伯曰陽氣者因暴折而難決故善怒也病名曰陽厥帝曰治之柰何岐伯曰奪其食即已夫食入於陰長氣於陽故奪其食即已使之服以生鐵洛爲飮夫生鐵洛者下氣疾也○又曰多喜曰癲多怒曰狂又曰陰不勝其陽則脉流薄疾并乃狂○又曰衣被不斂言語善惡不避親踈此神明之亂也○又帝曰陽明

東醫寶鑑內景篇一 六十五

『東醫寶鑑』 권3 東醫寶鑑內景篇1 65a

3: 45b 3: 45a 3: 44b 3: 44a

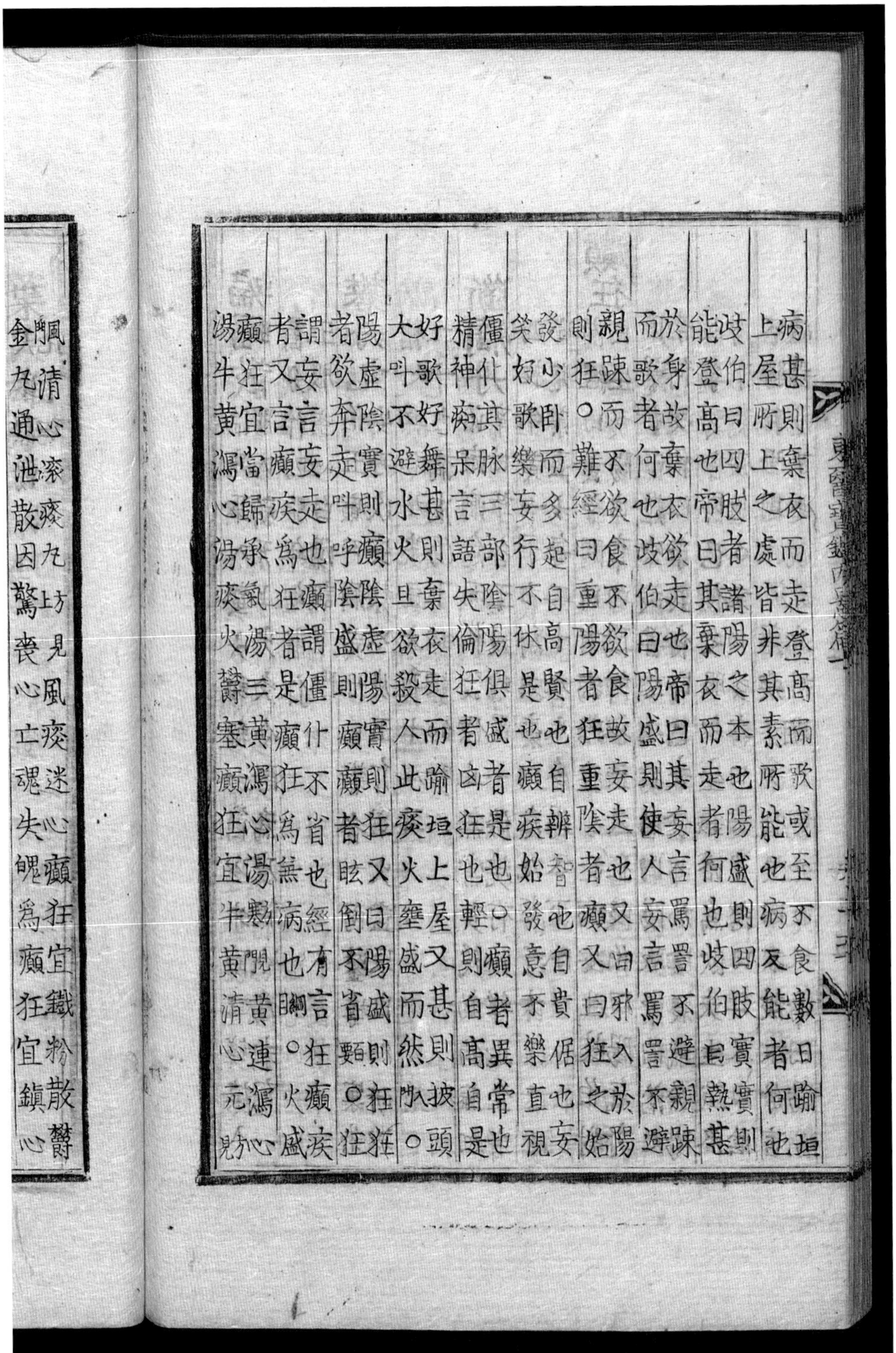

病甚則棄衣而走登高而歌或至不食數日踰垣上屋所上之處皆非其素所能也病反能者何也岐伯曰四肢者諸陽之本也陽盛則四肢實實則能登高也帝曰其棄衣而走者何也岐伯曰熱甚於身故棄衣欲走也帝曰其妄言罵詈不避親踈而歌者何也岐伯曰陽盛則使人妄言罵詈不避親踈而不欲食不欲食故妄走也又曰邪入於陽則狂○難經曰重陽者狂重陰者癲又曰狂之始發少臥而多起自高賢也自辨智也自貴倨也妄笑好歌樂妄行不休是也癲疾始發意不樂直視僵仆其脉三部陰陽俱盛者是也○癲者異常也精神痴呆言語失倫狂者凶狂也輕則自高自是好歌舞甚則棄衣而走踰垣上屋又甚則披頭大叫不避水火且欲殺人此痰火壅盛而然(入門)○陽虛陰實則癲陰虛陽實則狂又曰陽盛則狂狂者欲奔走叫呼陰盛則癲癲者眩倒不省(類聚)○狂謂妄言妄走也癲謂僵仆不省也經有言狂癲疾者又言癲疾爲狂癲者是癲狂爲無病也(綱目)○火盛癲狂宜當歸承氣湯三黃瀉心湯(黙閲)黃連瀉心湯牛黃瀉心湯痰火鬱塞癲狂宜牛黃清心元(見方心

風清心滚痰丸(方見上)風痰迷心癲狂宜鐵粉散(鬱門)金丸通泄散因驚喪心亡魂失魄爲癲狂宜鎮心

『東醫寶鑑』 권3 東醫寶鑑內景篇1 65b

風清心滚痰丸方見上風痰迷心癲狂宜鐵粉散鬱門金丸通泄散因驚喪心亡魂失魄爲癲狂宜鎭心
丹抱膽丸葉氏雄朱丸一醉膏勞神過度甚至癲狂宜辰砂寧志丸寧志化痰湯養血淸心湯牛車
肉癲狂不得睡臥宜寧志膏靈苑辰砂散諸方○癲者顚倒錯亂於癇於狂皆無病也

當歸承氣湯 治陽狂奔走罵詈當歸大黃各一兩芒硝七錢甘草五錢右剉每一兩薑五片
棗十枚水一椀煎至半去滓溫服硝黃去胃中實熱當歸補血甘草緩中加薑棗者引入胃中也保命

黃連瀉心湯 治狂痰黃芩二兩黃連生地黃知母各一兩甘草五錢右剉每五錢水煎服脈訣

牛黃瀉心湯 治癲癇及心經邪熱狂亂精神不爽大黃生一兩龍腦朱砂水飛牛黃各一錢
右爲末每服三錢生薑汁和蜜水調下丹心○臞仙一名南極延生湯

鐵粉散 治癲狂歌笑裸體不避水火圓白半夏大南星眞鐵粉白附子羌活各二兩大川烏生一
兩半大朱砂紅明琥珀白殭蠶各一兩白礬煆五錢全蝎五十箇金箔三十片右爲末每服四錢生

東醫寶鑑內景篇一 六十六

『東醫寶鑑』 권3 東醫寶鑑內景篇1 66a

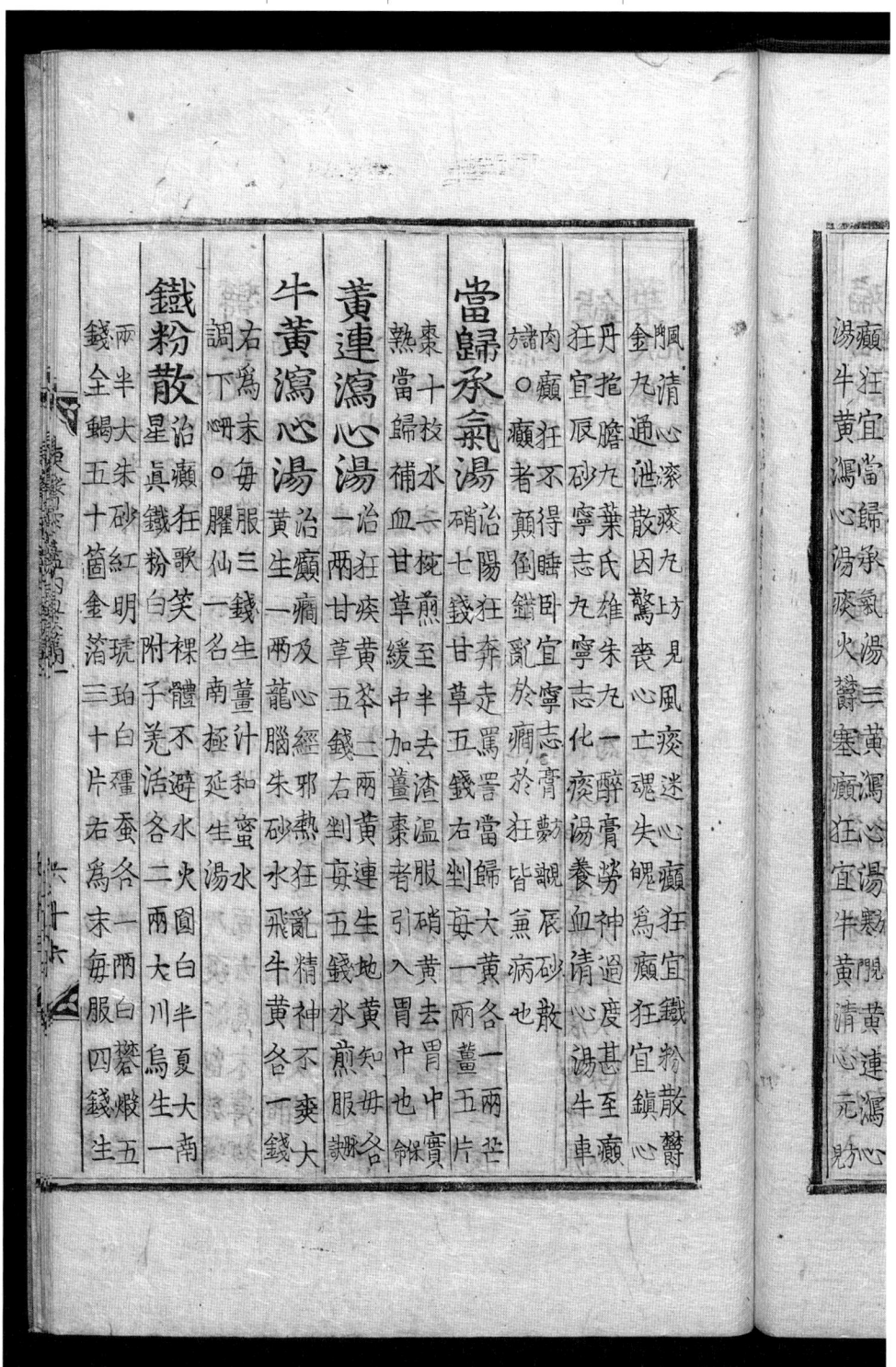

3: 49a　3: 48b　3: 48a　3: 47b

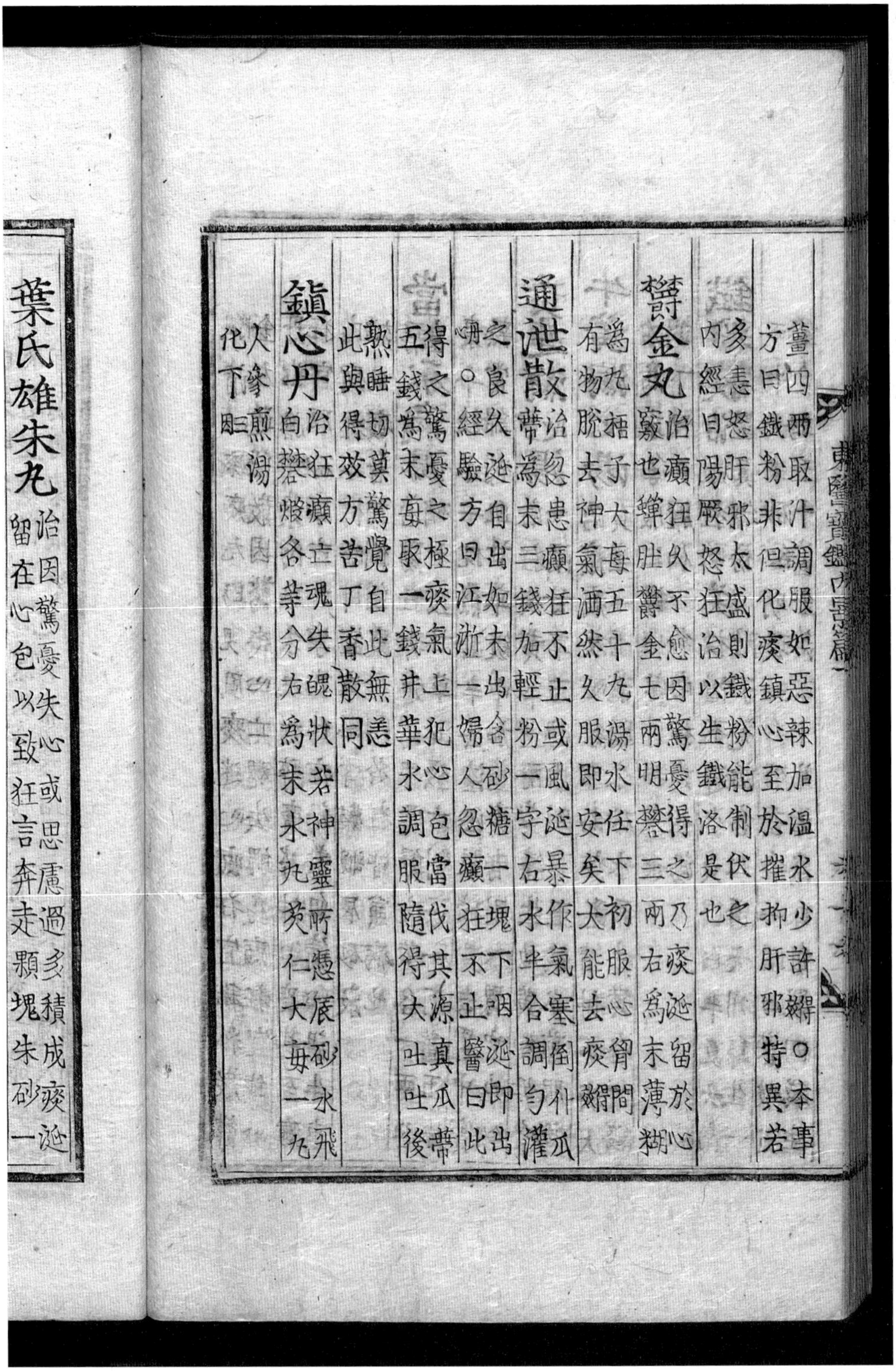

東醫寶鑑內景篇一

薑四兩取汁調服如惡辣加溫水少許綱目○本事方曰鐵粉非但化痰鎭心至於摧抑肝邪特異若
多恚怒肝邪太盛則鐵粉能制伏之內經曰陽厥怒狂治以生鐵洛是也

鬱金丸 治癲狂久不愈因驚憂得之乃痰涎留於心竅也蟬肚鬱金七兩明礬三兩右爲末薄糊
爲丸梧子大每五十丸湯水任下初服心胷間有物脫去神氣洒然久服即安矣大能去痰綱目

通泄散 治忽患癲狂不止或風涎暴作氣塞倒仆瓜蔕爲末三錢加輕粉一字右水半合調匀灌
之良久涎自出如未出含砂糖一塊下咽涎即出綱目○經驗方曰江浙一婦人忽癲狂不止醫曰此
得之驚憂之極痰氣上犯心包當伐其源眞瓜蔕五錢爲末每取一錢井華水調服隨得大吐吐後
熟睡切莫驚覺自此無恙此與得效方苦丁香散同

鎭心丹 治狂癲亡魂失魄狀若神靈所憑辰砂水飛白礬煅各等分右爲末水丸芡仁大每一丸
人參煎湯化下綱目

葉氏雄朱丸 治因驚憂失心或思慮過多積成痰涎留在心包以致狂言奔走顛塊朱砂一

『東醫寶鑑』 권3 東醫寶鑑內景篇1 66b

葉氏雄朱丸 治因驚憂失心或思慮過多積成痰涎留在心包以致狂言奔走顚塊朱砂一錢半白附子一錢雄黃一錢半右爲末以猪心血和丸梧子大別用朱砂爲衣每三粒人參石菖蒲煎湯下能安魂定魄補益心氣醫鑑

一醉膏 治心恙癲狂無灰酒二椀眞麻油四兩右和勻以柳枝二十條逐條攪一二百下換遍柳條直候油酒相入如膏煎至七分椀強灌之令熟睡或吐或不吐覺來即醒得效

辰砂寧志丸 治勞神過度致傷心血驚悸怔忡夢寐不寧若有人來捕漸成心疾甚至癲狂辰砂二兩用好酒二升煮酒將盡留二盞用之遠志薑製石菖蒲酸棗仁炒乳香炙當歸酒洗白茯神白茯苓各七錢人參五錢右爲末猪心一箇研如泥入藥末幷煮辰砂酒攪勻丸如菉豆大臨卧棗湯下六七十丸醫鑑

寧志化痰湯 治癲狂初起膽製南星半夏陳皮茯苓黃連薑汁炒天麻人參酸棗仁炒石菖

『東醫寶鑑』 권3 東醫寶鑑內景篇1 67a

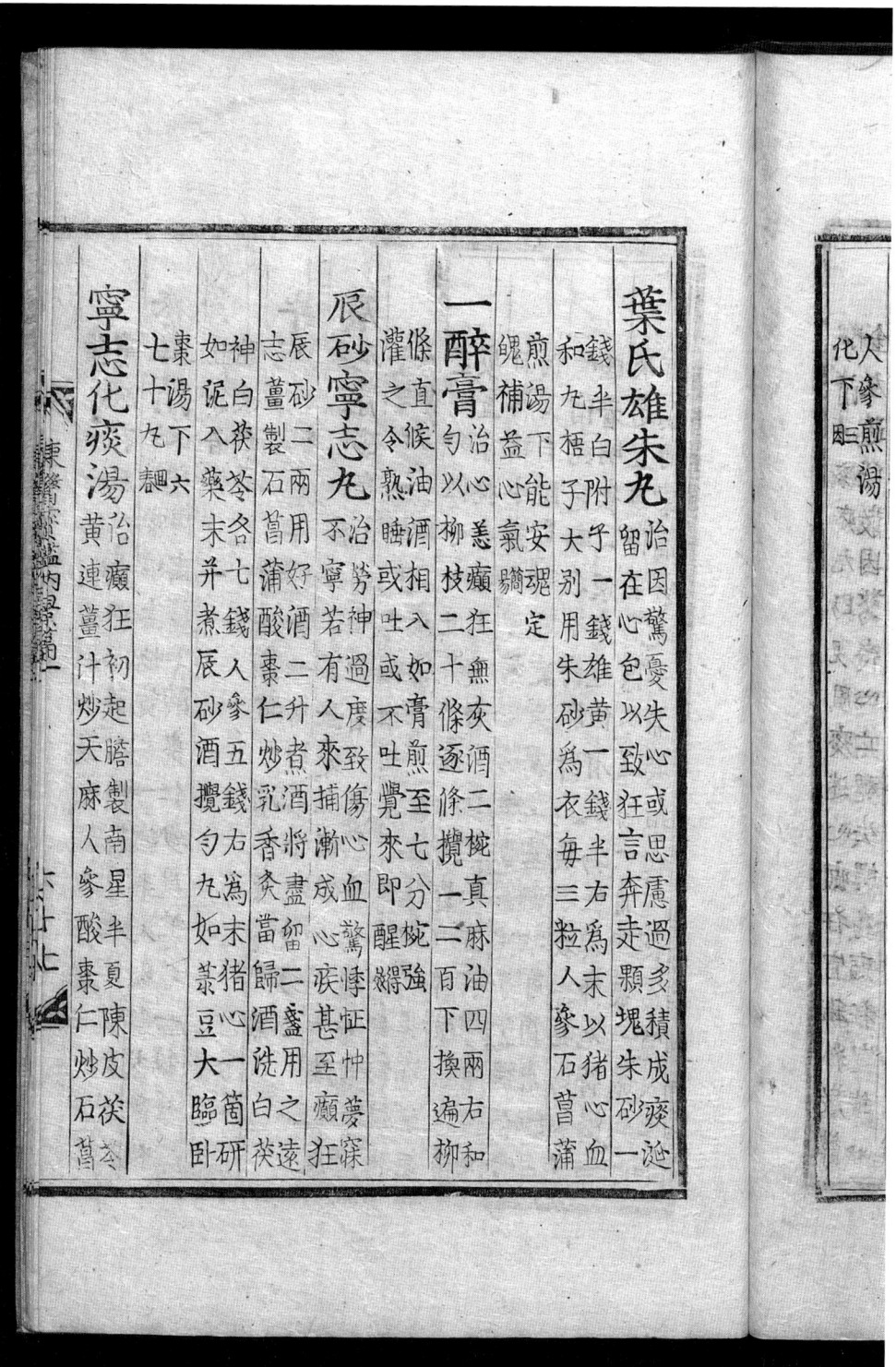

蒲各一錢右剉作一貼薑五片水煎服再服養血清心湯補養醫鑑

養血清心湯　當歸生地黃各一錢半人參白朮茯神遠志薑製酸棗仁炒川芎各一錢甘草五分右剉作一貼水煎服醫鑑

牛車肉　治失心癲狂紫河車洗淨煮爛同熟牛肚切碎和一處隨便食之最妙入門

辰砂散　治諸癲狂狂言妄走魂魄不守不得睡臥辰砂須光明墻壁者一兩酸棗仁微炒乳香光瑩者各五錢右爲細末先量病人飲酒幾何置病人靜室中以前藥都作一服調溫酒一盞令頓飲至沉醉但勿令吐若不能飮隨量取醉服藥訖便安置床枕令臥病淺者半日至一日病深者三兩日熟睡令家人潛伺之勿喚覺亦不可驚觸使覺待其自醒卽神魂定矣萬一驚悟不可復治綱目○一僧忽患癲疾不得眠臥諸藥不效孫兆曰今夜睡着明後日便愈也但有鹹物任與師吃待渴却來道至夜僧果渴孫以溫酒一角調藥一服與之有頃再索酒與之半角其僧兩晝夜乃覺人事如故人問其故孫曰衆人能安神矣而不能使神昏得睡此乃靈苑方中辰砂散也人不能用之耳綱目

『東醫寶鑑』 권3 東醫寶鑑內景篇1 67b

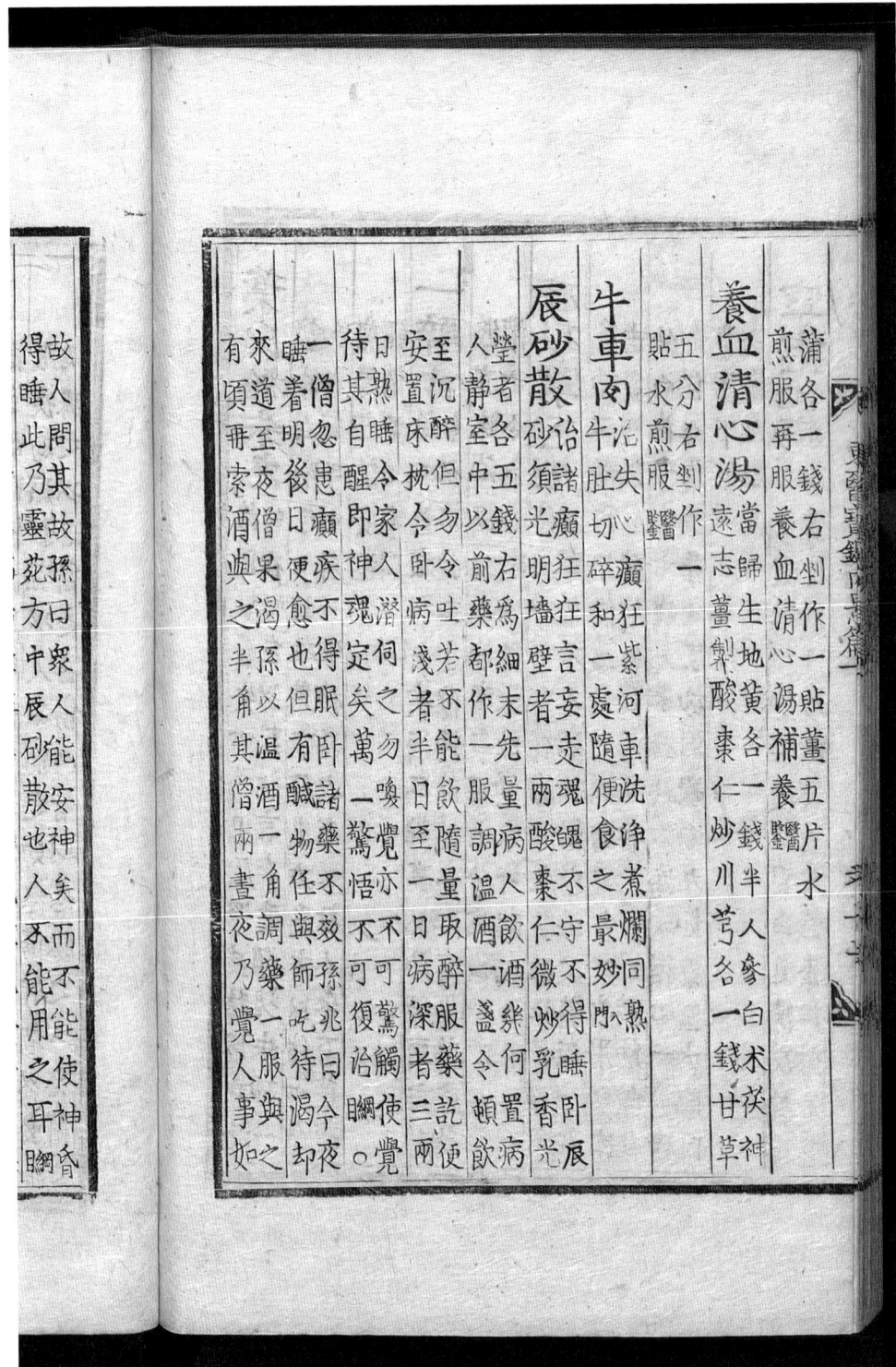

3: 53b　3: 53a　3: 52b　3: 52a

來道至夜僧果渴孫以溫酒一角調藥一服與之
有頃再索酒與之半角其僧兩晝夜乃覺人事如

故人問其故孫曰衆人能安神矣而不能使神昏
得睡此乃靈苑方中辰砂散也人不能用之耳綱目

大下愈狂 一人病陽厥狂怒罵詈或歌或哭六脉無
力身表如氷石發則叫呼高聲易老曰奪
食則已因不與食又以大承氣湯方見寒門下之五七
行瀉渣穢數斗身溫脉生而愈綱目○一叟値徭役
煩擾而暴發狂口鼻覺如蟲行兩手爬搔數年不
已脉皆洪大如絙戴人斷之曰肝主謀膽主決徭
役迫遽財不能支則肝屢謀而膽屢不能決屈無
所伸怒無所泄心火盤礴乘陽明金然胃本屬土
而肝屬木膽屬相火火隨木氣而入胃故暴發狂
乃置燠室中涌而汗出三次又以調胃承氣湯方見
寒門大下二十餘行血水與瘀血相雜而下
數升來日乃康後以通聖散調其後儒門事親

脫營失精證 內經曰嘗貴後賤名曰脫營嘗富後貧名
曰失精雖不中邪病從內生身體日減氣
虛無精病深無氣洒洒然時驚病深者以其外耗
於衛內奪於榮註云血爲憂煎氣隨悲減故外耗
於衛內奪於榮○是證令人飮食無味神倦肌瘦
內服交感丹方見氣門外用香盐散方見牙齒門擦牙入門○宜

『東醫寶鑑』 권3 東醫寶鑑內景篇1 68a

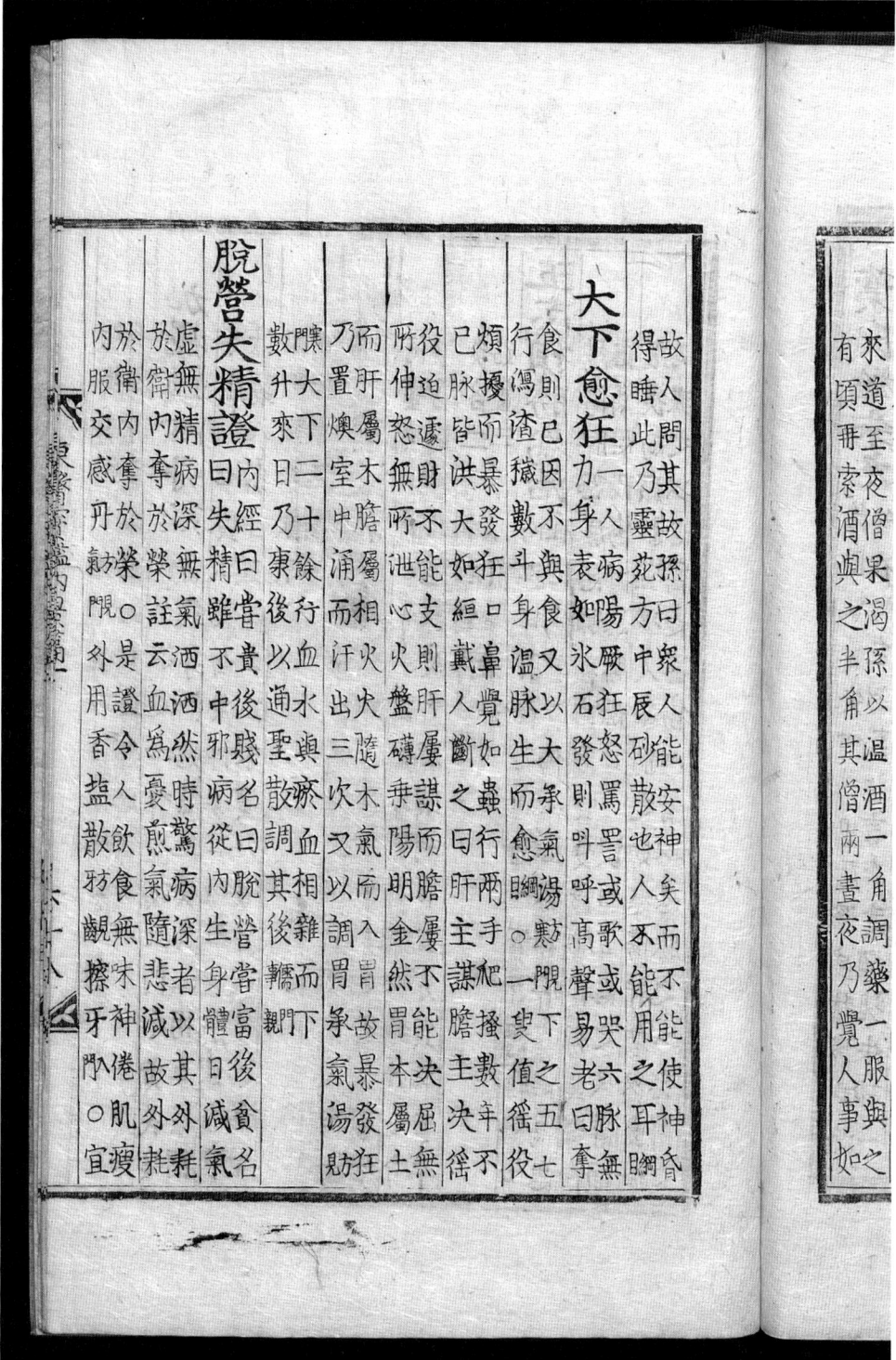

3: 55a 3: 54b 3: 54a

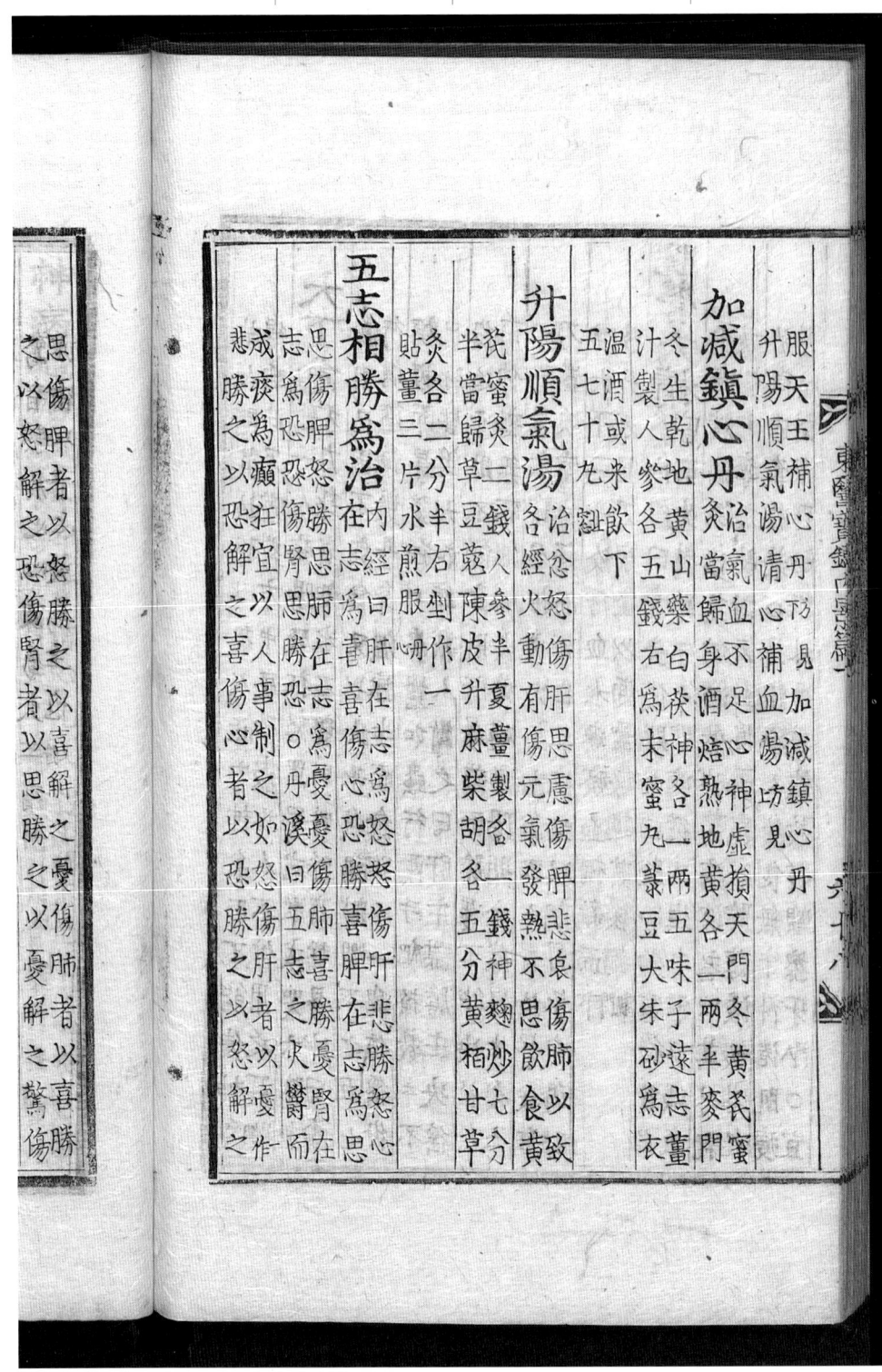

東醫寶鑑內景篇一 六十八

服天王補心丹方見加減鎭心丹升陽順氣湯淸心補血湯方見

加減鎭心丹 治氣血不足心神虛損天門冬黃芪蜜炙當歸身酒焙熟地黃各一兩半麥門冬生乾地黃山藥白茯神各一兩五味子遠志薑汁製人參各五錢右爲末蜜丸菉豆大朱砂爲衣溫酒或米飮下五七十丸入門

升陽順氣湯 治忿怒傷肝思慮傷脾悲哀傷肺以致各經火動有傷元氣發熱不思飮食黃芪蜜炙二錢人參半夏薑製各一錢神麴炒七分半當歸草豆蔲陳皮升麻柴胡各五分黃柏甘草炙各二分半右剉作一貼薑三片水煎服心法

五志相勝爲治 內經曰肝在志爲怒怒傷肝悲勝怒心在志爲喜喜傷心恐勝喜脾在志爲思思傷脾怒勝思肺在志爲憂憂傷肺喜勝憂腎在志爲恐恐傷腎思勝恐○丹溪曰五志之火鬱而成痰爲癲狂宜以人事制之如怒傷肝者以憂作悲勝之以恐解之喜傷心者以恐勝之以怒解之

思傷脾者以怒勝之以喜解之憂傷肺者以喜勝之以怒解之恐傷腎者以思勝之以憂解之驚傷

『東醫寶鑑』 권3 東醫寶鑑內景篇1 68b

3: 57a | 3: 56b | 3: 56a | 3: 55b

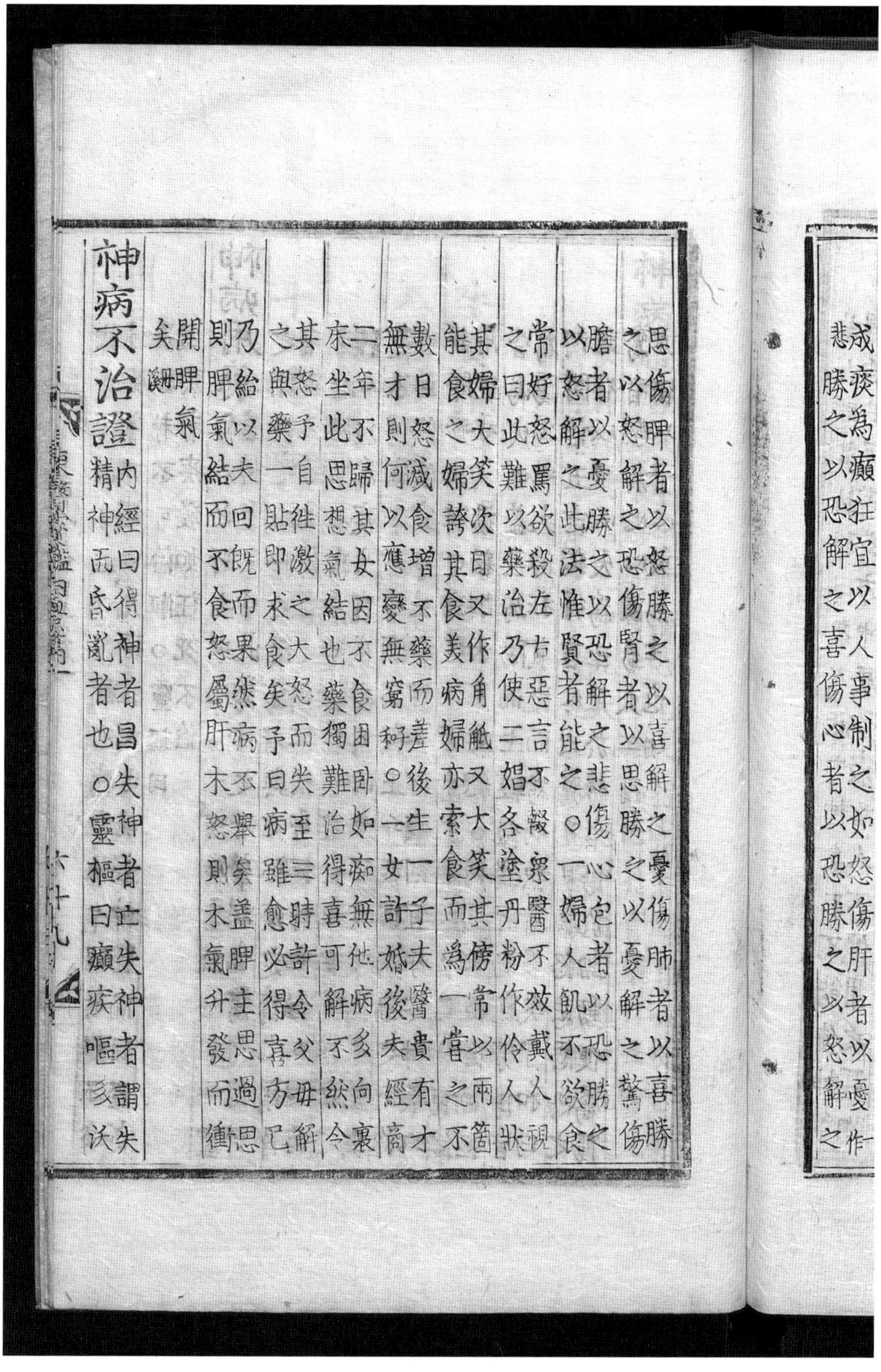
成痰爲癲狂宜以人事制之如怒傷肝者以憂作悲勝之以恐解之喜傷心者以恐勝之以怒解之

思傷脾者以怒勝之以喜解之憂傷肺者以喜勝之以怒解之恐傷腎者以思勝之以憂解之驚傷膽者以憂勝之以恐解之悲傷心包者以恐勝之以怒解之此法惟賢者能之○一婦人飢不欲食常好怒罵欲殺左右惡言不輟衆醫不效戴人視之曰此難以藥治乃使二娼各塗丹粉作伶人狀其婦大笑次日又作角觝又大笑其傍常以兩箇能食之婦誇其食美病婦亦索食而爲一嘗之不數日怒減食增不藥而差後生一子夫醫貴有才無才則何以應變無窮矣○一女許婚後夫經商二年不歸其女因不食困臥如痴無他病多向裏床坐此思想氣結也藥獨難治得喜可解不然令其怒予自往激之大怒而哭至三時許令父母解之與藥一貼即求食矣予曰病雖愈必得喜方已乃紿以夫回既而果然病不舉矣蓋脾主思過思則脾氣結而不食怒屬肝木怒則木氣升發而衝開脾氣矣 綱目

神病不治證 內經曰得神者昌失神者亡失神者謂失精神而昏亂者也○靈樞曰癲疾嘔多沃

『東醫寶鑑』 권3 東醫寶鑑內景篇1 69a

涼氣下泄不治○癲癇之病乍作乍醒者甦不食迷痴者死殞○凡癲狂癇之病若神脫而目瞪如愚痴者不可治衄○靈樞曰癲疾者疾發如狂死不治

神病用藥訣

人之所主者心心之所養者血心血一虛神氣不守此驚悸之所肇端也驚者恐怖之謂悸者怔忪之謂驚者與之豁痰定驚之劑悸者與之逐水消飲之劑怔忪即怔忡也擔○建志者心脾二藏血少神虧故也宜養血安神以調之醫○狂爲痰火實盛癲爲心血不足多爲求望高遠不得志者有之癇病獨主乎痰因火動之所作也治法癇宜乎吐狂宜乎下癲則宜乎安神養血兼降痰火衄○癲狂久不愈三聖散吐之吻閲後用三承氣湯黝閲大下之緜○河間曰五志過極皆爲火也蓋氣爲陽而主輕微諸所動亂勞傷皆爲陽化之火神狂氣亂而爲病熱者多矣子和曰河間治五志獨得言外之意凡見喜怒悲思恐之證皆以平心火爲主至於勞者傷於動動便屬陽驚者駭於心心便屬火二者亦皆以平心火爲主也心册

神病通治藥餌

牛黃清心元八物定志元十四友元朱砂安神丸平補鎮心丹育魂丹丑寶丸

『東醫寶鑑』 권3 東醫寶鑑內景篇1 69b

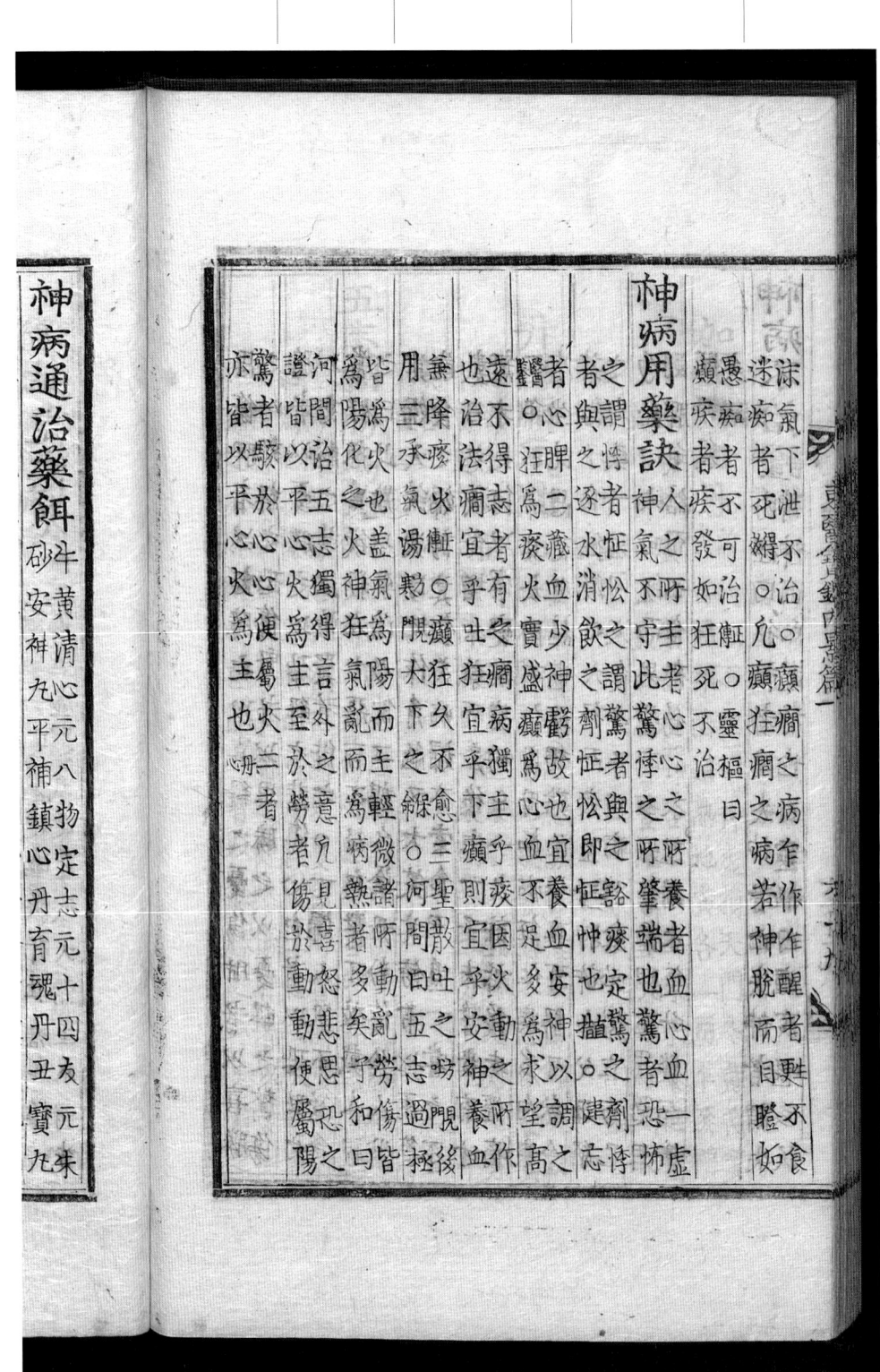

3: 60b 3: 60a 3: 59b

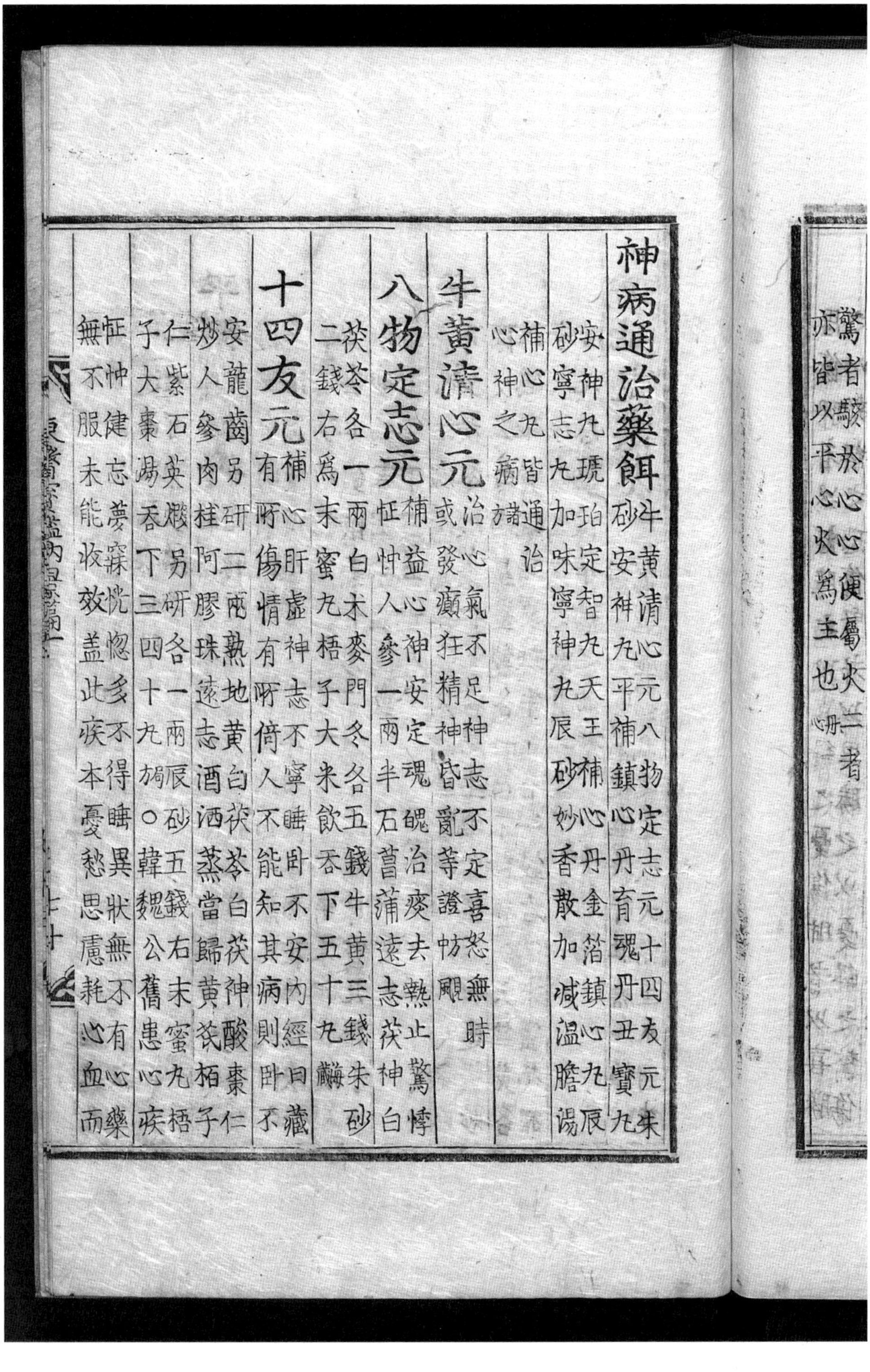

神病通治藥餌牛黃淸心元八物定志元十四友元朱砂安神丸平補鎭心丹育魂丹丑寶丸
安神丸琥珀定智丸天王補心丹金箔鎭心丸辰砂寧志丸加味寧神丸辰砂妙香散加減溫膽湯
補心丸皆通治心神之病諸方

牛黃淸心元治心氣不足神志不定喜怒無時或發癲狂精神昏亂等證恍惚

八物定志元補益心神安定魂魄治痰去熱止驚悸怔忡人參一兩半石菖蒲遠志茯神白
茯苓各一兩白朮麥門冬各五錢牛黃三錢朱砂二錢右爲末蜜丸梧子大米飮呑下五十丸蘊

十四友元補心肝虛神志不寧睡臥不安內經曰藏有所傷情有所倚人不能知其病則臥不
安龍齒另研二兩熟地黃白茯苓白茯神酸棗仁炒人參肉桂阿膠珠遠志酒洗當歸黃芪栢子
仁紫石英煅另研各一兩辰砂五錢右末蜜丸梧子大棗湯呑下三四十丸○韓懋公舊患心疾
怔忡健忘夢寐恍惚多不得睡異狀無不有心藥無不服未能收效盖此疾本憂愁思慮耗心血而

東醫寶鑑內景篇一 十

『東醫寶鑑』 권3 東醫寶鑑內景篇1 70a

得之今欲安心當用當歸地黃等滋養心血始見功效若更服發散藥如菖蒲之類心氣愈散緣用心過而成此疾也服此大有神效經驗方

平補鎭心丹 治思慮太過心血不足驚悸怔忡神精恍惚夜多異夢忪悸煩鬱及腎氣傷敗遺精白濁漸至羸弱龍齒二兩半熟地黃天門冬遠志薑製山藥各一兩半白茯苓白茯神五味子車前子肉桂麥門冬各一兩二錢半朱砂水飛人參各五錢酸棗仁炒二錢半右爲末蜜丸梧子大朱砂爲衣空心溫酒或米飮呑下三五十丸入門

安神丸 治癲癎驚狂痰火諸證能鎭心安神人參白茯苓酸棗仁炒當歸生地黃酒炒黃連酒炒陳皮去白南星薑製各一兩朱砂水飛天竺黃各五錢雄黃琥珀眞珠牛黃各二錢右爲末蜜丸梧子大朱砂爲衣米飮下五十丸忌動風辛熱之物回春

琥珀定志丸 補心生血安魂定魄扶肝壯膽管轄神魂驚戰虛弱氣乏之疾天南星八兩先

掘地作坑置炭十八斤燒紅去灰淨好酒十餘斤傾坑內用盆盛南星安其中盖覆以炭火擁定勿

『東醫寶鑑』 권3 東醫寶鑑內景篇1 70b

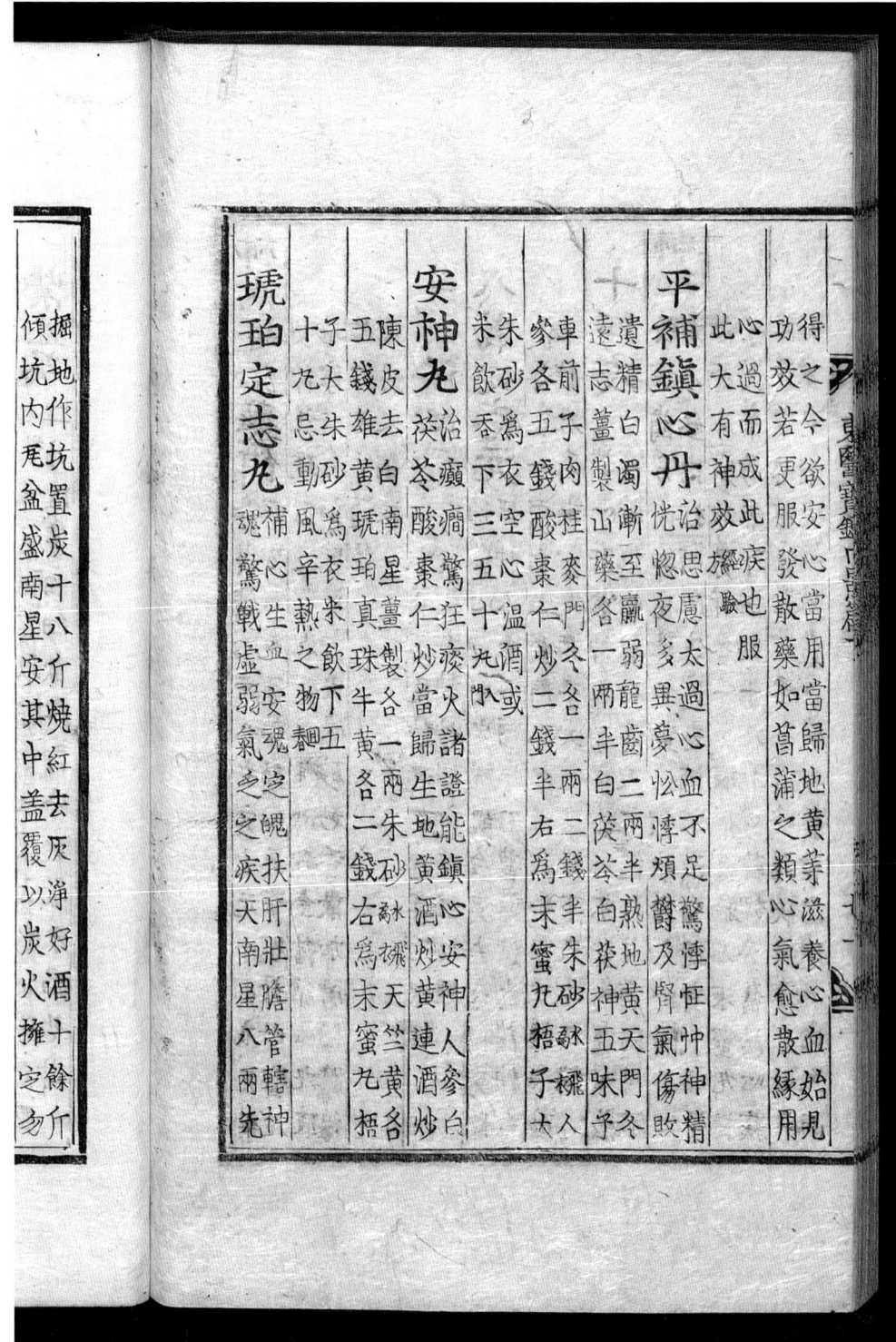

3: 63a　3: 62b　3: 62a

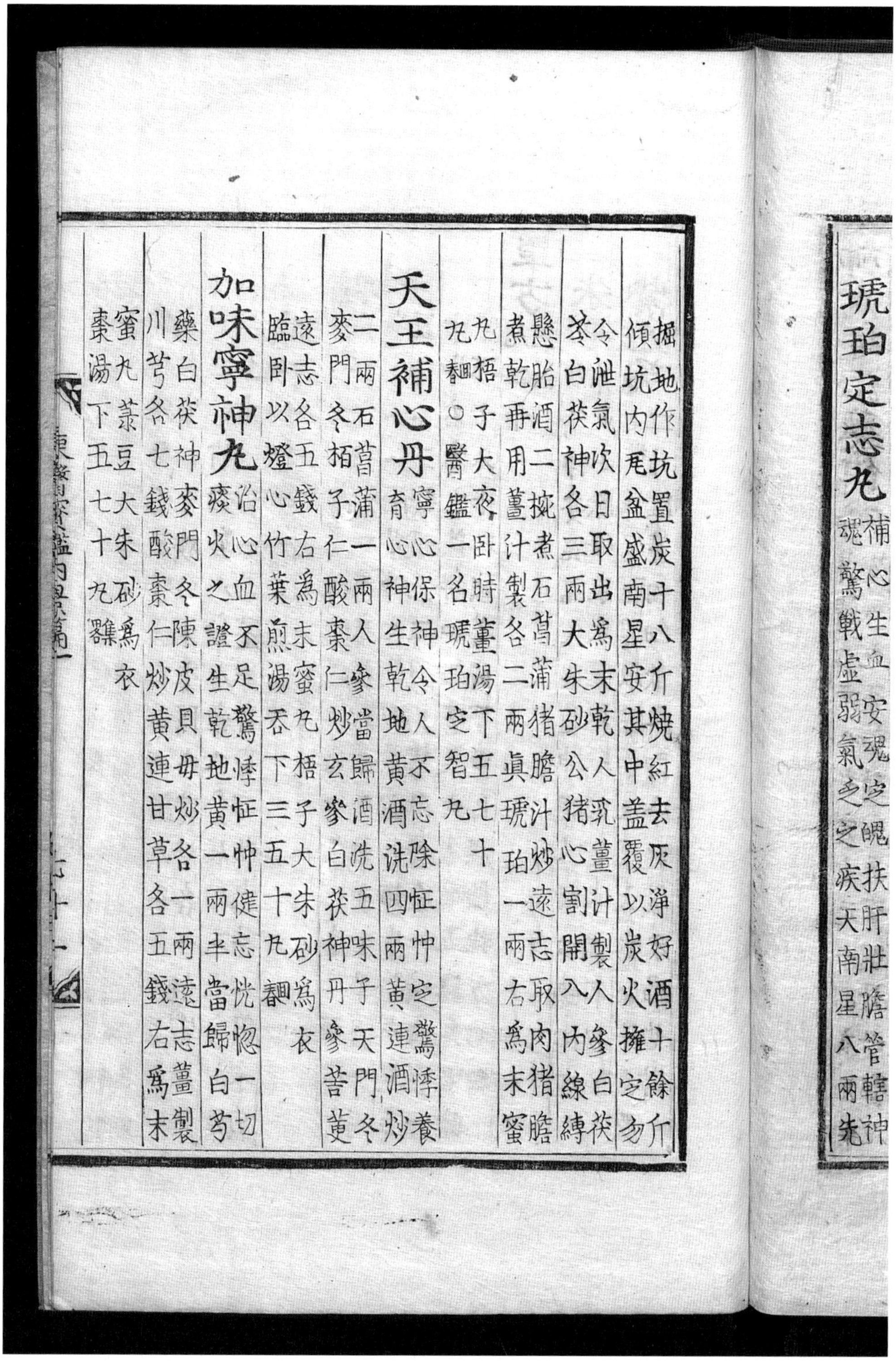

『東醫寶鑑』 권3 東醫寶鑑內景篇1 71a

加減溫膽湯 治痰迷心竅神不守舍因憂思鬱結驚恐傷心心不自安神出舍空使人驚悸怔忡煩亂悲歌叫罵奔走不識人茯神半夏製陳皮枳實梔子炒白朮麥門冬黃連各一錢當歸酸棗仁炒竹茹各八分人參六分辰砂末五分甘草三分右剉作一貼薑三片棗二枚烏梅一箇水煎調辰砂末五分竹瀝半盞服【醫鑑】

補心丸 治心虛手振酸棗仁炒栢子仁各三兩遠志薑汁炒二兩半當歸生乾地黃甘草各一兩半人參一兩茯神七錢石菖蒲六錢牛膽南星半夏麴各五錢琥珀三錢川芎麝香各一錢金箔二十片右爲末蒸餅和丸菉豆大朱砂五錢爲衣津嚥下七八十丸或薑湯下○即經驗秘方也【醫鑑】

單方 凡二十三種

朱砂 養精神安魂魄久服通神明又云心熱心虛非此不除細末水飛取一錢蜜水調下【本草】

紫石英 定驚悸安魂魄取碎如米豆大水一斗煮取二升澄清細細飲之即今之紫水晶也【本草】

水銀 安神又云定心藏之怔忡驚悸【入門】○靈砂久服通神安魂魄令人心靈楊子度云靈砂飼猢猻

『東醫寶鑑』 권3 東醫寶鑑內景篇1 71b

3: 66b 3: 66a 3: 65b 3: 65a

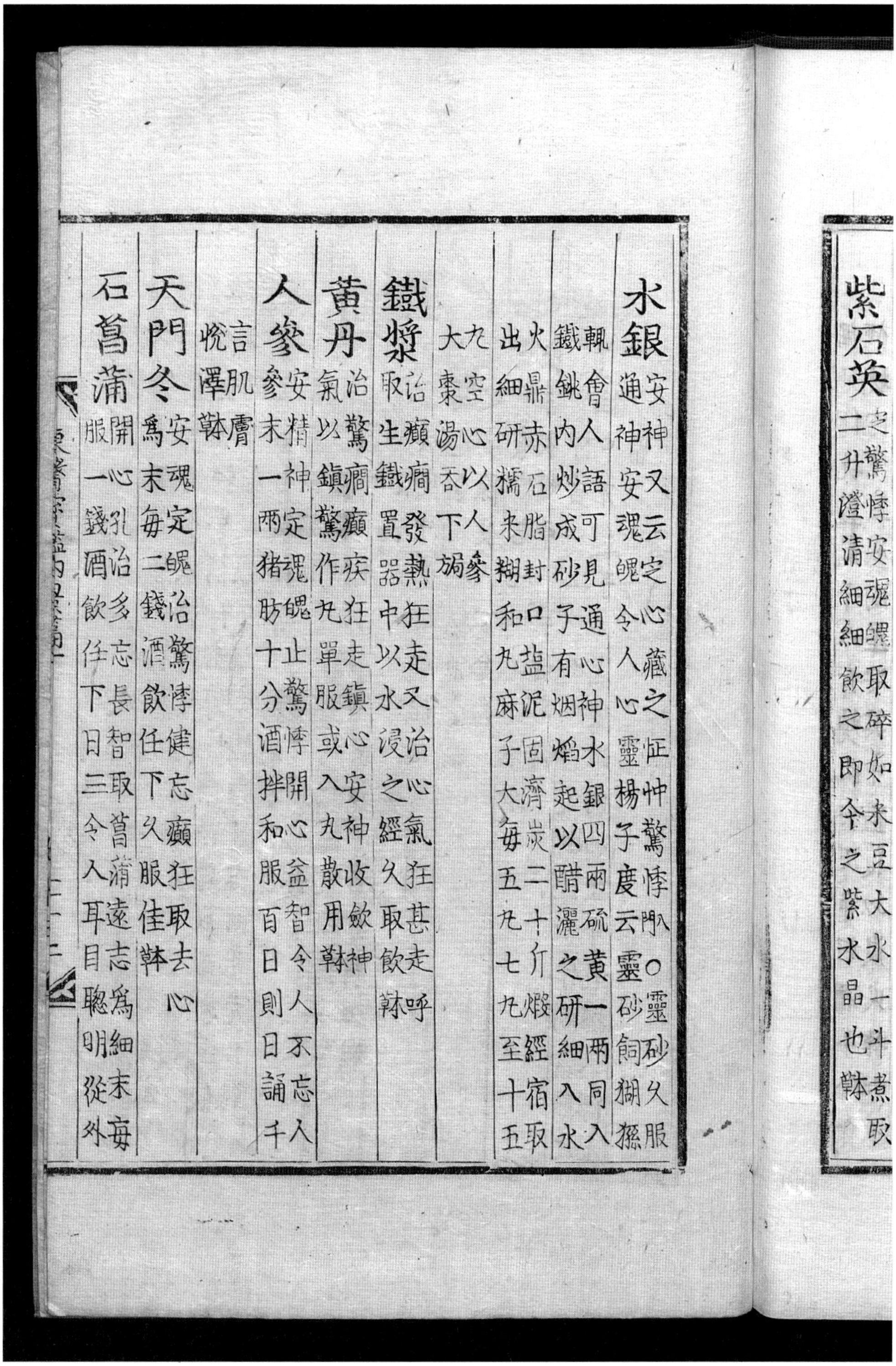

紫石英 治驚悸安魂魄取碎如米豆大水一斗煮取二升澄清細細飲之即今之紫水晶也本草

水銀 安神又云定心藏之怔忡驚悸入門○靈砂久服通神安魂魄令人心靈楊子度云靈砂飼猢猻輒會人語可見通心神水銀四兩硫黃一兩同入鐵銚內炒成砂子有烟焰起以醋灑之研細入水火鼎赤石脂封口塩泥固濟炭二十斤煆經宿取出細研糯米糊和丸麻子大每五丸七丸至十五丸空心以人參大棗湯吞下局方

鐵漿 治癲癇發熱狂走又治心氣狂甚走呼取生鐵置器中以水浸之經久取飲本草

黃丹 治驚癇癲疾狂走鎭心安神收斂神氣以鎭驚作丸單服或入丸散用本草

人參 安精神定魂魄止驚悸開心益智令人不忘入參末一兩猪肪十分酒拌和服百日則日誦千言肌膚悅澤本草

天門冬 安魂定魄治驚悸健忘癲狂取去心爲末每二錢酒飲任下久服佳本草

石菖蒲 開心孔治多忘長智取菖蒲遠志爲細末每服一錢酒飲任下日三令人耳目聰明從外

『東醫寶鑑』 권3 東醫寶鑑內景篇1 72a

鴟頭 主癲癎取肉炙食之又鴟頭二枚燒黃丹一兩爲末作丸服之本草

見裏及千里外事針○治癲癇取石菖蒲末二錢猪心煎湯調服空心鄆

遠志 安魂魄益智慧治健忘令人不迷以甘草水浸煮去骨取肉爲末每二錢酒飲任下本草

茯神 安魂魄養精神主驚悸療善忘取爲末酒飲任下二錢或丸服亦佳與遠志同用尤佳本草

黃連 主驚悸煩躁淸心熱爲末蜜水點服一錢或作丸服之亦佳本草

商陸花 主多忘喜誤取花陰乾爲末臨卧水服一錢思念所欲事卽於眼中自覺神效本草

萱草 利心志令人好歡樂無憂種於庭中常玩之佳本草

合歡 蠲忿令人歡樂無憂樹之庭除使人不忿本草

蜘蛛絲 療喜忘七月七日取着衣領中巧去健忘本草

蓮實 養神多食止怒令人喜久服歡心作粥常餌之佳○石蓮子去黑皮取肉砂盆中乾擦去浮上赤皮留靑心爲末入龍腦少許湯點服寧志淸神本草

『東醫寶鑑』 권3 東醫寶鑑內景篇1 72b

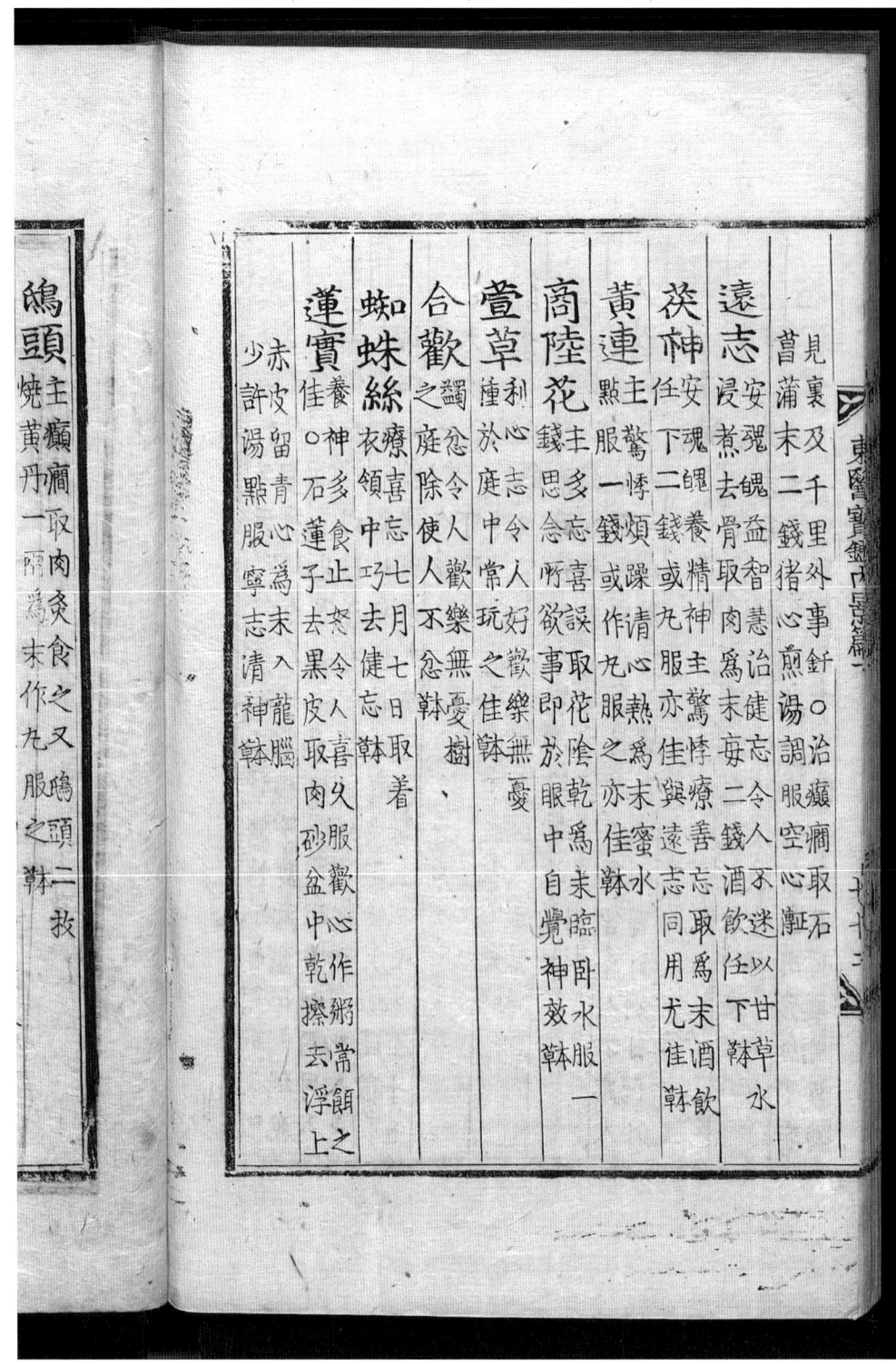

赤茯苓留青心爲末入龍腦少許湯點服寧志清神本草

鴟頭 主癲癎取肉炙食之又鴟頭二枚燒黃丹一兩爲末作丸服之本草

伏翼 即蝙蝠也久服令人喜樂媚好無憂久服解愁去憂炒煮食之入螢者佳本草

麝香 主癎痓安神除驚怪恍惚取真香爲末湯點一字服本草

牛黃 安魂定魄療驚悸癲狂主健忘末服丸服竝佳本草

猪心 補心血不足主驚悸健忘癲癎驚邪憂恚取血入藥用或蒸煮食之本草

震肉 主因驚失心作脯食之此六畜爲天雷所震死肉也本草

紫河車 即人胎衣也主癲狂健忘怔忡失志及恍惚驚怖心神不守多言不定大能安心養血定神蒸熟入藥丸服或蒸熟單服之亦佳本草

鍼灸法 癲癎晝發治陽蹻申脉夜發治陰蹻照海各灸二七壯綱目○又灸百會風池資生○癎病取鳩尾後谿涌泉心兪陽交三里大衝間使上脘穴癎病必先下之乃可灸不然則氣不通能殺人針不拘此綱目

東醫寶鑑 内景篇 卷之三 七十三

『東醫寶鑑』 권3 東醫寶鑑內景篇1 73a

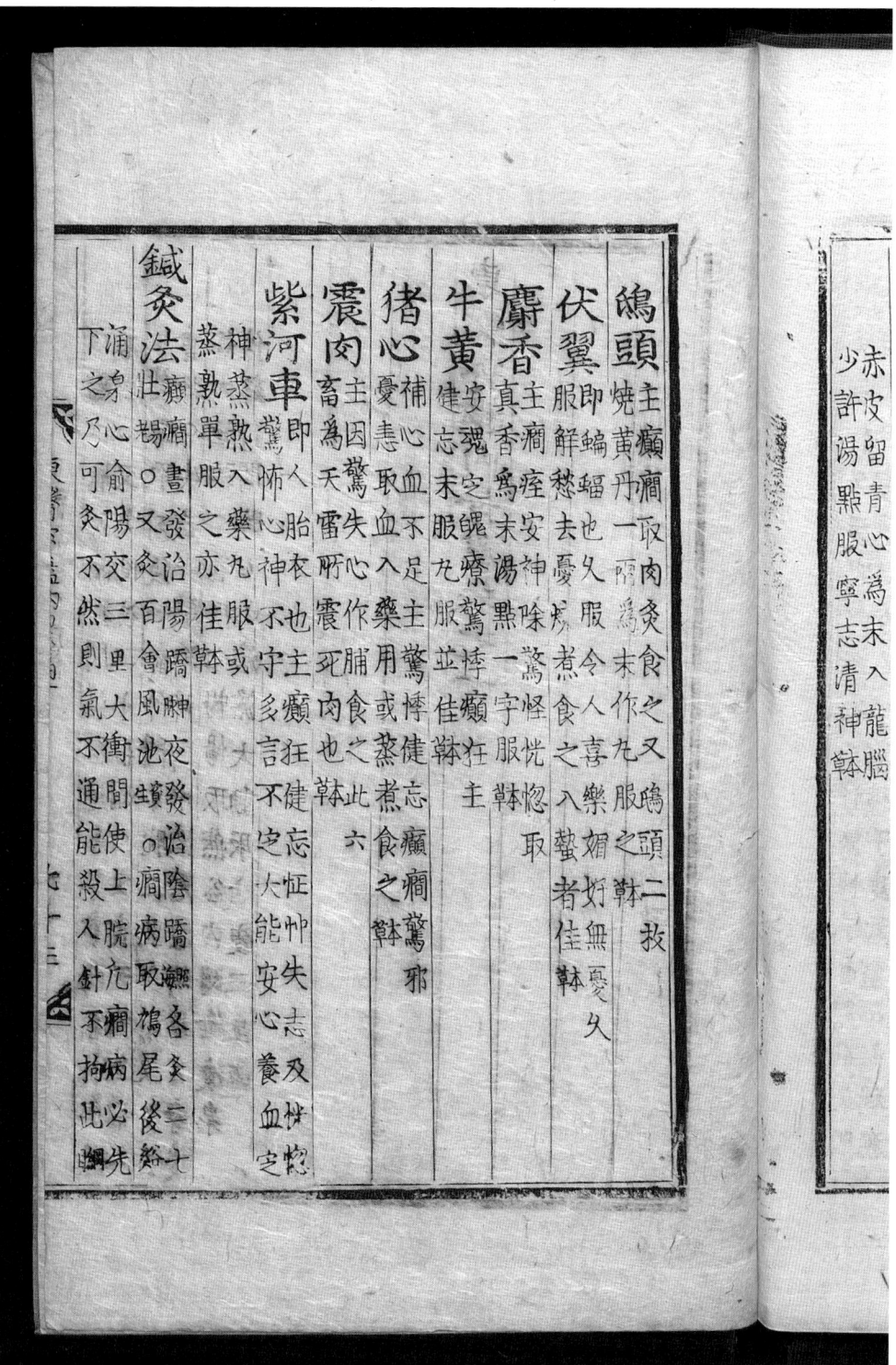

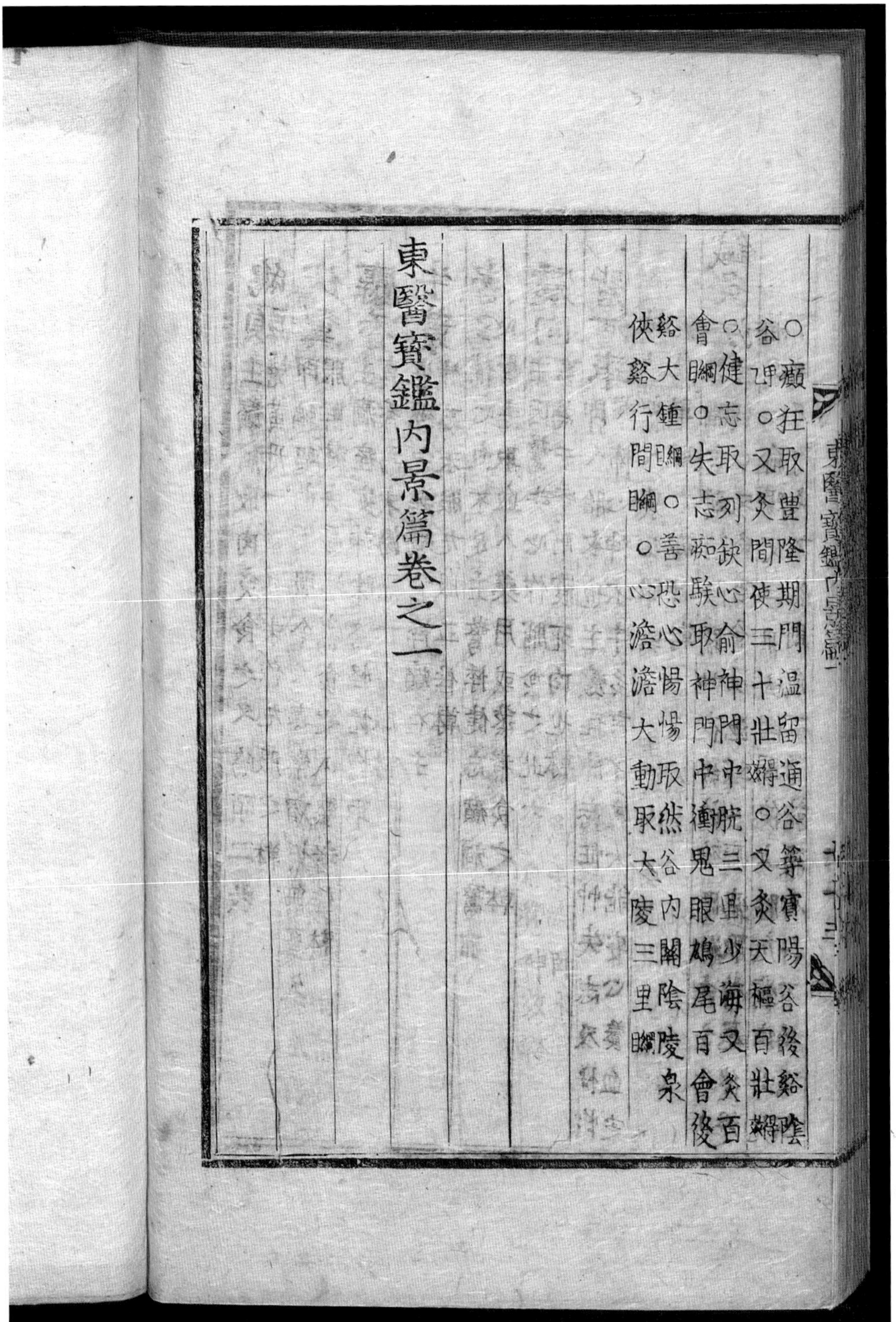

東醫寶鑑內景篇一 十三

○癲狂取豊隆期門温留通谷築賓陽谷後谿陰
谷甲乙○又灸間使三十壯得效○又灸天樞百壯得效
○健忘取列缺心兪神門中脘三里少海又灸百
會綱目○失志癡獃取神門中衝鬼眼鳩尾百會後
谿大鍾綱目○善恐心惕惕取然谷內關陰陵泉
俠谿行間綱目○心澹澹大動取大陵三里綱目

東醫寶鑑內景篇卷之一

『東醫寶鑑』 권3 東醫寶鑑內景篇1 73b

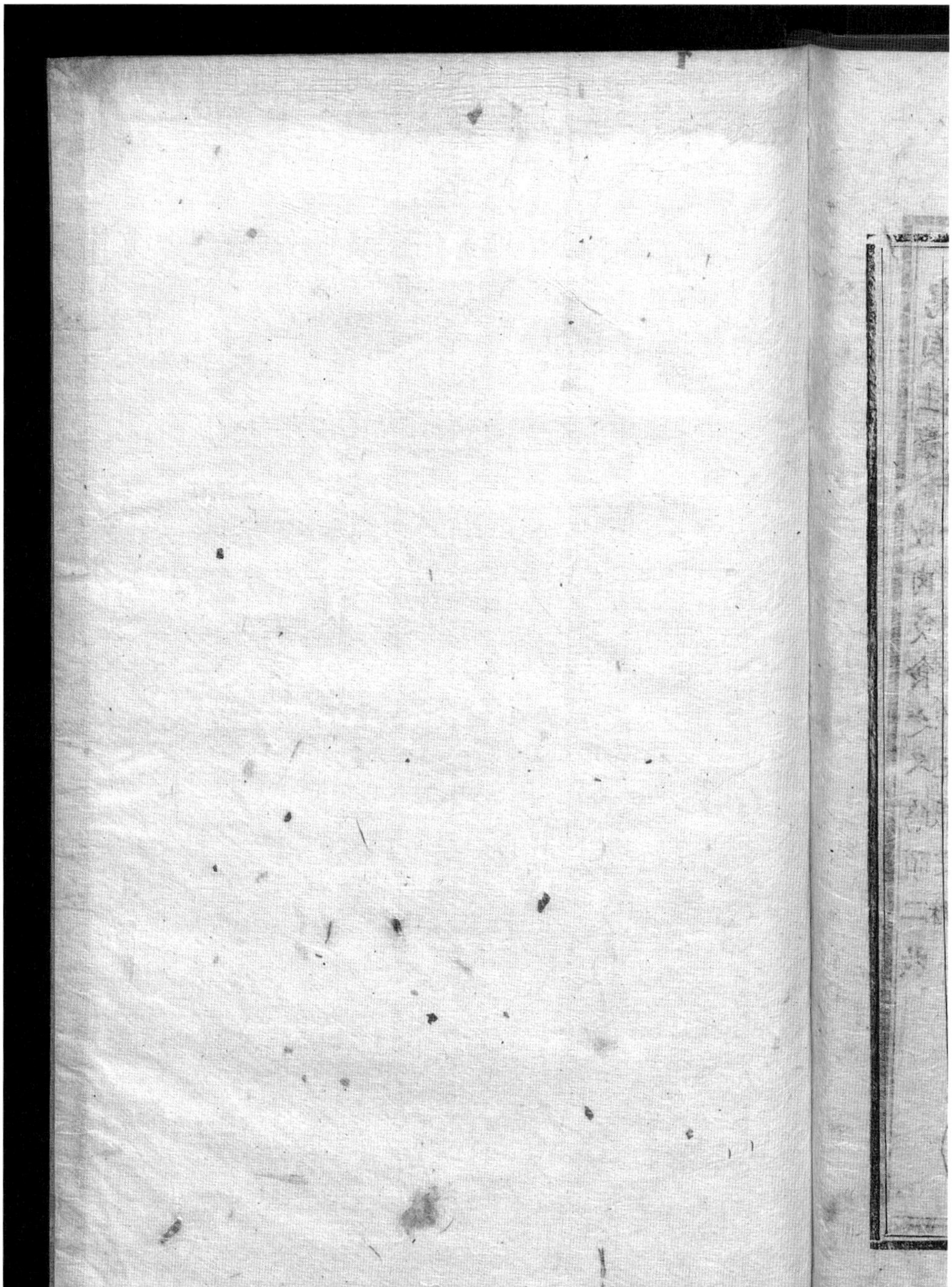

『東醫寶鑑』 권3 隔紙

『東醫寶鑑』 권3 외표지

『東醫寶鑑』
卷四

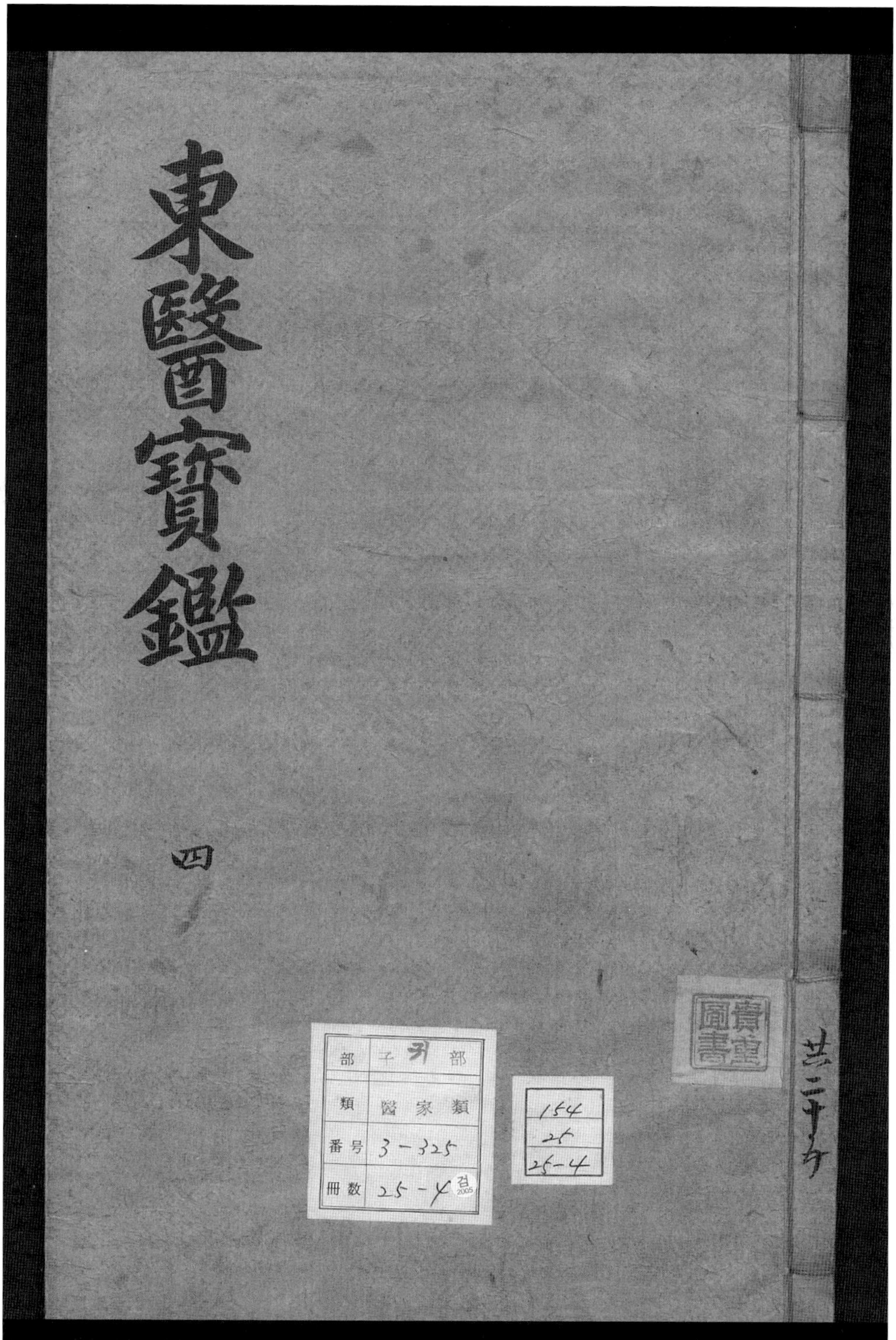

『東醫寶鑑』 권4 외표지

『東醫寶鑑』 권4 隔紙

東醫寶鑑內景篇卷之二

御醫忠勤貞亮扈 聖功臣崇祿大夫陽平君臣許浚奉 教撰

血

陰血生於水穀 靈樞曰中焦受氣變化而赤是謂血又曰營出於中焦又曰穀入於胃脉道乃行水入於經其血乃成○內經曰營者水穀之精氣也和調於五藏灑陳於六府乃能入於脉也故循脉上下貫五藏絡六府也

血爲榮 內經曰血爲榮榮於內目得血而能視足得血而能步掌得血而能握指得血而能攝○劉宗厚曰榮者水穀之精也生化於脾總統於心藏受於肝宣布於肺施泄於腎灌漑一身目得之而能視耳得之而能聽手得之而能攝掌得之而能握足得之而能步藏得之而能液府得之而能傳注之於脉少則澁充則實常以飮食日滋故能陽生陰長取汁變化而赤爲血也是故血盛則形盛血

『東醫寶鑑』 권4 東醫寶鑑內景篇2 1a

弱則形衰矣

血爲氣配 夫血譬則水也氣譬則風也風行水上有血氣之象焉蓋氣者血之帥也氣行則血行氣止則血止氣溫則血滑氣寒則血澁氣有一息之不運則血有一息之不行病出於血調其氣猶可以導達病原於氣區區調血何加焉故人之一身調氣爲上調血次之是亦先陽後陰之義也直指

脉法 脉經曰脉得諸澁濡弱爲亡血○脉訣曰諸證失血皆見芤脉脉貴沉細浮大難治○正傳曰芤爲失血澁爲少血又曰吐血之脉必大而芤大爲發熱芤爲失血○靈樞曰衄而不止脉大者逆○內經曰脉至而搏血衄身熱者死又曰腹脹便血脉大時絶者死○難經曰病若吐衄血脉當沉細反浮大而牢者死○仲景曰脫血而脉實者難治○丹溪曰吐衄血脉滑數者難治○吐唾血脉小弱者生實大者死○諸失血證脉大且數者逆

熱能傷血 凡熱皆出於心熱甚則能傷血熱出於心洗心散所不可闕炒閲熱能傷血四順淸凉飮

炒閲又不可無也直指○丹溪曰諸見血皆熱證所謂知其要者一言而終是也又曰血見熱則行見

『東醫寶鑑』 권4 東醫寶鑑內景篇2 1b

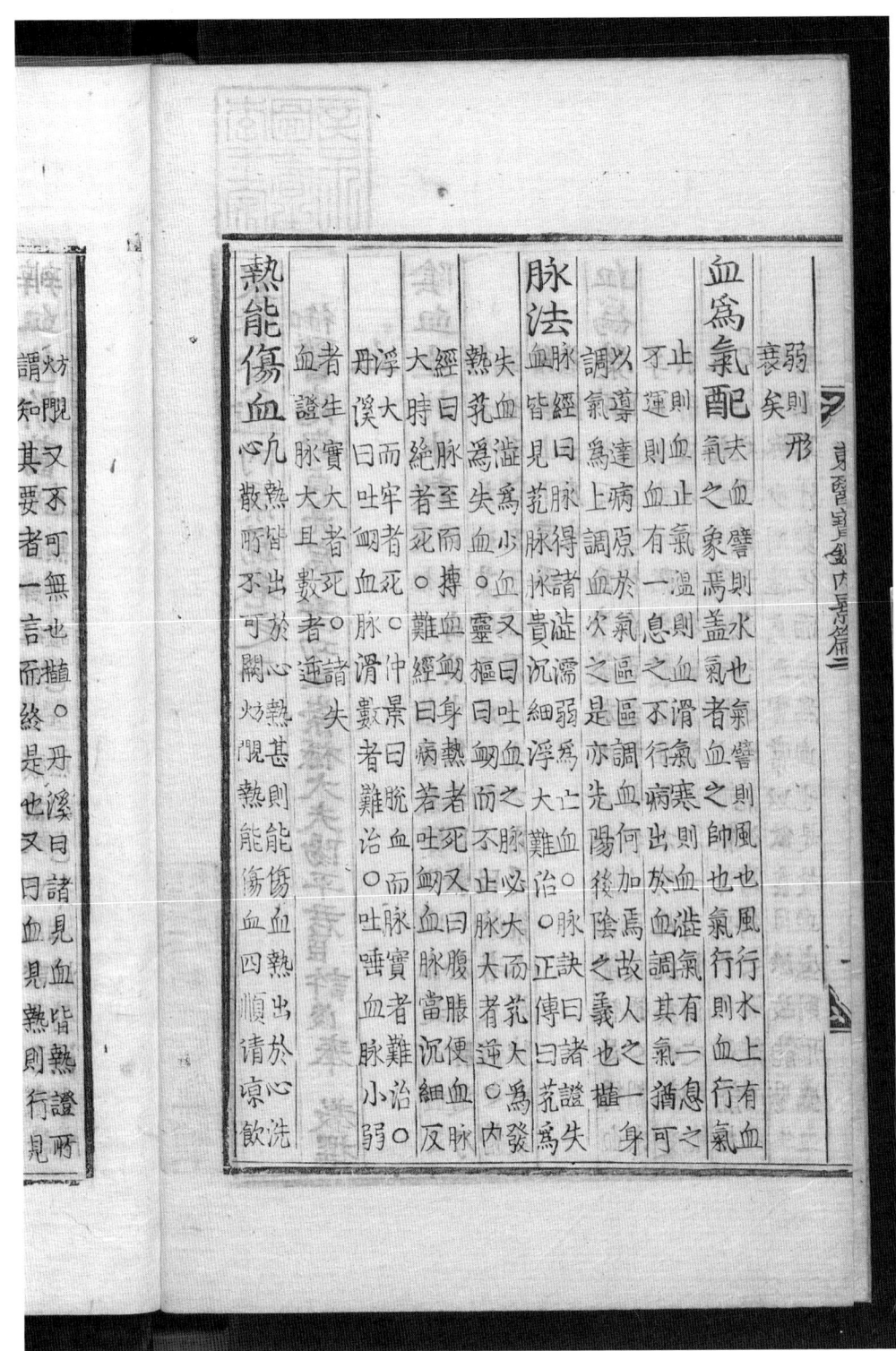

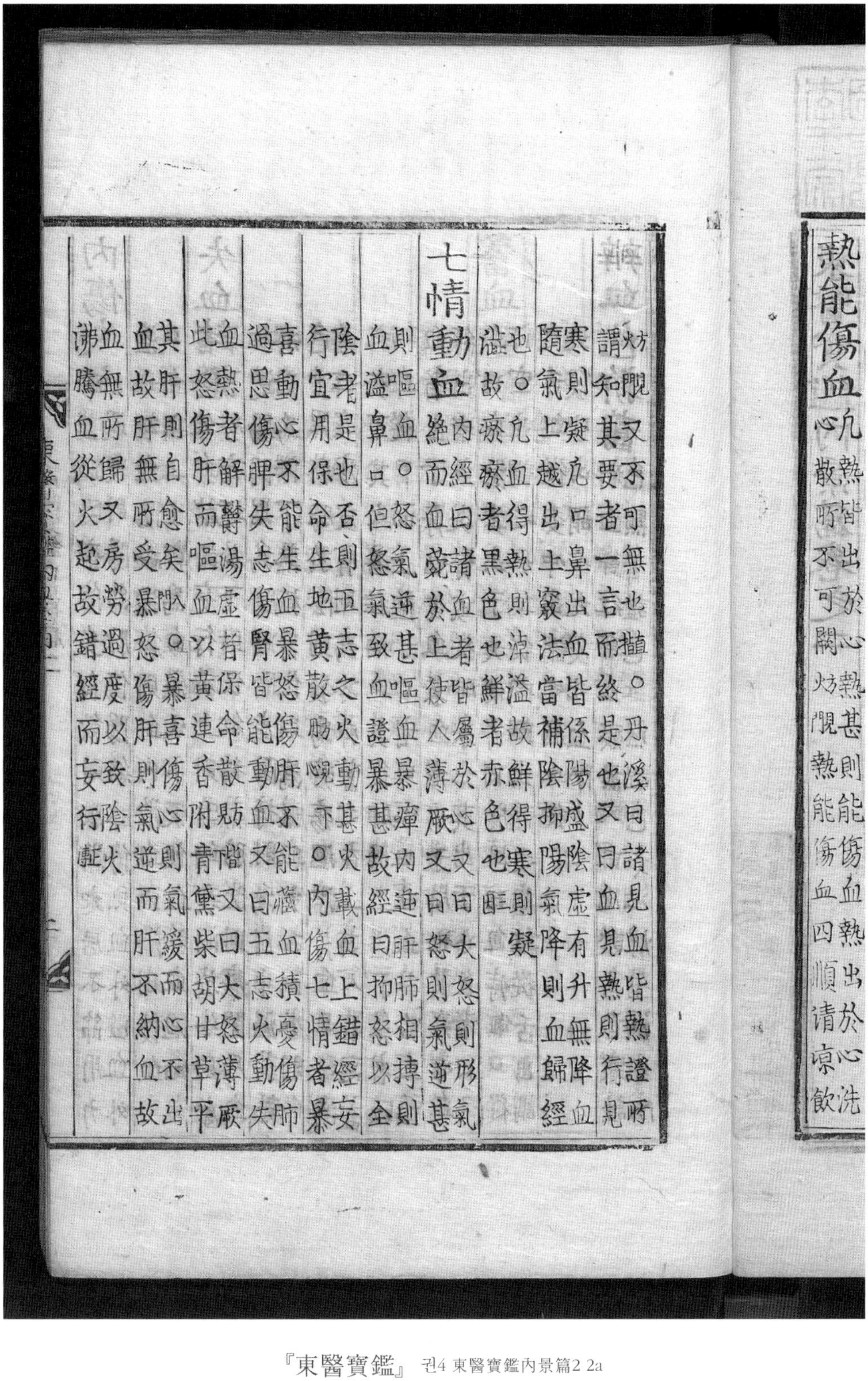

火方閲又不可無也攄○丹溪曰諸見血皆熱證所謂知其要者一言而終是也又曰血見熱則行見
寒則凝凡口鼻出血皆係陽盛陰虛有升無降血隨氣上越出上竅法當補陰抑陽氣降則血歸經
也○凡血得熱則淖溢故鮮得寒則凝澁故瘀瘀者黑色也鮮者赤色也[illegible]

七情動血

內經曰諸血者皆屬於心又曰大怒則形氣絶而血菀於上使人薄厥又曰怒則氣逆甚
則嘔血○怒氣逆甚嘔血暴癉內逆肝肺相搏血溢鼻口○但怒氣致血證暴甚故經曰抑怒以全
陰者是也否則五志之火動甚火載血上錯經妄行宜用保命生地黃散方見下○內傷七情者暴
喜動心不能生血暴怒傷肝不能藏血積憂傷肺過思傷脾失志傷腎皆能動血又曰五志火動失
血熱者解鬱湯虛者保命散方見下又曰大怒薄厥此怒傷肝而嘔血以黃連香附青黛柴胡甘草平
其肝則自愈矣入門○暴喜傷心則氣緩而心不出血故肝無所受暴怒傷肝則氣逆而肝不納血故
血無所歸又房勞過度以致陰火沸騰血從火起故錯經而妄行[illegible]

『東醫寶鑑』 권4 東醫寶鑑內景篇2 2a

內傷失血

靈樞曰卒然多食飲則脹滿起居不節用力過度則陽絡脈傷陽絡傷則血外溢血外溢則衄血陰絡脈傷則血內溢血內溢則後血○血出上七竅爲血溢大小便便血爲血泄綱

失血諸證

失血諸證妄行於上則吐衄衰涸於外則虛勞忘返於下則便紅積熱膀胱則癃閉尿血滲透腸間則爲腸風陰虛陽摶則爲崩中濕蒸熱瘀則爲滯下熱極腐化則爲膿血火極似水則血色紫黑熱勝於陰則發爲瘡瘍濕滯於血則發爲痛痒癮疹皮膚則爲冷痺蓄之在上其人喜忘蓄之在下其人喜狂綱○其從肺而上溢于鼻者曰衄血從胃而上溢于口者曰嘔血吐血其咯血唾血者出于腎也咳血嗽血者出于肺也其痰帶血絲出者或從腎或從肺來也其出于小便者曰尿血曰血淋其出于大便者曰腸風曰血痔正○從汗空出謂之肌衄從齒齦出謂之齒衄從舌出謂之舌衄從委中出謂之膕血從九竅皆出謂之九竅出血入門

辨血色新舊

新血鮮紅舊血瘀黑又曰風證色青寒證色黯暑證色紅濕證色如烟煤屋漏水入門

○陽證溢出鮮血陰證下如豚肝綱○初便褐色者重再便深褐色者愈重三便黑色者爲尤重色

『東醫寶鑑』 권4 東醫寶鑑內景篇2 2b

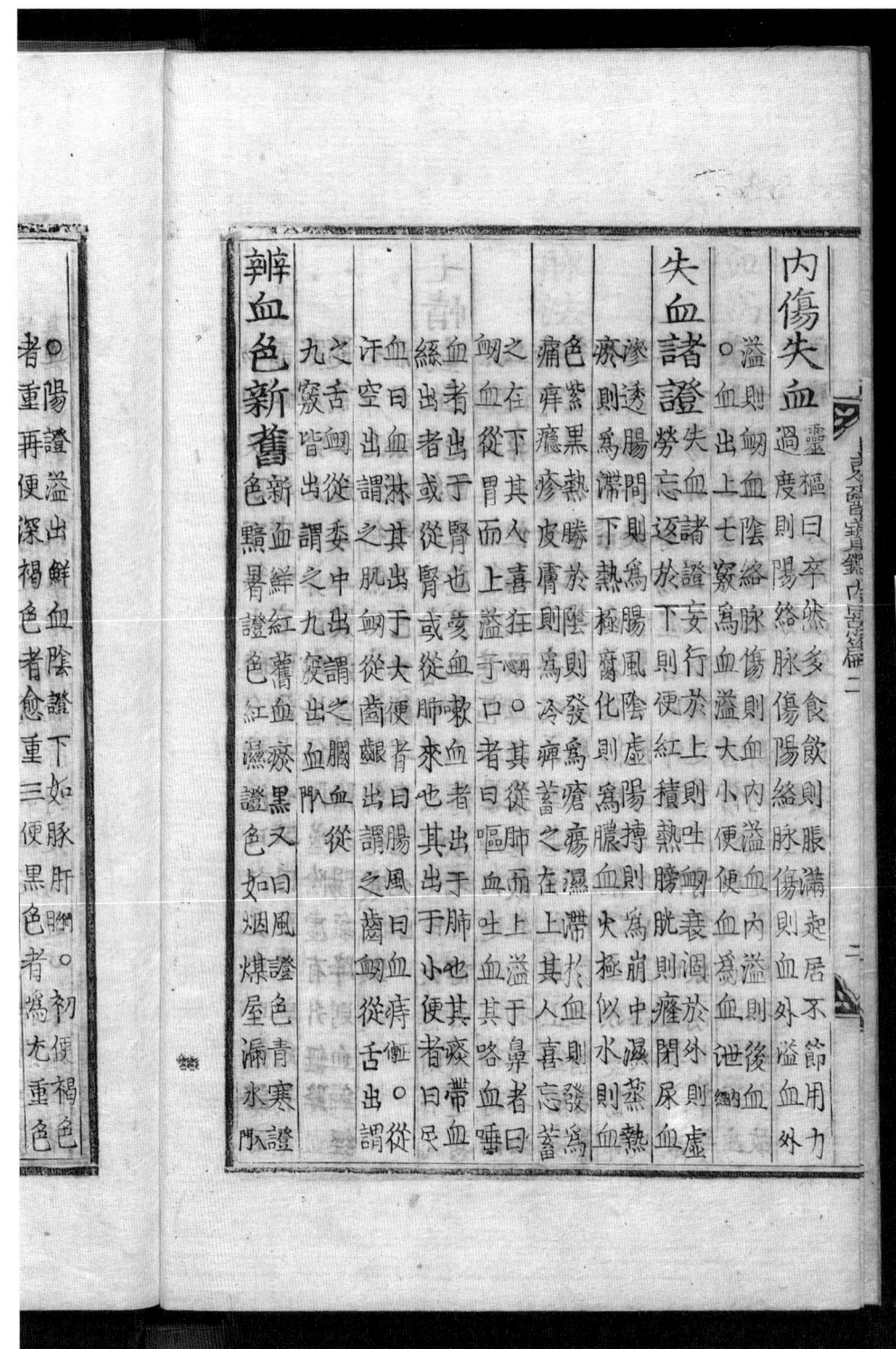

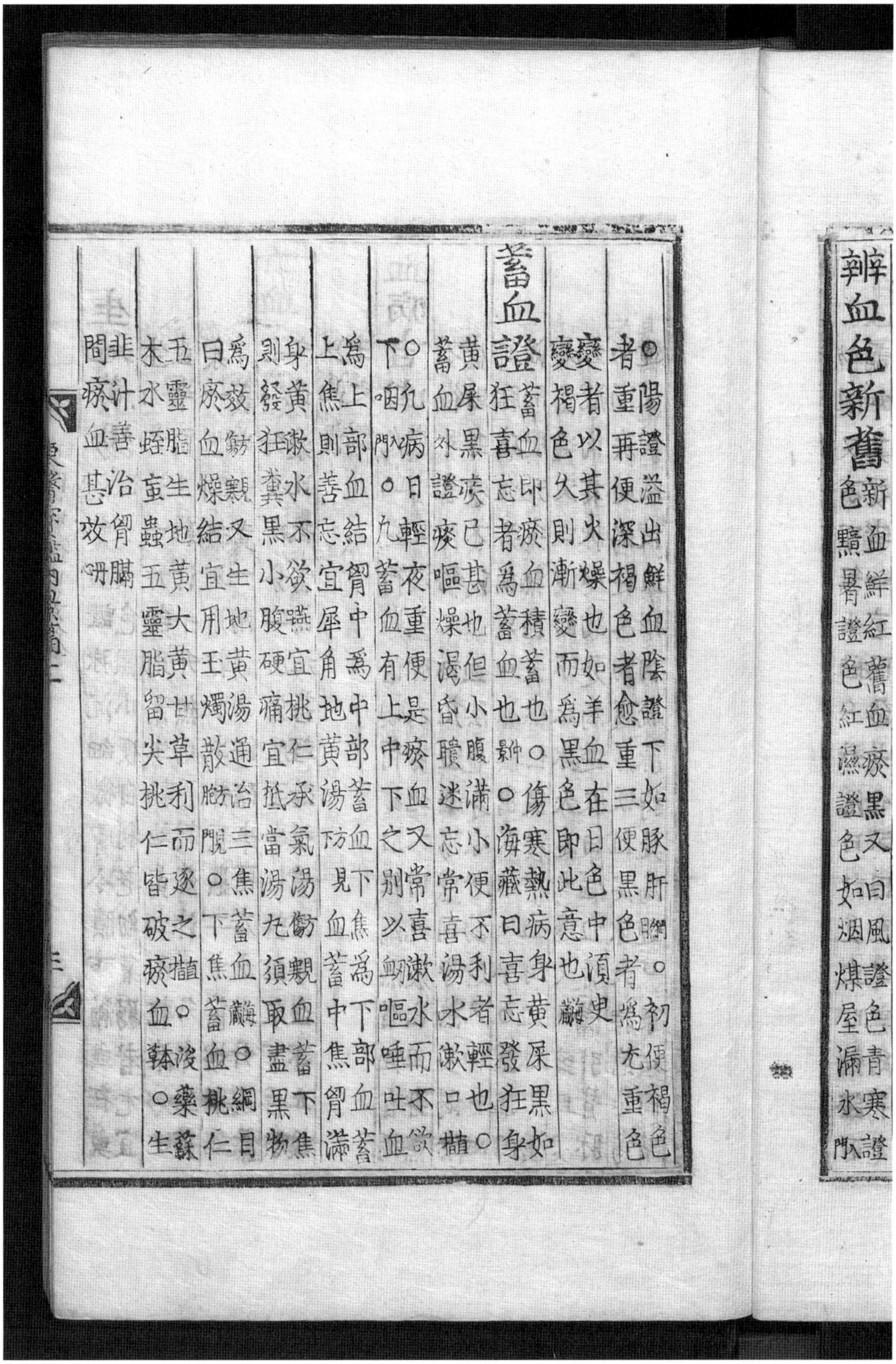
者○陽證溢出鮮血陰證下如豚肝(直指)○初便褐色者重再便深褐色者愈重三便黑色者爲尤重色變者以其火燥也如羊血在日色中須臾變褐色久則漸變而爲黑色即此意也(丹溪)

蓄血證

蓄血即瘀血積蓄也○傷寒熱病身黃屎黑如狂喜忘者爲蓄血也(綱目)○海藏曰喜忘發狂身黃屎黑疾已甚也但小腹滿小便不利者輕也○蓄血外證痰嘔燥渴昏聵迷忘常喜湯水漱口擂○凡病日輕夜重便是瘀血又常喜漱水而不欲下咽(入門)○凡蓄血有上中下之別以衄嘔唾吐血爲上部血結胸中爲中部蓄血下焦爲下部血蓄上焦則善忘結胸宜犀角地黃湯(方見下)血蓄中焦胸滿身黃漱水不欲嚥宜桃仁承氣湯(方見)血蓄下焦則發狂糞黑小腹硬痛宜抵當湯丸須取盡黑物爲效(綱目)又生地黃湯通治三焦蓄血(醫鑑)○綱目曰瘀血燥結宜用王燭散(方見)○下焦蓄血桃仁五靈脂生地黃大黃甘草利而逐之(擂)○浚藥蘇木水蛭虻蟲五靈脂留尖桃仁皆破瘀血(韓)○生韭汁善治胸膈間瘀血甚效(丹心)

『東醫寶鑑』 권4 東醫寶鑑內景篇2 3a

生地黃湯

治蓄血證脉沉細微膚冷臍下滿或狂或躁大便色黑小便自利老幼氣弱者宜

生地黃汁一升無則用生乾地黃二兩乾漆炒烟盡半兩生藕汁半升無則用刺薊汁一升半生藍葉一握剉無則用乾末半升䖟蟲二十箇炒水蛭十箇炒大黃一兩剉桃仁半兩研右水三升同熬至二升放冷分二服先服至半日許血未下再服之此藥比抵當湯丸甚輕恐抵當丸下血不止故以此湯主之醫鑑

血病吉凶

九血逆行難治順行易治無潮熱者輕有潮熱者重潮盛脉大者死又曰九竅出血身熱不得臥者即死又曰九血證陽盛則身熱多渴陰盛則身凉不渴然血陰也身凉者易愈又曰如心肺脉破血若涌泉口鼻俱出者不治入門○靈樞曰衄而脫形身熱色夭然白及後下血血衃篤重是爲逆又曰衄而不止脉大是爲逆又曰欬且溲血脫肉其脉小勁是爲逆又曰嘔血胷滿引背脉小而疾是爲逆又曰腹脹便血其脉大時絶是爲逆又曰欬溲血形肉脫脉搏是爲逆○東垣曰諸

見血身熱脉大者難治難治者邪勝也身凉脉靜者易治易治者正氣復也又曰血溢上行或唾或

『東醫寶鑑』 권4 東醫寶鑑內景篇2 3b

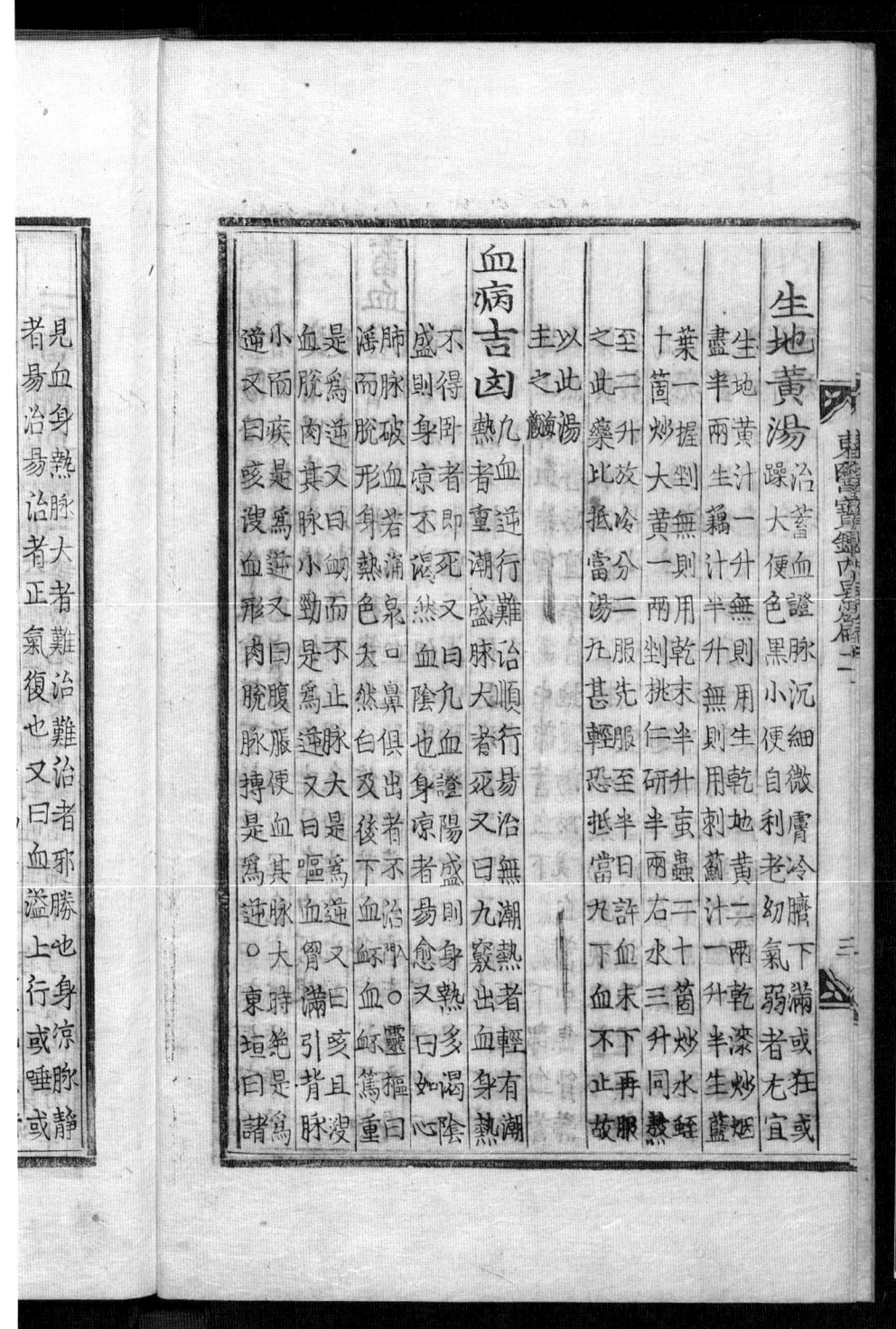

小而疾是爲逆又曰腹脹便血其脉大時絶是爲逆又曰欬溲血形肉脫脉搏是爲逆○東垣曰諸

見血身熱脉大者難治難治者邪勝也身凉脉靜者易治易治者正氣復也又曰血溢上行或唾或嘔或吐皆凶也若變而下行爲惡痢者順也上行爲逆其治難下行爲順其治易故仲景云畜血證下血者當自愈若無病之人忽然下血利者其病進也今病血證上行而復下行爲惡利者其邪欲去是知吉也○仲景曰吐血欬逆上氣脉數而有熱不得卧者死○無故忽然瀉下惡血名曰心絶爲難治○傷寒太陽證衄血者病欲愈熱結膀胱而血自下者亦欲愈以此觀之則他病伏熱之人上焦瘀熱而作吐者亦其病之有瘳也雖然血既吐而自止則可矣攄

亡血脫血證

靈樞曰鼻頭色白者亡血也又曰衝脉爲血之海血海不足則身少血色面無精光又曰血脫者色白夭然不澤其脉空虛○內經曰臂多青脉曰脫血又曰安卧脉盛謂之脫血○東垣曰六脉弦細而澁按之空虛其色必白而夭不澤者脫血也通用四物湯方見三才丸

三才丸

補血虛天門冬熟地黃人參各等分右爲末蜜丸梧子大每服百丸酒飮任下 綱

『東醫寶鑑』 권4 東醫寶鑑內景篇2 4a

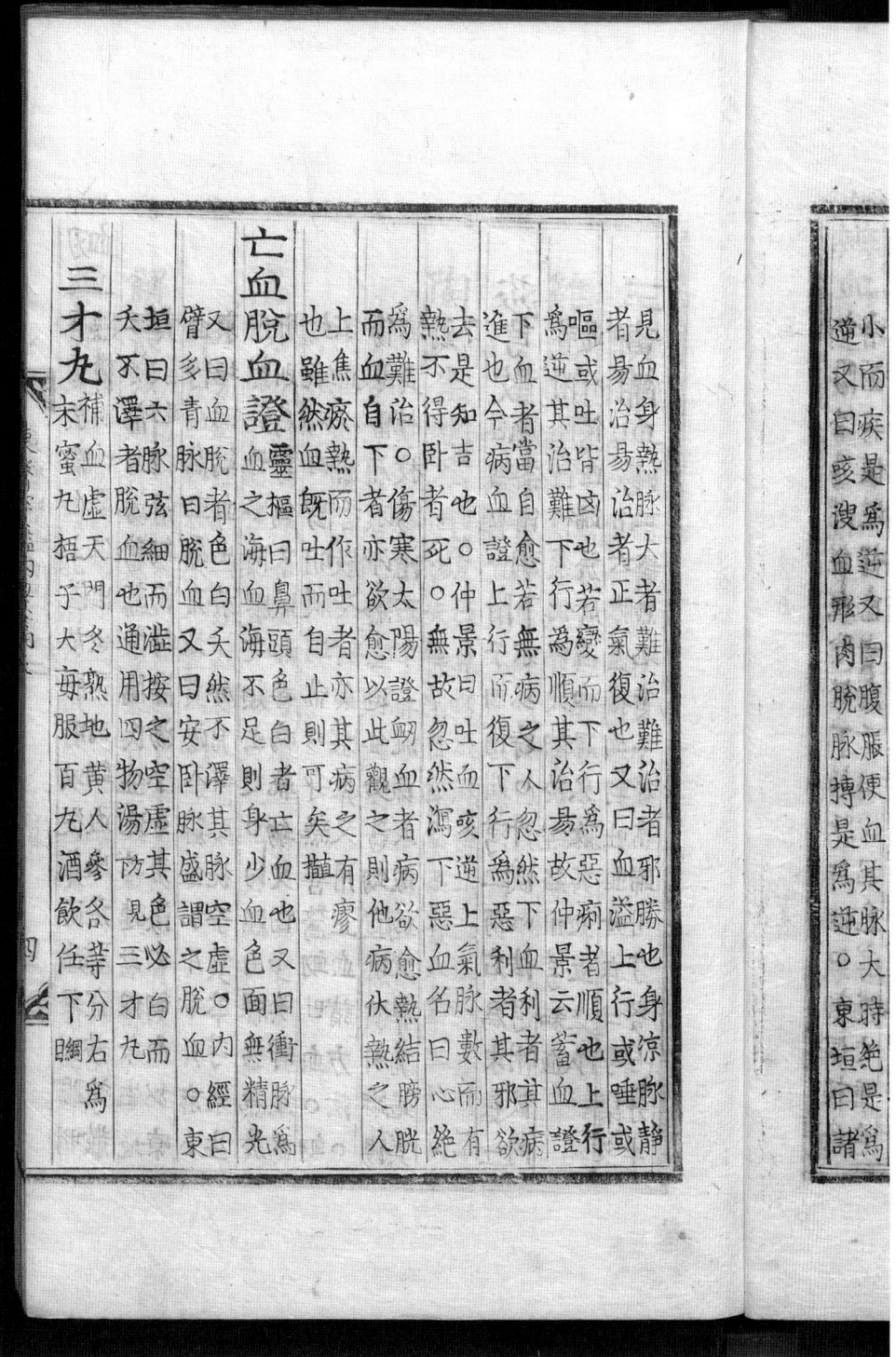

衄血 鼻通於腦血上溢於腦所以從鼻而出兼以陽明熱鬱則口鼻俱出也又曰衄血出於肺宜莎芎散三黃補血湯雞蘇散方見遺溺陶氏生地芩連湯保命生地黃散清衄湯解鬱湯入門○丹溪曰衄血以凉血行血爲主犀角地黃湯入鬱金加片芩升麻○東垣曰衄血出於肺犀角升麻梔子黃芩芍藥生芐紫菀丹參阿膠之類主之○內經曰脾移熱於肝則爲驚衄又曰春善病鼽衄又曰少陰所至爲衄衊又曰陽明厥逆喘咳身熱善驚衄吐血○衄不止以麝香散及諸藥塞鼻又用止血諸方法○傷寒當汗不汗熱盛迫血必爲衄宜麻黃升麻湯麻黃桂枝湯滑石丸鼻流涕久成衄宜犀角地黃湯入門

莎芎散 治衄血香附子四兩川芎二兩右爲末每二錢茶清調下不以時○丹溪心法芎附飲同香附開鬱行氣使邪火散於經絡川芎和血通肝使血歸於肝藏血歸火散其血立止入門

三黃補血湯 治六脉虛芤而衄吐血升麻白芍藥各二錢熟地黃一錢當歸川芎各七分半

生地黃柴胡黃芪牡丹皮各五分右剉作一貼水煎服

『東醫寶鑑』 권4 東醫寶鑑內景篇2 4b

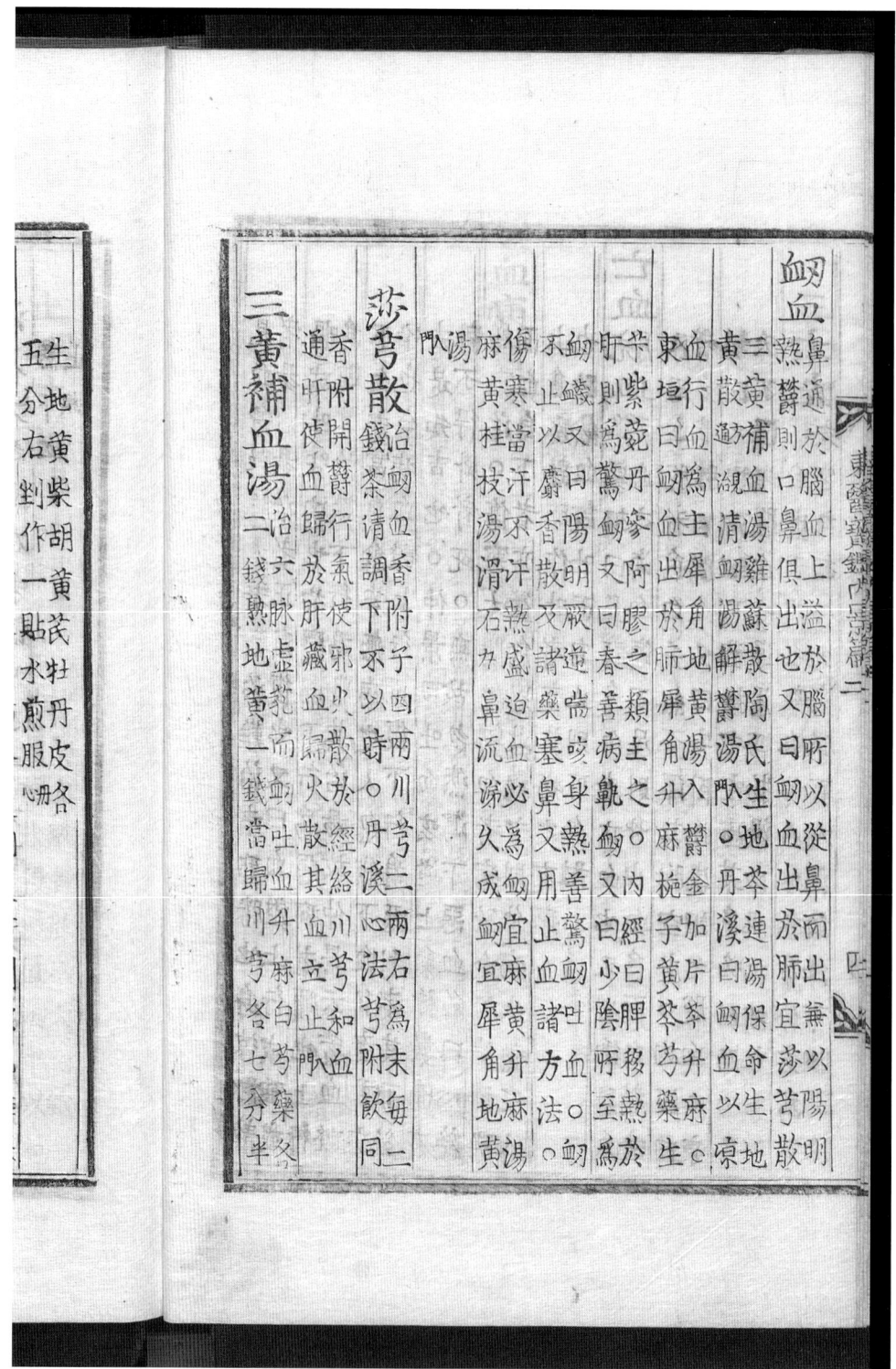

生地黃柴胡黃芪牡丹皮各五分右剉作一貼水煎服丹心

雞蘇散 治衄血不止乃肺金受相火所制然也雞蘇葉黃芪生地黃阿膠珠白茅根各一錢麥門冬苦莄蒲黃炒貝母炒桑白皮甘草炙各五分右剉作一貼薑三片水煎服兼以黃丹吹入鼻中正傳

陶氏生地芩連湯 治鼻衄成流不止失血過多譫語失神閉目撮空不省人事生地黃黃芩黃連梔子川芎赤芍藥柴胡苦莄犀角鎊甘草各一錢右剉作一貼大棗一枚同煎臨服以藕汁磨墨汁調服入門

清衄湯 治衄血當歸赤芍藥生地黃香附子黃芩梔子側栢葉各一錢黃連七分赤茯苓苦莄各五分生甘草三分藕節五箇右剉作一貼水煎入童便調服回春

解鬱湯 治衄血柴胡黃連黃芩黃芪地骨皮生地黃熟地黃白芍藥各一錢右剉水煎服入門

犀角地黃湯 治衄吐血不止及上焦瘀血面黃大便黑能消化瘀血生地黃三錢赤芍藥二

三黃補血湯 治六脈虛芤而衄吐血升麻白芍藥各二錢熟地黃一錢當歸川芎各七分半

『東醫寶鑑』 권4 東醫寶鑑內景篇2 5a

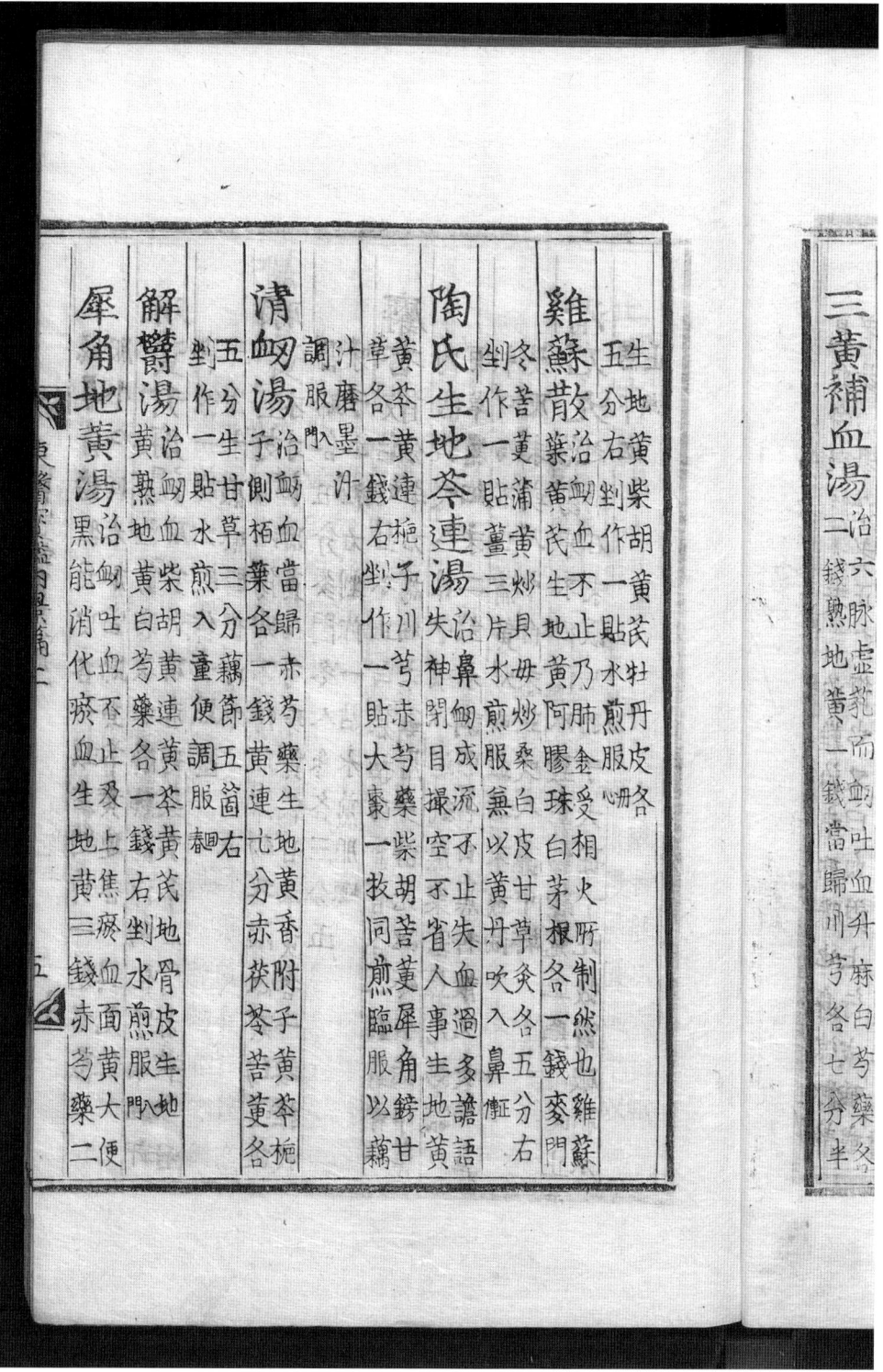

錢犀角鎊牡丹皮各一錢右剉作一貼水煎服入門○回春加當歸黃芩黃連各一錢尤佳

麻黃升麻湯 治傷寒表未解熱鬱作衄俗呼謂紅汗 麻黃升麻赤芍藥黃芩石膏赤茯苓甘草各一錢右剉作一貼薑三片水煎熱服微汗入門

麻黃桂枝湯 治傷寒不得汗作衄又治感寒衄吐血 麻黃白芍藥黃芪甘草炙各一錢桂枝當歸各五分麥門冬人參各三分五味子五粒右剉作一貼水煎服東垣

麝香散 治衄血不止白礬枯白龍骨各三錢麝香一分半右爲細末每用少許先以冷水洗淨鼻內然後吹入鼻中或以濕紙蘸藥塞鼻尤妙綱目○百草霜細末二錢水調服名曰黑神散又吹入鼻中○衄不止蒲黃炒或血竭末或油髮灰末或人中白末並吹入鼻中韓

滑石丸 治傷寒不得汗以致鼻衄纔見血急用此止之滑石末飯丸梧子大每十丸微嚼破新水嚥下立止綱目

止衄法 治鼻衄久不止諸藥無效神效以大白紙一張或二張作十數摺冷水浸濕置頂中以熱

『東醫寶鑑』 권4 東醫寶鑑內景篇2 5b

止衄法 治鼻衄久不止諸藥無效神效以大白紙一張或二張作十數摺冷水浸濕置頂中以熱熨斗熨之至一二重紙乾則血立止埬○治衄百藥不止用線緊扎手中指中節如左鼻出血扎右手中指右鼻出血扎左手中指如兩鼻出血左右俱扎之一方用色線纏○治衄不止白芨爲末冷水調塗山根上䦨立止仍以冷水調三錢服之尤妙又方大蒜一枚細硏作餠子如錢大左鼻出血貼左脚心右鼻出血貼右脚心如兩鼻皆出貼兩脚心血止即洗去韓○洪寶丹治衄血不止取藥冷水調塗後頂上最絶血路眆覩

嘔血吐血 成椀有聲者爲嘔成盆無聲者爲吐入門○嘔吐血出於胃實者犀角地黃湯虛者小建中湯歔競加黃連主之心卌○千金曰吐血有三種有內衄有肺疽有傷胃內衄者出血如鼻衄但不從鼻孔出是近從心肺間流入胃中或如豆羹汁或如切蜭血凝停胃中因滿悶便吐或數斗至一石或者是也得之於勞倦飮食過傷也肺疽者或飮酒之後毒熱滿悶吐之時血從吐後出或一合半升

『東醫寶鑑』 권4 東醫寶鑑內景篇2 6a

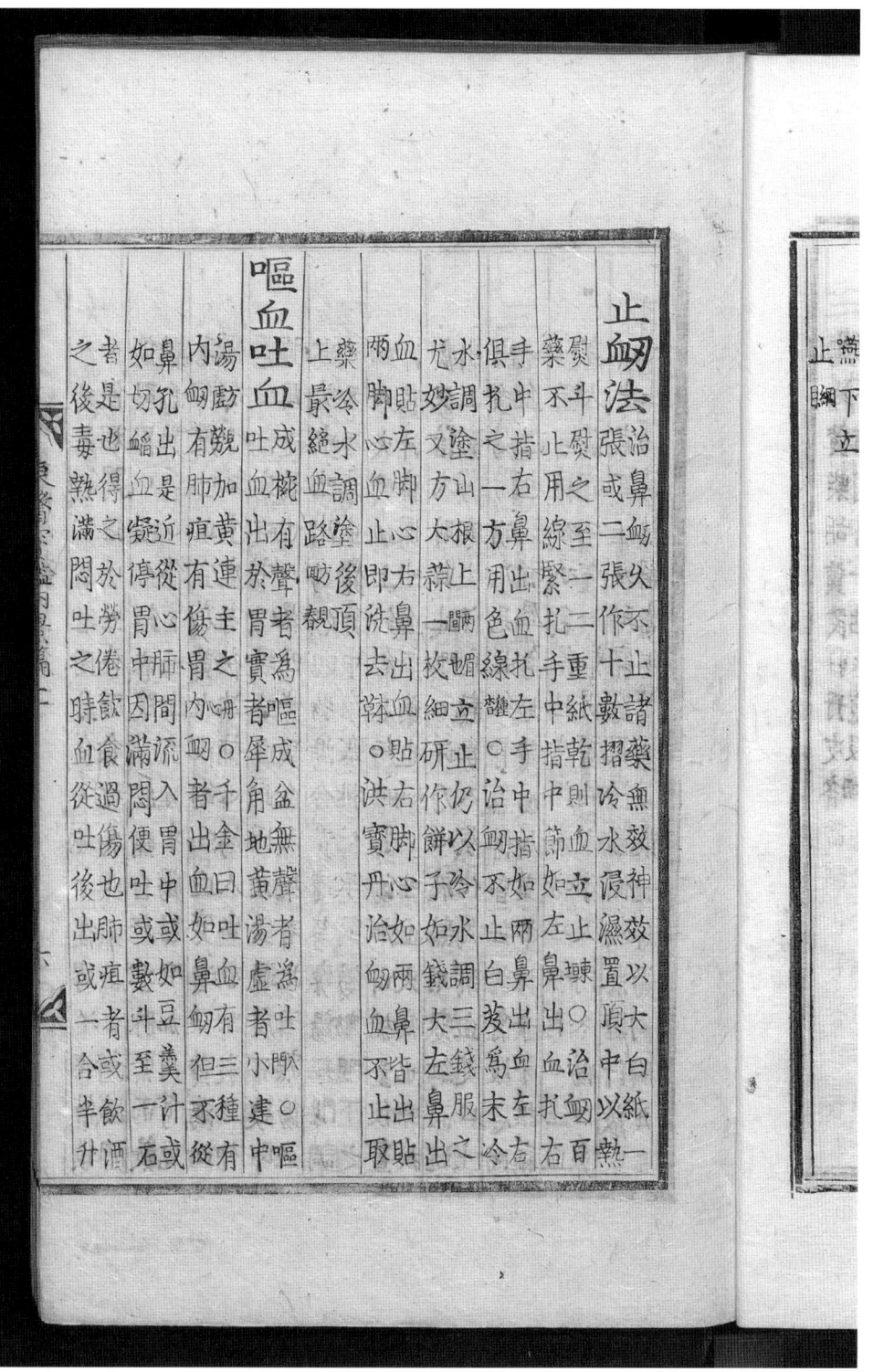

一升是也傷胃者因飮食大飽之後胃冷不能消化便煩悶強嘔吐使所食之物與氣共上衝蹴因傷裂胃口吐血鮮赤腹亦絞痛自汗其脉緊而數者爲難治○傷胃吐血宜理中湯方見寒門加川芎乾葛肺疽吐血宜葛黃丸內衄吐血實者三黃瀉心湯加生地黃虛者茯苓補心湯人參救肺散○仲景曰酒客咳者以致吐血此因極飮過度所致即肺疽之屬也○暴吐紫黑血成塊者此因熱傷血瘀於中吐出爲好四物湯合黃連解毒湯方見寒門調之又曰吐血覺胸中氣塞桃仁承氣湯方見寒門下之丹心○火載血上錯經妄行四物湯加山梔童便薑汁薑汁童便吐血要藥也丹心○吐血火病也雖挾痰只治火則血止入門○汗乃心液熱則變紅而逆出上竅傷寒失汗則熱毒入藏化爲瘀血從口吐出多屬陽明凡見目紅骨熱神昏狂譫胸腹急滿皆血證也輕者犀角地黃湯加黃芩梔子茅根藕節重者桃仁承氣湯抵當湯丸方見寒門○入門○吐血宜大薊飮子蓮心散是齋白朮散天門冬湯口鼻俱出宜四生丸蚌霜散黑神散側柏散藕汁散七生湯清熱解毒湯花蘂石散五神湯狗膽丸

葛黃丸 一名葛連丸治飮酒多積熱以致吐衄血垂死者黃連四兩葛花二兩無則葛根代之右

『東醫寶鑑』 권4 東醫寶鑑內景篇2 6b

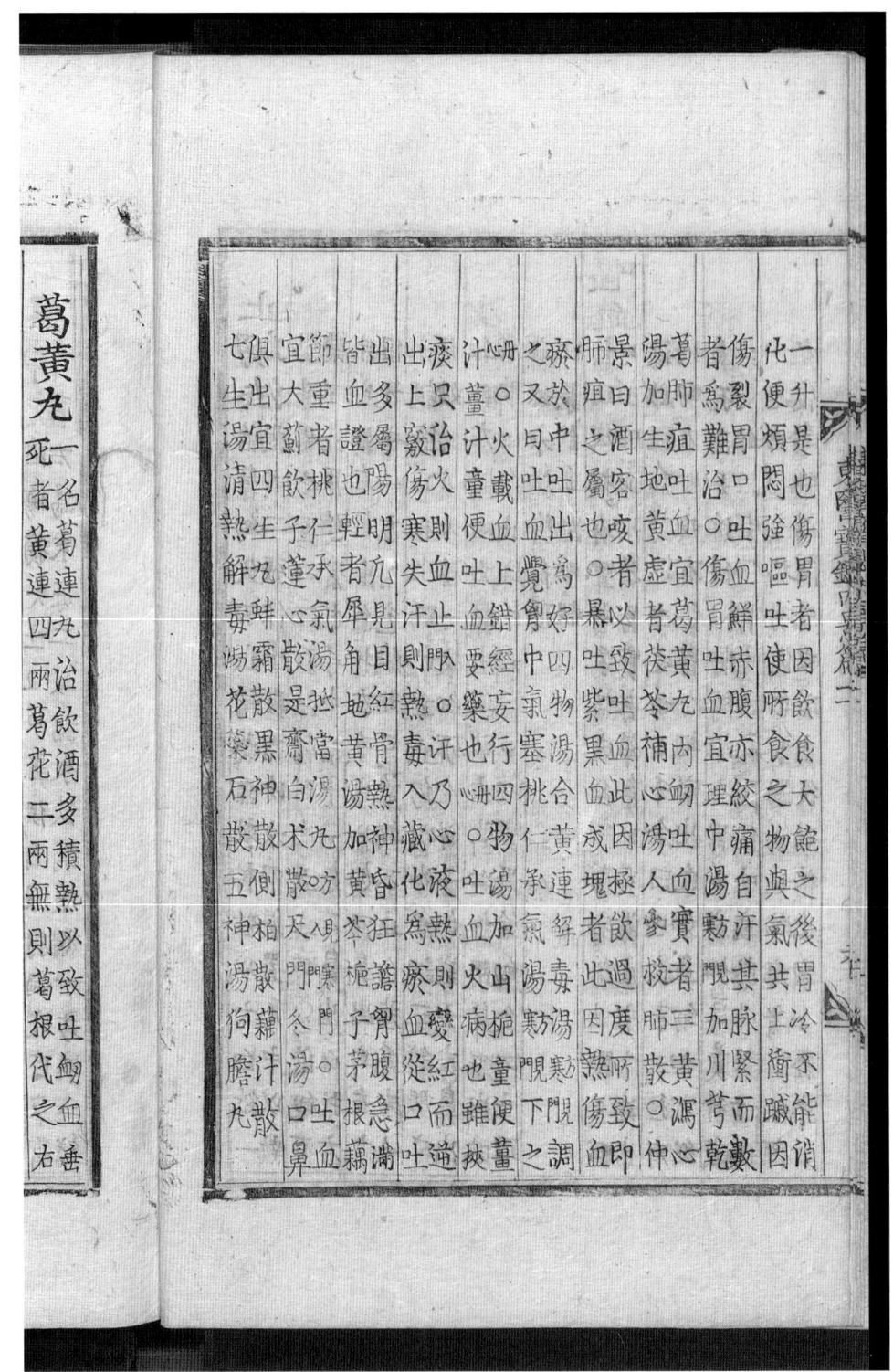

俱出宜四生丸蚌霜散黑神散側柏散藕汁散
七生湯清熱解毒湯花蘂石散五神湯狗膽丸

葛黃丸 一名葛連丸治飲酒多積熱以致吐衄血垂死者黃連四兩葛花二兩無則葛根代之右爲末用大黃末水熬成膏和丸梧子大溫水下百丸綱目

三黃瀉心湯 治吐血大作此乃熱之甚也大黃三錢黃連黃芩各一錢加生地黃二錢右剉作一貼水煎服○心氣不足吐衄血用瀉心湯何也曰心氣獨不足則不當吐衄也此乃邪熱因不足而客之故爲吐衄以寒泄其熱以苦補其心蓋兩全之義也東垣

茯苓補心湯 治勞心吐血白芍藥二錢熟地黃一錢半當歸一錢三分川芎白茯苓人參前胡半夏各七分陳皮枳殼苦梗乾葛紫蘇葉甘草各五分右剉作一貼薑五片棗二枚煎服正傳

人參救肺散 一名救脉散治虛勞吐血人參黃芪白芍藥熟地黃當歸梢各一錢升麻柴胡蒼朮陳皮蘇木甘草炙各五分右剉作一貼水煎服東垣

大薊飲子 一名大薊散治辛熱物傷肺胃嘔吐血名曰肺疽大薊根桑白皮犀角升麻蒲黃炒

『東醫寶鑑』 권4 東醫寶鑑內景篇2 7a

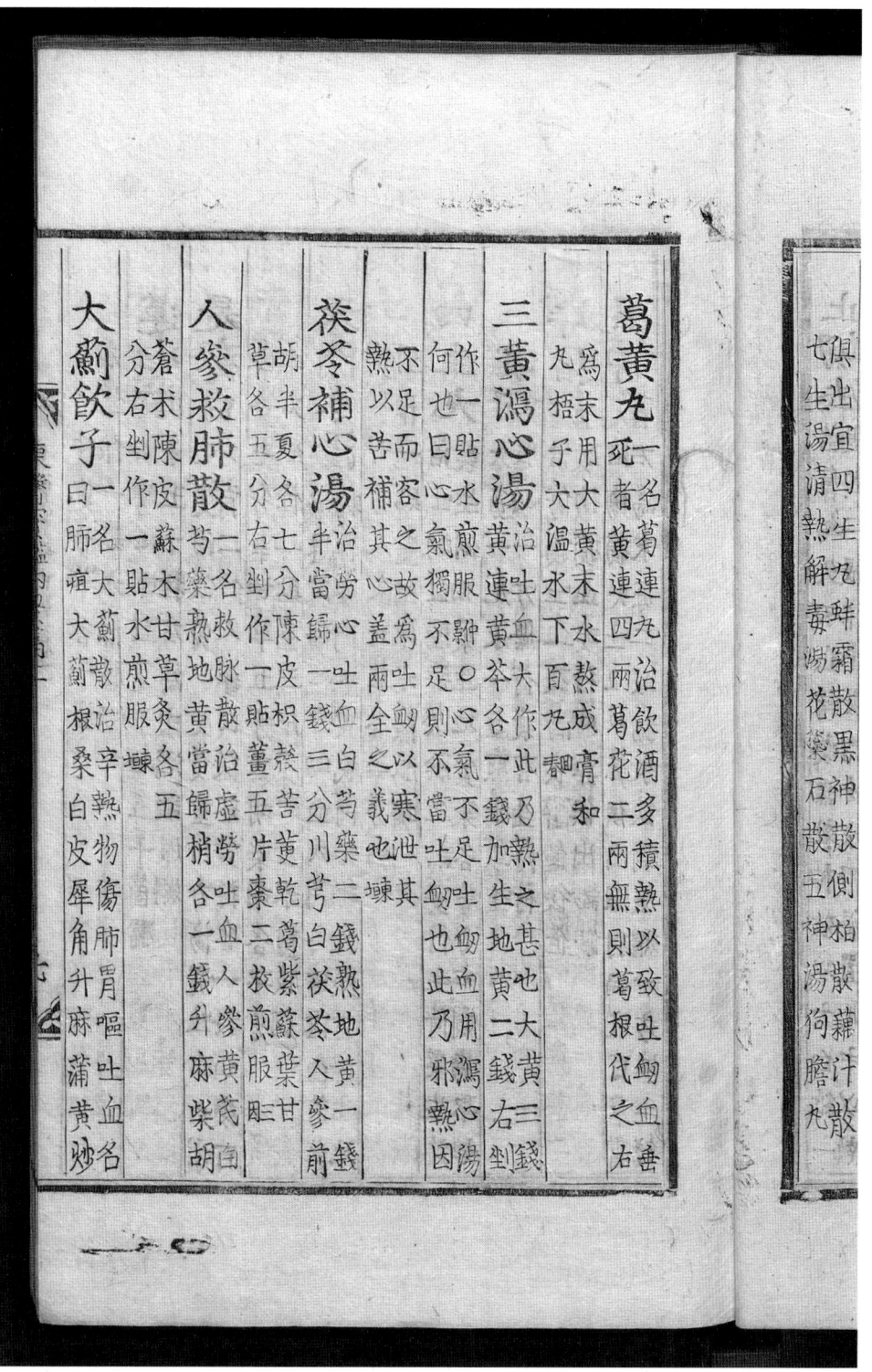

杏仁 苦葽 甘草各一錢 右剉作一貼水煎服 丹心

蓮心散 治勞心吐血 蓮子心五十箇 糯米五十粒 右爲末酒調服 得效

是齋白朮散 治飲食過度負重用力傷胃吐血 白朮二錢 人參 白茯苓 黃芪各一錢 山藥 百合各七分半 甘草五分 前胡 柴胡各二分半 右剉作一貼 薑三片 棗二枚 水煎服 醫鑑

天門冬湯 治思慮傷心吐衄血 天門冬 遠志 白芍藥 藕節 麥門冬 黃芪 阿膠珠 沒藥 當歸 生地黃各七分 人參 甘草各三分 右剉作一貼 薑三片 水煎服 濟生

四生丸 治吐衄血 陽乘於陰 血熱妄行 生荷葉 生艾葉 生側柏葉 生地黃葉各等分 右爛搗 取如雞子大 每一丸 水一盞 煎服 或鹽湯化服 丹心 一方 無荷葉 有生薄荷

蚌霜散 治傷損吐血及酒食醉飽後低頭掬損 血妄行 口鼻俱出 謝觀

黑神散 治傷損大吐血 口鼻俱出 深村鍋底百草霜 右爲末 每二錢 糯米飲調服 得效 一方 取三錢

『東醫寶鑑』 권4 東醫寶鑑內景篇2 7b

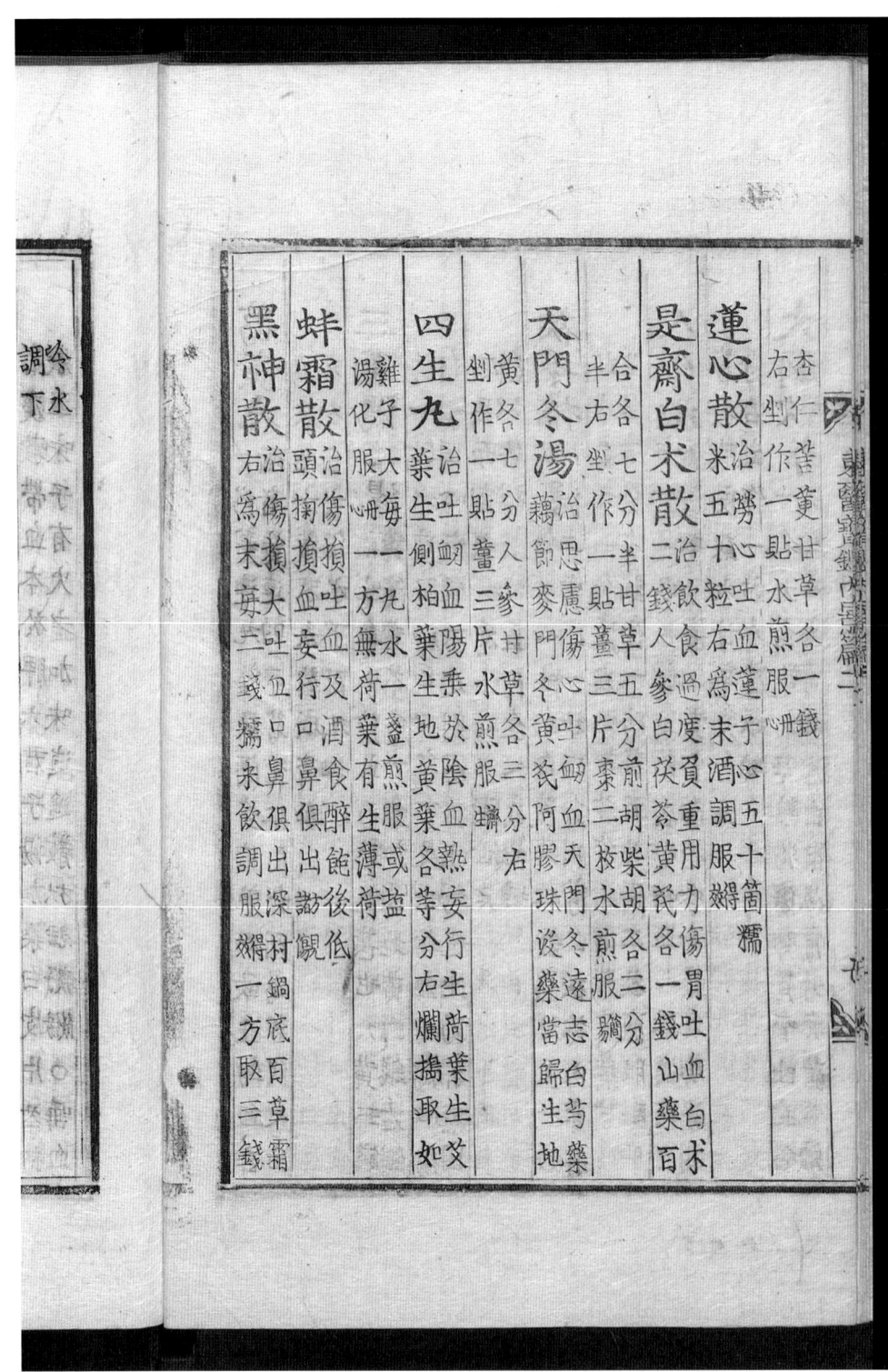

黑神散 治傷損大吐血口鼻俱出深村鍋底百草霜右爲末每二錢糯米飮調服嫏一方取三錢

冷水調下

側柏散 治內損心肺吐血下血其出如涌泉口鼻皆流須臾不救則死服此即安側柏葉蒸乾二兩半荊芥穗燒灰人參各一兩右爲末每三錢入白麪二錢新汲水調如稀糊啜服〈醫鑑〉

藕汁散 治吐衄血不止生藕汁生地黃汁大薊汁各三合生蜜半匙右件調和每服一小鍾〈得效〉

七生湯 治血出口鼻如泉涌諸藥不效生地黃生荷葉生藕節生韭菜生茅根各一兩生薑五錢右俱擣取自然汁一椀濃磨京墨與汁同服〈入門〉

清熱解毒湯 治吐衄血升麻二錢生地黃一錢半黃栢赤芍藥牡丹皮各七分乾葛黃連黃芩苦蔘梔子連翹甘草各五分右剉作一貼薑三片水煎服〈醫鑑〉

花蘂石散 治虛勞吐血五內崩損涌出升斗者花蘂石火煅研如粉右取童尿一鍾煎溫調三錢或五錢服之如男用酒一半女用醋一半與童尿和服使瘀血化爲黃水繼以他藥調治〈丹心〉

『東醫寶鑑』 권4 東醫寶鑑內景篇2 8a

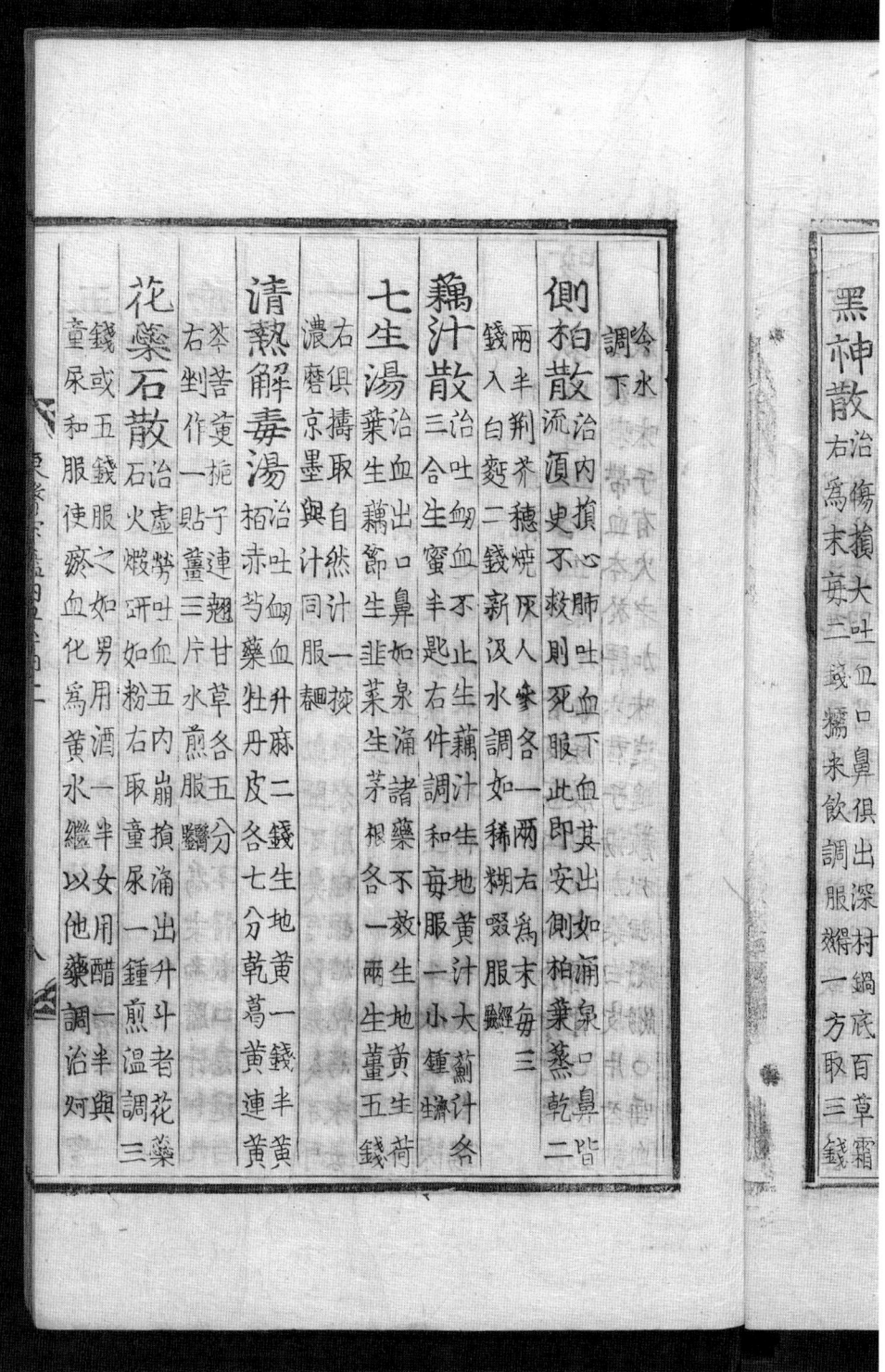

五神湯 治婦人吐血生藕汁刺薊汁生地黃汁白蜜各一盞生薑汁半盞右同煎三兩沸每取一小盞調炒白麪一錢服蠳

狗膽丸 治連日吐血不止五靈脂爲末狗膽汁和丸芡實大每一丸薑酒化下不得漱口急進白粥不可太多入門

一方 治吐血不止將本人血聞不臭可治若臭不可治也將本人吐的血取來用磁鍋焙乾爲末每服一錢或一錢二分以麥門冬煎湯調下血即止回春

薄厥證 入門曰一人素無病忽吐血半斗脉弦急陳景魁示之曰薄厥證也得於大怒氣逆陰陽奔併用六鬱湯而得愈方見鬱

咳血嗽血唾血咯血 咳血者咳甚出血本於肺龍腦雞蘇丸雞蘇散方見上玄霜膏○嗽血者痰嗽帶血本於脾六君子湯加桑白皮片芩枳殼五味子有火者加味逍遙散方見婦人○唾血

者鮮血隨唾而出本於腎滋陰降火湯方見火唾中有紅絲乃是肺痿難治○咯血者咯出血屑或咯

『東醫寶鑑』 권4 東醫寶鑑內景篇2 8b

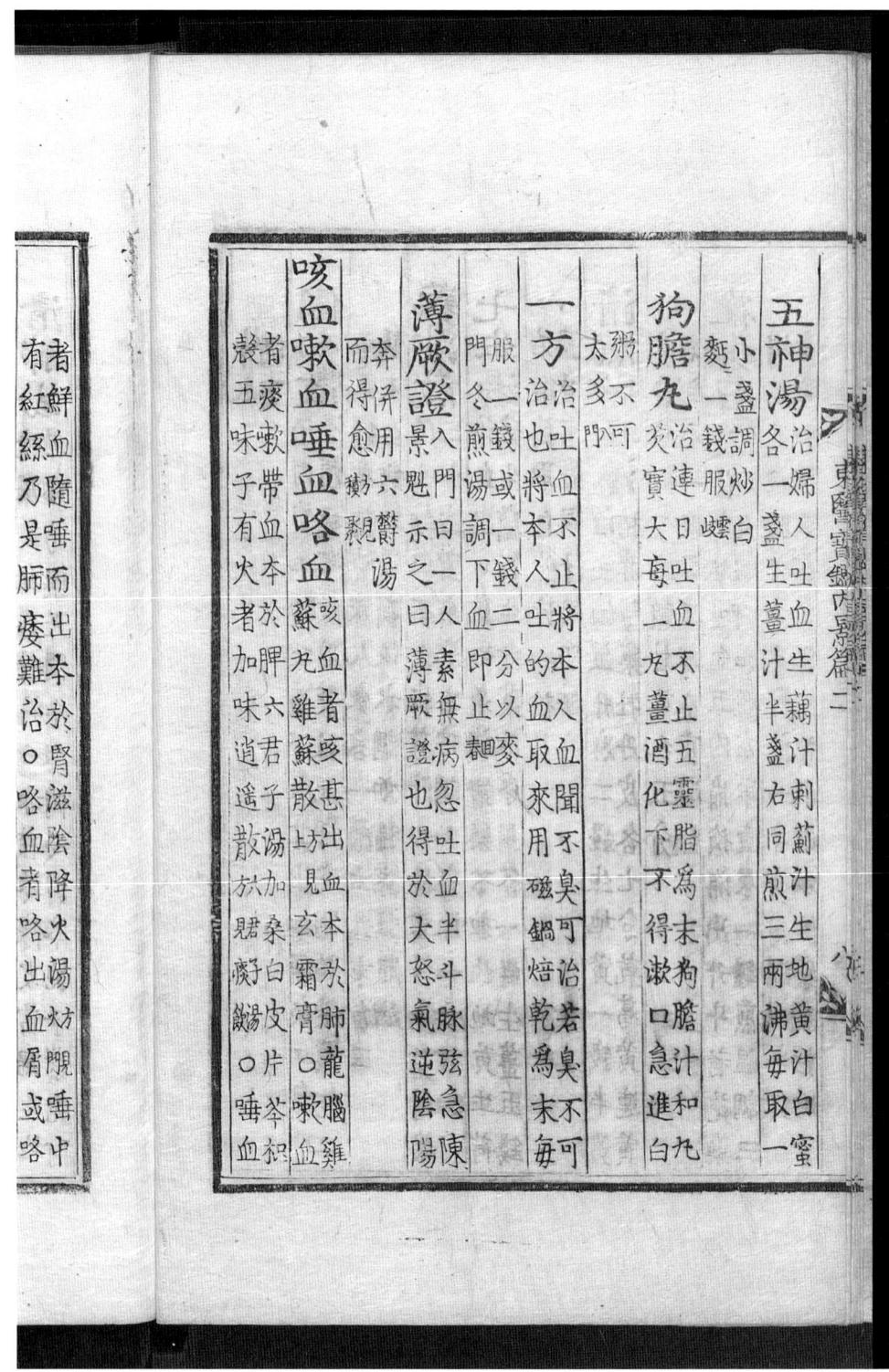

者痰嗽帶血本於脾六君子湯加桑白皮片芩枳
殼五味子有火者加味逍遙散栝樓貝母餳○唾血

者鮮血隨唾而出本於腎滋陰降火湯方見火門○唾中
有紅縷乃是肺痿難治○咯血者咯出血屑或咯
而不出甚咯則出或帶紅縷細如線此精血竭也
四物湯加竹瀝薑汁童便青黛或滋陰降火湯保
命生地黃散防見聖餅子門入○先見紅後見痰多
是陰虛火動痰不下降四物湯加貝母天花粉以
化痰山梔仁麥門冬牡丹皮以降火先痰嗽後見
紅多是痰火積熱降痰火爲急宜山梔地黃湯○見
痰嗽涎帶血出此胃口熱血蒸而出重者山梔輕
者藍實心冊○先吐痰後見血是積熱宜清肺湯先
吐血後見痰是陰虛宜滋陰降火湯春回○咳嗽唾
咯血宜龍腦雞蘇丸河間生地黃散清火滋陰湯
清咳湯清咯湯清唾湯坎離
膏防見玄霜雪梨膏恩袍散

龍腦雞蘇丸

治咳嗽唾咯血薄荷一斤麥門冬四兩
蒲黃阿膠各二兩甘草一兩半人參黃
芪各一兩右爲末別以柴胡木通各二兩剉用湯
半椀浸二宿取汁用蜜二斤煉一二沸入生乾地
黃末六兩攪令入柴胡木通汁慢火熬成膏然後
將前藥末同搜和爲丸豌豆大熟水下二十丸嚼

『東醫寶鑑』 권4 東醫寶鑑內景篇2 9a

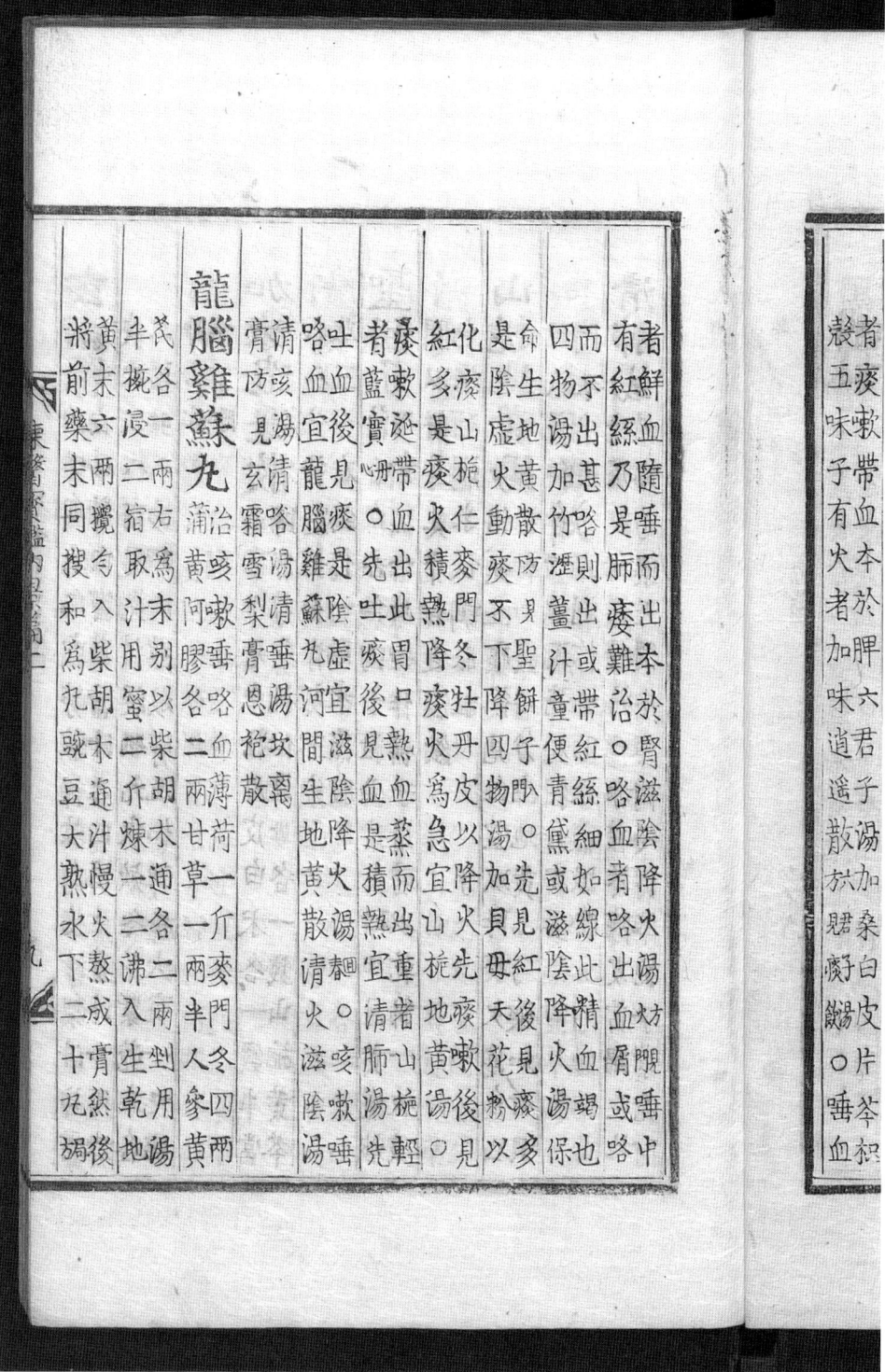

玄霜膏 治咯血吐血虛勞嗽神效烏梅汁梨汁柹霜白砂糖白蜜蘿蔔汁各四兩生薑汁一兩赤茯苓末八兩乳汁浸晒九次款冬花紫菀末各二兩共入砂鍋內熬成膏丸如彈子大每一丸臨卧含化嚥下 入門

加味逍遙散 治痰中見血牡丹皮白朮各一錢半當歸赤芍藥桃仁貝母各一錢山梔黃芩各八分苦梗七分青皮五分甘草三分右剉作一貼水煎服 入門

聖餅子 治咯血杏仁四十粒去皮尖研細同黃蠟炒入青黛一錢捏作餅子用時以乾柹一枚破開以餅置其中合定濕紙包煨研爛米飲調服 正傳

山梔地黃湯 治先吐痰後見血宜以降痰火爲急山梔仁一錢二分生地黃赤芍藥知母貝母瓜蔞仁各一錢天花粉牡丹皮麥門冬各五分右剉作一貼水煎服 入門

清肺湯 先痰後血是積熱也赤茯苓陳皮當歸生地黃赤芍藥天門冬麥門冬黃芩梔子紫菀阿膠珠桑白皮各七分甘草三分右剉作一貼棗二枚烏梅一箇水煎服 回春

『東醫寶鑑』 권4 東醫寶鑑內景篇2 9b

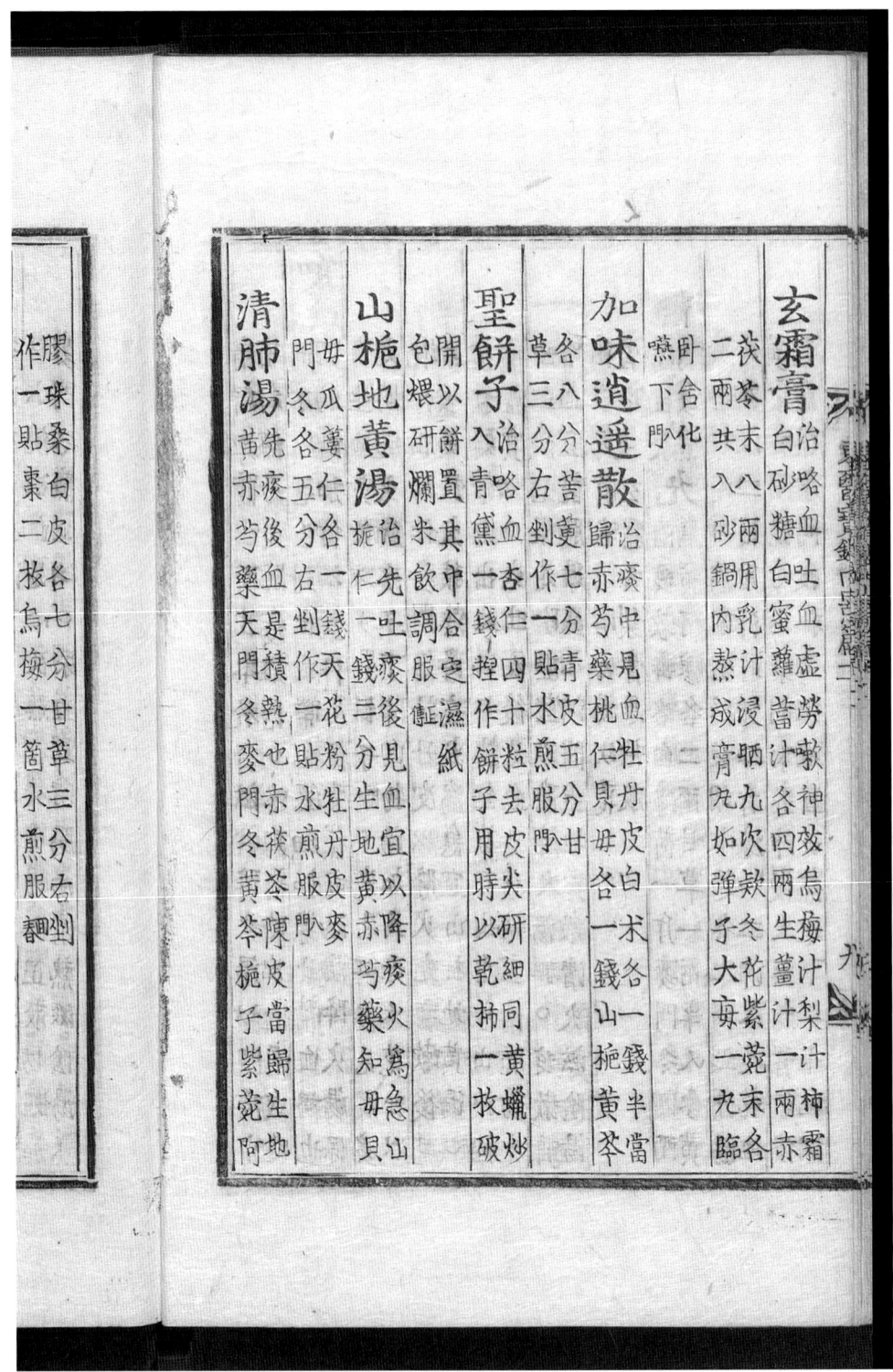

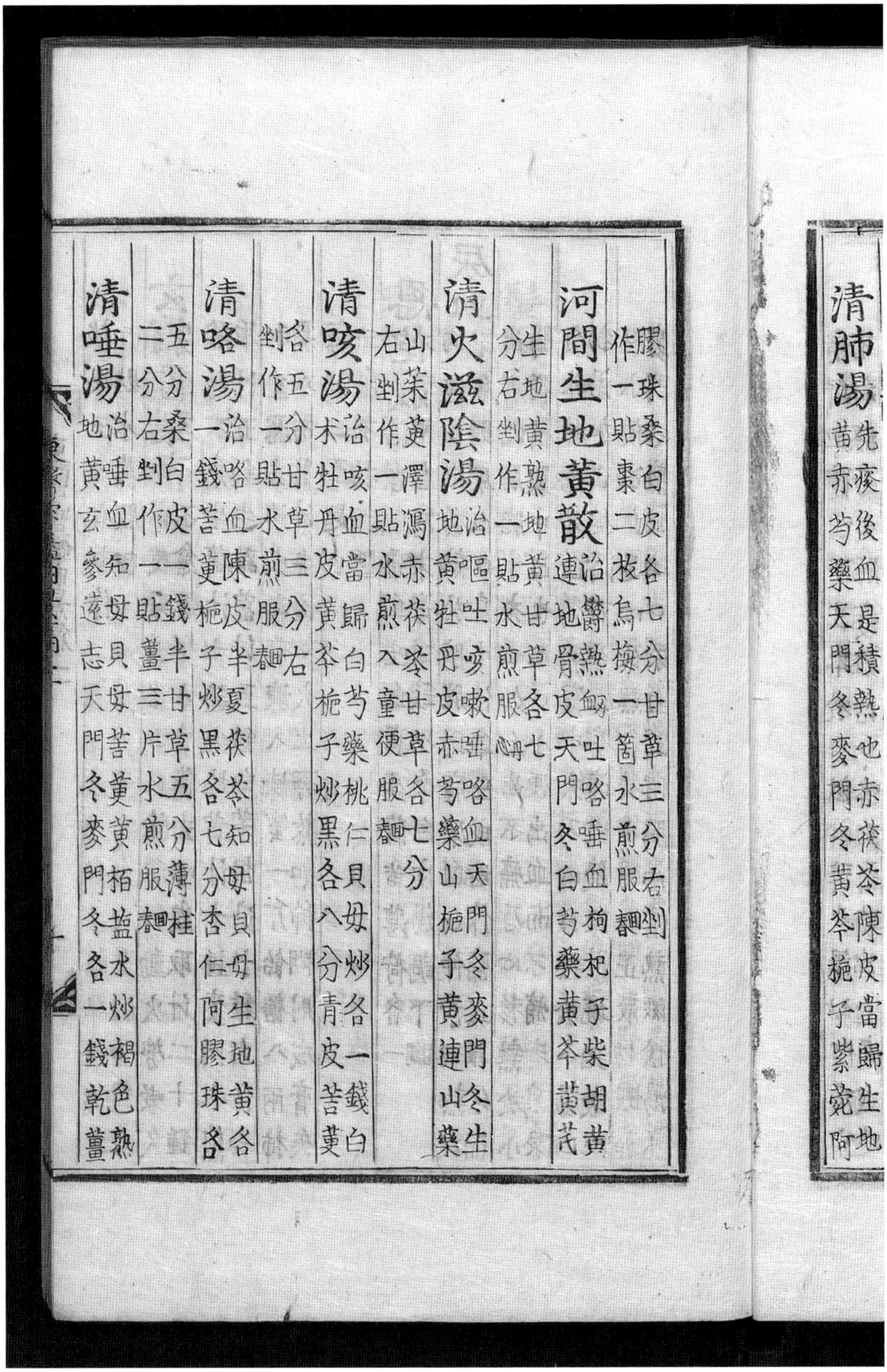

膠珠桑白皮各七分甘草三分右剉作一貼棗二枚烏梅一箇水煎服回春

河間生地黃散 治鬱熱衄吐咯唾血枸杞子柴胡黃連地骨皮天門冬白芍藥黃芩黃芪生地黃熟地黃甘草各七分右剉作一貼水煎服心法

淸火滋陰湯 治嘔吐咳嗽唾咯血天門冬麥門冬生地黃牡丹皮赤芍藥山梔子黃連山藥山茱萸澤瀉赤茯苓甘草各七分右剉作一貼水煎入童便服回春

淸咳湯 治咳血當歸白芍藥桃仁貝母炒各一錢白朮牡丹皮黃芩梔子炒黑各八分靑皮苦莄各五分甘草三分右剉作一貼水煎服回春

淸咯湯 治咯血陳皮半夏茯苓知母貝母生地黃各一錢苦莄梔子炒黑各七分杏仁阿膠珠各五分桑白皮一錢半甘草五分薄桂二分右剉作一貼薑三片水煎服回春

淸唾湯 治唾血知母貝母苦莄黃栢盐水炒褐色熟地黃玄參遠志天門冬麥門冬各一錢乾薑

淸肺湯 先痰後血是積熱也赤茯苓陳皮當歸生地黃赤芍藥天門冬麥門冬黃芩梔子紫菀阿

『東醫寶鑑』 권4 東醫寶鑑內景篇2 10a

炒黑五分右剉作一貼水煎服綱目

玄霜雪梨膏 治咳嗽唾血吐血除勞心動火勞嗽久不愈雪梨六十箇去心皮取汁二十鍾酸者不用生藕汁十鍾生地黃汁十鍾麥門冬煎取汁五鍾生蘿蔔汁五鍾白茅根汁十鍾右汁合和重濾去渣火上煎煉入煉蜜一斤飴糖八兩柿霜八兩薑汁半酒盞火上再熬如稀糊則成膏矣每服三五匙日三服不拘時醫鑑

恩袍散 治咯血唾血吐血眞生蒲黃薄荷各一兩右爲末每三錢以桑白皮湯調下綱目

尿血 內經曰胞移熱於膀胱則癃尿血○仲景曰熱在下焦則尿血○凡小便血出成淋作痛或雜尿而出者從膀胱中來也如血出不痛乃心移熱於小腸從精竅中出也直指○小便出血而不痛者爲尿血非淋也是血從精竅中來乃心移熱於小腸四物湯加山梔滑石牛膝芩連或髮灰散琥珀散入門○小便出血是心伏熱在於小腸八正散方見小便加麥門冬煎服綱目○尿血宜清腸湯清熱滋陰湯小

薊飲子薑蜜湯或四物湯合五苓散[illegible]入門煎服酒傷尿血茯苓調血湯色傷尿血鹿角膠丸腎氣丸

『東醫寶鑑』 권4 東醫寶鑑內景篇2 10b

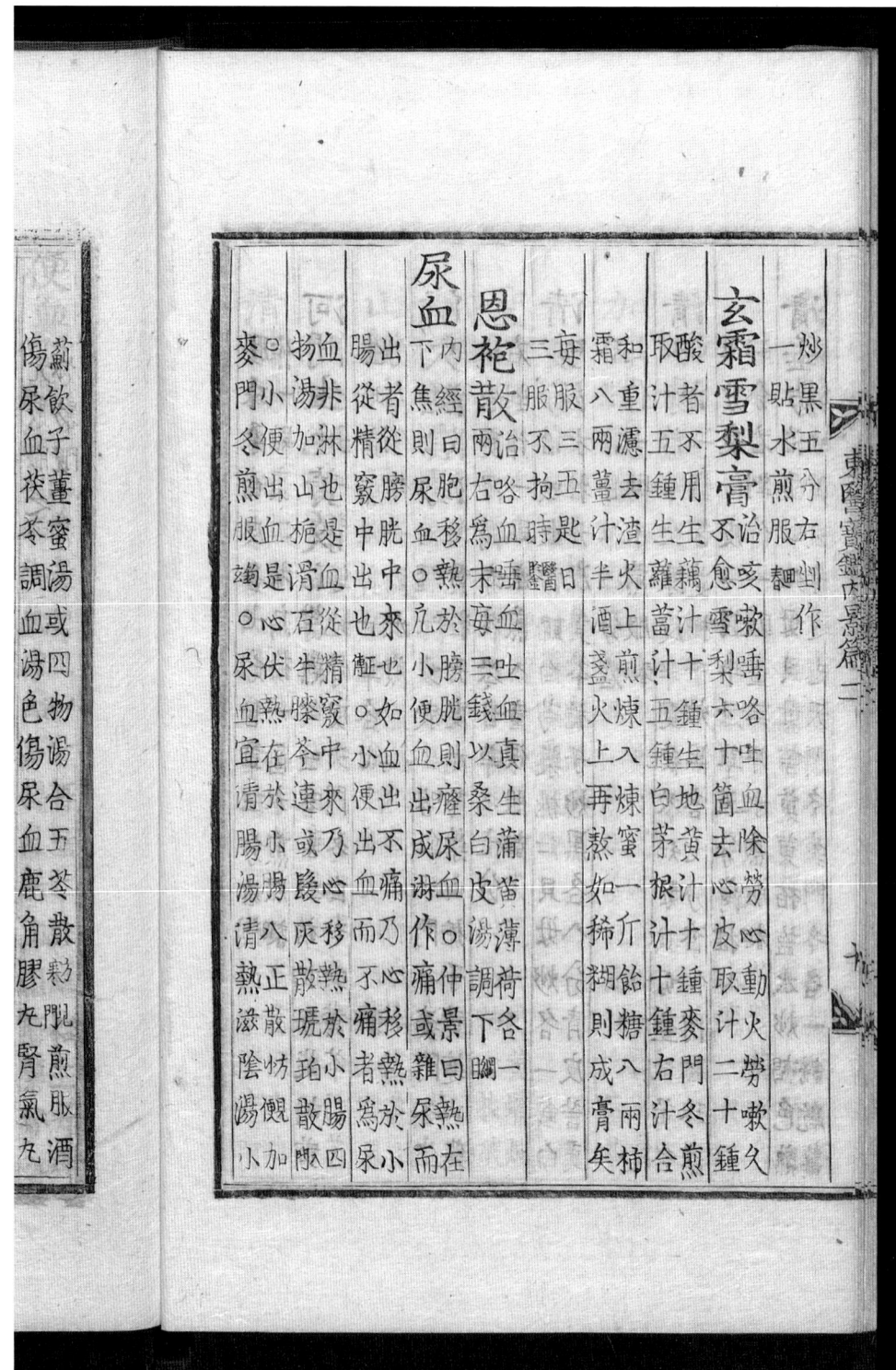

薊飲子董蜜湯或四物湯合五苓散[illegible]煎服酒傷尿血茯苓調血湯色傷尿血鹿角膠丸腎氣丸

方見老人六味地黃丸方見婦人當歸散小兒立效散○有實熱當歸承氣湯下之方見下

髮灰散 治尿血亂髮燒存性爲末每二錢以醋二合湯少許調服或以井華水亦得綱目○髮灰丸

治同髮灰以側柏葉汁調糯米粉和丸梧子大白湯呑下五十丸正傳

琥珀散 治尿血琥珀爲細末燈心薄荷煎湯調二錢服之入門

清腸湯 治尿血當歸生地黃梔子炒黃連赤芍藥黃栢瞿麥赤茯苓木通萹蓄知母麥門冬各七

分甘草五分右剉作一貼燈心一團烏梅一箇水煎服回春

清熱滋陰湯 治尿血及便血生地黃麥門冬梔子炒黑各一錢玄參牡丹皮各八分當歸川

芎赤芍藥各五分知母黃栢並酒炒白朮陳皮甘草各三分右剉作一貼水煎服醫鑑

小薊飲子 治下焦結熱尿血藕節二錢當歸一錢山梔仁八分小薊生地黃滑石通草蒲黃各

○小便出血是心伏熱在於小腸八正散加麥門冬煎服綱目○尿血宜清腸湯清熱滋陰湯小

『東醫寶鑑』 권4 東醫寶鑑內景篇2 11a

五分甘草三分右剉作一貼竹葉七片同煎服心冊

薑蜜湯 治小便出血生薑七片蜜半盞白茅根一握右水煎服綱

茯苓調血湯 治酒麪過度房勞後小便出血半赤茯苓一錢半赤芍藥川芎半夏麴各七分前胡柴胡青皮枳殼萹蓄桑白皮白茅根燈心甘草各五分右剉作一貼薑五片蜜二匙水煎服綱

鹿角膠丸 治房室勞傷小便出血鹿角膠一兩炒作珠沒藥油髮灰各六錢右爲末取白茅根汁打糊和丸梧子大空心鹽湯呑下七十丸綱

當歸散 治婦人尿血生地黃二錢半小薊葉二錢當歸羚羊角屑赤芍藥各一錢半右剉作一貼水煎服心冊

立效散 治小兒尿血蒲黃生地黃赤茯苓甘草各一錢右剉水煎服心冊○又甘草升麻煎水調益元散服之仍勢閱

便血 內經曰結陰者便血一升再結二升三結三升釋曰結陰之病陰氣內結不得外行血無所稟滲入

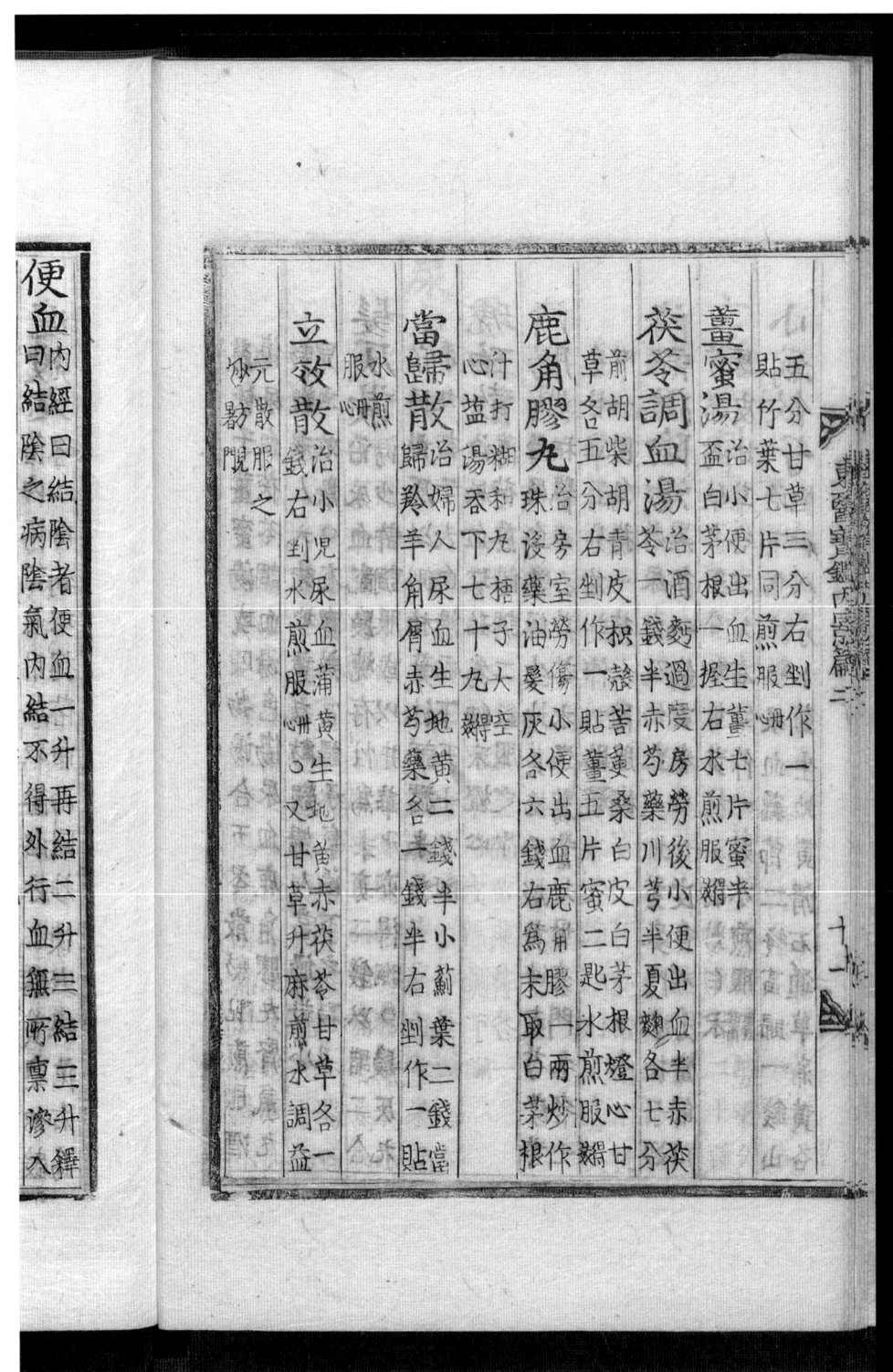

便血

内經曰結陰者便血一升再結二升三結三升釋曰結陰之病陰氣内結不得外行血無所稟滲入腸間故便血也其脉虛澁者是也○因血結不行故下也平胃地楡湯結陰丹主之綱目○靈樞曰邪在五藏則陰脉不和陰脉不和則血留之盖邪犯五藏則三陰脉絡不和而結聚血因停留溢則滲入腸間而爲便血入門○仲景曰先便後血者遠血也黃土湯主之先血後便者近血也赤小豆當歸散主之○便血宜胃風湯局方醫鑑清藏湯楡砂湯地楡散連殼丸加減四物湯槐花散有實熱者當歸承氣湯日久便血元氣下陷者厚朴煎補中益氣湯醫鑑内傷飲食者平胃散醫鑑加枳殼槐花當歸烏梅酒毒便血酒蒸黃連丸諸方

平胃地楡湯 治結陰便血蒼朮升麻附子炮各一錢地楡七分葛根厚朴白朮陳皮赤茯苓各五分乾薑當歸神麴炒白芍藥益智仁人參甘草炙各三分右剉作一貼薑三棗二水煎服寶鑑

結陰丹 治結陰便血枳殼威靈仙黃芪陳皮椿根白皮何首烏荊芥穗各五錢右爲末酒糊和丸

『東醫寶鑑』 권4 東醫寶鑑內景篇2 12a

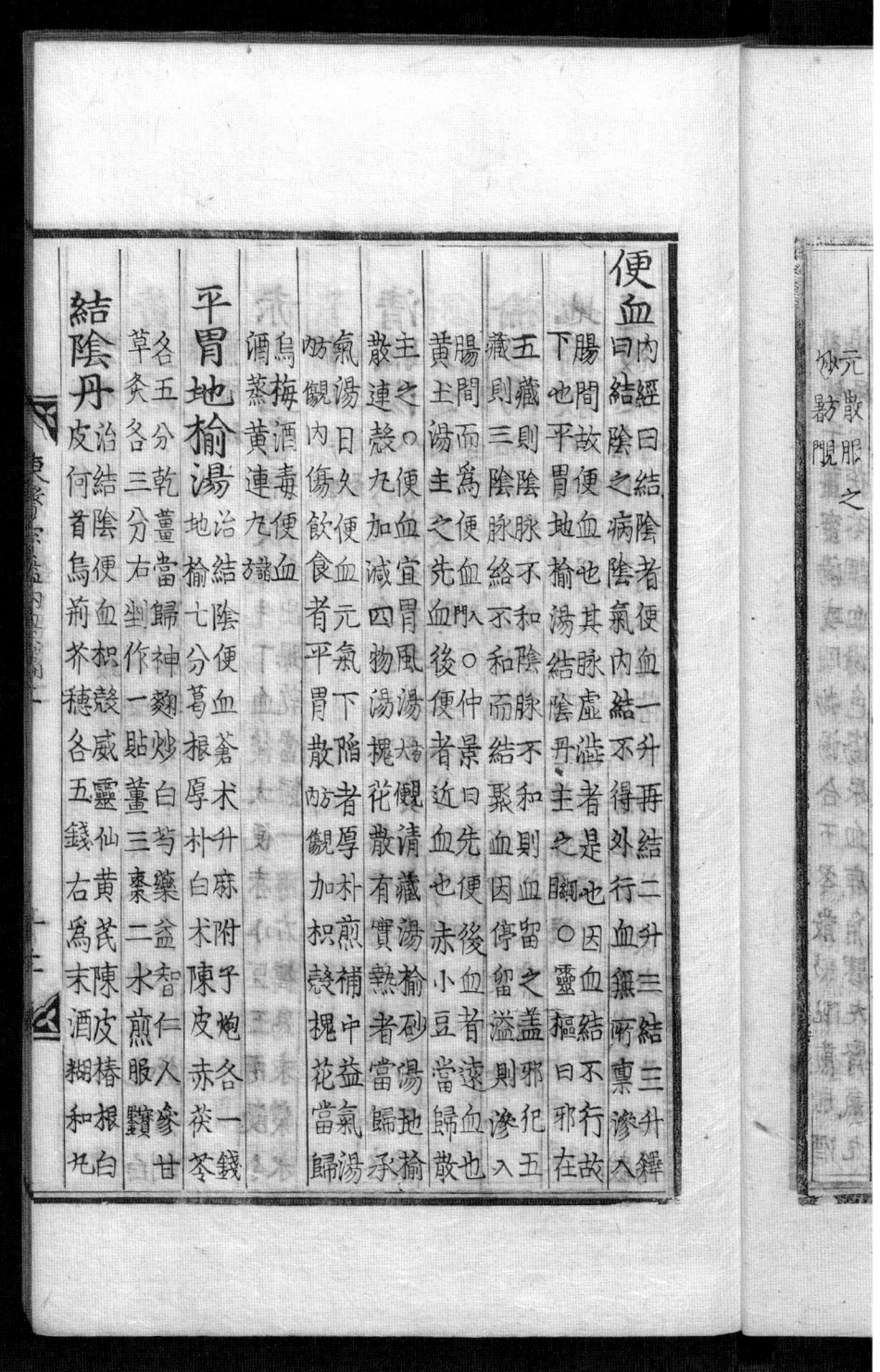

梧子大每服五七十丸陳米飲入醋呑下 醫鑑

黃土湯 治先大便後下血竈中黃土三錢熟地黃白朮附子炮阿膠珠黃芩甘草炙各一錢右剉作一貼水煎服 仲景

赤小豆當歸散 治先下血後大便赤小豆五兩浸令芽出曝乾當歸一兩右擣爲末漿水調服二錢日三服 仲景

清臟湯 治大便下血生地黃一錢當歸酒洗地榆各八分黃芩梔子炒黑黃柏炒各七分白芍藥黃連側柏葉阿膠珠各六分川芎槐角炒各五分右剉作一貼水煎服 回春

榆砂湯 治結陰便血地榆四兩縮砂七枚研生甘草一錢半炙甘草一錢右剉水煎服 入門

地榆散 治遠年下血地榆卷柏各五錢右剉砂餅煮十餘沸溫服 得効

連殼丸 治內傷下血用此以解絡脉之結黃連枳殼各二兩剉以槐花四兩同炒揀去槐花右爲

末蒸餅和丸梧子大白湯下五七十丸 入門 ○正傳枳殼湯同但剉五錢水煎服

『東醫寶鑑』 권4 東醫寶鑑內景篇2 12b

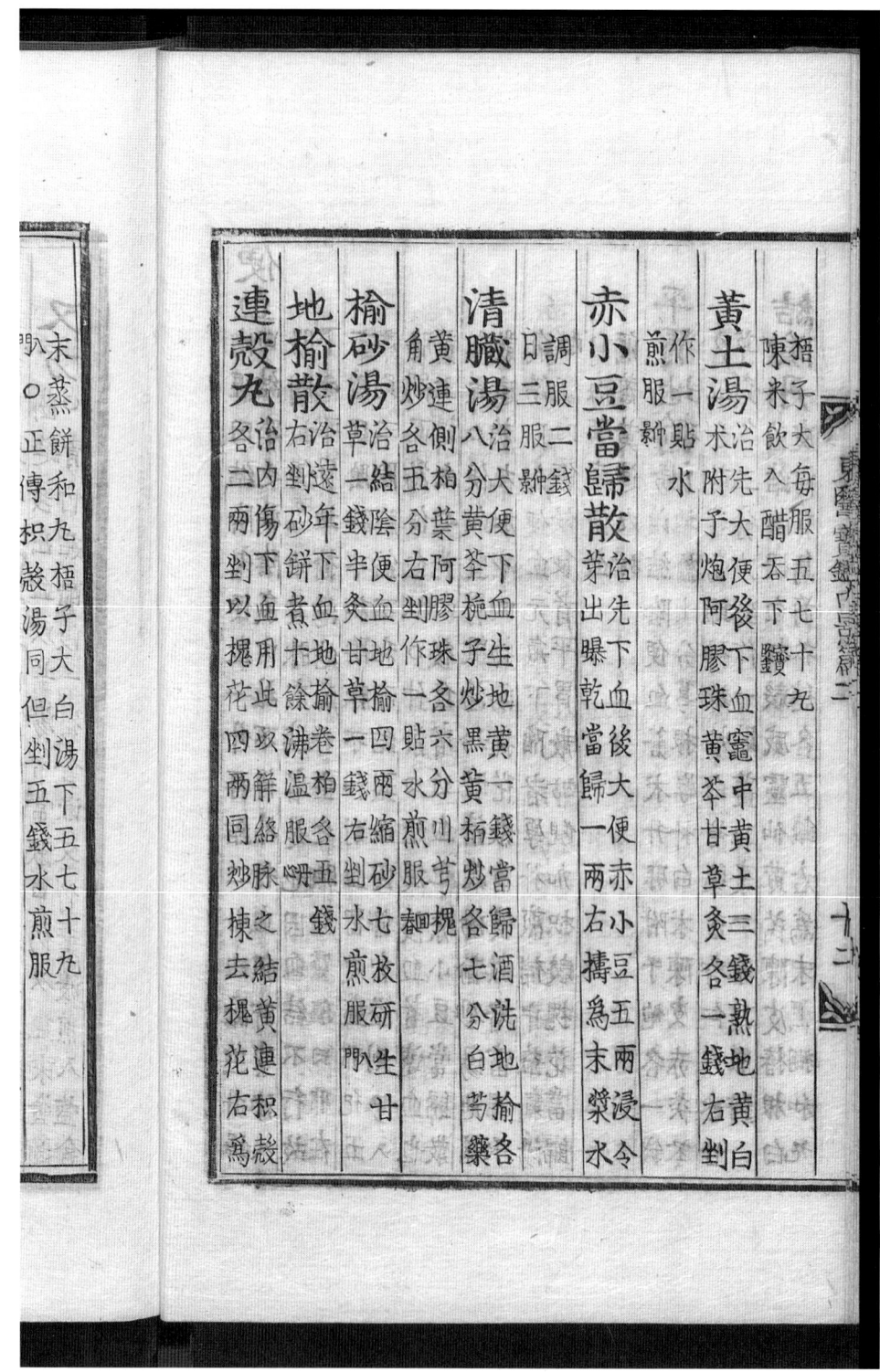

末蒸餅和丸梧子大白湯下五七十丸入門○正傳枳殼湯同但剉五錢水煎服

加減四物湯 治便血亦治腸風側柏葉生地黃當歸川芎各一錢枳殼荊芥槐花炒甘草炙各五分右剉作一貼薑三片烏梅一箇煎服得效

槐花散 治腸胃有濕脹滿下血槐花炒二錢蒼朮厚朴陳皮當歸枳殼各一錢烏梅肉甘草炙各五分右剉作一貼水煎服心法

當歸承氣湯 治實熱便血當歸二錢厚朴枳實大黃各八分芒硝七分右剉水煎服心法

厚朴煎 治便血及諸下血厚朴生薑各五兩同擣爛炒黃白朮神麴麥芽五味子各一兩同炒黃右爲末水糊和丸梧子大米飮下百丸蓋脾胃本無血爲氣虛腸薄自榮衛滲入而下用厚朴厚腸胃麥芽消酒食白朮導水血自不作多有奇效入門

酒蒸黃連丸 治酒毒積熱便血肛門作熱黃連四兩剉酒淹一宿日乾右爲末粟米糊和丸

東醫寶鑑內景篇二

連殼丸 治內傷下血用此以解絡脉之結黃連枳殼各二兩剉以槐花四兩同炒揀去槐花右爲

『東醫寶鑑』 권4 東醫寶鑑內景篇2 13a

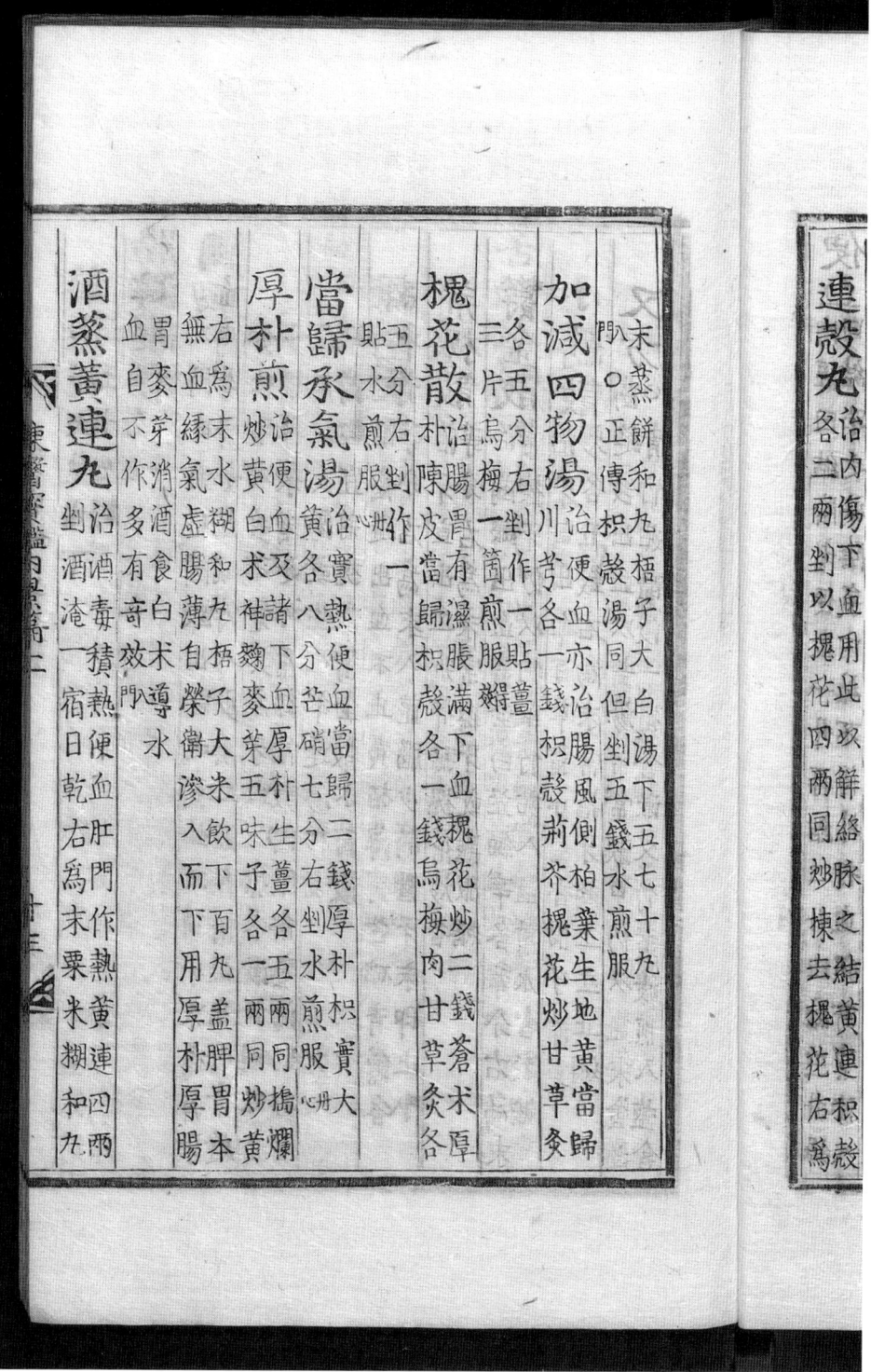

梧子大熟水下三五十丸得效

腸澼證 詳見後陰

齒衄 入門曰血從齒齦出謂之齒衄又曰牙床屬胃牙齒屬腎如陽明傳入少陰二經相并血出於牙縫如吐者人多不覺其爲牙血以凉水漱口則血止少頃又來者是外用綠袍散內服解毒湯醫鑑合犀角地黃湯或生地芩連湯防見 ○齒衄宜荊槐散鬱金散小薊散

綠袍散 治齒縫出血不止黃柏薄荷芒硝青黛各等分右爲末入龍腦少許摻牙床即止入門

荊槐散 治牙宣出血荊芥穗槐花炒各等分右爲末常擦牙或點服得效

鬱金散 治齒齦出血鬱金白芷細辛各等分右爲末常擦牙仍以竹葉竹茹入鹽煎水含漱得效

小薊散 治牙宣出血百草霜小薊香附子蒲黃炒各五錢右爲末常指牙齒上立止得效

又方 齒縫多出血以鹽湯常常漱口仍以鹽末塗之 ○青竹茹醋浸一宿含漱又竹葉濃煎入鹽含

漱又濃煎茗湯含漱皆妙本草 ○治牙疼牙宣出血香附子末薑汁浸一宿漱口後揩齒得效 ○滿口齒

『東醫寶鑑』 권4 東醫寶鑑內景篇2 13b

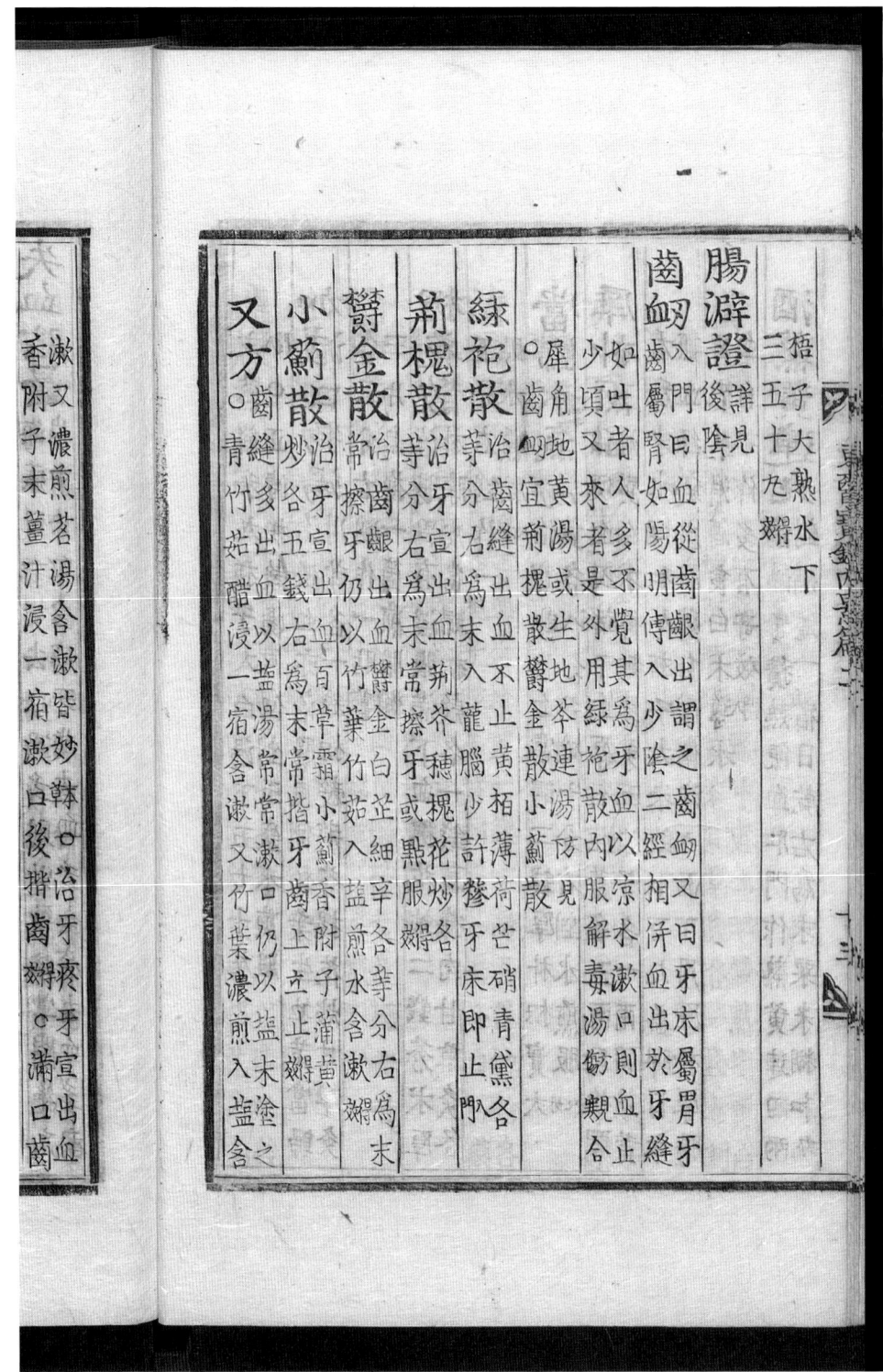

又方 齒縫多出血以塩湯常漱口仍以塩末塗之 ○青竹茹醋浸一宿含漱又竹葉濃煎入塩含

漱又濃煎茗湯含漱皆妙本草 ○治牙疼牙宣出血香附子末薑汁浸一宿漱口後揩齒得效 ○滿口齒出血地骨皮煎湯先漱後喫綱目

舌衄 入門曰血從舌出謂之舌衄宜蚊蛤散 ○又方蒲黃炒爲末糝之即止又槐花炒爲末糝之 ○又赤小豆一升搗碎和水取汁服之本草 ○又方髮灰二錢醋二合調服且糝之綱目

蚊蛤散 治舌上出血如泉五倍子白膠香牡蠣粉右等分爲末糝患處得效

血汗 內經曰少陰所至爲衄衊釋曰衊血汗也 ○河間曰膽受熱血妄行爲衄衊并血汗宜定命散 ○三因曰無病者汗出汚衣甚如胚染名曰血汗亦曰紅汗由大喜傷心喜則氣散血隨氣行也宜黃芪建中湯方見虛勞兼服妙香散方見神門以金銀器入小麥麥門冬煎湯調下又產婦血汗宜葎草汁方

定命散 治衄衊血汗朱砂寒水石麝香右等分爲末每半錢新水調下河間

葎草汁方 治產婦因大喜汗出汚衣赤色葎草擣取汁二升入醋二合和之空腹飮一盞或濃

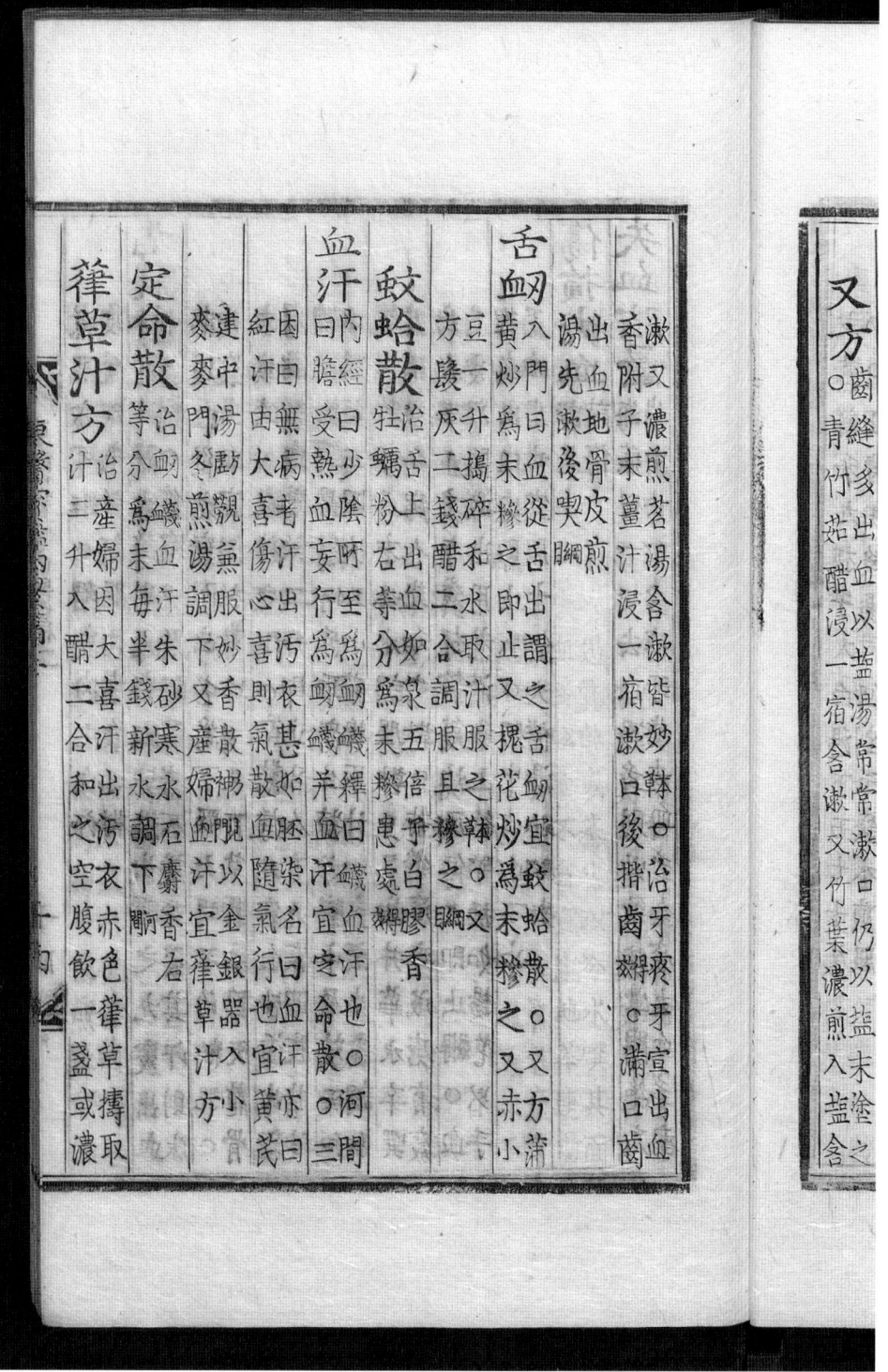

煮服亦可日三○蝟皮肉主血汗皮燒灰米飲調服肉煮食之本草

九竅出血

人卒大驚則九竅血皆溢出謂之九竅出血本草○傷寒少陰證醫者不識強發其汗則伏熱逼血從九竅而出名爲下厥上竭不治綱目○九竅出血宜側柏散方見又百草霜油髮灰龍骨末或吹入或糝之入門○卒驚悸九竅血皆溢出新屠猪羊血熱飲二升即止又人有九竅四肢指岐間出血乃暴驚所爲取新生犢子臍中屎燒灰和水服日三四次又小薊擣取汁一盞酒半盞調和頓服乾者爲末冷水調服本草○又法井華水卒噀其面勿令病人先知之本草○指縫瘙痒成瘡有竅出血不止多年糞桶箍篾燒灰傅之即止綱目○血自皮膚間濺出用煮酒瓶上紙碎揉如楊花以手捏在出血處即止入門○腦中出血不止乃血虛也宜服十全大補湯方見虛勞入門

傷損失血

詳見諸傷

失血眩暈

海藏曰一切去血過多則必致眩暈悶絶凡崩中去血多拔牙齒去血多金瘡去血多産後去血多皆有此證宜大劑芎歸湯方見婦人煎服救之○吐衄太甚不止當防其血暈茅根燒烟將醋

『東醫寶鑑』 권4 東醫寶鑑內景篇2 14b

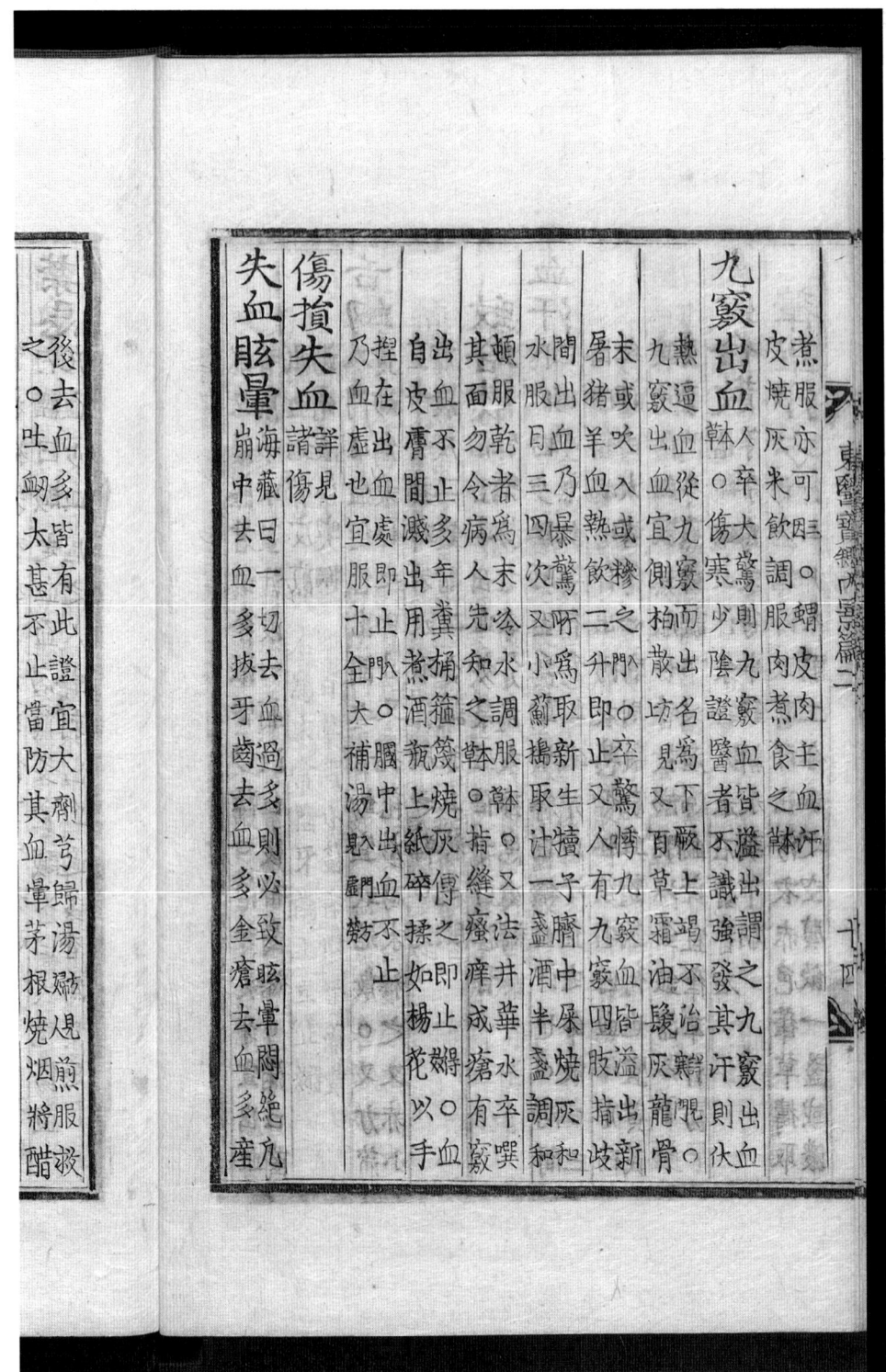

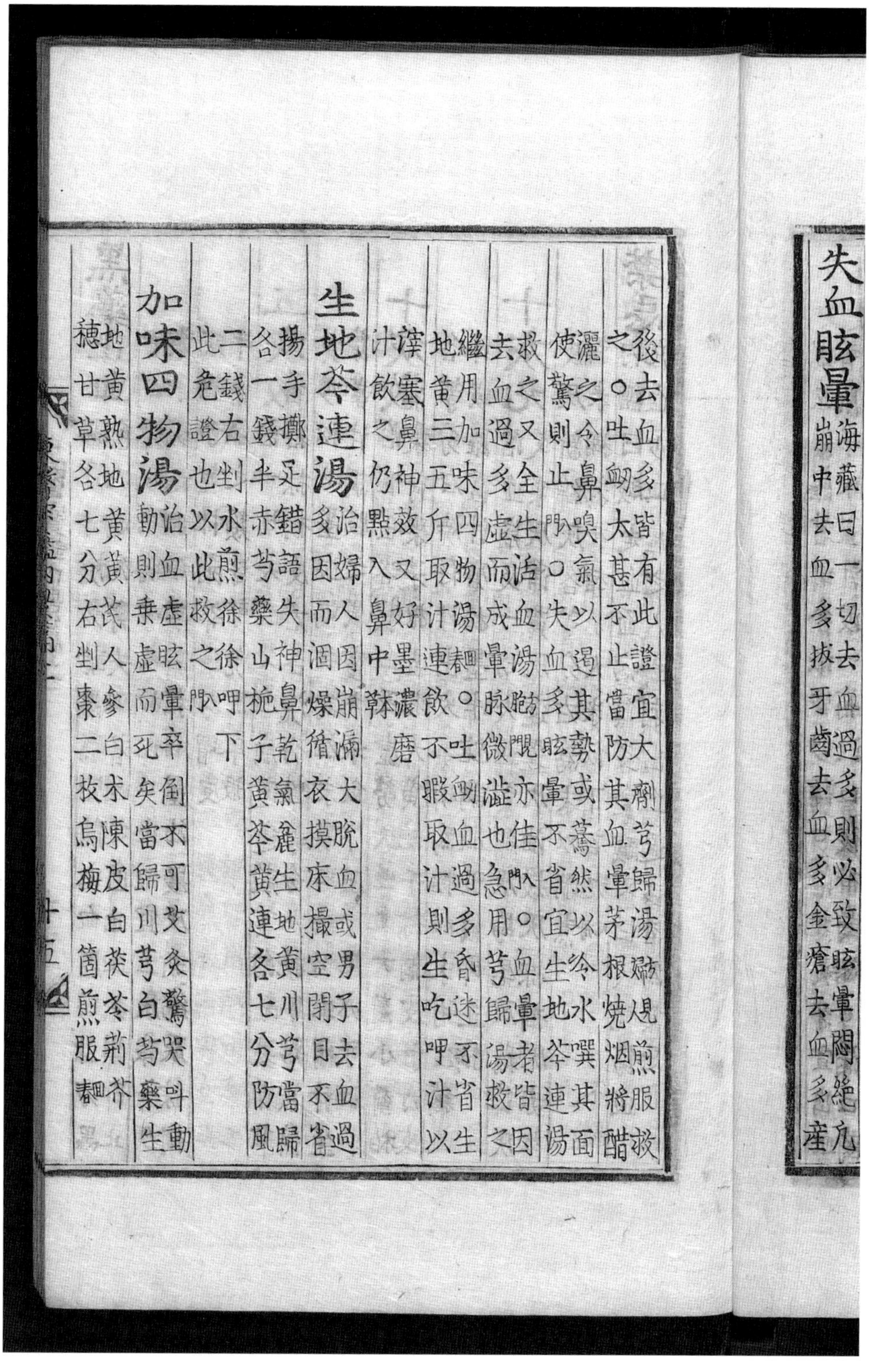

後去血多皆有此證宜大劑芎歸湯(婦人)煎服救之○吐衄太甚不止當防其血暈茅根燒烟將醋灑之令鼻嗅氣以遏其勢或驀然以冷水噀其面使驚則止(入門)○失血多眩暈不省宜生地芩連湯救之又全生活血湯(得效)亦佳(入門)○血暈者皆因去血過多虛而成暈脉微澁也急用芎歸湯救之繼用加味四物湯(醫林)○吐衄血過多昏迷不省生地黃三五斤取汁連飮不暇取汁則生吃呷汁以滓塞鼻神效又好墨濃磨汁飮之仍點入鼻中(醫林)

生地芩連湯 治婦人因崩漏大脫血或男子去血過多因而涸燥循衣摸床撮空閉目不省揚手擲足錯語失神鼻乾氣麄生地黃川芎當歸各一錢半赤芍藥山梔子黃芩黃連各七分防風二錢右剉水煎徐徐呷下此危證也以此救之(入門)

加味四物湯 治血虛眩暈卒倒不可艾灸驚哭叫動動則乘虛而死矣當歸川芎白芍藥生地黃熟地黃黃芪人參白朮陳皮白茯苓荊芥穗甘草各七分右剉棗二枚烏梅一箇煎服(醫林)

失血眩暈 海藏曰一切去血過多則必致眩暈悶絕凡崩中去血多拔牙齒去血多金瘡去血多產

『東醫寶鑑』 권4 東醫寶鑑內景篇2 15a

黑藥止血 綱目曰燒灰諸黑藥皆能止血經曰北方黑色入通於腎夫血者心之色也血見黑即止者由腎水能制心火故也○止血宜五灰散十灰散十灰丸如百草霜松烟墨油髮灰新綿灰棕櫚灰梔子乾柿荊芥蓮房蝟皮牛角䚡之類皆可燒灰單服

五灰散 治一切失血及血崩蓮蓬殼黃絹亂髮百草霜棕櫚皮右各燒存性等分加梔子炒黑蒲黃炒松烟墨血竭共爲細末每三錢以生藕汁生蘿蔔汁調服之或蜜丸米飮下五十丸亦可【醫鑑】

十灰散 治嘔吐咯嗽血及虛勞大吐血大薊小薊柏葉荷葉茅根茜根大黃梔子棕櫚皮牡丹皮各等分右燒存性出火毒研爲極細末用生藕汁或蘿蔔汁磨松墨半椀調服五錢即止【十藥】

十灰丸 治血崩及一切失血黃絹灰馬尾灰藕節灰艾葉灰蒲黃灰蓮蓬灰油髮灰棕櫚灰赤松皮灰新綿灰各等分右爲末以醋煮糯米糊和丸梧子大米飮下百丸【丹心】

禁忌 內經曰鹹走血血病無多食鹹又曰久視傷血九血少血虛之人鍼刺出血過多皆爲禁忌

治血藥法 丹溪曰九用血藥不可單行單止又不可純用寒凉藥必加辛温升藥如用凉藥用酒煮

『東醫寶鑑』 권4 東醫寶鑑內景篇2 15b

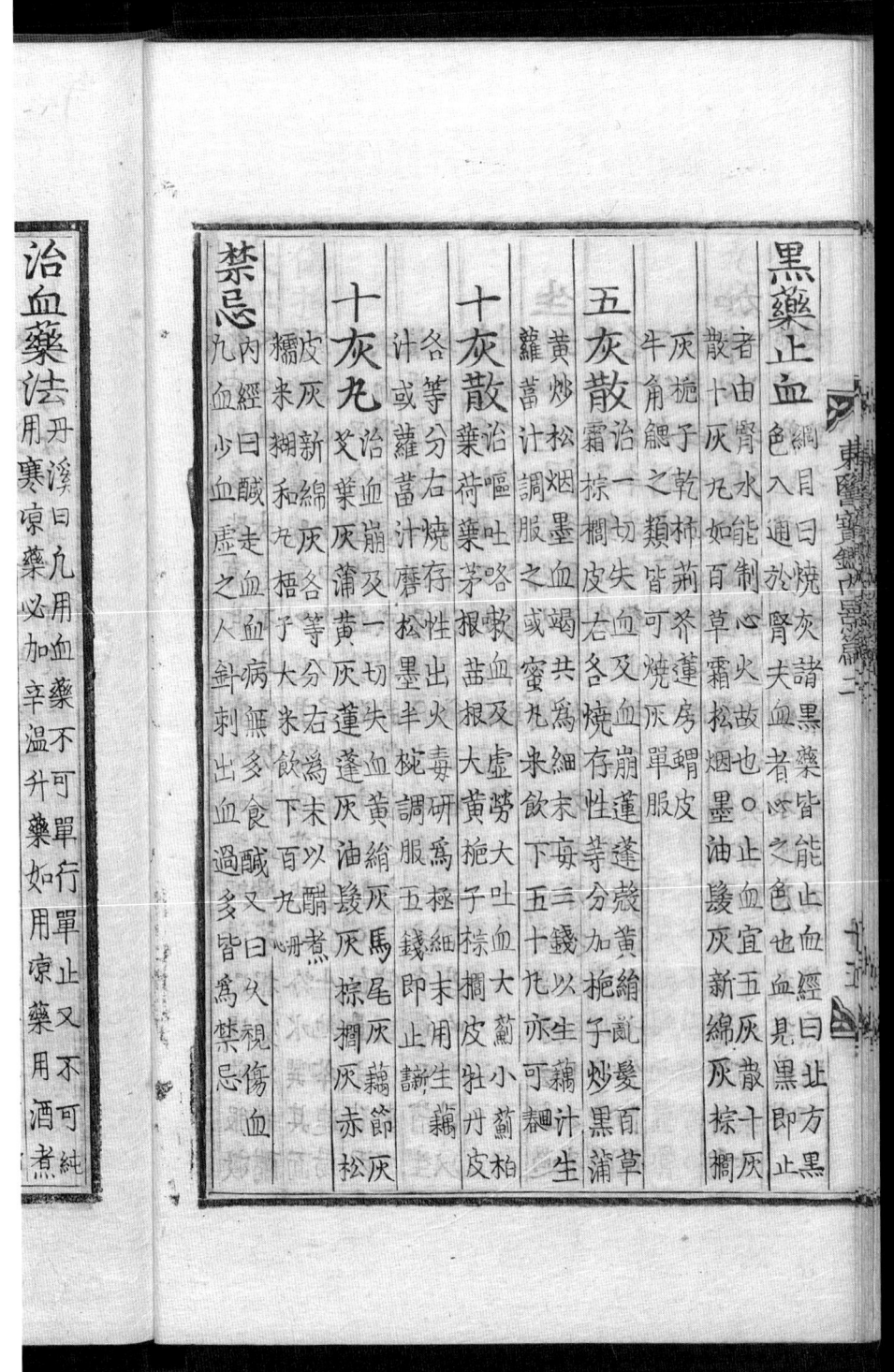

禁忌

內經曰鹹走血血病無多食鹹又曰久視傷血凡血少血虛之人鍼刺出血過多皆爲禁忌

治血藥法

丹溪曰凡用血藥不可單行單止又不可純用寒凉藥必加辛温升藥如用凉藥用酒煮酒炒之類乃寒因熱用也又曰久患血證血不歸元久服藥而無效者以川芎爲君則效○大凡血見熱則行見寒則凝見黑灰一作則止丹心○凡嘔吐血若出未多必有瘀於胷膈者當先消瘀而凉之止之消瘀宜犀角地黃湯凉血宜陶氏生地芩連湯止之溢宜側柏散狗膽丸入門○桃仁紅花蘇木血竭牡丹皮者血滯所宜蒲黃阿膠地榆百草霜棕櫚灰者血崩所宜乳香沒藥五靈脂凌霄花者血痛所宜蓯蓉鎖陽牛膝枸杞子益母草夏枯草敗龜板者血虛所宜乳酪血液之物血燥所宜乾薑肉桂之屬血寒所宜生地黃苦參之屬血熱所宜丹心○治血防風爲上使連翹黃連云爲中使地榆爲下使不可不知丹心○凡血結之證皆用醋湯和之爲妙擂○炙甘草炮乾薑每三錢煎服治男女失血不能引氣歸元甚妙丹心○血不足須用甘草血色瘀黑用熟地黃血色鮮紅用生地黃若脉洪實痛甚用酒大黃和血止痛用當歸埬

『東醫寶鑑』 권4 東醫寶鑑內景篇2 16a

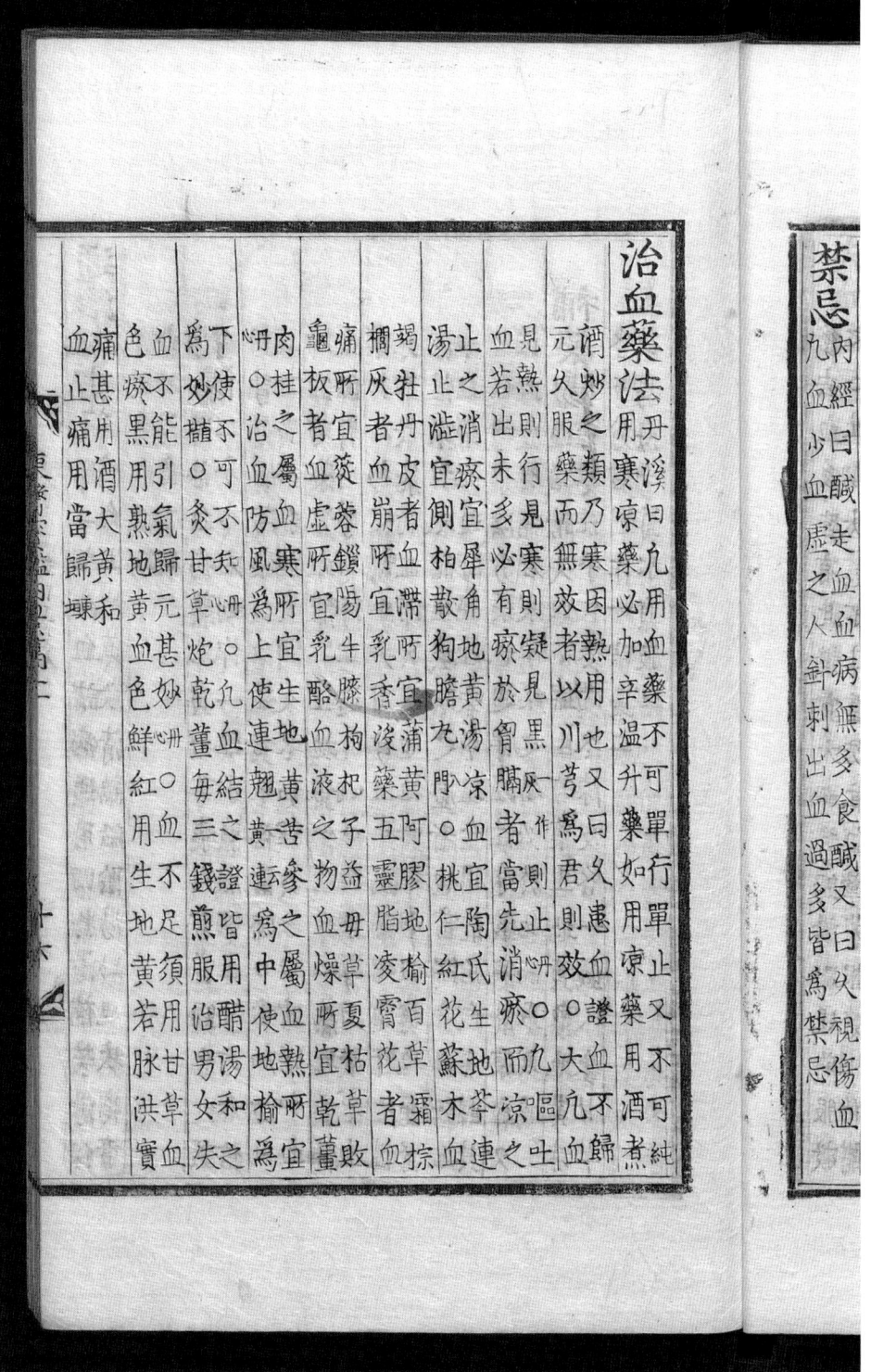

通治血病藥餌 一切失血諸病通用四物湯補榮湯保命生地黃散清熱滋陰湯上方見坎离膏

固榮散血餘散側柏湯童子尿

四物湯 通治血病熟地黃白芍藥川芎當歸各一錢二分半右剉作一貼水煎服局方○一方春倍川芎夏倍芍藥秋倍地黃冬倍當歸○春加防風夏加黃芩秋加天門冬冬加桂枝綱目○當歸和血歸經芎藥凉血補腎生地黃生血寧心熟地黃補血滋腎川芎則行血通肝丹心○劉宗厚曰欲求血藥其四物之謂乎夫川芎血中氣藥也通肝經性味辛散能行血滯於氣也地黃血中血藥也通腎經性味甘寒能生眞陰之虛者也當歸分三治血中主藥也通肝經性味辛溫全用能活血各歸其經也芍藥陰分藥也通脾經性味酸寒能凉血又治血虛腹痛若求陰藥之屬必於此而取則焉

補榮湯 通治諸失血當歸白芍藥生地黃熟地黃赤茯苓梔子仁麥門冬陳皮各一錢人參甘草各五分右剉作一貼棗二枚烏梅一箇水煎服綱目

保命生地黃散 治鬱熱衄吐便尿諸失血無寒證者生地黃熟地黃枸杞子地骨皮天門

『東醫寶鑑』 권4 東醫寶鑑內景篇2 16b

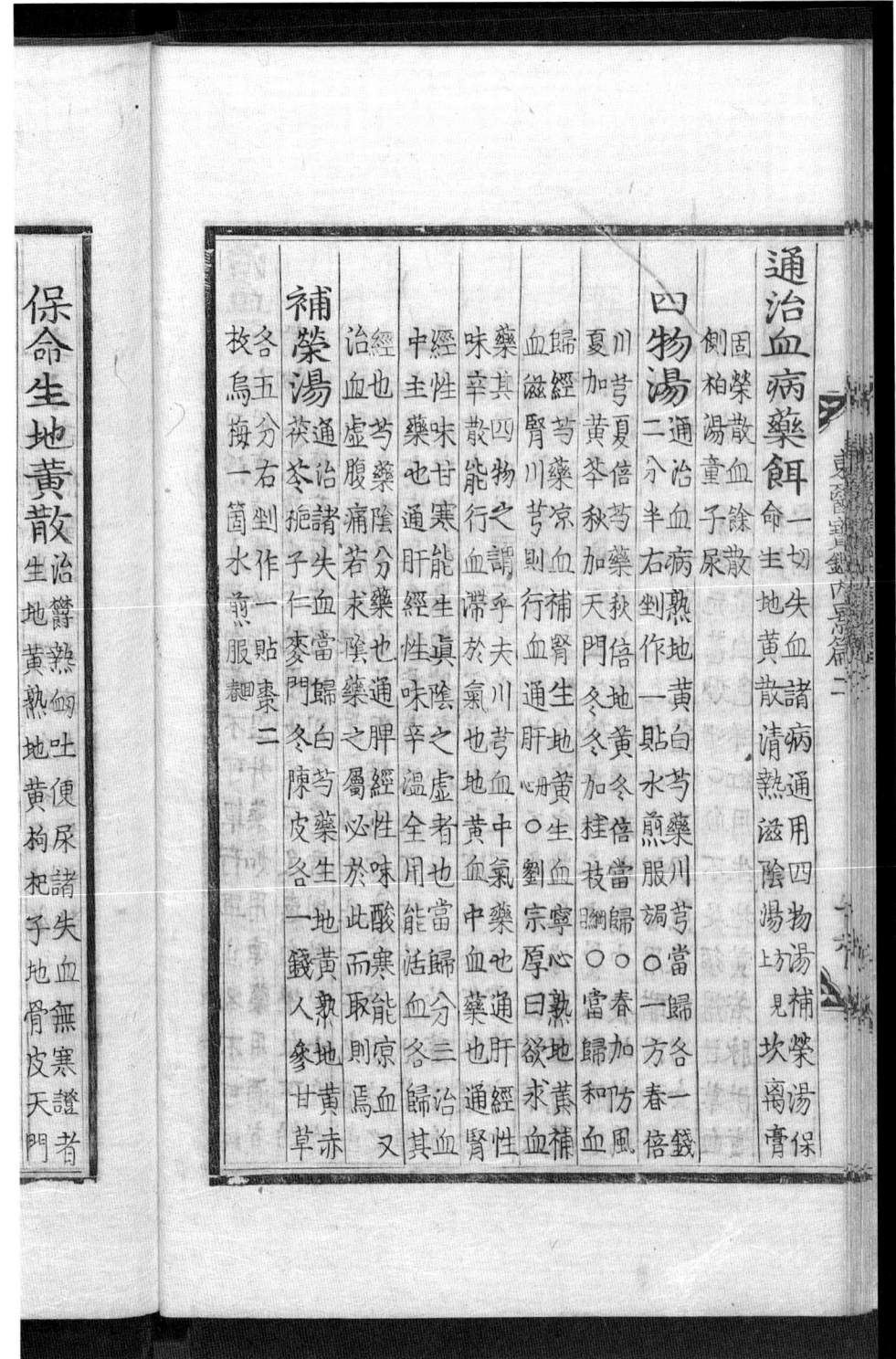

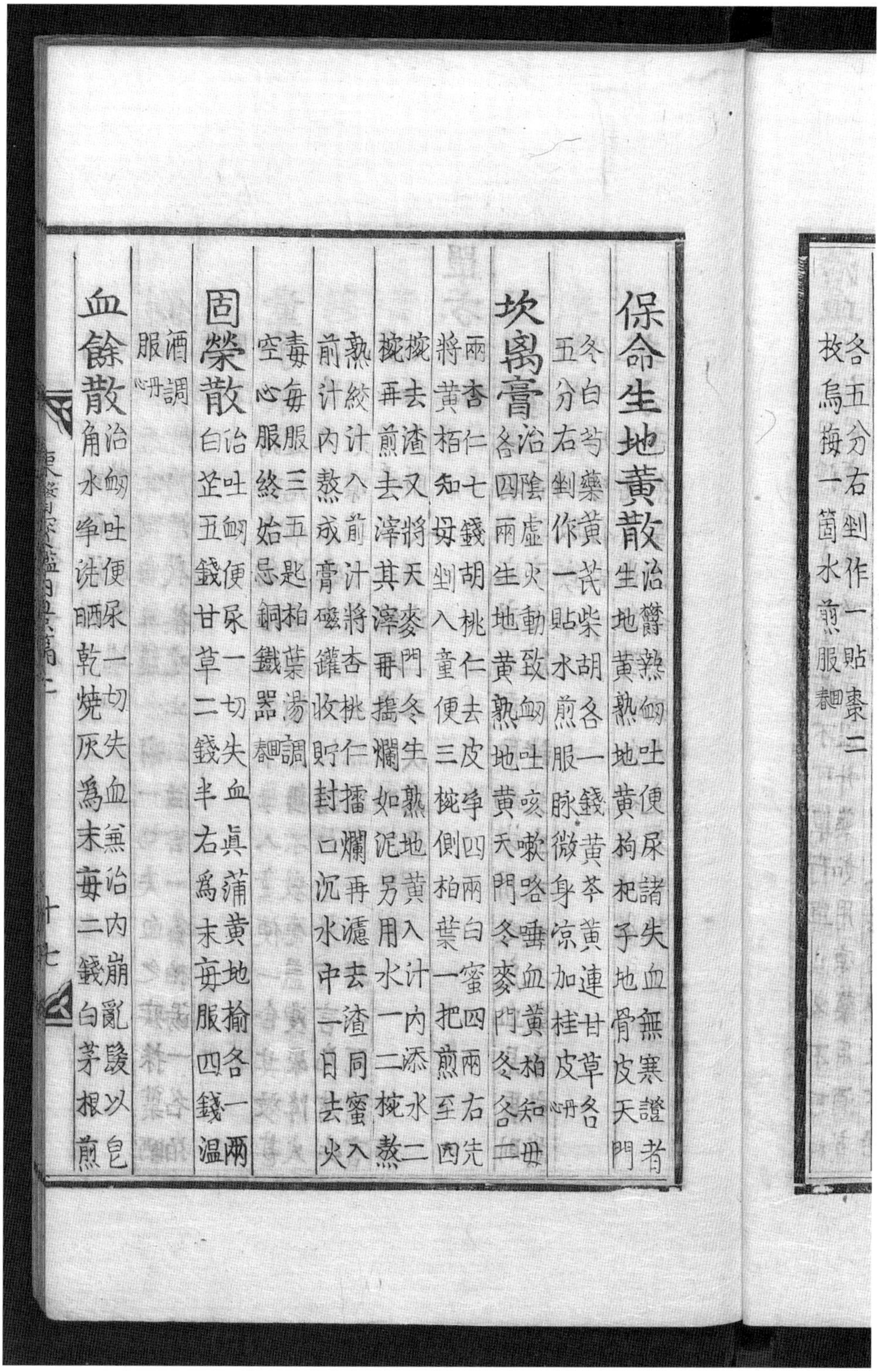

各五分右剉作一貼棗二枚烏梅一箇水煎服(回春)

保命生地黃散 治鬱熱衄吐便尿諸失血無寒證者生地黃熟地黃枸杞子地骨皮天門冬白芍藥黃芪柴胡各一錢黃芩黃連甘草各五分右剉作一貼水煎服脉微身凉加桂皮(入門)

坎离膏 治陰虛火動致衄吐咳嗽咯唾血黃柏知母各四兩生地黃熟地黃天門冬麥門冬各二兩杏仁七錢胡桃仁去皮淨四兩白蜜四兩右先將黃栢知母剉入童便三椀側柏葉一把煎至四椀去滓又將天麥門冬生熟地黃入汁內添水二椀再煎去滓其滓再擣爛如泥另用水一二椀熬熟絞汁入前汁將杏桃仁擂爛再濾去渣同蜜入前汁內熬成膏磁罐收貯封口沉水中一日去火毒每服三五匙柏葉湯調空心服終始忌銅鐵器(回春)

固榮散 治吐衄便尿一切失血眞蒲黃地榆各一兩白芷五錢甘草二錢半右爲末每服四錢溫酒調服(入門)

血餘散 治衄吐便尿一切失血兼治內崩亂髮以皂角水淨洗晒乾燒灰爲末每二錢白茅根煎

東醫寶鑑內景篇二　十七

『東醫寶鑑』 권4 東醫寶鑑內景篇2 17a

湯調下或醋湯調下丹心○作丸名髮灰丸垷

側柏湯 治吐衄血血崩血痢一切失血之疾採葉晒乾煎湯代茶吃止血滋陰一名柏湯一名柏茶皆同入門

童子尿 諸虛吐衄咯血藥中每入童便一合其效甚速凡單用重湯頓服無不效應盖溲尿降火滋陰又能消瘀血止吐衄諸血先賢有言凡諸失血服寒凉藥十無一生服溲尿者百無一死斯言信矣用童便一鍾入薑汁二三點攪勻徐徐服之日進二三次爲佳醫鑑

單方 凡二十二種

百草霜 深村鍋底者佳刮取細末用之凡血見黑則止此藥主之能治諸失血或吹入竅中或爲散冷水調服或作丸服皆佳本草

井華水 治九竅出血及衄血不止以水卒然噀面勿令病人先知之本草

生地黃 治吐衄便尿一切失血取汁飮半升日三或和薄荷汁或和生薑汁皆效丹心

『東醫寶鑑』 권4 東醫寶鑑內景篇2 17b

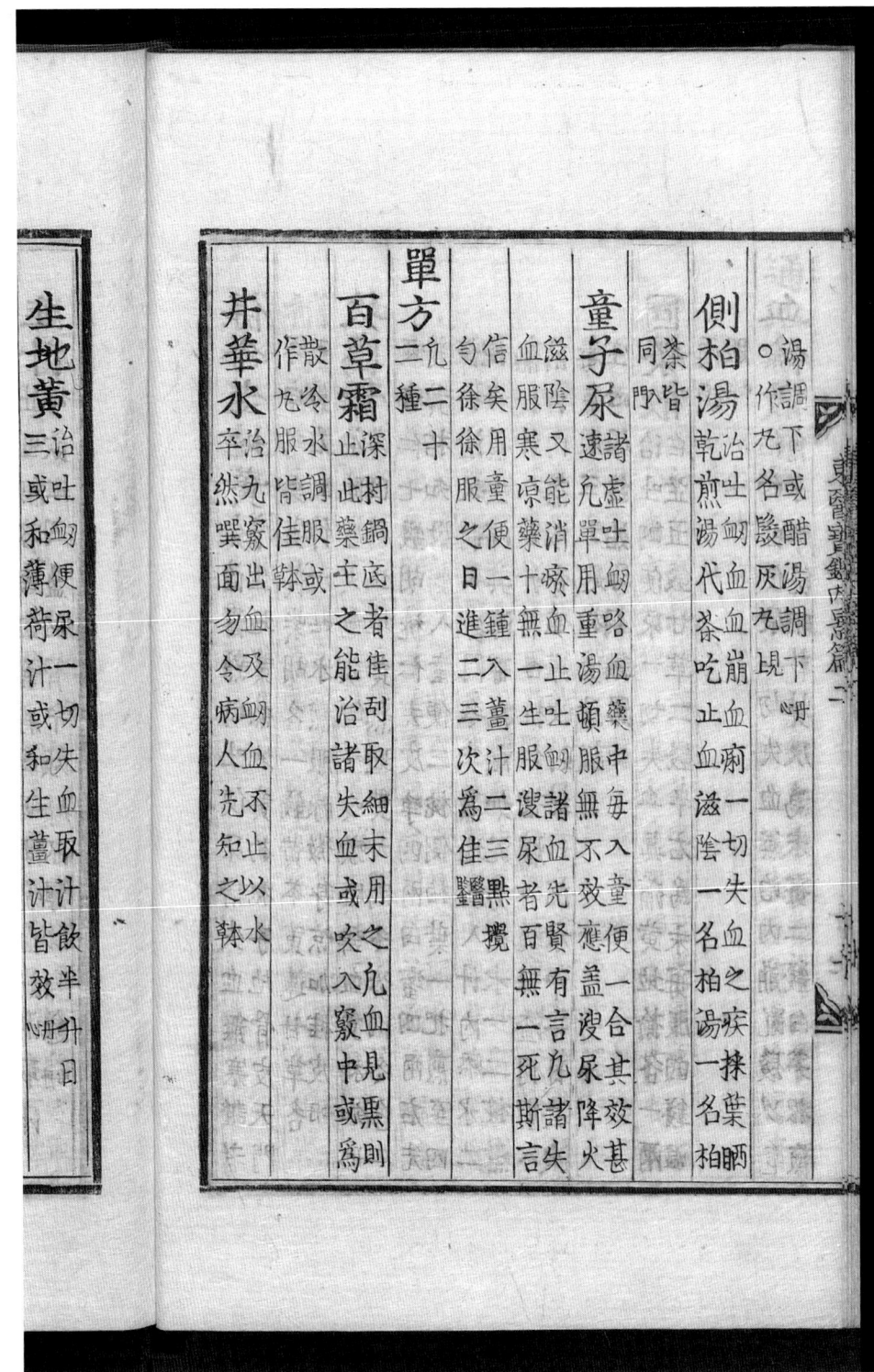

生地黃 治吐衄便尿一切失血取汁飲半升日三或和薄荷汁或和生薑汁皆效丹心

車前草葉及根 止衄吐尿血取汁服五合本草

蒲黃 止一切血破血生用補血即炒用冷水調二三錢服本草

芎藭 能行血治吐衄便尿一切失血煎服末服並佳本草

當歸 治一切血能和血行血養血芎藭當歸一合爲芎歸湯爲血藥第一綱目

茜根 治吐衄便尿崩中一切血疾擣爲末每二錢水煎冷服本草

白茅根 能止血治吐衄便尿一切血疾水煮服之茅花同功本草

艾葉 治吐衄便尿一切失血擣取汁飲乾者煮服本草

地楡 止衄吐血偏主結陰便血水煮服之本草

大小薊 俱治一切血疾能破血止血生擣取汁飲一小盞或和蜜少許飲本草

井華水 治九竅出血及衄血不止以水卒然噀面勿令病人先知之本草

『東醫寶鑑』 권4 東醫寶鑑內景篇2 18a

鬱金 止吐衄血破惡血爲末以童便薑汁好酒相和調服又治痰血取末和韭汁童便服之其血自消 心丹

白芨 治衄吐咳唾咯血以水調末三錢服神妙米飲調亦可䶊○白芨至血竅則塡補故血止昔有一死囚拷掠遍身吐衄並流血常服白芨末輒止後凌遲儈者開胷見白芨末皆塡補肺竅云 醫鑑

槐花 凉血能止咯唾血及下血炒爲末熱酒取末二錢調服又治齒衄舌衄爲末糝之 心丹 炒煎服亦可

側栢葉 治吐衄便尿一切失血之證止血滋陰爲末米飲調服或煎服皆可取汁服亦佳 入門

松烟墨 能止一切失血以生地黃汁濃磨服之或井水磨服之 心丹

生藕汁 消瘀血能止一切出血取汁飲之或合地黃汁熱酒童便服並得 本草

韭汁 止吐衄咯唾血善消胷膈間瘀血凝滯取汁冷飲三四盞必胷中煩燥不寧後自愈 心丹

亂髮灰 止一切失血吐衄便尿九竅出血皆治之取末醋湯或井華水調二錢服作九服亦可 本草

『東醫寶鑑』 권4 東醫寶鑑內景篇2 18b

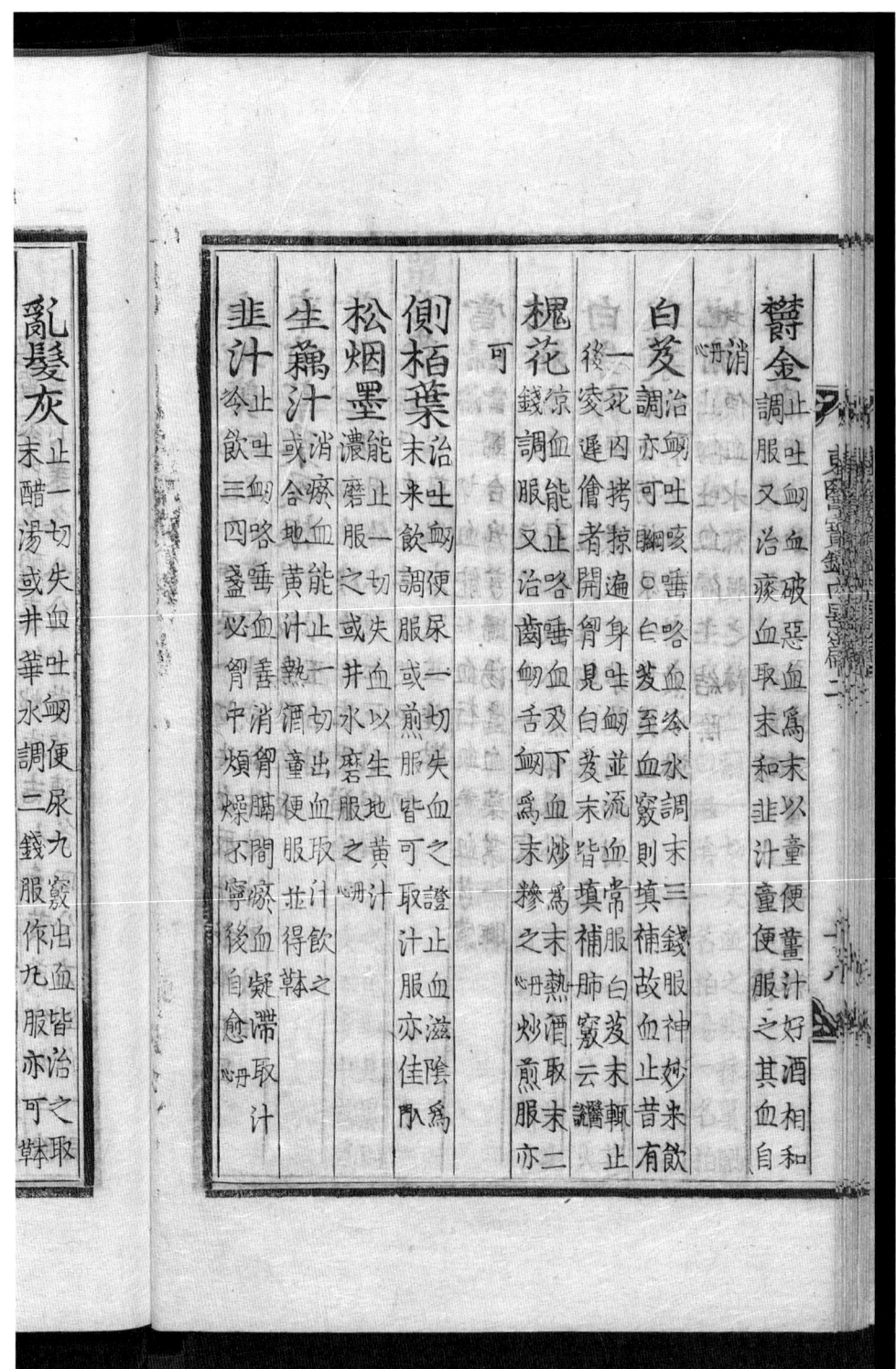

韭汁 止吐衄唾血嗌血消胷膈間瘀血凝滯取汁
冷飮三四盞必胷中煩燥不寧後自愈 丹心

亂髮灰 止一切失血吐衄便尿九竅出血皆治之取
末醋湯或井華水調二錢服作九服亦可 本草

諸血 補人身血不足面無血色者並生飮之六畜及
獐鹿之血皆可 本草 ○虛勞吐血飮黑狗血神效
壽域

蘿蔔汁 治衄吐咳唾痰血取汁入鹽少許服之
或和好酒飮之卽止蓋氣降則血止 丹心

鍼灸法 衄吐血下血取隱白大陵神門大谿 易老 ○衄血
灸顖會上星 資生 ○衄宜灸大顀瘂門卽止 丹心 ○
衄不止以三稜針於氣衝出血立愈 綱目 ○衄血取
上星風府瘂門合谷內庭三里照海 綱目 ○吐血取
風府大顀亶中上脘中脘氣海關元三里 綱目 ○吐
血灸大陵 綱目 ○嘔血取上脘大陵郄門神門 綱目 ○
關脉芤大便出血數斗者以膈兪傷故也宜灸膈
兪 綱目 ○虛勞吐血灸中脘三百壯又吐血唾血灸
肺兪隨年壯又口鼻出血不止名腦衄灸上星五
十壯 綱目 ○下血不止量臍心與脊骨平於脊骨上
灸七壯卽止 資生

『東醫寶鑑』 권4 東醫寶鑑內景篇2 19a

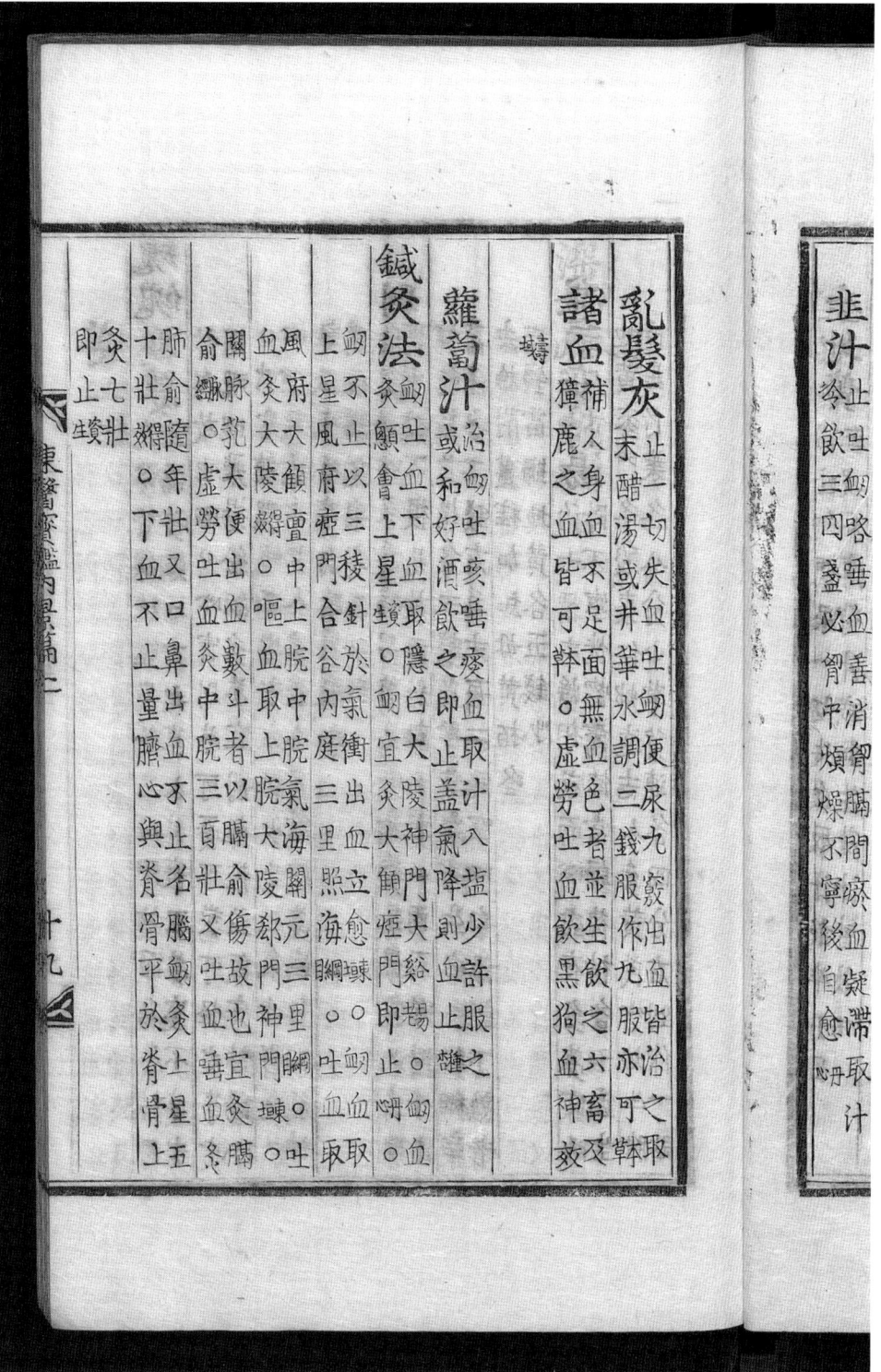

夢

魂魄爲夢 凡夢皆緣魂魄役物又曰形接而爲事神遇而爲夢類纂○古之真人其寢不夢寢不夢者神存故也正理○心實則夢可憂可驚可怪之事心虛則魂魄飛揚紛紜多夢宜別離散益氣安神湯入門○邪客使魂魄不安者血氣少也血氣少者屬於心心氣虛者其人多畏合目欲眠夢遠行而精神離散魂魄妄行陰氣衰者爲癲陽氣衰者爲狂靈樞

別離散 治心風爲病男夢見女女夢見男宜此去邪使不復見故云別離白朮一兩天雄附子肉桂乾薑茜根各三錢茵芋葉桑寄生各五錢細辛菖蒲各二錢右爲末每二錢空心白湯調下熟者去雄附薑桂加知母黃栢各三錢當歸地黃各五錢入門

益氣安神湯 治七情六淫相感而心虛夜多夢寐睡臥不寧恍惚驚悸當歸茯神各一錢生地黃麥門冬酸棗仁炒遠志人參黃芪蜜炒牛膽南星竹葉各八分小草黃連各四分右剉作一貼

薑三片棗二枚水煎服回春

『東醫寶鑑』 권4 東醫寶鑑內景篇2 19b

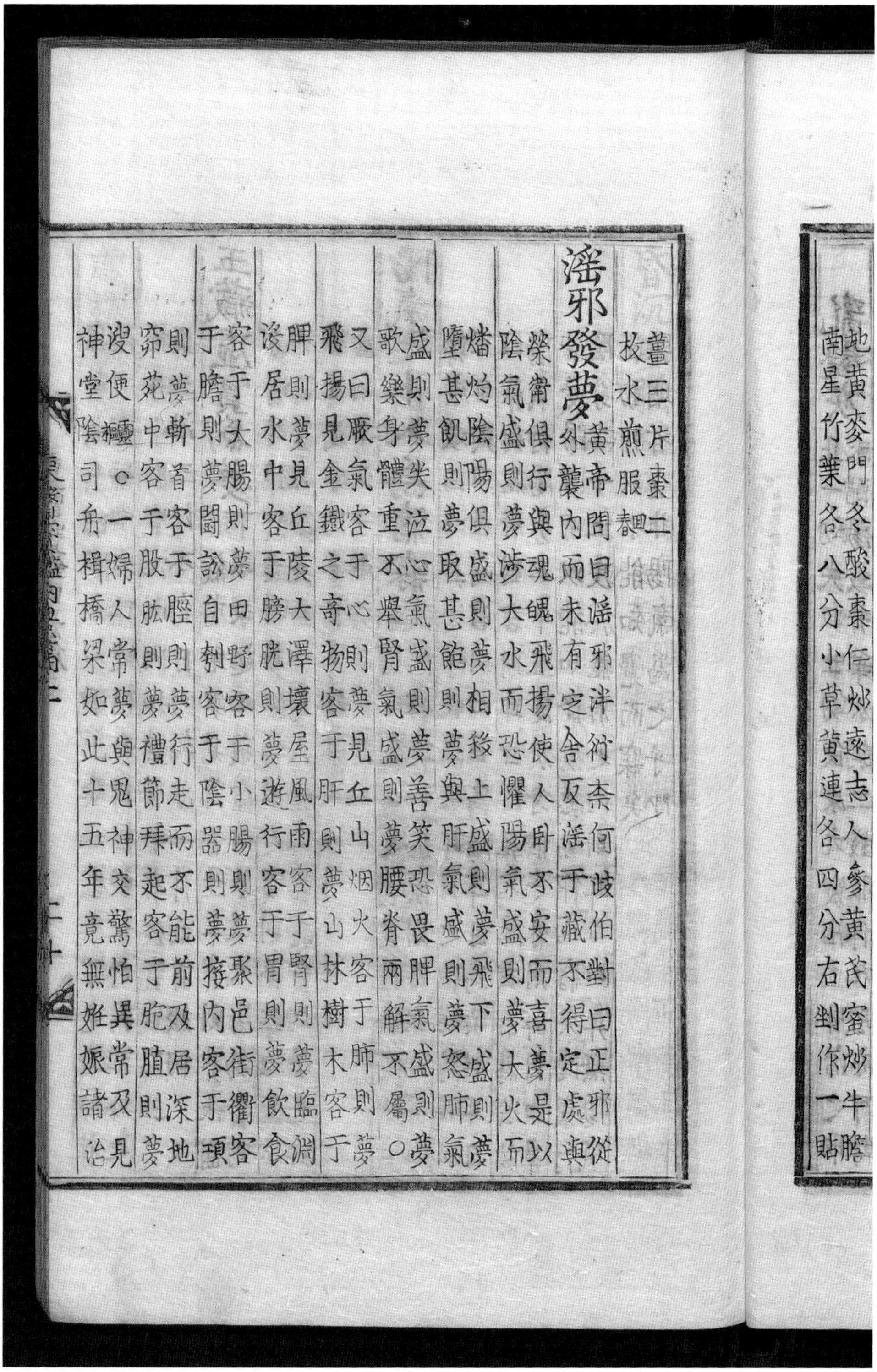

地黃麥門冬酸棗仁炒遠志人參黃芪蜜炒牛膽
南星竹葉各八分小草黃連各四分右剉作一貼

薑三片棗二枚水煎服回春

淫邪發夢 黃帝問曰淫邪泮衍柰何岐伯對曰正邪從外襲內而未有定舍反淫于藏不得定處與
榮衛俱行與魂魄飛揚使人臥不安而喜夢是以陰氣盛則夢涉大水而恐懼陽氣盛則夢大火而
燔焫陰陽俱盛則夢相殺上盛則夢飛下盛則夢墮甚飢則夢取甚飽則夢與肝氣盛則夢怒肺氣
盛則夢哭泣心氣盛則夢善笑恐畏脾氣盛則夢歌樂身體重不擧腎氣盛則夢腰脊兩解不屬○夢
又曰厥氣客于心則夢見丘山烟火客于肺則夢飛揚見金鐵之奇物客于肝則夢山林樹木客于
脾則夢見丘陵大澤壞屋風雨客于腎則夢臨淵沒居水中客于膀胱則夢遊行客于胃則夢飮食
客于大腸則夢田野客于小腸則夢聚邑衝衢客于膽則夢鬪訟自刳客于陰器則夢接內客于項
則夢斬首客于脛則夢行走而不能前及居深地窌苑中客于股肱則夢禮節拜起客于胞䐈則夢
溲便○一婦人常夢與鬼神交驚怕異常及見
神堂陰司舟楫橋梁如此十五年竟無姙娠諸治

東醫寶鑑內景篇二 二十

『東醫寶鑑』 권4 東醫寶鑑內景篇2 20a

無效戴人曰陽火盛于上陰水盛于下見鬼神者陰之靈神堂者陰之所舟揖橋梁水之用也診之兩手寸脉皆沉而伏知其胷中有痰實也丸三涌三泄三汗不旬日而無夢一月而有娠矣

五藏虛實爲夢

肝氣虛則夢見菌香生草實則夢伏樹下不敢起心氣虛則夢救火陽物實則夢燔灼脾氣虛則夢飮食不足實則夢築垣盖屋肺氣虛則夢見白物見人斬血藉藉實則夢見兵戰腎氣虛則夢見舟船溺人虛則夢伏水中若有畏恐內經

陽氣之出入爲寤寐

靈樞曰衛氣之行晝行於陽則目張而寤夜行於陰則目瞑而寐○鄭康成曰口鼻之呼吸爲魂耳目之聰明爲魄以耳目與口鼻對言則口鼻爲陽耳目爲陰以耳目口鼻與藏府對言則耳目口鼻爲陽藏府爲陰故陽氣行陽分二十五度於身體之外則耳目口鼻皆受陽氣所以能知覺視聽動作而寤矣陽氣行陰分二十五度於藏府之內則耳目口鼻無陽氣運動所以不能知覺而寐矣聰明者豈非陽氣爲之乎入門

昏沉多睡

靈樞曰足太陽有通項入于腦者正屬目本名曰眼系在項中兩筋間入腦乃別陰蹻陽

『東醫寶鑑』 권4 東醫寶鑑內景篇2 20b

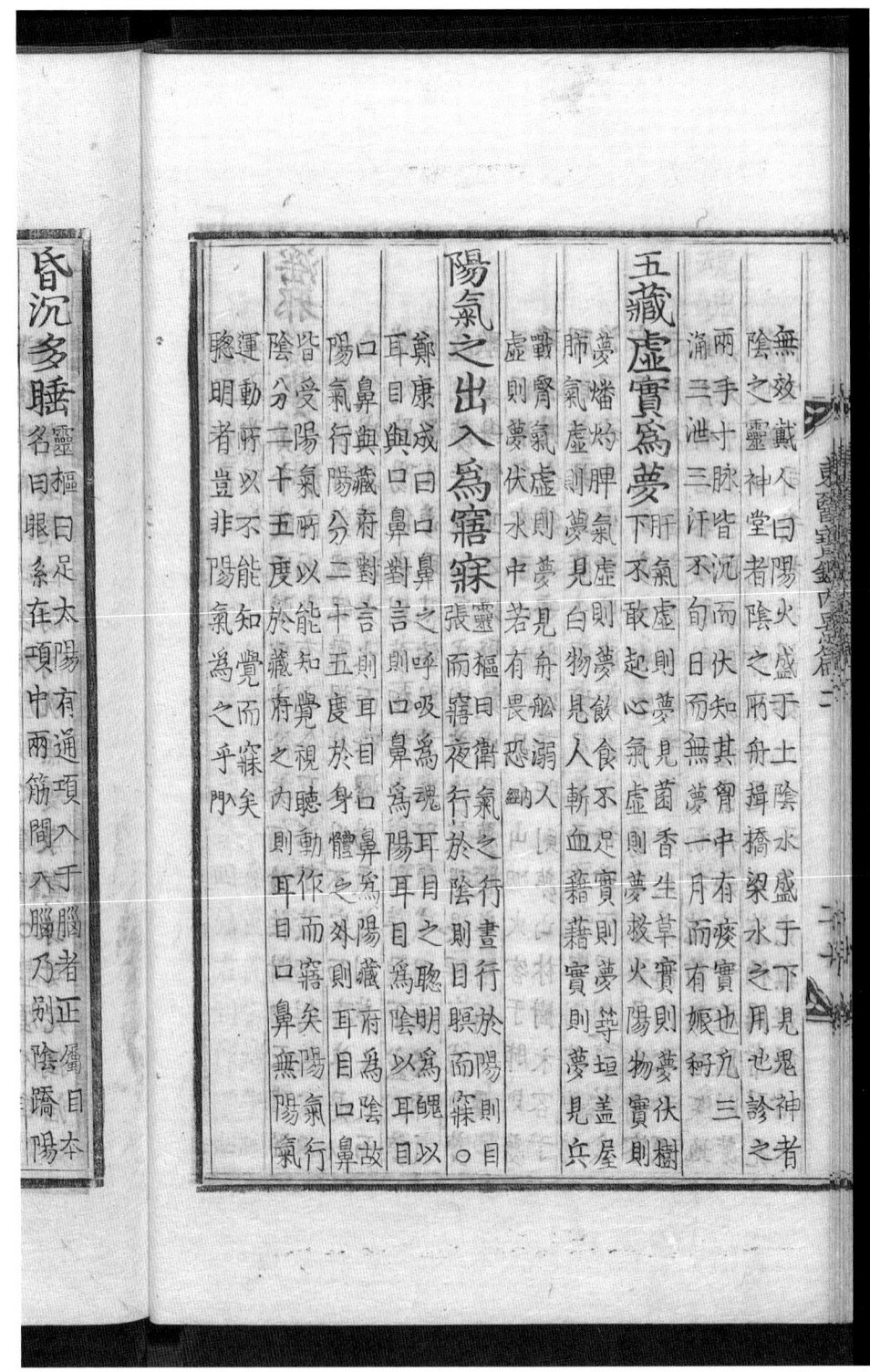

運動所以不能知覺而寐矣聰明者豈非陽氣爲之乎門入

昏沉多睡

靈樞曰足太陽有通項入于腦者正屬目本名曰眼系在項中兩筋間入腦乃別陰蹻陽蹻陰陽相交陽入陰陰出陽交于目銳眥目內眥目陽氣盛則瞋目陰氣盛則瞑目○衛氣不得入於陰常留於陽留於陽則陽氣滿陽氣滿則陽蹻盛不得入於陰故目不瞑又曰衛氣留於陰不得行於陽留於陰則陰氣盛陰氣盛則陰蹻滿不得入於陽故目閉門入○傷寒之邪傳入陰則多眠昏昏閉目者陰主闔也默默不欲言者陰主靜也太陽證已解而多眠者不必藥也陽明證熱伏於裏而多眠者宜小柴胡湯方見寒門少陰之證脈微細但欲寐盖竊則行陽寐則行陰必從足少陰始故少陰病但欲寐宜茯苓四逆湯方見寒門以益陰回陽或熟病得汗後脈沉細身冷喜卧昏沉不省亦急與四逆湯令四肢溫不爾有熟睡而死者惟汗下後酣眠者爲正氣已復不必藥也門入○風溫多眠狐惑多眠方見寒門

虛煩不睡

靈樞曰黃帝問曰人之目不瞑不卧者何氣使然伯高對曰衛氣晝日行於陽夜行於陰

『東醫寶鑑』 권4 東醫寶鑑內景篇2 21a

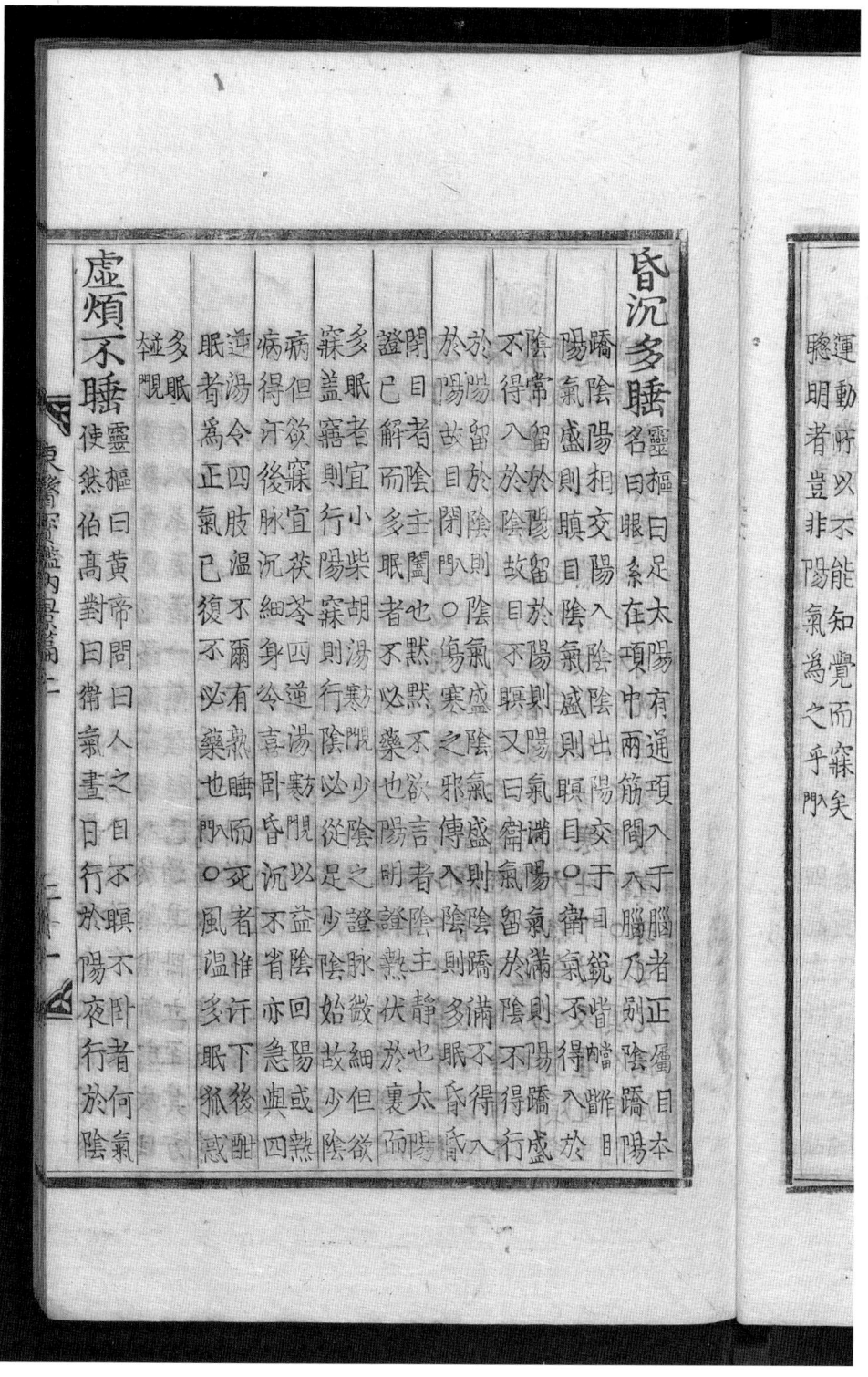

常從足少陰之分間行於五藏六府今厥氣客於藏府則衛氣獨衛其外不得入於陰行於陽則陽氣盛陽氣盛則陽蹻陷不得入於陰陰氣虛故目不瞑飮以半夏湯一劑陰陽已通其卧立至其方以流水千里外者八升揚之萬遍取其淸五升煮之炊以葦薪火沸置秫米一升治半夏五合徐炊令竭爲一升半去其滓飮汁一小盃日三稍益以知爲度其病新發者覆盃則卧汗出則已矣久者三飮而已也靈樞○身不覺熱頭目昏疼口乾咽燥而不渴淸淸不寐皆虛煩也因○大病後虛煩不睡溫膽湯主之甚者益元散方見暑門加朱砂牛黃服之入門○膽但獨熱者虛煩也起卧不安睡不穩謂之煩宜竹葉石膏湯方見寒門酸棗仁湯入門○不寐有二種大病後虛弱及年高人陽衰不寐者六君子湯方見痰飮加炒酸棗仁黃芪如痰在膽經神不歸舍而不寐者溫膽湯加南星酸棗仁炒醫鑑○虛煩者心胷煩擾而不寧也內經曰陰虛則內熱今之虛煩多是陰虛生內熱所致是故傷寒吐下後及霍亂吐瀉後津液枯竭多有虛煩之證醫鑑○虛煩不睡宜寧志膏酸棗仁湯高枕無憂散眞珠母元獨活湯

○勞心膽冷夜卧不睡定志元方見神門加酸棗仁炒柏子仁炒朱砂乳香爲衣棗湯下五十丸加味溫

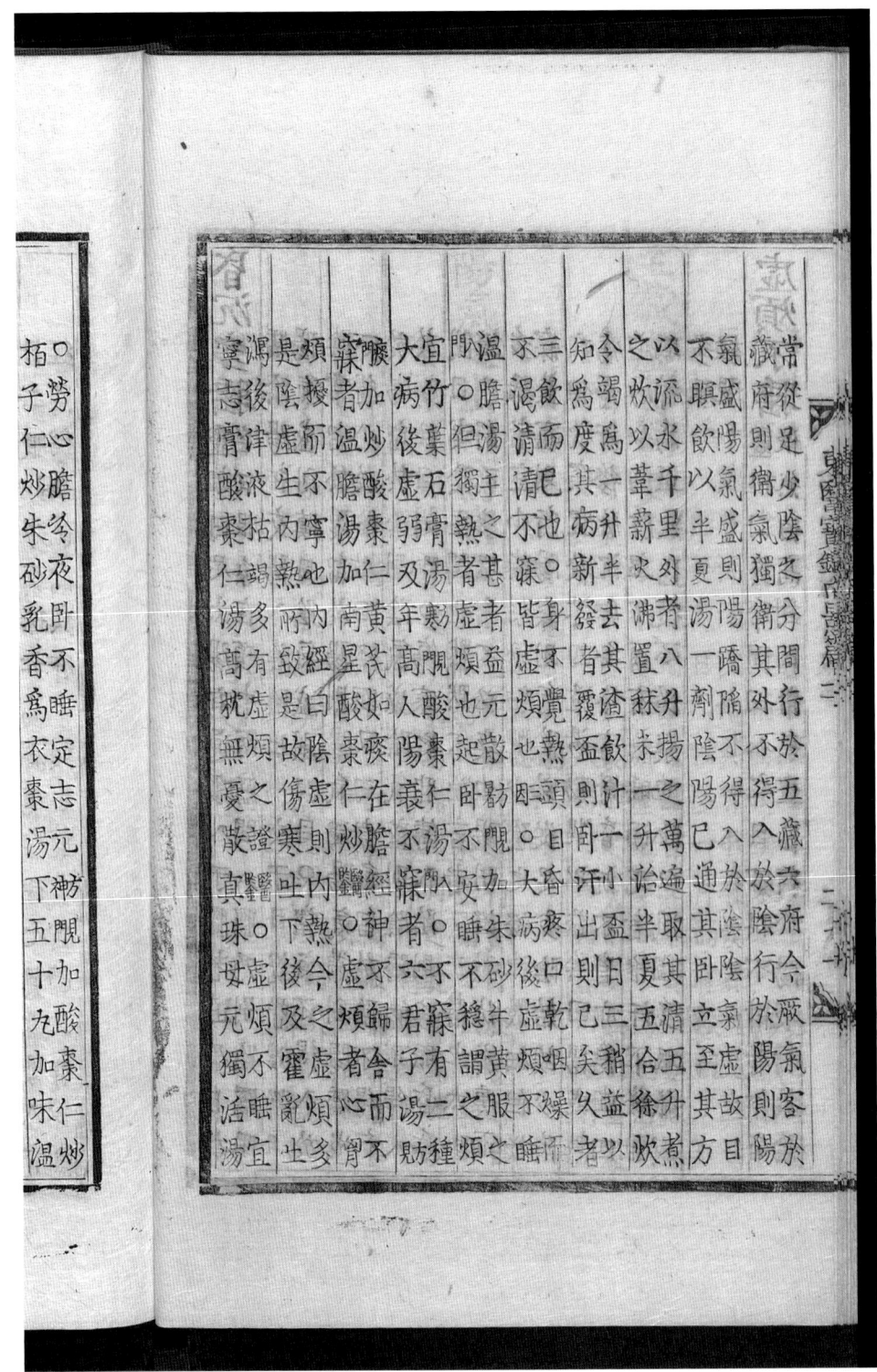

○勞心膽冷夜卧不睡定志元方見神門加酸棗仁炒栢子仁炒朱砂乳香爲衣棗湯下五十丸加味溫膽湯亦主之醫鑑○癲狂不睡傷寒不睡並見本門

酸棗仁湯 治虛煩不睡及傷寒吐下後虛煩不睡石膏二錢半酸棗仁炒人參各一錢半知母赤茯苓甘草各一錢桂心五分右剉作一貼薑三片水煎服入門

溫膽湯 治心膽虛怯觸事易驚夢寐不祥虛煩不得睡半夏陳皮白茯苓枳實各二錢青竹茹一錢甘草五分右剉作一貼薑五片棗二枚水煎服醫鑑○驚悸怔忡失志不寐皆是痰涎沃心宜理痰氣此藥主之醫鑑

加味溫膽湯 治法同上半夏三錢半陳皮二錢二分竹茹枳實各一錢半酸棗仁炒遠志五味子人參熟地黃白茯苓甘草各一錢右剉分作二貼薑五片棗二枚水煎服回春○前方加酸棗仁五味子遠志人參熟地黃也心肝氣血虛者尤宜服之

『東醫寶鑑』 권4 東醫寶鑑內景篇2 22a

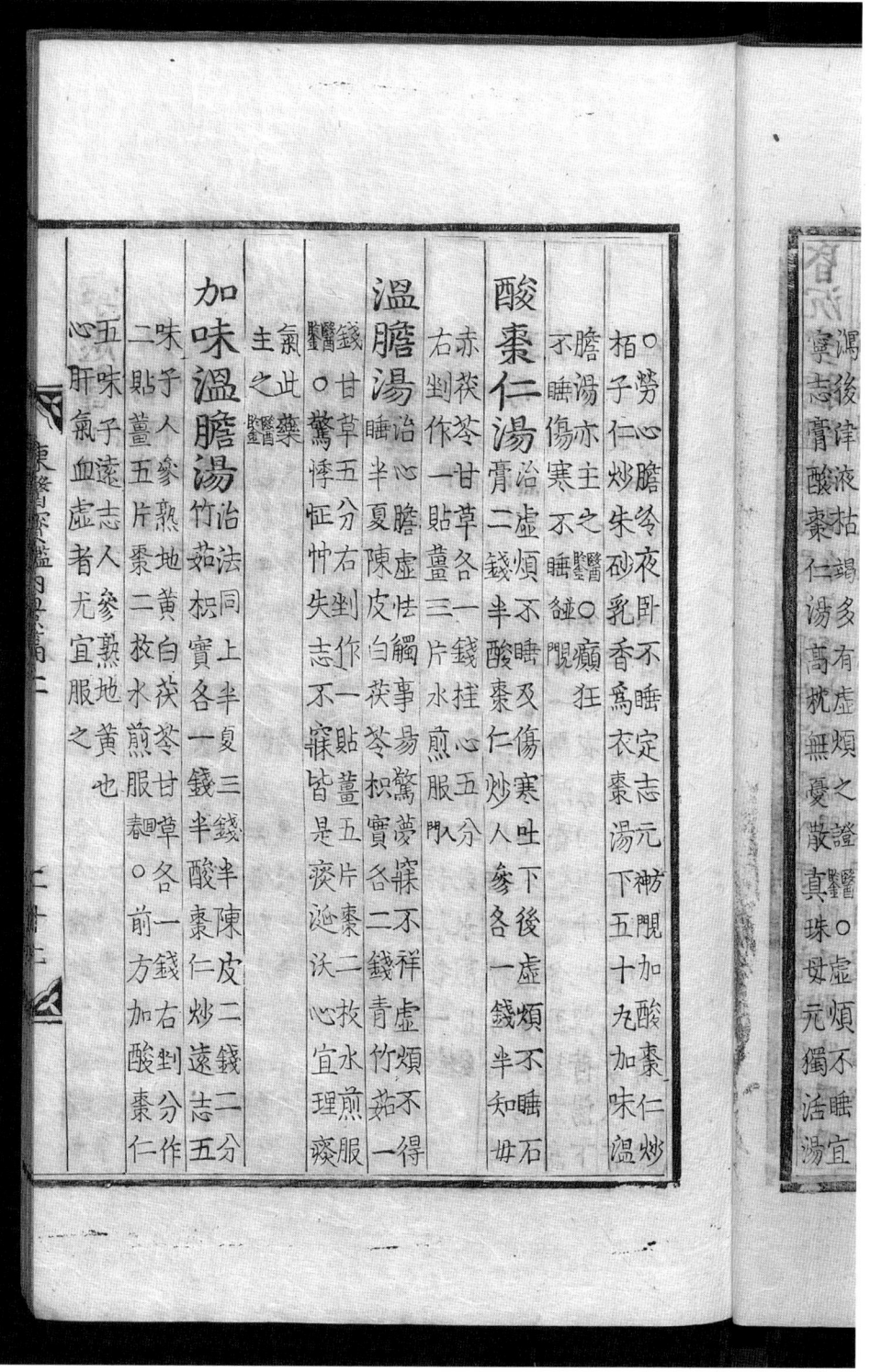

寧志膏 治虛煩不得睡或夢涉危險睡卧不寧酸棗仁炒二兩人參一兩朱砂五錢乳香二錢半右爲末煉蜜和丸彈子大每一丸溫酒化下大棗湯亦可婦人失血過多心神不安不得睡卧朱砂酸棗仁炒人參白茯神琥珀各七錢半乳香二錢右爲末每一錢燈心棗子煎湯調下[illegible]

酸棗仁湯 治不睡及多睡酸棗仁微炒人參白茯苓各等分右爲末每一錢水一盞煎至七分如要睡即冷服如不要睡即熱服醫鑑

高枕無憂散 治心膽虛怯晝夜不睡百方不效服此如神人參五錢石膏三錢陳皮半夏白茯苓枳實竹茹麥門冬龍眼肉甘草各一錢半酸棗仁炒一錢右剉分作二貼水煎服醫鑑

眞珠母丸 治神魂不寧驚悸不得睡眞珠母七錢半熟地黃當歸各一兩半人參酸棗仁炒栢子仁犀角白茯神各一兩沉香龍齒各五錢右爲末蜜丸梧子大朱砂爲衣每四五十丸薄荷湯下日二服此方眞珠母爲君龍齒佐之眞珠母入肝經爲第一龍齒與肝同類也龍齒虎睛人皆以爲

鎭心藥殊不知龍齒安魂虎睛定魄龍能變化故魂遊而不定虎能專靜故魄止而有守若魄不寧

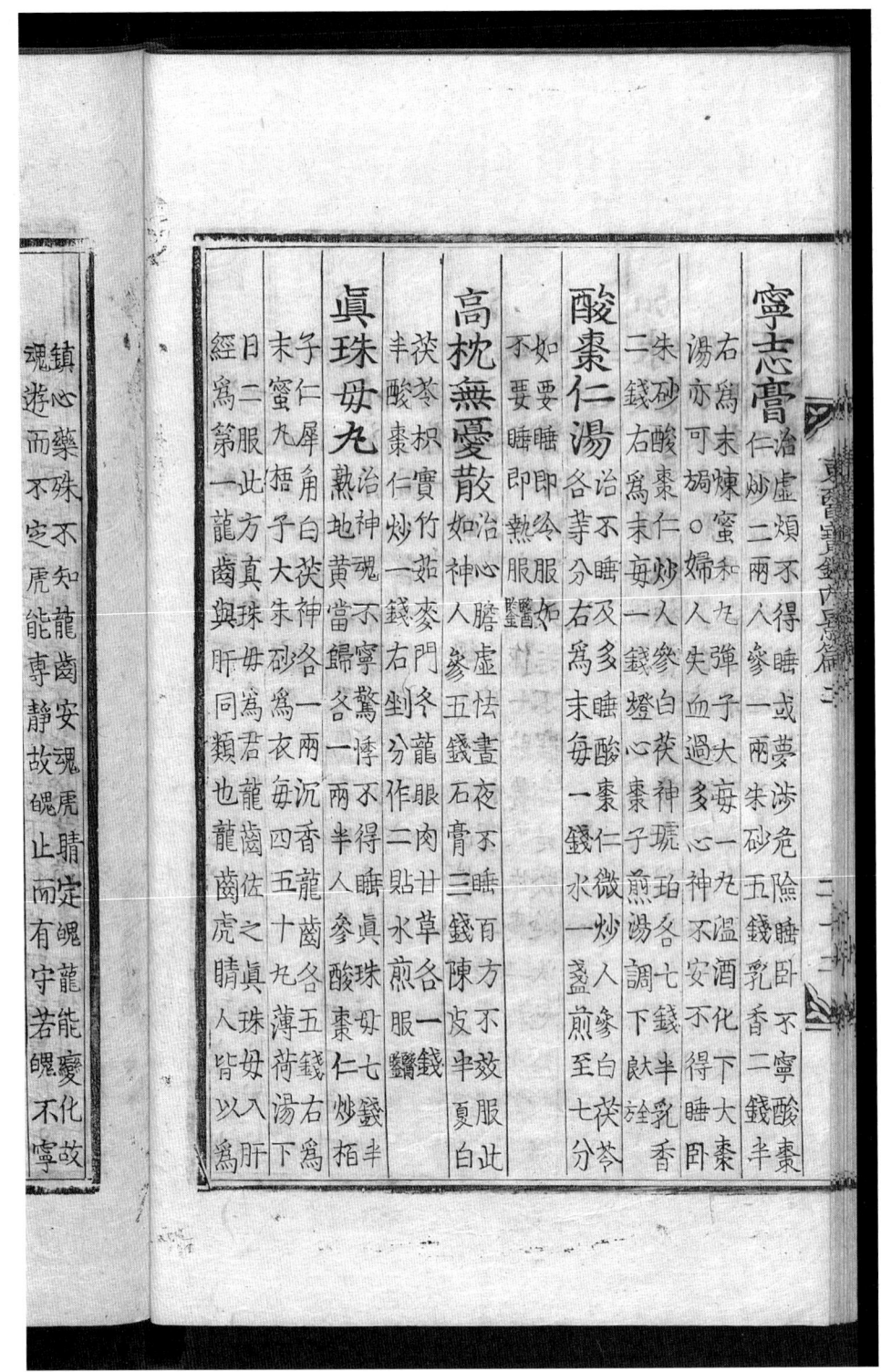

日二服此方眞珠母爲君龍齒佐之眞珠母入肝
經爲第一龍齒與肝同類也龍齒虎睛人皆以爲

鎭心藥殊不知龍齒安魂虎睛定魄龍能變化故魂遊而不定虎能專靜故魄止而有守若魄不寧者宜用虎睛魂飛揚者宜用龍齒本事

獨活湯 治同上獨活羌活人參前胡細辛半夏沙參五味子白茯苓酸棗仁炒甘草各七分右剉作一貼薑三片烏梅一箇水煎服本事

魂離不睡 四明董生患神氣不寧每臥則魂魄飛揚覺身在床而神魂離體驚悸多魘通夕無寐更醫不效許學士診之曰以脉言之肝經受邪非心病也平人肝不受邪臥則魂歸於肝神靜而得寐今肝氣因虛邪氣襲之肝藏魂者也肝有邪則魂不得歸是以臥則魂飛揚若離體也肝主怒故小怒則劇遂處以眞珠母丸獨活湯二方以贈服一月而病悉除本事 方見上

思結不睡 一婦人因思慮過傷二年不得寐戴人曰兩手脉俱緩此脾受邪也脾主思故也與其夫議以怒激之多取財飲酒數日不處一方而去其婦大怒汗出是夜困臥如此者八九日不寤

『東醫寶鑑』 권4 東醫寶鑑內景篇2 23a

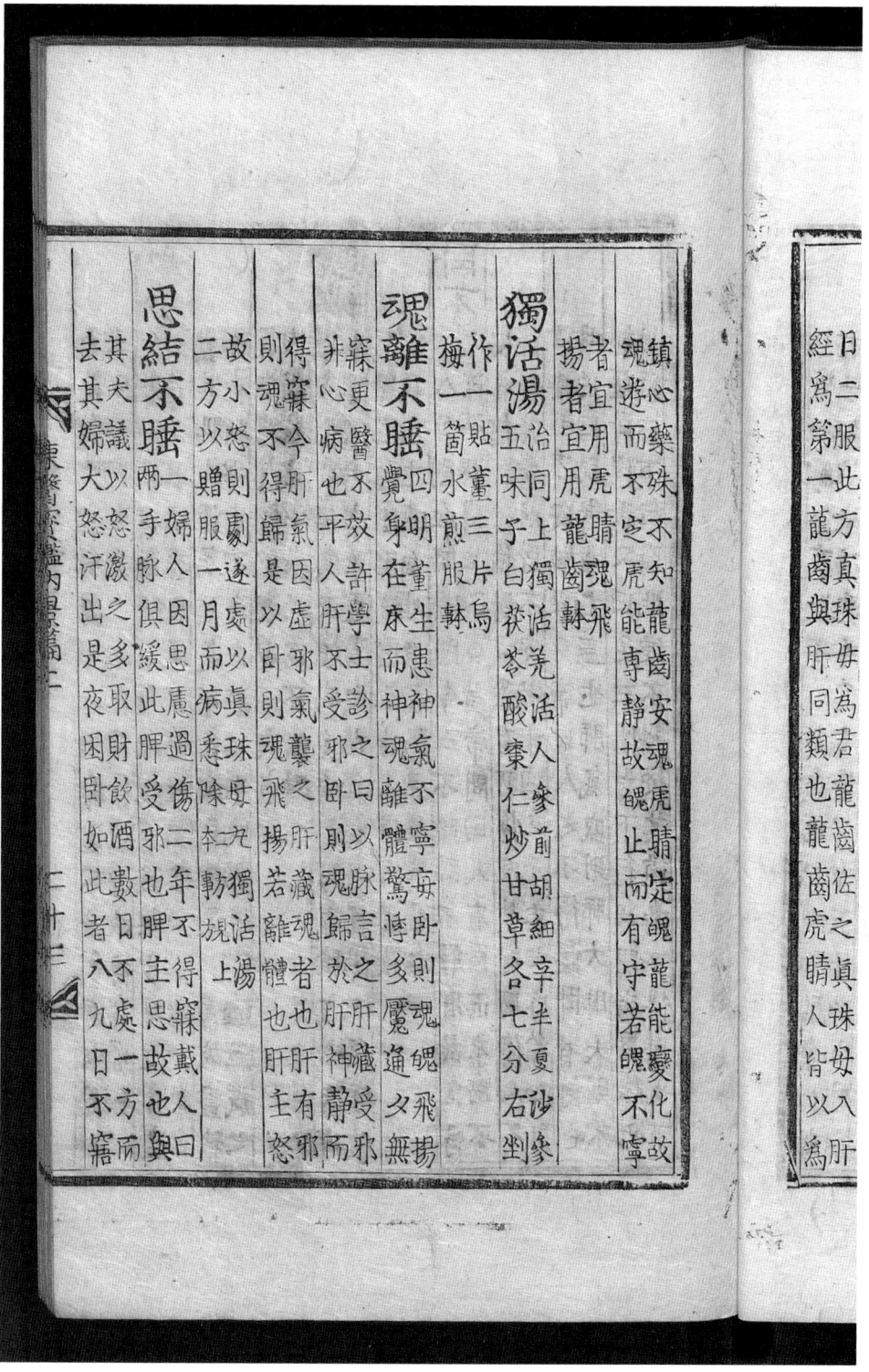

自是食進其脉得平此因膽虛不能制脾之思慮而不寐今激之以怒膽復制脾故得寐也(綱目)

老少之睡不同

黃帝問曰老人之不夜瞑少壯之不晝瞑者何氣使然岐伯答曰壯者之氣血盛其肌肉滑氣道通榮衛之行不失其常故晝精而夜瞑老者之氣血衰其肌肉枯氣道澁五藏之氣相搏其榮氣衰少而衛氣內代故晝不精而夜不眠(靈樞)

睡辨陰陽虛實

傷寒及雜病多睡者陽虛陰盛也無睡者陰虛陽盛也喜明者屬陽元氣實也喜暗者屬陰元氣虛也睡向壁者屬陰元氣虛也睡向外者屬陽元氣實也(回春)

臥不安

人臥則血歸於肝今血不靜臥不歸肝故驚悸而不得臥也(綱目)○黃帝問曰人有臥而有所不安者何也岐伯對曰藏有所傷及精有所倚人不能知其病則臥不安(內經)十四友元主之亦治心肝虛睡臥不安(方見神門)○帝曰人之不得偃臥者何也岐伯曰肺者藏之蓋也肺氣盛則肺大肺大則不能偃臥(肺一作脉)又曰足三陽者下行陽明者胃脉也其氣亦下行陽明逆不得從其道故不得臥也下

經曰胃不和則臥不安夫不得臥而喘者是水氣之客也(內經)

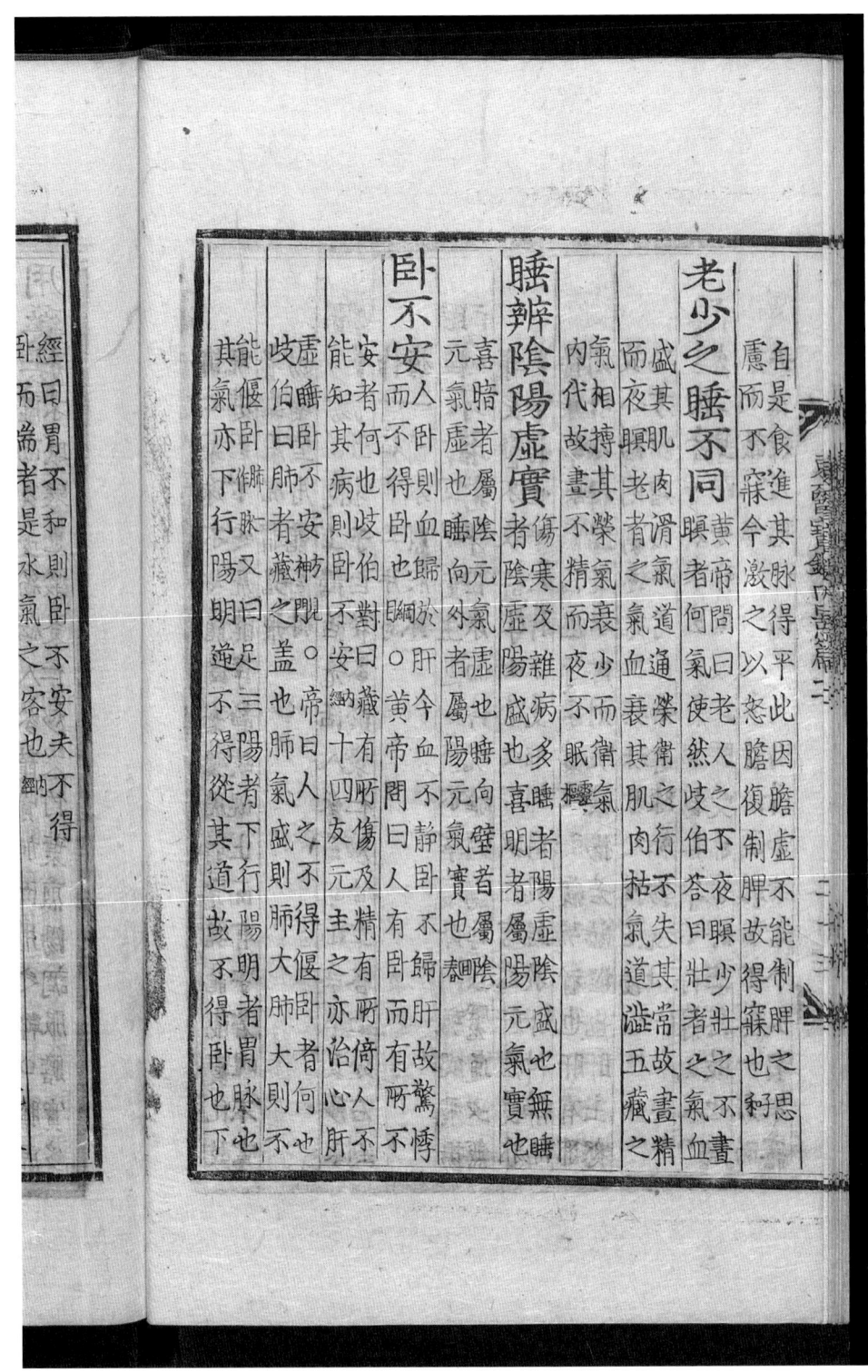

經曰胃不和則卧不安夫不得卧而喘者是水氣之客也[綱目]

身重嗜卧

黃帝曰人之多卧者何氣使然岐伯曰此人腸胃大皮膚濕而分肉不解焉腸胃大則衛氣留久皮膚濕則分肉不解其行遲夫衛氣者晝行於陽夜行於陰故陽氣盡則寐陰氣盡則寤故腸胃大則衛氣行留久皮膚濕分肉不解則行遲留於陰也久其氣不精則目瞑故多卧矣[靈樞]○肝虛腎虛脾虛皆令人體重煩寃[釋曰]肝虛則脾寡于畏而體重腎虛則脾勝之而體重又曰脾病者身重又曰足太陰之脈病身體皆重[綱目]○怠惰嗜卧者脾胃有濕也宜平胃散肪僩身重者濕也[東垣]

惡人欲獨處

內經曰足陽明之脈是動則病惡人與火欲獨閉戶牖而處少陰之虛亦欲獨閉戶牖而處又曰陽明厥則喘而惋惋則惡人[釋曰]惋謂熱內鬱而煩也

寢睡法

卧宜側身屈膝益人心氣覺宜舒展則精神不散蓋舒卧則招魔引魅孔子寢不尸蓋謂是歟[活人心]○不得晝眠令人失氣又曰暮卧常習閉口口開即失氣且邪惡從口入成病又曰屈膝側卧

能偃卧[仰卧]又曰足三陽者下行陽明者胃脉也
其氣亦下行陽明逆不得從其道故不得卧也下

『東醫寶鑑』 권4 東醫寶鑑內景篇2 24a

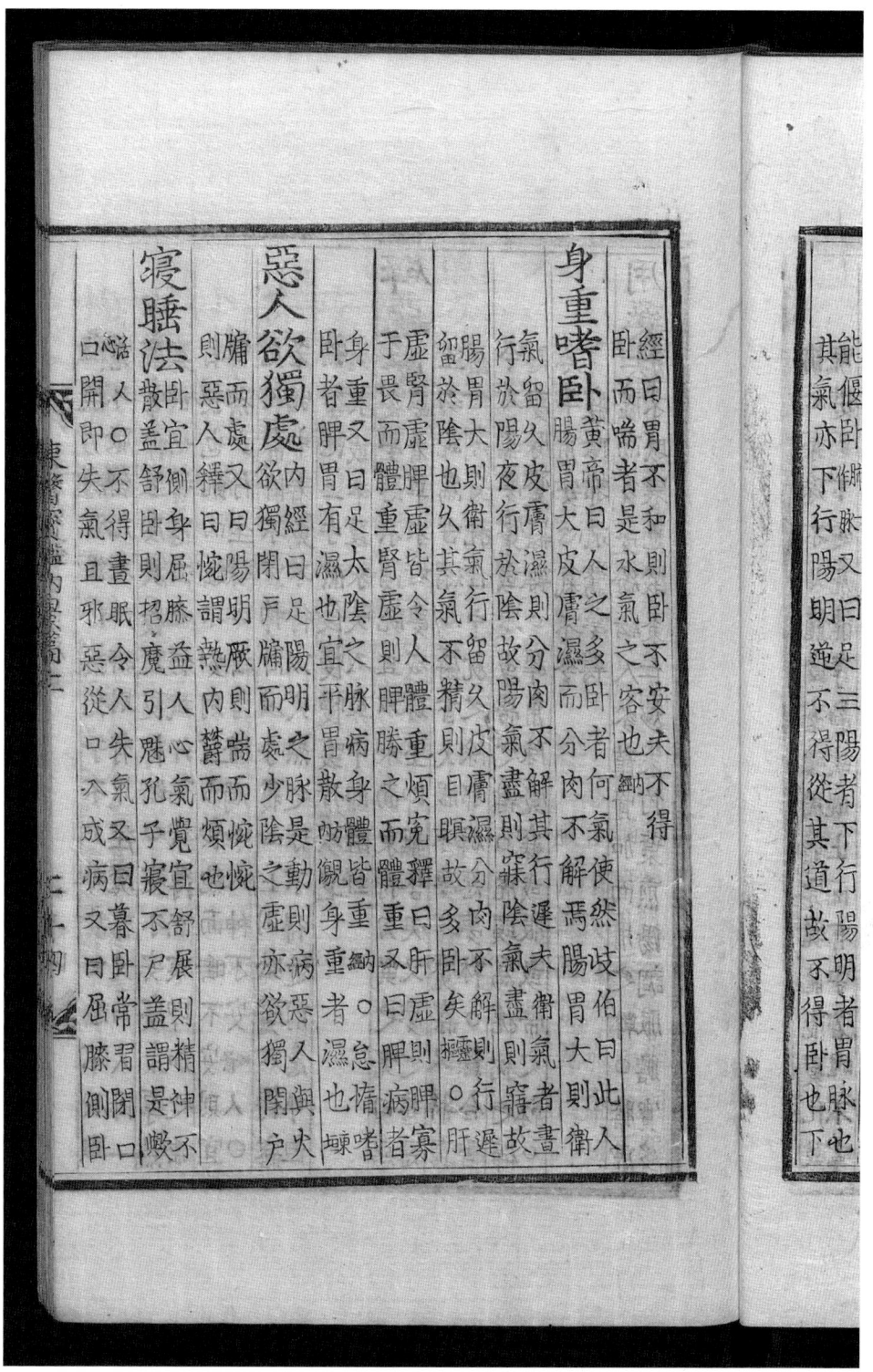

益氣力勝正偃仰按孔子不尸臥故曰睡不厭蹴
覺不厭舒凡人尸睡則有鬼疰魔邪又曰人臥一
夜常作五度反覆逐更轉得効○夜不安寢衾厚熱
壅故也當急去之仍拭汗孔或薄而寒即加之睡
自穩也飢而睡不安則宜少食飽而睡不安則宜
啜茶少行坐埬○睡留燈燭令人神不安心悟人○
凡人常臥不宜仰臥以手覆心上則必魘不得寤
若暗中着魘不得以火照之亦不得近前急呼但
捻下心上手然後慢慢喚覺以皂
莢末或半夏末吹入鼻中即醒釺

辟惡夢

夜夢惡不須說且以水面東持刀巽之呪曰惡
夢着草木好夢成珠玉即無咎矣又夢之善惡
並勿說爲吉得効○麝香久服不夢寤魘又將真
麝一劑安枕合中枕之除邪辟惡夢本草○蘇合香
令人無夢魘或服或帶之本草○虎頭爲枕枕之辟
惡夢除魘寐本草○犀角除魘寐或服或帶之本草○
羚羊角安心氣不令
魘寐除邪氣驚夢本草

用藥法

虛而多夢紛紜人參龍骨加而用之本草○膽虛
不眠寒也酸棗仁炒末竹葉煎湯調服膽實多

睡熱也酸棗仁生爲末以薑汁炒臘茶煎湯調服
海藏○一人因恐得病如人將捕睡臥不安飲食不

『東醫寶鑑』 권4 東醫寶鑑內景篇2 24b

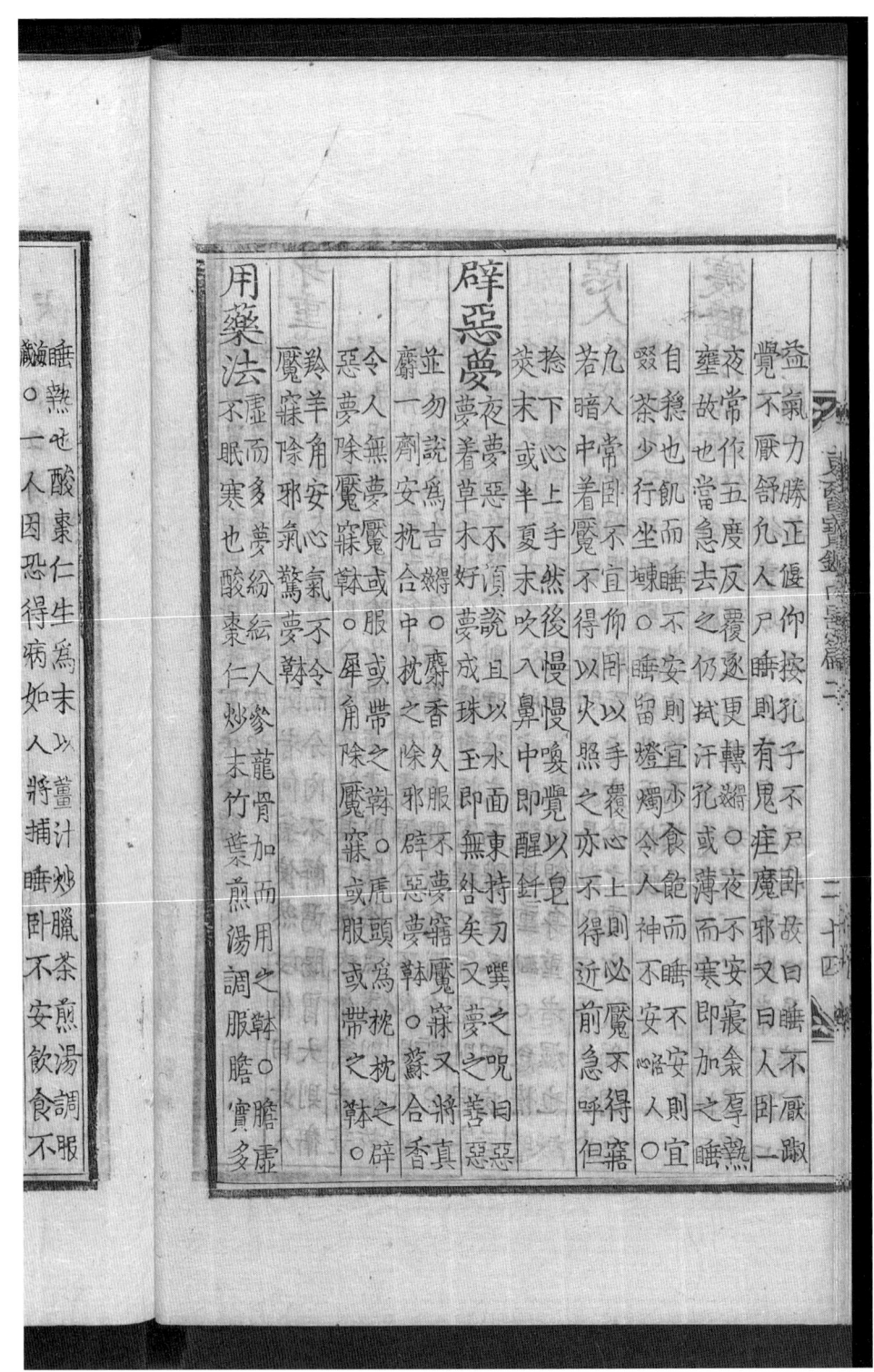

睡熟也酸棗仁生爲末以薑汁炒臘茶煎湯調服二錢○一人因恐得病如人將捕睡卧不安飲食不知味以人參白朮當歸身爲君陳皮爲佐加塩炒黃栢炙玄參各少許爲使煎服月餘而安此因恐傷腎故以塩炒黃栢炙玄參引參歸等藥入腎也丹心

單方 九十八種

鹿頭肉 治煩悶多夢及夜夢見鬼物煮汁飲食其肉並

安息香 治婦人夜夢鬼交以雄黃合爲丸燒熏丹穴永斷並

苦竹葉 治虛煩不睡煮服之並

小麥 治煩熱少睡煮服之並

酸棗仁 睡多則生用不得睡則炒熟用之並

楡白皮 治不睡嵇公云楡令人瞑是也初生莢仁以作糜羹服之令人多睡並

『東醫寶鑑』 권4 東醫寶鑑內景篇2 25a

林檎 治不睡多食則令人好睡本草

木槿 煮作飮服之令人得睡本草

蕨 食之令人多睡本草

蓴 常食令人嗜睡本草

沙參 治多睡常欲眠煮服或作虀食之本草

通草 療脾疸常欲眠煮服之本草

烏梅 治不眠作茶飮令不得睡本草

茶 令人少睡溫服除好睡本草

苦菜及苦苣 皆不睡久食之令少睡本草

伏翼 取血滴目中令不睡本草

馬頭骨 主喜眠作枕枕之令不睡本草

『東醫寶鑑』 권4 東醫寶鑑內景篇2 25b

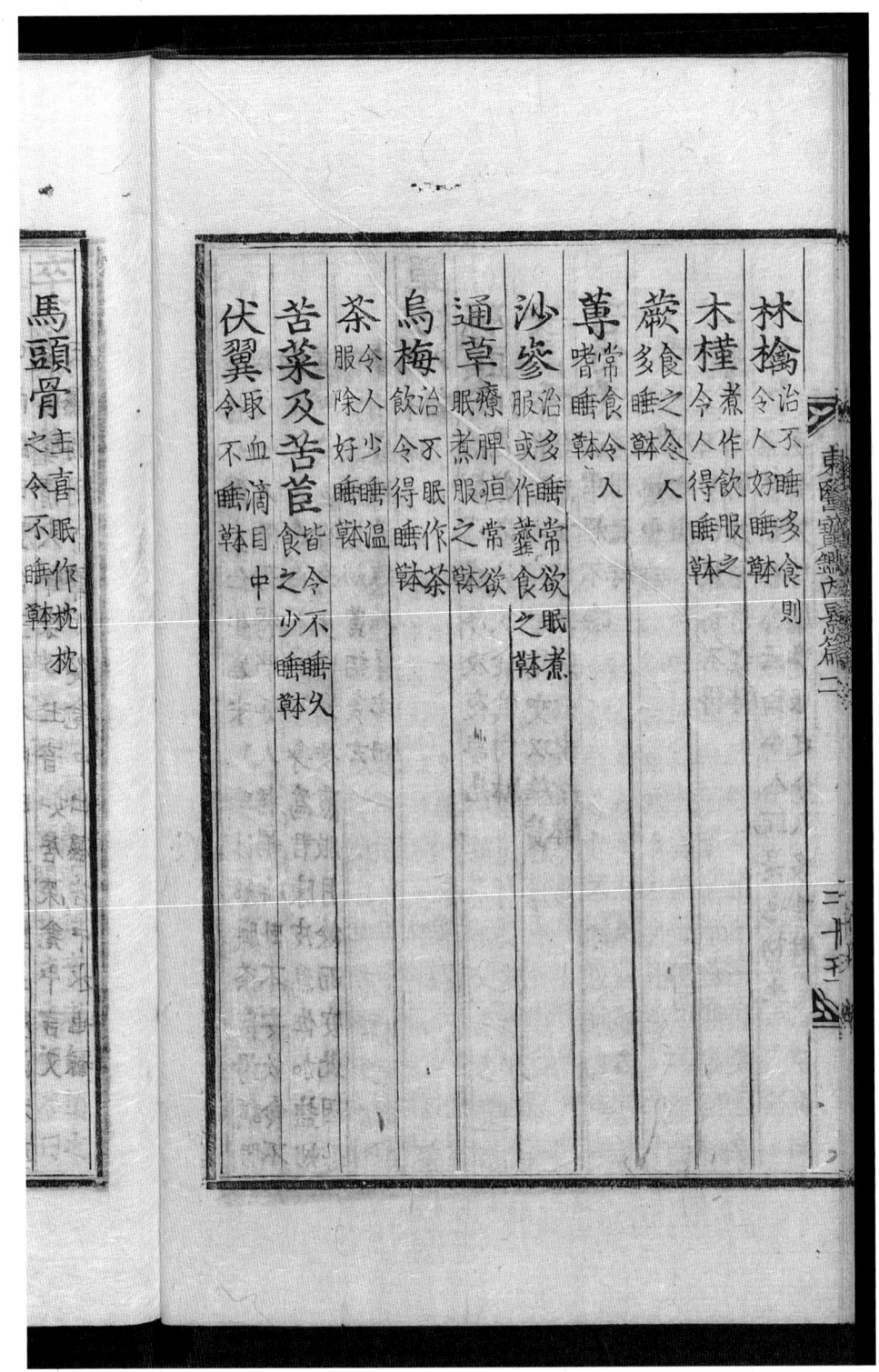

伏翼 取血滴目中令不睡本草

馬頭骨 主喜眠作枕枕之令不睡本草

草決明子 久服令人不睡本草

鍼灸法 膽寒不得睡臥取竅陰○沉困睡多無名指第二節尖屈指取之灸一壯綱目○驚悸不得眠取陰交不得臥取浮郄甲乙

聲音

聲音出於腎 心爲聲音之主肺爲聲音之門腎爲聲音之根風寒暑濕氣血痰熱邪氣有干於心肺者病在上脘隨證解之邪氣散則天籟鳴矣若夫腎虛爲病不能納諸氣以歸元故氣逆而上咳嗽痰壅或喘或脹胷腹百骸俱爲之牽制其嗽愈重其氣愈乏其聲愈乾矣直指○一小兒吐瀉錢氏與瓜蔞湯㤃覘得愈其兒又不大小便他醫以藥利之變身冷不飲食錢氏用益黃散使君子丸果身溫而能飲食其兒又不語錢氏曰此因凉藥利小便致脾腎俱虛今脾已實腎尚虛用六味地黃

『東醫寶鑑』 권4 東醫寶鑑內景篇2 26a

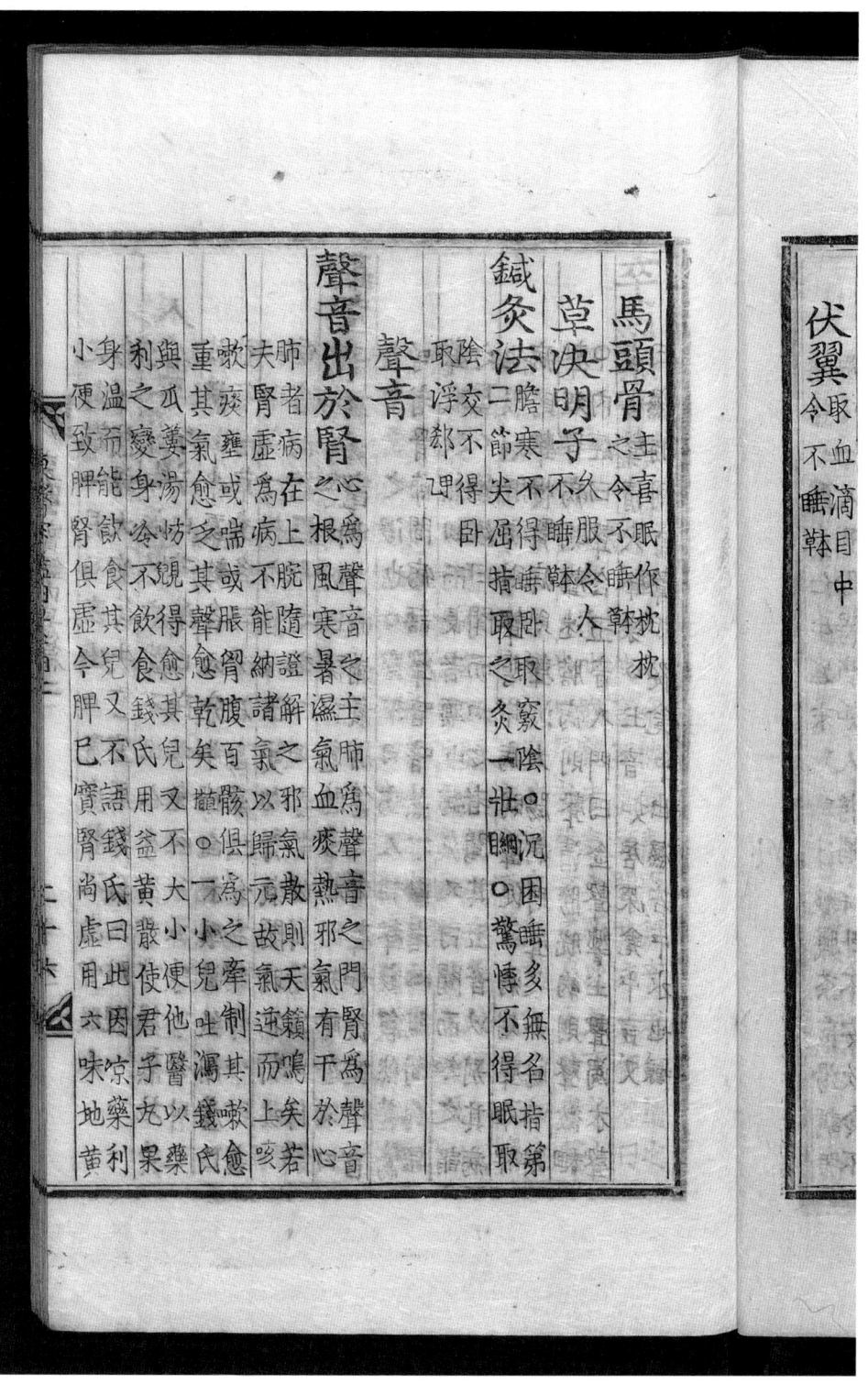

卒然無音 黃帝問曰人之卒然憂恚而無音者何道之塞何氣出行使音不彰願聞其方少師答曰

元戴觀一月而産䤈○腎虛聲不出宜服人參平補湯大病後失音宜服腎氣丸戴觀

人參平補湯 治腎虛聲不出人參川芎當歸熟地黃白芍藥白茯苓兔絲子五味子杜冲巴戟橘紅半夏麴各六分牛膝白朮破故紙胡蘆巴益智甘草炙各三分石菖蒲二分右剉作一貼薑三片棗二枚水煎於五更初腎氣開時不許咳唾言語默默服之攧○回春名滋腎湯與此同

聽聲音辨病證 內經曰視喘息聽音聲而知所苦又曰中盛藏滿氣勝傷恐者聲如從室中言是中氣之濕也○靈樞曰病人語聲寂寂然善驚呼者骨節間病語聲喑喑然不徹者心膈間病語聲啾啾然細而長者頭中病○又曰聞而知之謂之聖○難經曰聞其五音以別其病也假如肝病則聲悲肺病則聲促心病則聲雄脾病則聲慢腎病則聲沉大腸病則聲長小腸病則聲短胃病則聲速膽病則聲清膀胱病則聲微細○內經曰聲合五音入門曰金聲響土聲濁木聲長水聲清火聲燥○土音如居深甕中言又曰濕勝則音聲如從甕中出濕若中水也埬

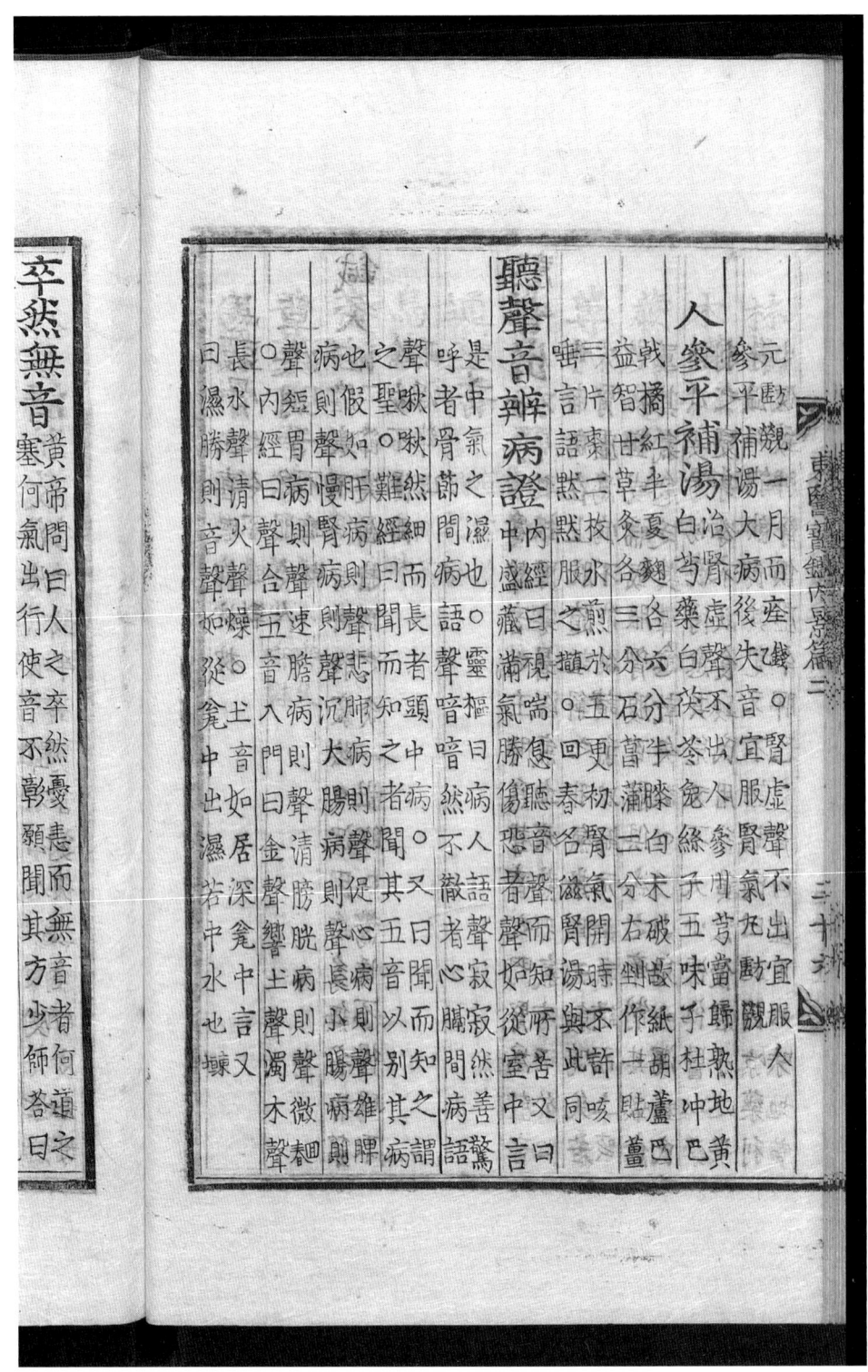

卒然無音

黃帝問曰人之卒然憂恚而無音者何道之塞何氣出行使音不彰願聞其方少師答曰咽喉者水穀之道也喉嚨者氣之所以上下者也會厭者聲音之戶也口脣者聲音之扇也舌者聲音之機也懸雍垂者聲音之關也頏顙者分氣之所泄也橫骨者神氣所使主發舌者也故人之鼻洞涕出不收者頏顙不開分氣失也是故厭小而薄則發氣疾其開闔利其出氣易其厭大而厚則開闔難其氣出遲故重言也人卒然無音者寒氣客于厭則厭不能發發不能下至其開闔不致故無音靈樞○醉臥當風使人失音○卒失音宜荊蘇湯人參荊芥散射干湯○人患卒瘂取杏仁七錢半熬桂心末二錢半和搗如泥取李核大綿裹含嚥汁日五夜三效○又方苦竹葉濃煎服又橘皮濃煎頻服效○風冷卒失音紫蘇葉荊芥穗各一兩擣取汁入酒相和溫服半盞得效

荊蘇湯

治感風寒卒瘂及失音通用荊芥穗紫蘇葉木通橘紅當歸辣桂石菖蒲各一錢右剉作一貼水煎服攎

『東醫寶鑑』 권4 東醫寶鑑內景篇2 27a

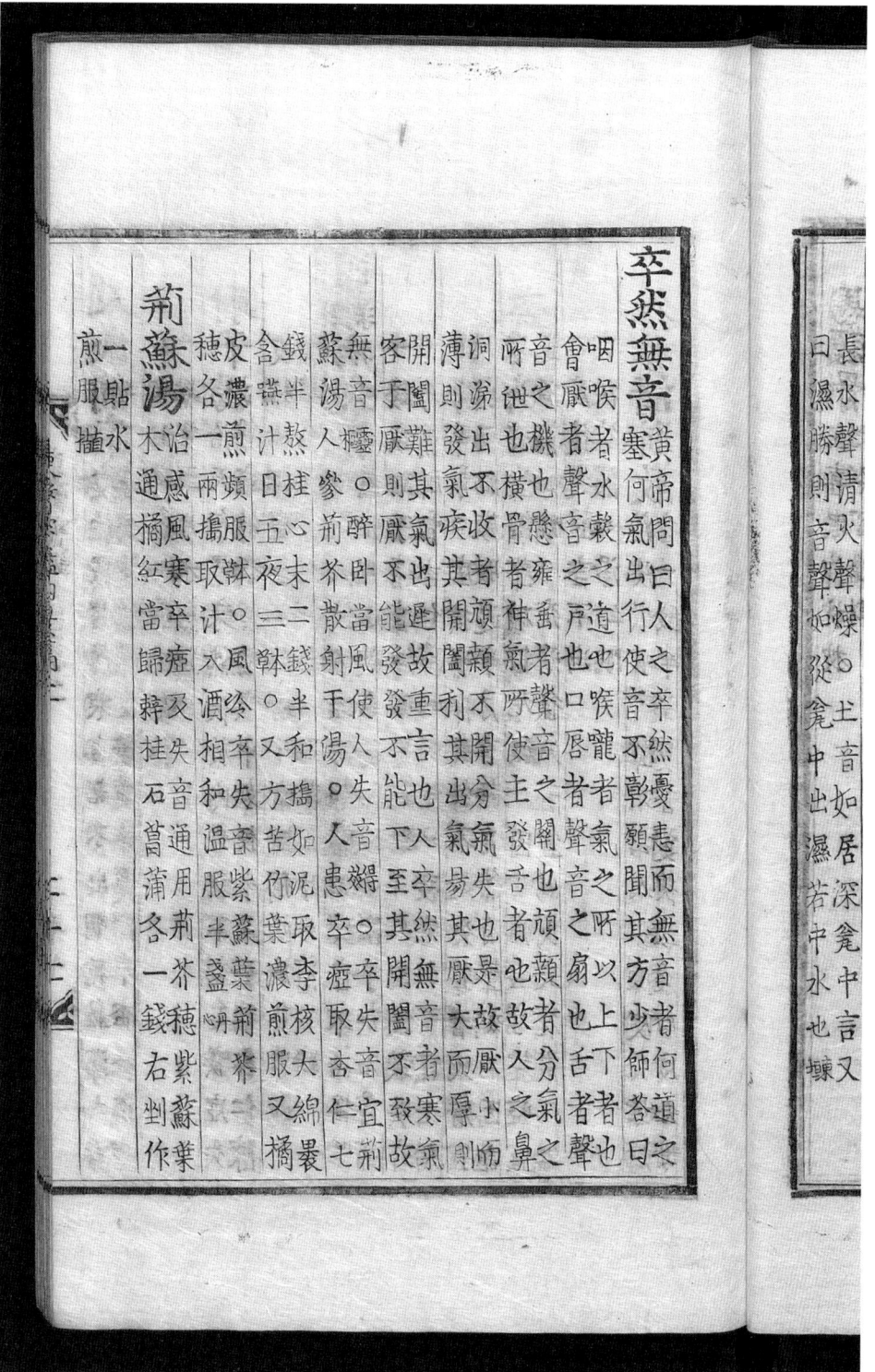

人參荊芥散 治感冒風寒言語不出咽乾鼻塞人參荊芥穗陳皮苦茰半夏細辛杏仁通草麻黃甘草各一錢右剉作一貼薑五片水煎服直指

射干湯 治天行暴寒熱伏於內咳嗽不得息喉瘂失聲或乾嗽無唾喉中如梗半夏二錢杏仁陳皮桂心枳實各一錢射干當歸獨活麻黃紫菀甘草各五分右剉作一貼薑五片水煎服千金

因雜病失音 中風人飲食坐臥如常但失音不語俗呼爲瘂風小續命湯去附子加石菖蒲一錢或訶子清音湯亦可方見下○因咳嗽失音人參清肺散杏仁煎蛤蚧丸○痰塞失音宜玉粉丸芎辛散○虛損憔悴氣血不足失聲音久瘖宜天眞元方見服過半月言語自然有聲辨○因謳歌失音宜響聲破笛丸[illegible]○因喉痛生瘡聲瘂宜通隘散方見○瘂瘡後失音宜馮氏天花散方見○產後失聲言不出宜茯苓補心湯方見

人參清肺散 治痰嗽咽乾聲不出人參陳皮貝母炒各一錢半半夏苦茰茯苓桑白皮知母

枳殼杏仁黃連各一錢款冬花七分麥門冬地骨皮甘草各五分五味子二十箇右剉分作二貼每

『東醫寶鑑』 권4 東醫寶鑑內景篇2 27b

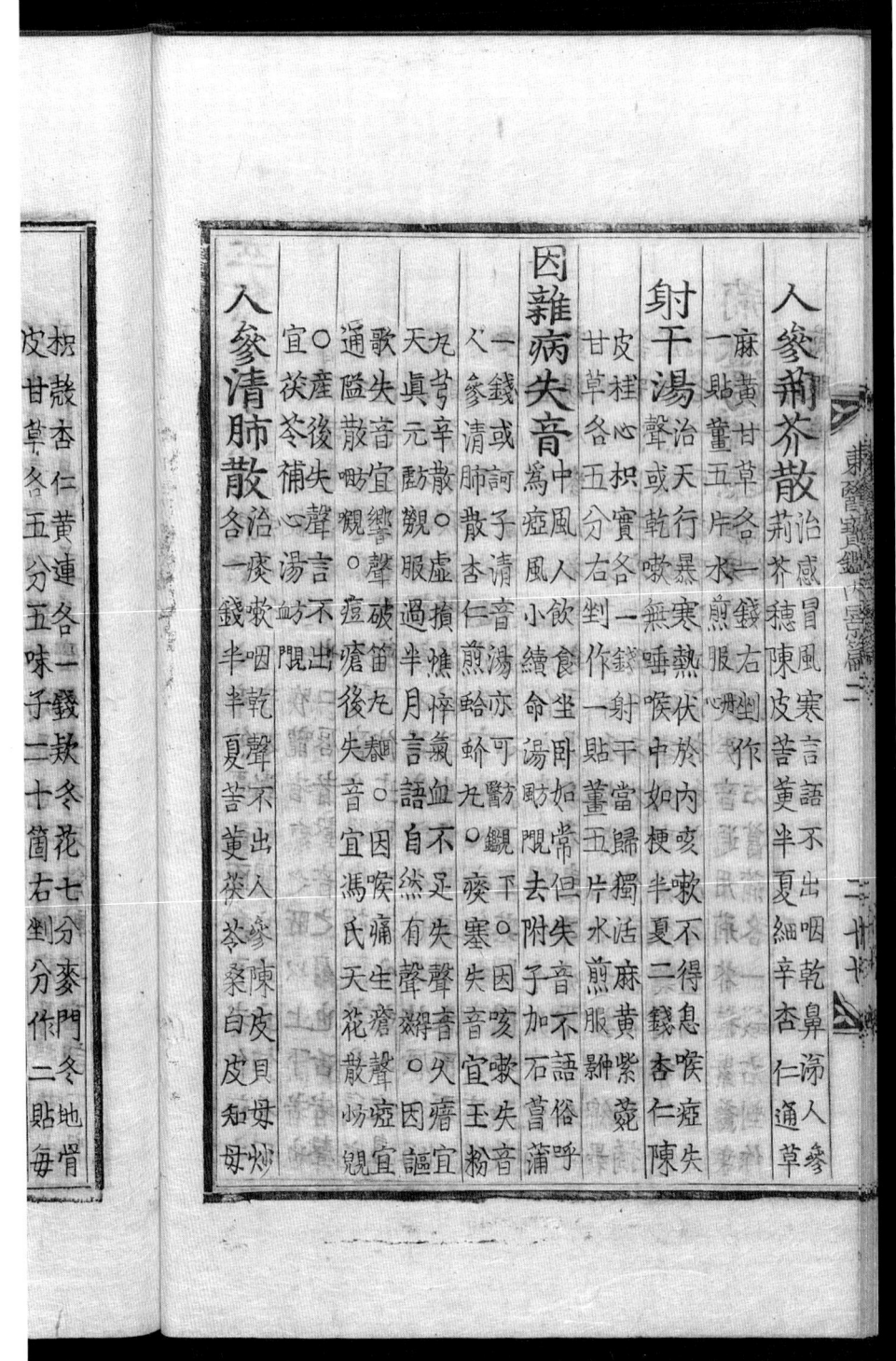

枳殼杏仁黃連各一錢款冬花七分麥門冬地骨皮甘草各五分五味子二十箇右剉分作二貼每服薑三片水煎服入門

杏仁煎 治咳嗽失音聲不出杏仁泥白蜜砂糖屑生薑汁各一盞桑白皮木通貝母炒各一兩半紫菀五味子各一兩石菖蒲五錢右六味剉以水五升煎至半升去滓入杏蜜糖薑再煎成稀膏每取一匙含化嚥下或加知母款冬花尤效醫鑑

蛤蚧丸 治肺間積血作痛失音及久嗽失音蛤蚧一對醋炙訶子肉阿膠珠生地黃麥門冬細辛甘草各五錢右為末蜜丸如棗大每一丸含化入門

玉粉丸 治冬月寒痰結塞語聲不出半夏洗薑製五錢草烏熟炒桂心各二分半右為末薑汁浸蒸餅和丸芡實大每一丸至夜含化年久者亦效綱目

芎辛散 治熱痰壅盛失音聲不出是燥熱所致用此即效川芎細辛防風苦莄白芷羌活桑白皮

東醫寶鑑內景篇二　二十八

人參清肺散 治痰嗽咽乾聲不出入門人參陳皮貝母炒各一錢半半夏苦莄茯苓桑白皮知母

『東醫寶鑑』 권4 東醫寶鑑內景篇2 28a

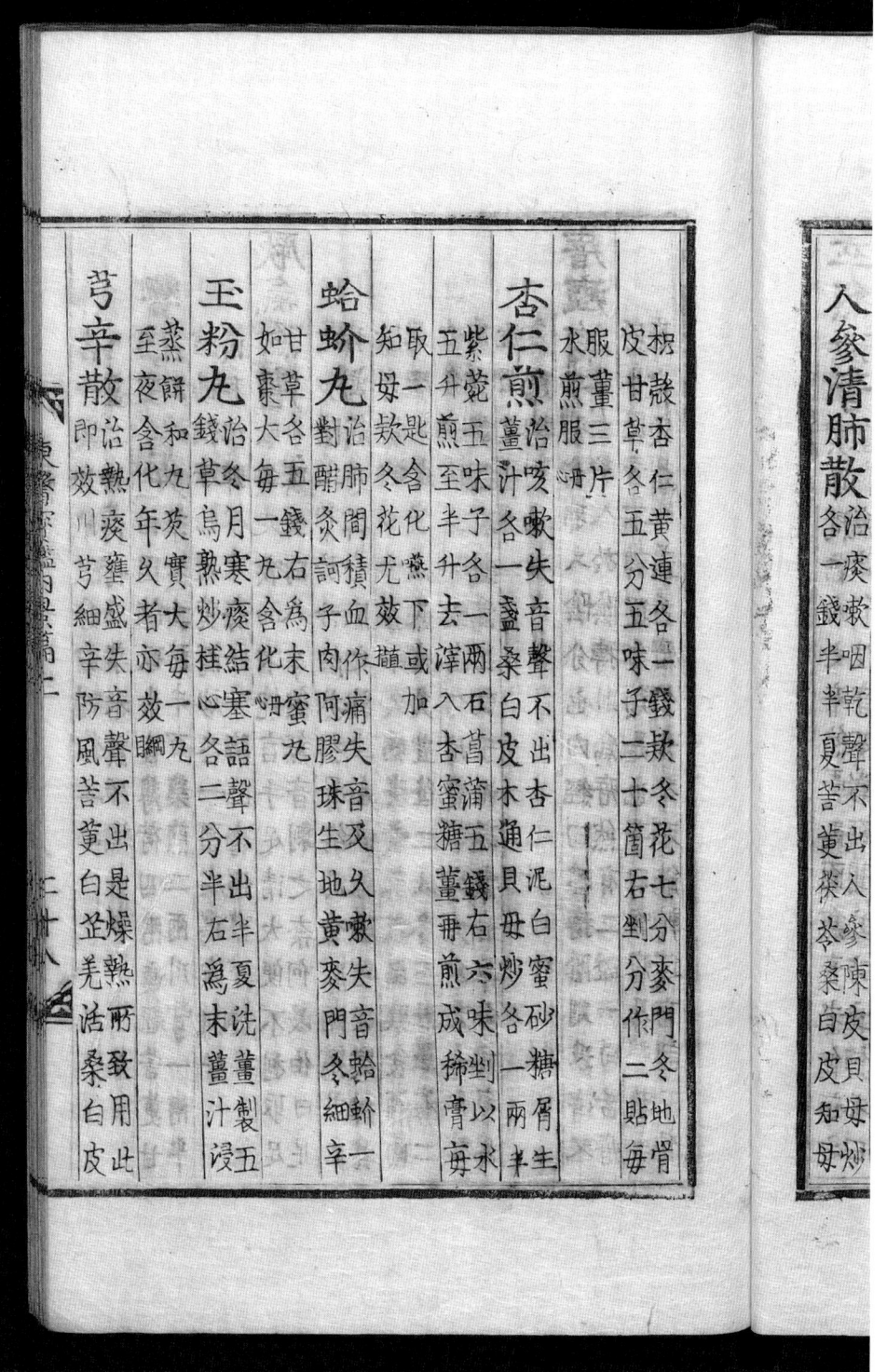

各一錢甘草五分右剉作一貼入薑二片薄荷三葉水煎服綱目

響聲破笛丸

治因謳歌失音薄荷四兩連翹苦莄甘草各二兩半百藥煎二兩川芎一兩半縮砂訶子炒大黃酒炒各一兩右爲末雞子淸和丸彈子大每一丸臨卧噙化嚥下醫鑑

厥氣爲瘖

厥氣走喉而不能言手足淸大便不利取足少陰又曰人卒然無音刺之奈何岐伯曰足之少陰上繫於舌絡於橫骨終於會厭兩瀉其血脉濁氣乃辟會厭之脉上絡任脉取之天突欲其厥乃發瘖○一男子久病痰嗽忽感風寒食酒肉遂厥氣走喉病暴瘖灸豊隆二穴各三壯照海二穴各一壯其聲立出仍用黃芩降火爲君杏仁陳皮苦莄瀉厥氣爲臣訶子泄逆氣甘草和元氣爲佐服之良愈綱目

瘖瘂有二

瘖者邪入陰分也內經曰邪搏陰則爲瘖又曰邪入於陰搏則爲瘖然有二證一曰舌瘖乃中風舌不轉運之類是也二曰喉瘖乃勞嗽失音之類是也盖舌瘖但舌本不能轉運言語而喉咽音聲則如故也喉瘖但喉中聲嘶而舌本則能轉運言語也綱目

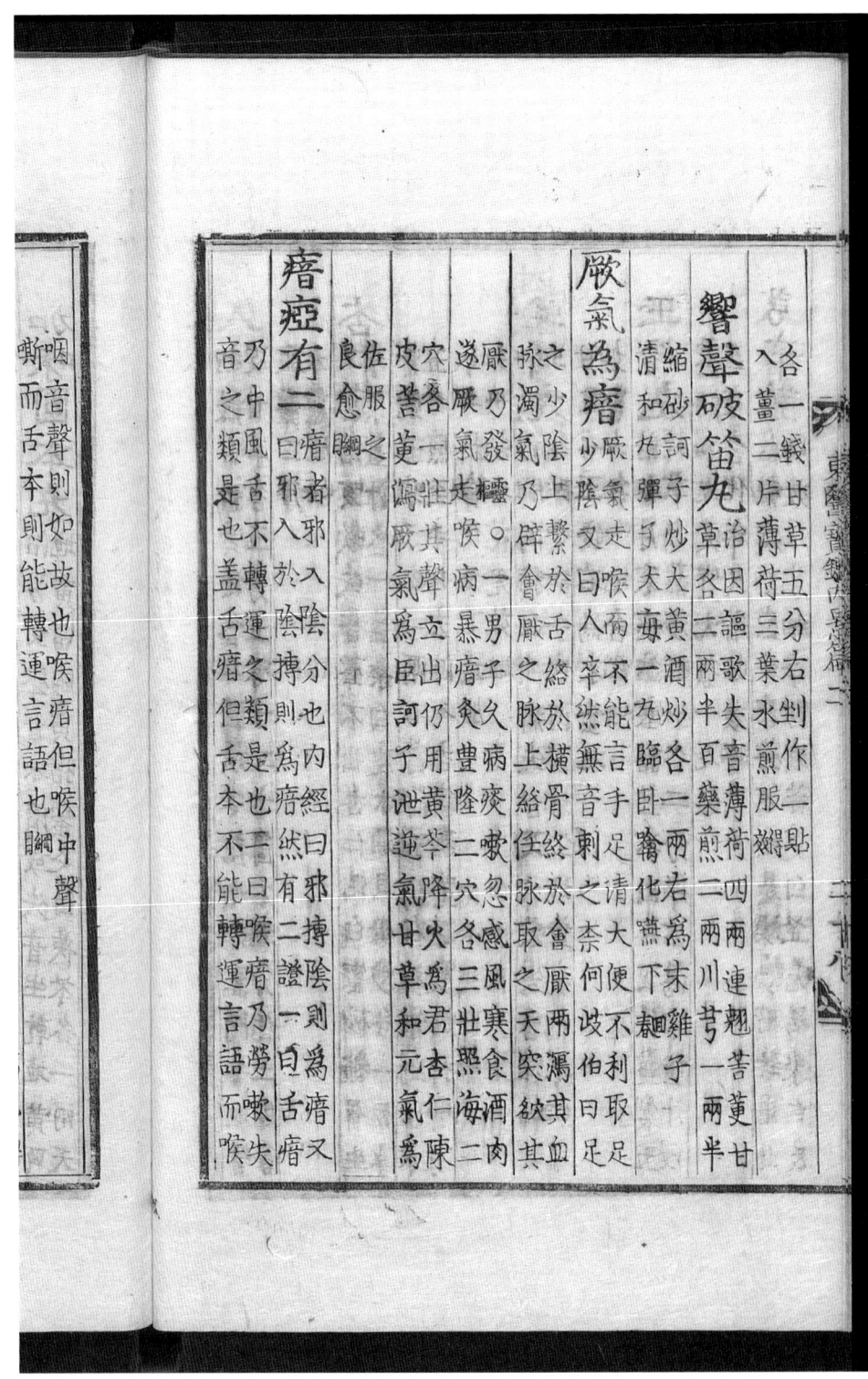

音之類是也蓋舌瘖但舌本不能轉運言語而喉

咽音聲則如故也喉瘖但喉中聲嘶而舌本則能轉運言語也綱目

聲嘶 五藏久咳則聲嘶聲嘶者喉破也非咽門病也得效○用力顫掉聲嘶乃氣虛衛冷甚也入門○咳嗽聲嘶者血虛受熱也用青黛蛤粉蜜調作丸含化丹心○聲嘶宜柴胡升麻湯潤肺丸蜜脂煎

柴胡升麻湯 治傷寒咳嗽聲嘶或咽痛柴胡黃芩半夏升麻乾葛枳實苦莄知母貝母玄參桑白皮甘草各七分右剉作一貼薑三片水煎服醫鑑

潤肺丸 治久嗽聲嘶語音不出訶子皮五倍子五味子片芩甘草各等分右爲末蜜丸櫻桃大每一丸噙化嚥下入門

蜜脂煎 治暴失音聲嘶常服潤肺猪脂二斤熬去滓入白蜜一斤再煉少頃濾淨入磁器內候成膏不拘時挑服一匙入門

腎怯與失音相似 病吐瀉及大病後雖有聲而不能言又能進藥此非失音乃腎怯不能上

『東醫寶鑑』 권4 東醫寶鑑內景篇2 29a

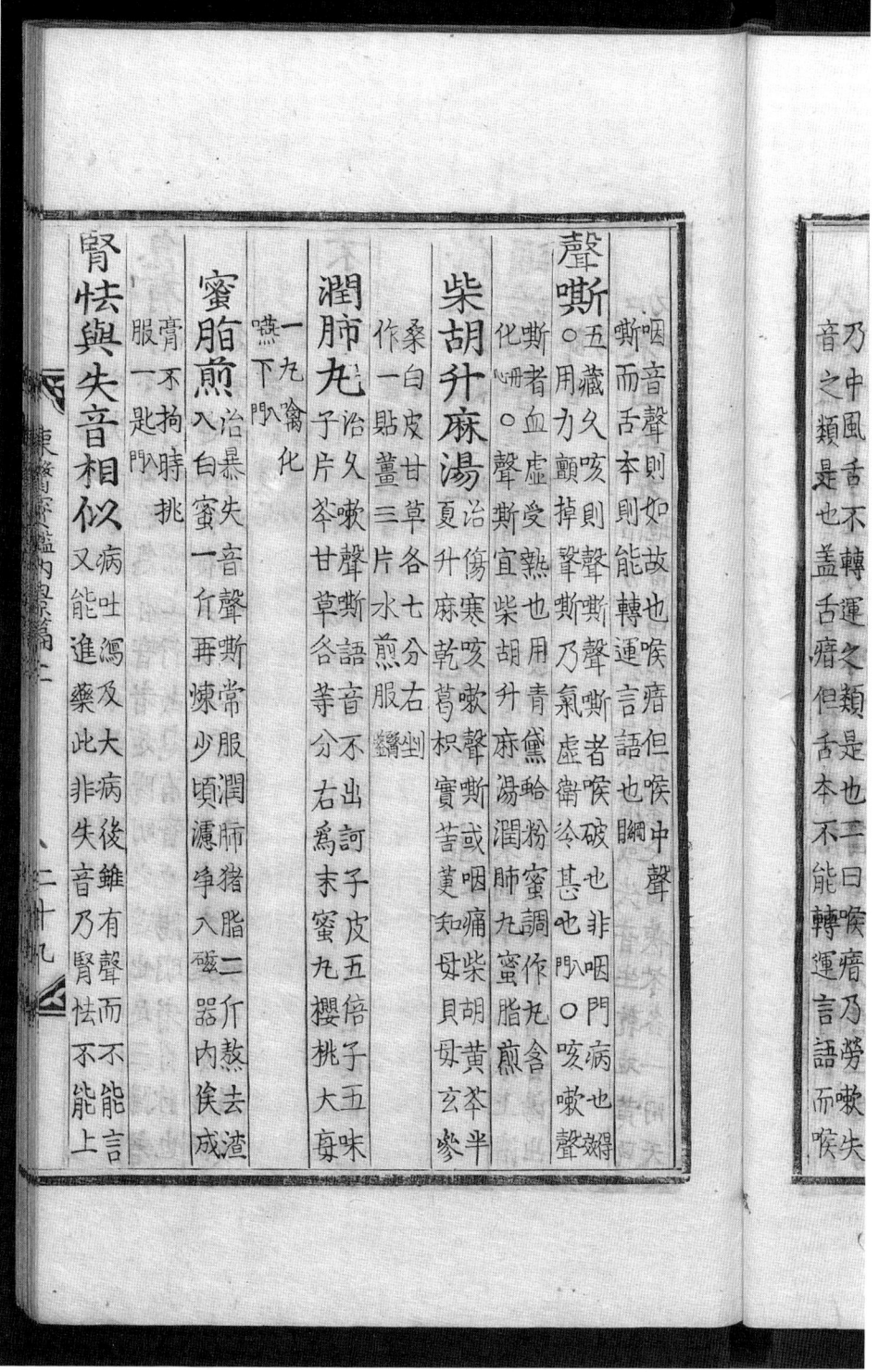

接於陽故也當補腎地黃元動劑主之失音乃感風寒卒病耳醫鑑仲

息有音 不得臥而息有音者是陽明之逆也足三陽者下行今逆而上行故息有音也陽明者胃脈也陽明逆不得從其道故不得臥也夫起居如故而息有音者此肺之絡脈逆也絡脈之病人也微故起居如故而息有音也內經

不治證 內傷虛損咽瘡失音者無治法入門○病人五藏已奪神明不守聲嘶者死扁鵲○病人陰陽俱絕失音不能言者三日半死仲景

傷寒狐惑聲瘂 **小兒瘖瘂聲瘂** 並見本門

通治聲音藥 尋常聲音不清宜加味固本丸加味上清丸嘹喨丸發聲散訶子散訶子清音湯出聲音方

加味固本丸 治男女聲音不清或失音生乾地黃熟地黃當歸黃栢蜜炙白茯苓各一兩天門冬塩炒麥門冬塩炒知母訶子阿膠珠各五錢人參三錢烏梅十五箇取肉人乳牛乳梨汁各一

『東醫寶鑑』 권4 東醫寶鑑內景篇2 29b

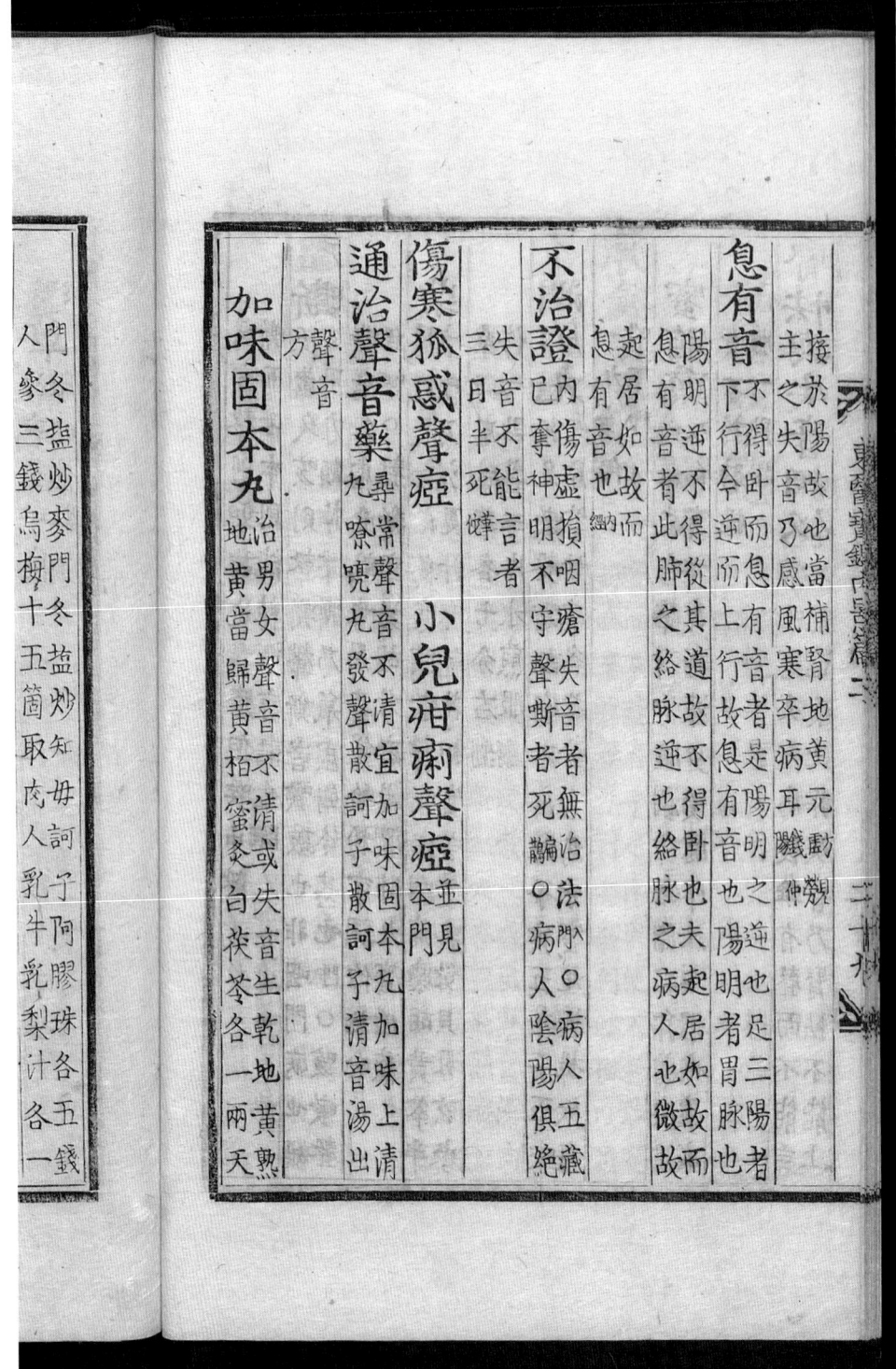

加味固本丸 治男女聲音不清或失音生乾地黃熟地黃當歸黃栢蜜炙白茯苓各一兩天

門冬鹽炒麥門冬鹽炒知母訶子阿膠珠各五錢人參三錢烏梅十五箇取肉人乳牛乳梨汁各一椀右爲末和匀蜜丸黃豆大以訶子湯或蘿蔔湯下八十丸或百丸入門○醫鑑名鐵笛丸

加味上清丸 清聲潤肺止咳嗽爽氣寧神白砂糖八兩薄荷葉四兩柿霜四兩玄明粉鵬砂寒水石烏梅肉各五錢片腦五分右爲末甘草水熬成膏和丸芡實大每一丸噙化茶湯下回春

嘹喨丸 治久失音聲啞香椿芽汁四兩如無用淡香椿芽爲末四兩代之人乳白蜜梨汁各四兩右和匀重湯煮熟不拘時服白湯送下回春

發聲散 治語聲不出黃瓜蔞一箇剉焙苦莄七錢半生半炒白殭蠶炒五錢甘草炒二錢右爲末每三錢溫酒調下或薑湯調回春

訶子散 治咳嗽聲音不出訶子皮三錢半生半炒苦莄五錢半生半炒甘草二錢半生半炒木通三錢右剉分二貼每一貼水煎去滓入生地黃汁一小盞臨卧嚥下心法

『東醫寶鑑』 권4 東醫寶鑑內景篇2 30a

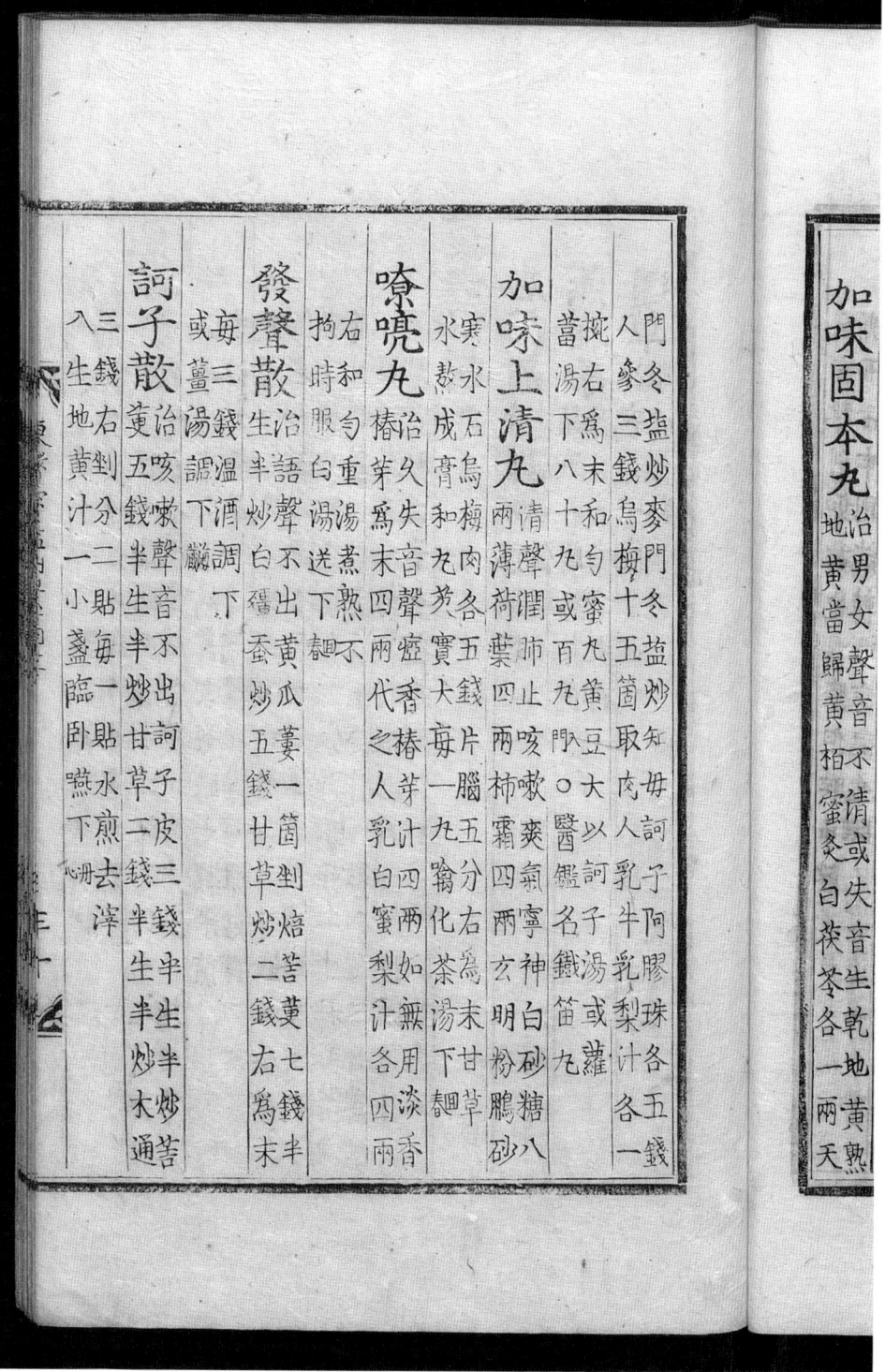

清音散 治聲音不清與上訶子散同但苦蔞生用木通半生半炒醫鑑

訶子清音湯 治諸風失音不語訶子四十九箇去核半生半炮苦蔞一兩半生半炮甘草二錢半生半炙右爲麤末每服七錢水煎去滓入童尿一盞調服不過三服愈醫鑑

一方 治一人患乾咳嗽聲瘂用白朮二錢人參橘紅各一錢半半夏麴一錢白茯苓桑白皮天門冬各七分甘草青皮各三分五味子二十粒知母地骨皮瓜蔞仁苦蔞各五分作一貼入薑三片煎服夏加黃芩五分仍與四物湯入童便竹瀝薑汁并炒黃柏二藥晝夜相間服兩月聲出而愈丹心

單方 凡十二種

石菖蒲 出音聲煎服或末服並佳本草

燕覆子 續五藏斷絕氣使語聲足氣常食之本草

通草 出音聲可煎服之佳本草

杏仁 可和酪作湯益潤聲氣○欲好聲杏仁一升去皮尖熬酥一兩蜜少許和丸梧子大米飲下十

『東醫寶鑑』 권4 東醫寶鑑內景篇2 30b

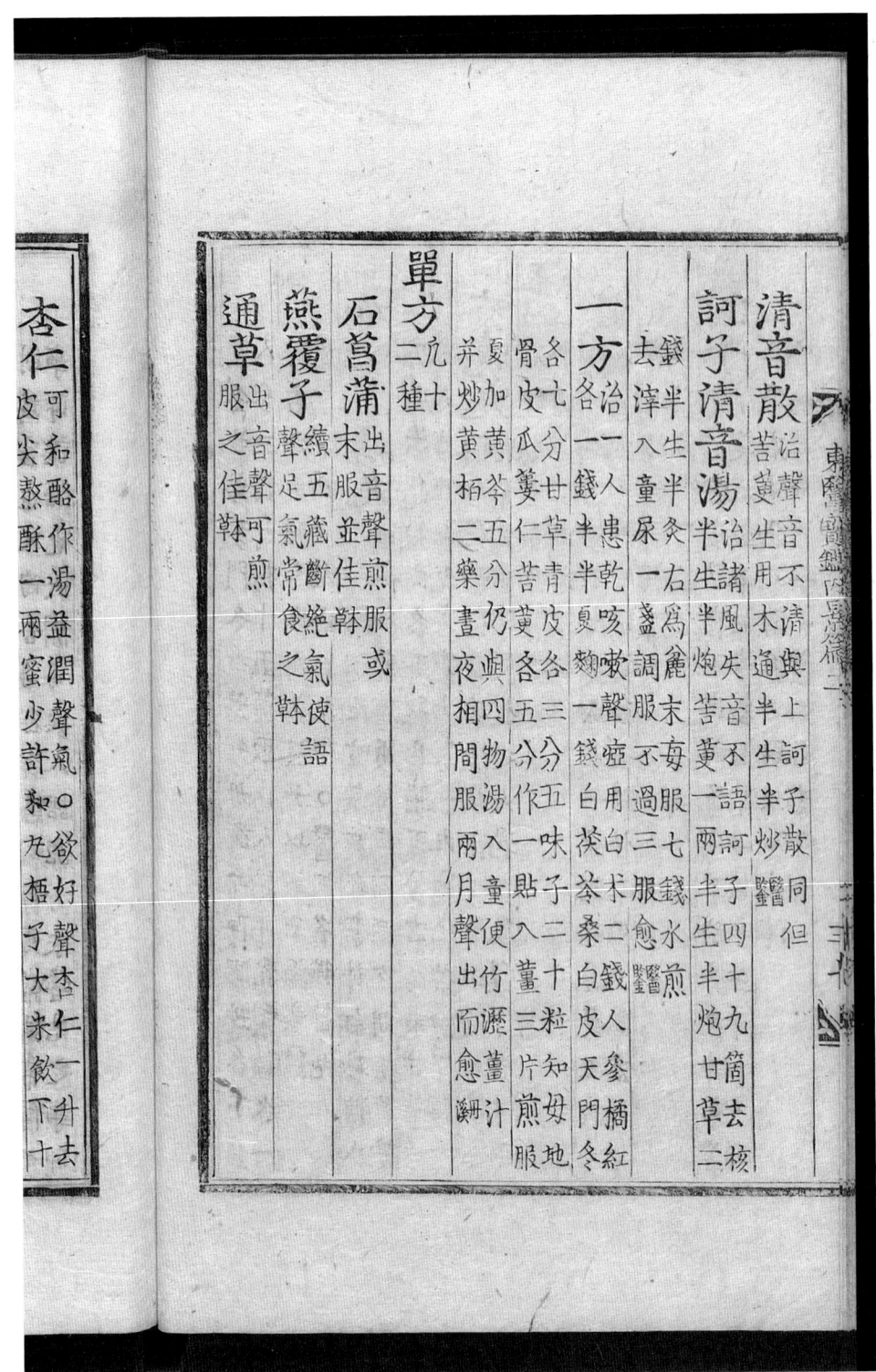

通草 出音聲可煎服之佳本草

杏仁 可和酪作湯益潤聲氣○欲好聲杏仁一升去皮尖熬酥一兩蜜少許和丸梧子大米飲下十五丸或二十丸本草

桂心 治感寒失音取細末含之嚥汁○咽喉痒痛失音不語桂心杏仁各一兩爲末蜜丸櫻桃大綿裹含化嚥汁本草

苦竹葉 治卒失聲聲噎不出濃煎飲之本草

橘皮 治卒失聲聲不出橘皮濃煮取汁頻服本草

梨 主中風失音不語生擣取汁每服一合日再本草

乾柿 潤聲喉可水漬常服之本草

胡麻油 主瘖瘂能潤肺故也可和竹瀝薑汁童便等服之

童子尿 主久嗽失音由其能降火故也又云人尿益聲可温服之綱目

『東醫寶鑑』 권4 東醫寶鑑內景篇2 31a

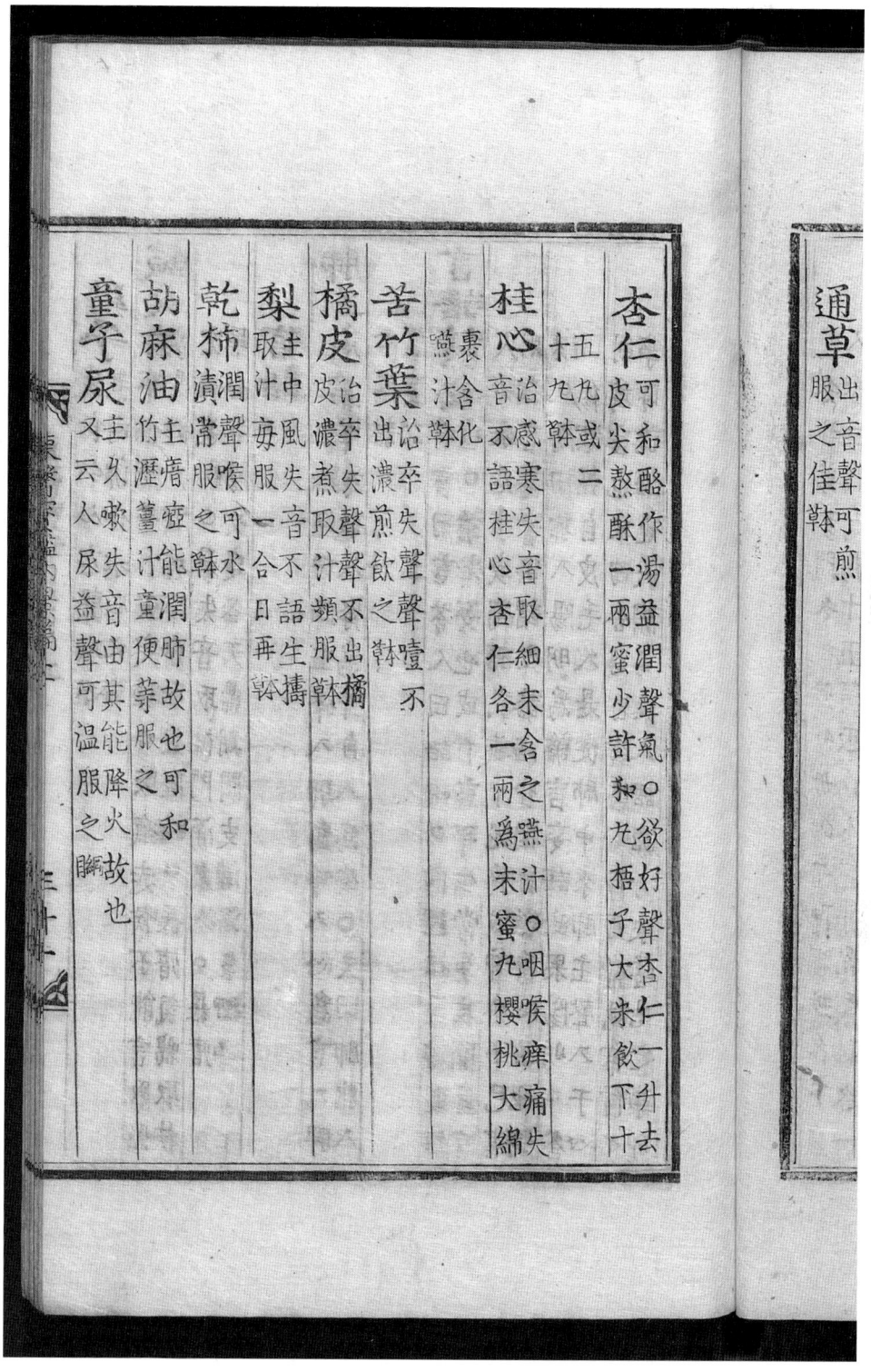

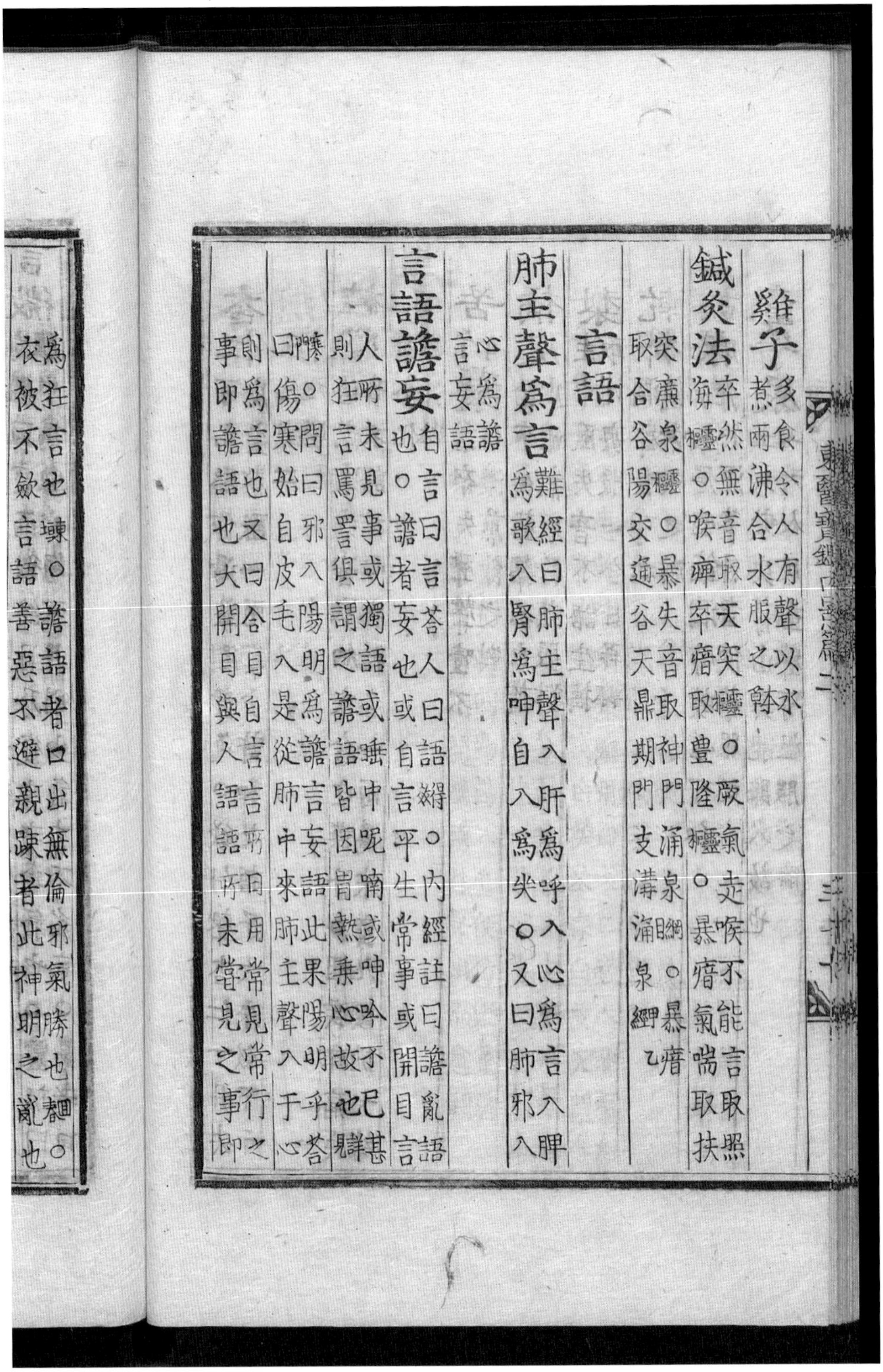

爲狂言也綱目○譫語者口出無倫邪氣勝也綱目○衣被不斂言語善惡不避親疎者此神明之亂也

雞子 多食令人有聲以水煮兩沸合水服之[illegible]

鍼灸法 卒然無音取天突靈樞○厥氣走喉不能言取照海靈樞○喉痺卒瘖取豐隆靈樞○暴瘖氣喘取扶突廉泉靈樞○暴失音取神門涌泉綱目○暴瘖取合谷陽交通谷天鼎期門支溝涌泉綱目

言語

肺主聲爲言 難經曰肺主聲入肝爲呼入心爲言入脾爲歌入腎爲呻自入爲哭○又曰肺邪入心爲譫言妄語

言語譫妄 自言曰言答人曰語綱目○內經註曰譫亂語也○譫者妄也或自言平生常事或開目言人所未見事或獨語或睡中呢喃或呻吟不已甚則狂言罵詈俱謂之譫語皆因胃熱乘心故也詳見○類聚問曰邪入陽明爲譫言妄語此果陽明乎答曰傷寒始自皮毛入是從肺中來肺主聲入于心則爲言也又曰合目自言言所日用常見常行之事即譫語也大開目與人語語所未嘗見之事即

『東醫寶鑑』 권4 東醫寶鑑內景篇2 31b

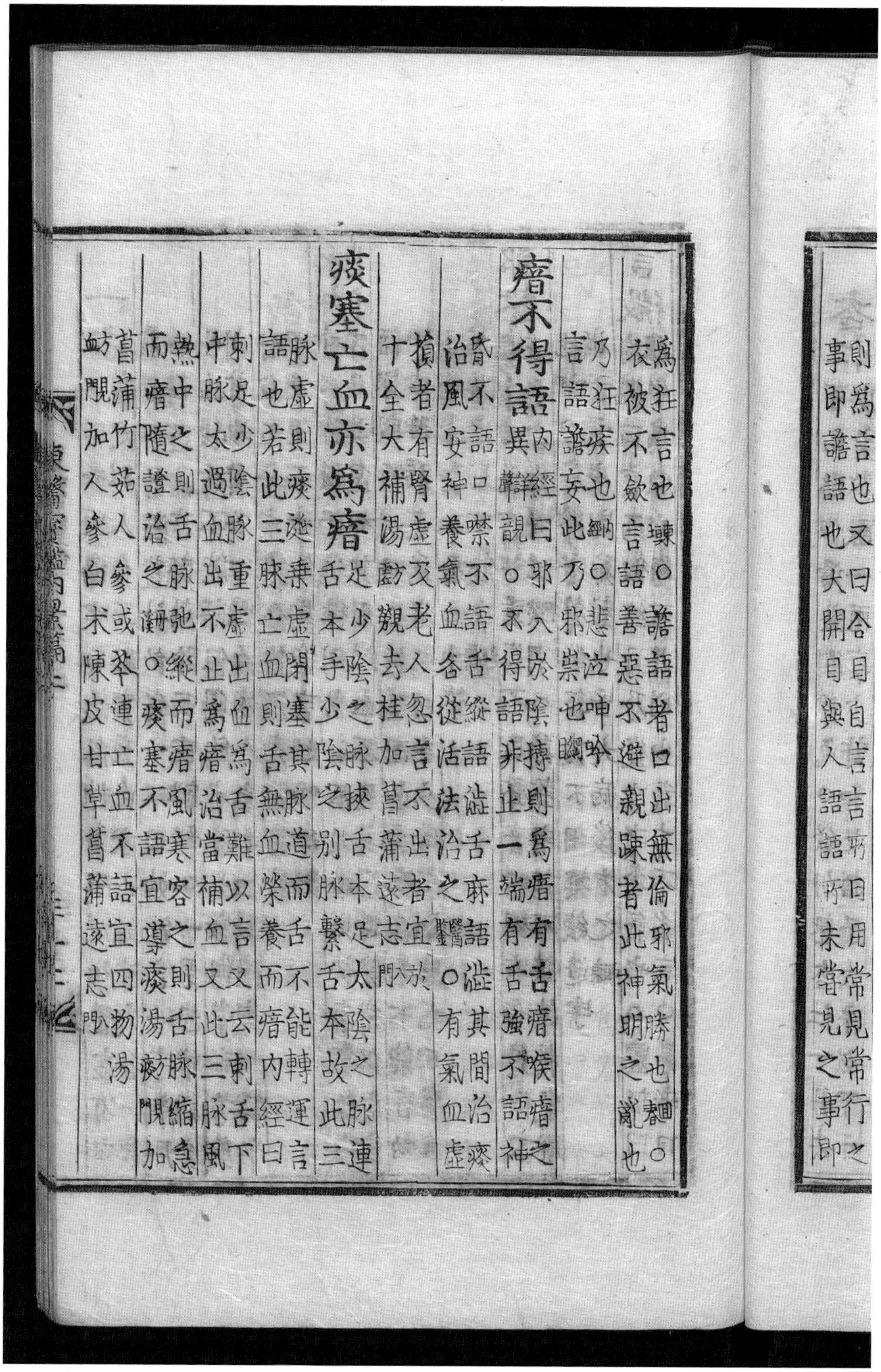

則爲言也又曰合目自言言所日用常見常行之事即譫語也大開目與人語語所未嘗見之事即

爲狂言也入門○譫語者口出無倫邪氣勝也綱目○衣被不斂言語善惡不避親疎者此神明之亂也乃狂疾也綱目○悲泣呻吟言語譫妄此乃邪祟也綱目

瘖不得語

內經曰邪入於陰搏則爲瘖有舌瘖喉瘖之異詳聲見○不得語非止一端有舌強不語神昏不語口噤不語舌縱語澁舌麻語澁其間治痰治風安神養氣血各從活法治之醫鑑○有氣血虛損者有腎虛及老人忽言不出者宜十全大補湯方見去桂加菖蒲遠志入門

痰塞亡血亦爲瘖

足少陰之脈挾舌本足太陰之脈連舌本手少陰之別脈繫舌本故此三脈虛則痰涎乘虛閉塞其脈道而舌不能轉運言語也若此三脈亡血則舌無血榮養而瘖內經曰刺足少陰脈重虛出血爲舌難以言又云刺舌下中脈太過血出不止爲瘖治當補血又此三脈風熱中之則舌脈弛縱而瘖風寒客之則舌脈縮急而瘖隨證治之醫鑑○痰塞不語宜導痰湯方見加菖蒲竹茹人參或芩連○亡血不語宜四物湯方見加人參白朮陳皮甘草菖蒲遠志入門

『東醫寶鑑』 권4 東醫寶鑑內景篇2 32a

眞氣虛弱脉微懶語宜人參黃芪湯及益氣丸方並見

一方 一男子因傷寒發熱忽神昏而瘖作體虛有痰治之以人參三錢黃芪白朮當歸陳皮各一錢煎湯入竹瀝薑汁飲之十二日始能言一字半月舌轉運能言語熱除而痊此痰塞也○一男子嗜酒多吐血後舌不能語但渴飲水脉畧數與當歸芍藥川芎地黃各一錢白朮人參各二錢陳皮一錢半甘草五分水煎入竹瀝童便薑汁服之至二十餘貼能言此亡血瘖也○丹溪

脉法 寸口脉微而澁微則衛氣不足澁則榮氣無餘衛不足其息短其形燥血不足其形逆榮衛俱虛言語謬誤脉訣○心脉搏堅而長當病舌卷不能言內經○心脉澁甚為瘖又曰手少陰之別名曰通里別而上行入於心中繫舌本虛則不能言靈樞

鄭聲 鄭者重也言語重復不已聲音糢糊有如鄭衛不正之音也詳見傷寒門○鄭聲者語不接續精氣脫也綱目○鄭聲者聲戰無力不相接續造字出于喉中即鄭聲也皆大病後有之入門

言微 內經曰言而微終日乃復言者奪氣也○靈樞曰膻中爲氣之海不足則少氣力不多言○易老曰

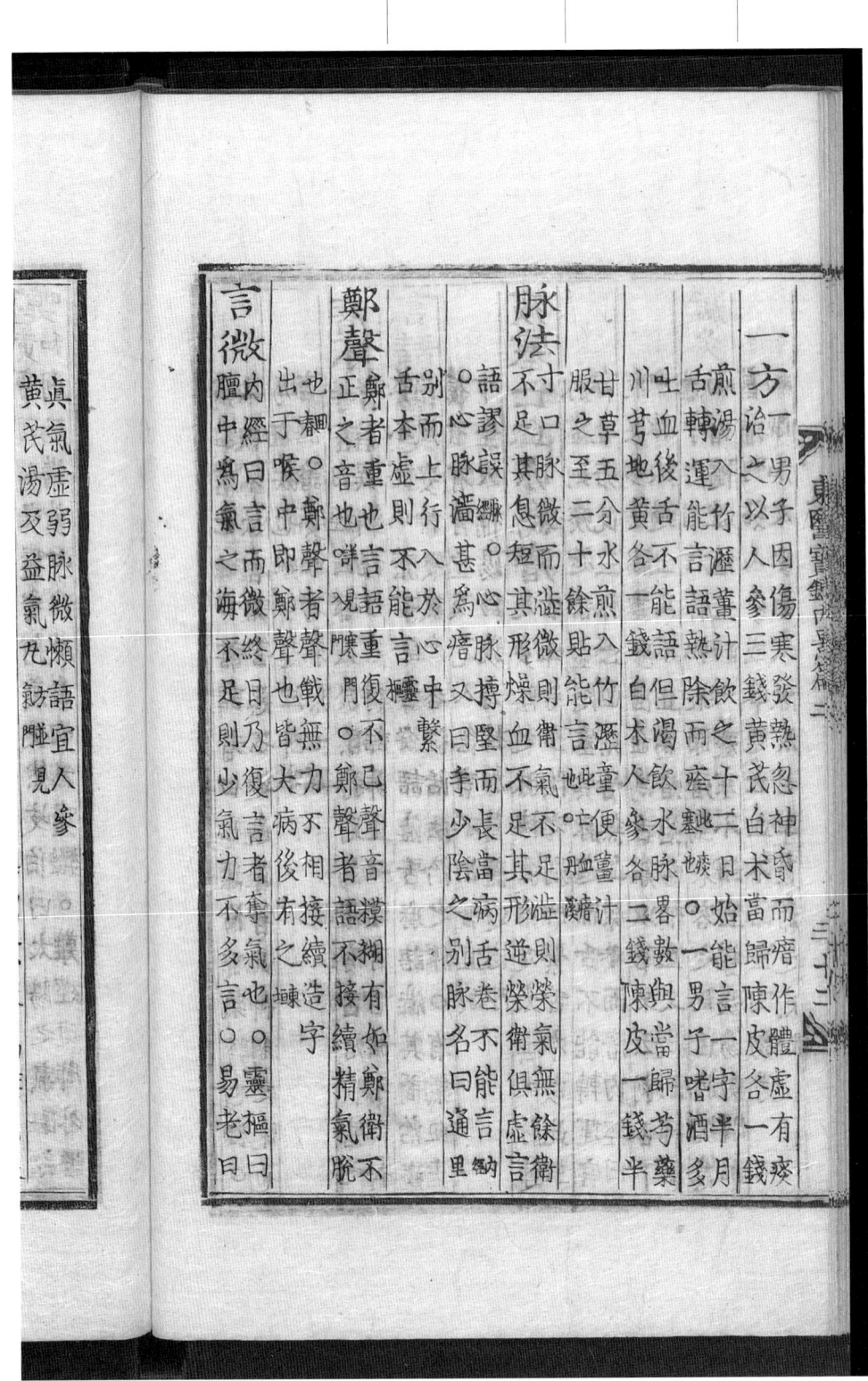

5: 6b　5: 6a　5: 5b　5: 5a

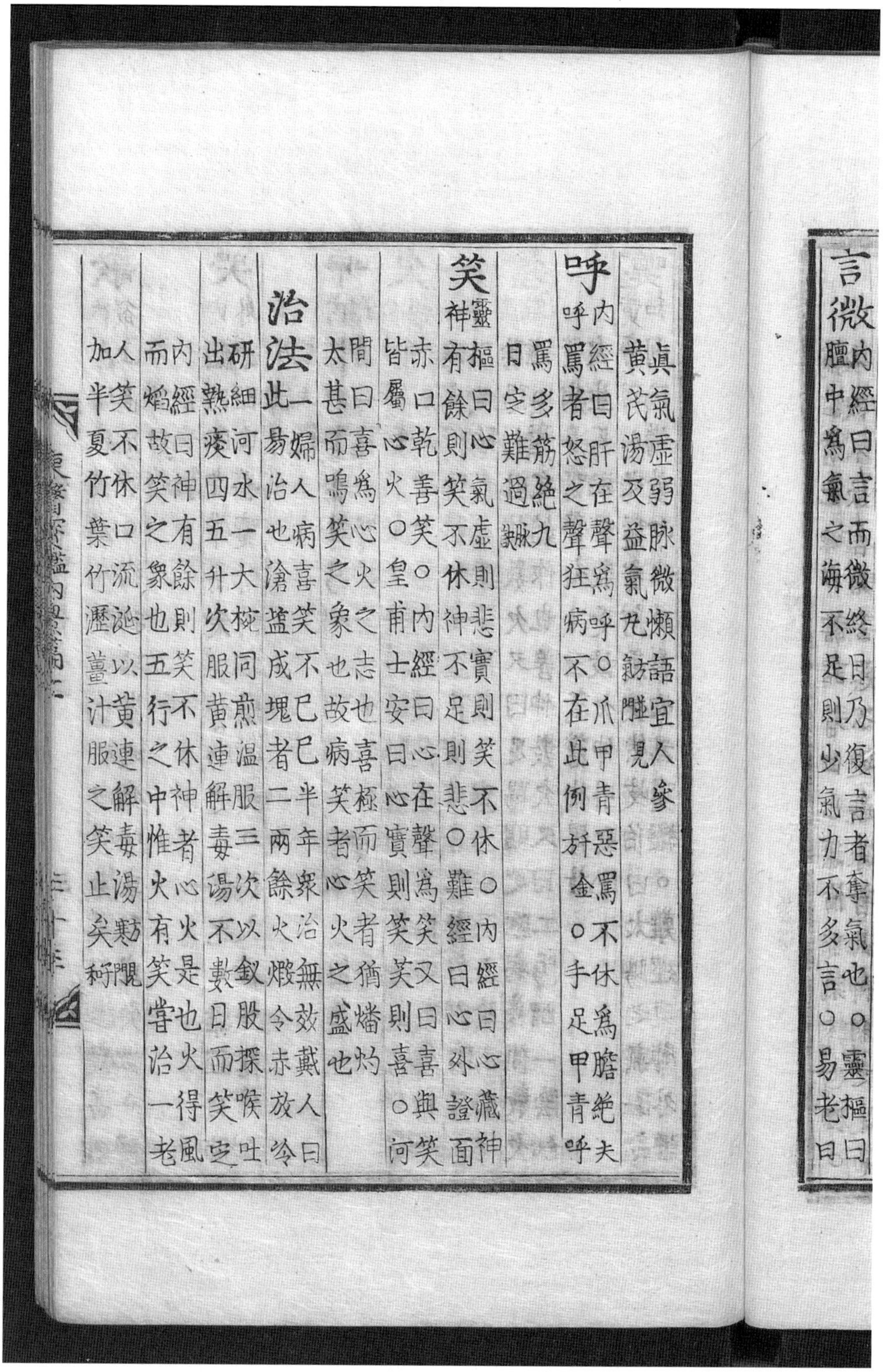

言微 內經曰言而微終日乃復言者奪氣也○靈樞曰
膻中爲氣之海不足則少氣力不多言○易老曰

眞氣虛弱脉微懶語宜人參黃芪湯及益氣丸 方見氣門

呼 內經曰肝在聲爲呼○爪甲青惡罵不休爲膽絶夫呼罵者怒之聲狂病不在此例 忻金 ○手足甲青呼罵多筋絶九日死難過 脉訣

笑 靈樞曰心氣虛則悲實則笑不休○內經曰心藏神神有餘則笑不休神不足則悲○難經曰心外證面赤口乾善笑○內經曰心在聲爲笑又曰喜與笑皆屬心火○皇甫士安曰心實則笑笑則喜○河間曰喜爲心火之志也喜極而笑者猶燔灼太甚而鳴笑之象也故病笑者心火之盛也

治法 一婦人病喜笑不已已半年衆治無效戴人曰此易治也滄鹽成塊者二兩餘火煅令赤放冷研細河水一大椀同煎溫服三次以釵股探喉吐出熱痰四五升次服黃連解毒湯不數日而笑定○內經曰神有餘則笑不休神者心火是也火得風而熖故笑之象也五行之中惟火有笑嘗治一老人笑不休口流涎以黃連解毒湯 方見寒門 加半夏竹葉竹瀝薑汁服之笑止矣 河間

東醫寶鑑內景篇二　三十三

『東醫寶鑑』 권4 東醫寶鑑內景篇2 33a

歌 內經曰脾在聲爲歌。靈樞曰足陽明之脈病甚則欲上高而歌。癲狂邪祟之病皆或歌或哭綱目。脾好音樂是其性也註

哭 內經曰肺在聲爲哭。哭者肺之本聲也。難經曰肺外證面白善嚔悲愁不樂欲哭。婦人藏燥悲傷欲哭詳見婦人門

呻 內經曰腎在聲爲呻。脈訣曰呻吟者困重形於外也。腎病好呻。呻吟者痛聲也入門

欠 內經曰腎爲欠。難經曰腎病面黑善恐數欠。黃帝問曰人之欠者何氣使然。岐伯對曰衛氣晝行于陽夜行于陰。陰者主夜。夜則臥。陽者主上。陰者主下。故陰氣積于下。陽氣未盡。陽引而上。陰引而下。陰陽相引故數欠。又曰足陽明之脈病善伸數欠靈樞。瘧之始作也善伸數欠。又曰二陽胃一陰心包發病善噫善欠。註云氣鬱於胃故欠生焉綱目。氣乏故欠伸引之入門

嚔 黃帝曰人之嚔者何氣使然。岐伯曰太陽之氣陽氣云和利而滿於心出於鼻故爲嚔靈樞。難經曰肺外證

面白善嚔。嚔者鼻中因痒而氣噴作于聲也。鼻爲肺竅。痒爲火化。是火乘金爲病也河間。腠理不

『東醫寶鑑』 권4 東醫寶鑑內景篇2 33b

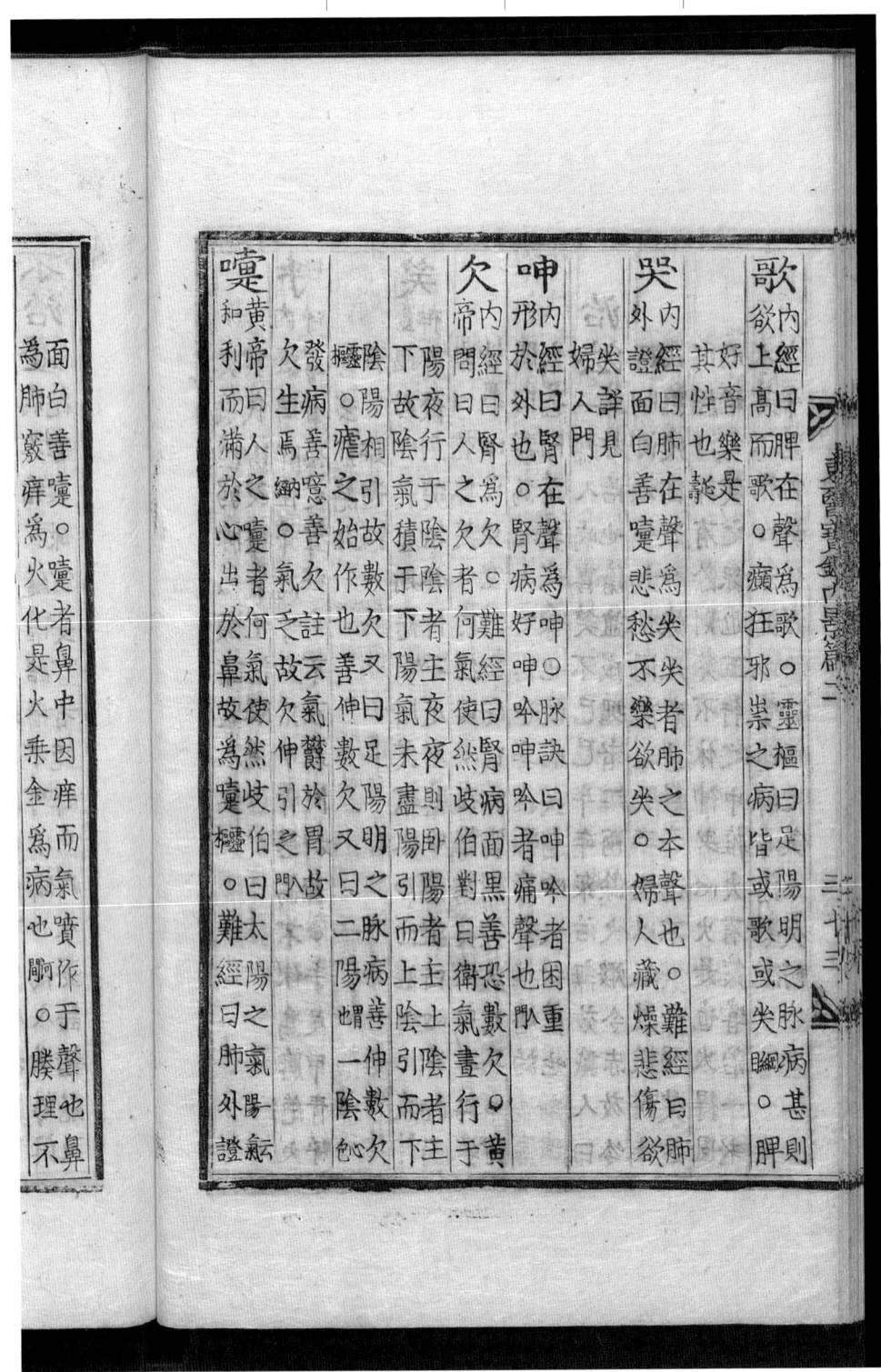

5: 10a　5: 9b　5: 9a　5: 8b

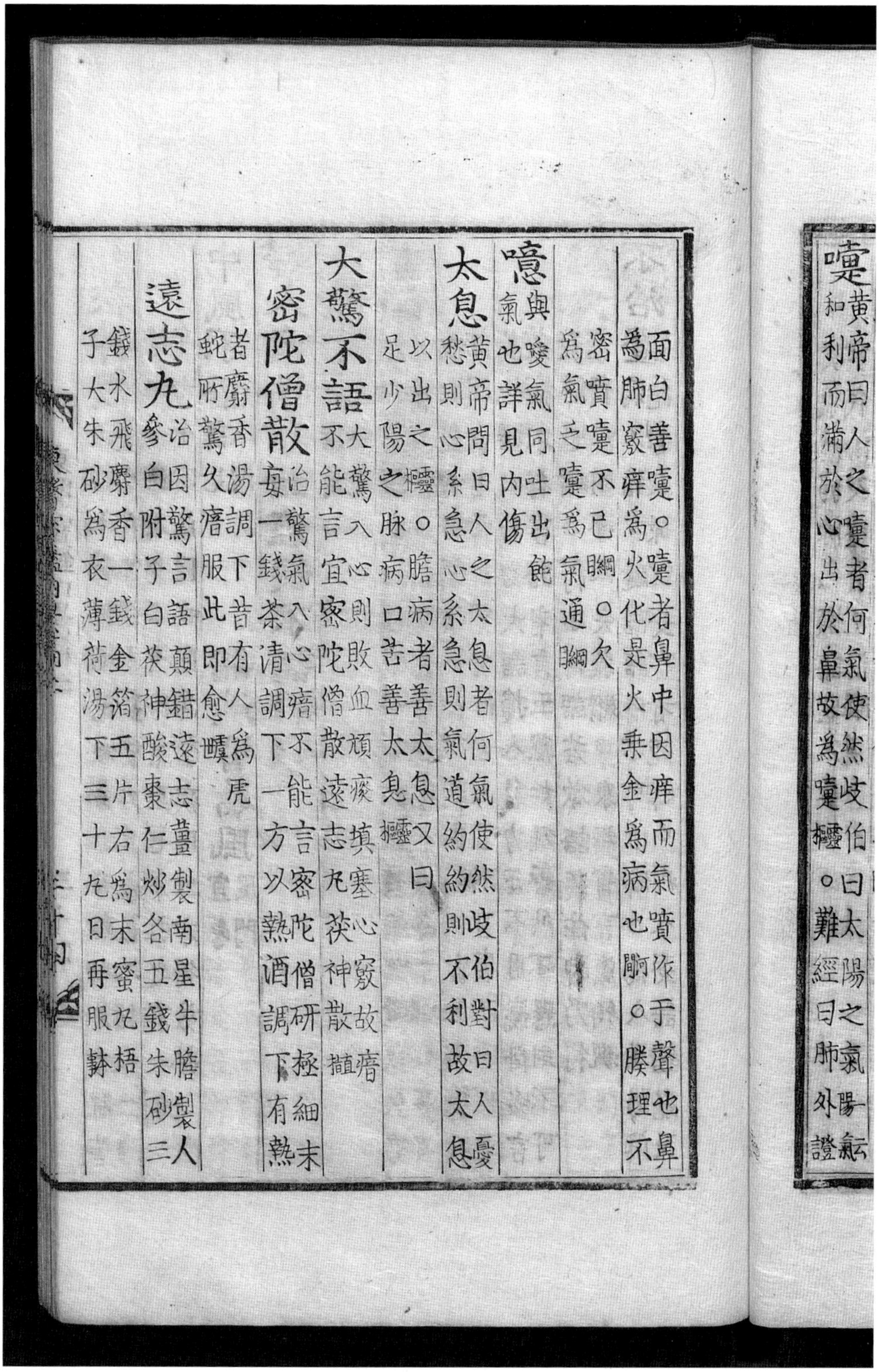
嚏 黃帝曰人之嚏者何氣使然岐伯曰太陽之氣陽氣和利而滿於心出於鼻故爲嚏靈○難經曰肺外證

面白善嚏○嚏者鼻中因痒而氣噴作于聲也鼻爲肺竅痒爲火化是火乘金爲病也綱○腠理不密噴嚏不已綱○欠爲氣之嚏爲氣通綱

噫 與噯氣同吐出飽氣也詳見內傷

太息 黃帝問曰人之太息者何氣使然岐伯對曰人憂愁則心系急心系急則氣道約約則不利故太息以出之靈○膽病者善太息又曰足少陽之脉病口苦善太息靈

大驚不語 大驚入心則敗血頑痰塡塞心竅故瘖不能言宜密陀僧散遠志丸茯神散攝

密陀僧散 治驚氣入心瘖不能言密陀僧研極細末每一錢茶清調下一方以熱酒調下有熱者麝香湯調下昔有人爲虎蛇所驚久瘖服此即愈瞋

遠志丸 治因驚言語顚錯遠志薑製南星牛膽製人參白附子白茯神酸棗仁炒各五錢朱砂三錢水飛麝香一錢金箔五片右爲末蜜丸梧子大朱砂爲衣薄荷湯下三十丸日再服鉢

『東醫寶鑑』 권4 東醫寶鑑內景篇2 34a

茯神散 治同上茯神生乾地黃白芍藥川芎當歸苦蔓白茯苓遠志薑製右爲末每二錢水二盞燈心一錢大棗二枚同煎至七分服之有一婦年七十四歲因戎亂爲驚疾服二方得效躰

中風不語 詳見風門

語澁皆屬風 宜考風門

婦人產前不語產後不語 並見婦人

小兒語遲 詳見小兒

言語法 少言語養內氣七禁文○語過多成咳嗽或失音脈訣○凡言語誦讀常想聲在氣海中臍下每日初入後勿言誦讀寧待平朝也得效○食上不得語語而食者常患胷背痛古人食不言寢不言此故也得效○卧勿大語損人氣力亦不用寢卧多言笑寢不得言語者言五藏如鍾磬然不懸則不可發聲也得效○行不得語若欲語須住脚乃得語行語則令人失氣得效○東垣省言箴詳見身形

不治證 病人循衣縫譫語者不可治得效○病人陰陽俱絶掣衣撮空妄言者死得效○妄語錯亂及

不能語者不治熱病及狂者不在此例醫鑑

『東醫寶鑑』 권4 東醫寶鑑內景篇2 34b

5: 13a　5: 12b　5: 12a

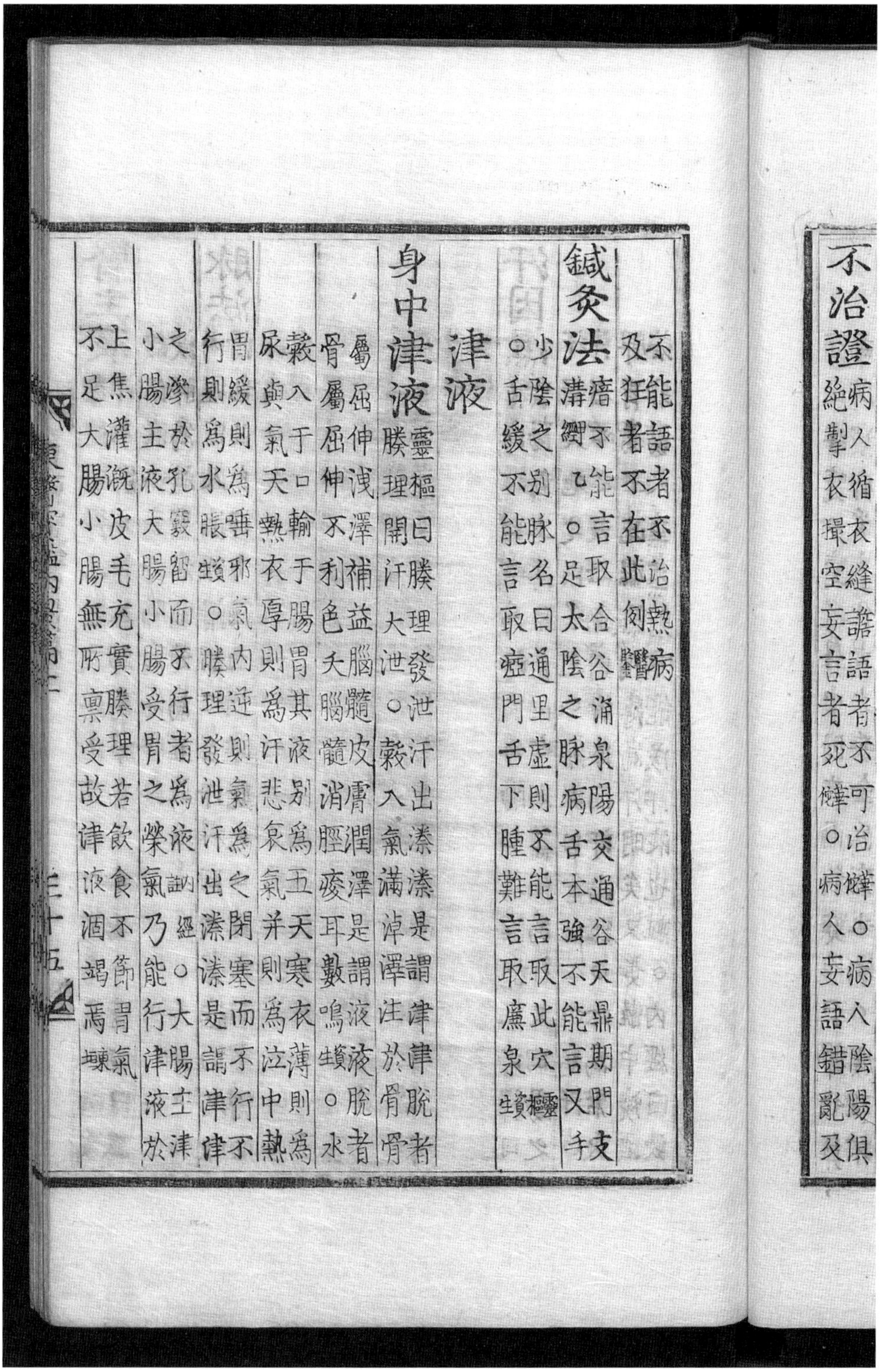

不治證

病人循衣縫譫語者不可治仲景 ○病入陰陽俱絶掣衣撮空妄言者死仲景 ○病人妄語錯亂及

不能語者不治熱病及狂者不在此例醫鑑

鍼灸法

瘖不能言取合谷涌泉陽交通谷天鼎期門支溝綱目 ○足太陰之脉病舌本強不能言又手少陰之別脉名曰通里虛則不能言取此穴靈樞 ○舌緩不能言取瘂門舌下腫難言取廉泉資生

津液

身中津液

靈樞曰腠理發泄汗出溱溱是謂津津脫者腠理開汗大泄 ○穀入氣滿淖澤注於骨骨屬屈伸洩澤補益腦髓皮膚潤澤是謂液液脫者骨屬屈伸不利色夭腦髓消脛痠耳數鳴靈樞 ○水穀入于口輸于腸胃其液別爲五天寒衣薄則爲尿與氣天熱衣厚則爲汗悲哀氣并則爲泣中熱胃緩則爲唾邪氣內逆則氣爲之閉塞而不行不行則爲水脹靈樞 ○腠理發泄汗出溱溱是謂津津之滲於孔竅留而不行者爲液內經 ○大腸主津小腸主液大腸小腸受胃之榮氣乃能行津液於上焦灌溉皮毛充實腠理若飮食不節胃氣不足大腸小腸無所禀受故津液涸竭焉東垣

東醫寶鑑內景篇二　三十五

『東醫寶鑑』 권4 東醫寶鑑內景篇2 35a

腎主液

難經曰腎主五液分化五藏入肝爲淚入心爲汗入脾爲涎入肺爲涕自入爲唾○靈樞曰五藏化液心爲汗肺爲涕肝爲淚脾爲涎腎爲唾是爲五液

脈法

內經曰尺澁脈滑謂之多汗釋曰尺膚澁而尺脈滑也此自汗多而血涸津脫也○脈大而虛浮而濡者汗正傳○脈訣曰汗脈浮虛或澁或濡軟散洪大渴飲無餘○肝脈浮虛或濡或澁自汗在寸盜汗在尺回春○脈經曰男子平人脈虛弱微細者喜盜汗出也○寸口脈微尺脈緊其人虛損多汗知陰常在絶不見陽也仲景○傷寒脈浮而遲面熱赤而戰惕者當汗出解也脈遲者爲無陽不能作汗其身必痒仲景

汗因濕熱

內經曰心爲汗又曰陽加於陰謂之汗釋曰陽氣上薄陰能固之則蒸而爲汗又曰陽之汗而天地之雨名之○難經曰腎邪入心爲汗○汗者心之液心動則惕然而汗出醫鑑○心爲君火脾胃屬土此濕熱相薄爲汗明矣又如甑中燒酒若非湯火熏蒸則不能成汗液也正傳○內經曰飲

食飽甚汗出於胃驚而奪精汗出於心持重遠行汗出於腎疾走恐懼汗出於肝搖體勞苦汗出於

『東醫寶鑑』 권4 東醫寶鑑內景篇2 35b

5: 16b　5: 16a　5: 15b

脾胃屬土此濕熱相薄爲汗明矣又如甑中燒酒若非湯火熏蒸則不能成汗液也正傳○內經曰飮

食飽甚汗出於胃驚而奪精汗出於心持重遠行汗出於腎疾走恐懼汗出於肝搖體勞苦汗出於脾○衛氣虛則汗多榮血虛則無汗綱目○風病多汗風散氣故也詳見風門痰證亦有汗頭眩嘔逆宜芎夏湯方見痰飮火氣上蒸胃中之濕亦能作汗凉膈散方見火門主之丹溪

自汗

自汗者無時而濈濈然出動則爲甚屬陽虛胃氣之所司也治法宜補陽調胃正傳○靈樞曰衛氣者所以肥腠理司開闔者衛氣虛則腠理疏開闔無所司而汗多矣○內經曰汗出偏沮使人偏枯○多汗身軟者濕也心主熱脾主濕濕熱相薄如地之蒸氣爲雲雨霧露宜調衛湯玉屛風散胃熱者二甘湯入門○自汗屬氣虛屬濕與痰氣虛用人參黃芪少加桂枝眞陽虛則少用附子童便煮丹溪○凡內傷及一切虛損之證自汗不止者總用補中益氣湯方見內傷少加附子麻黃根浮小麥其效如神但升柴俱用蜜水製炒以殺其升發勇悍之性又欲引其參芪等藥至肌表也東垣○仲景桂枝湯治外感風邪自汗之聖藥也黃芪建中湯治外感氣虛自汗之神劑也補中益氣湯治內傷氣虛自汗之

東醫寶鑑內景篇卷二　三十六

『東醫寶鑑』 권4 東醫寶鑑內景篇2 36a

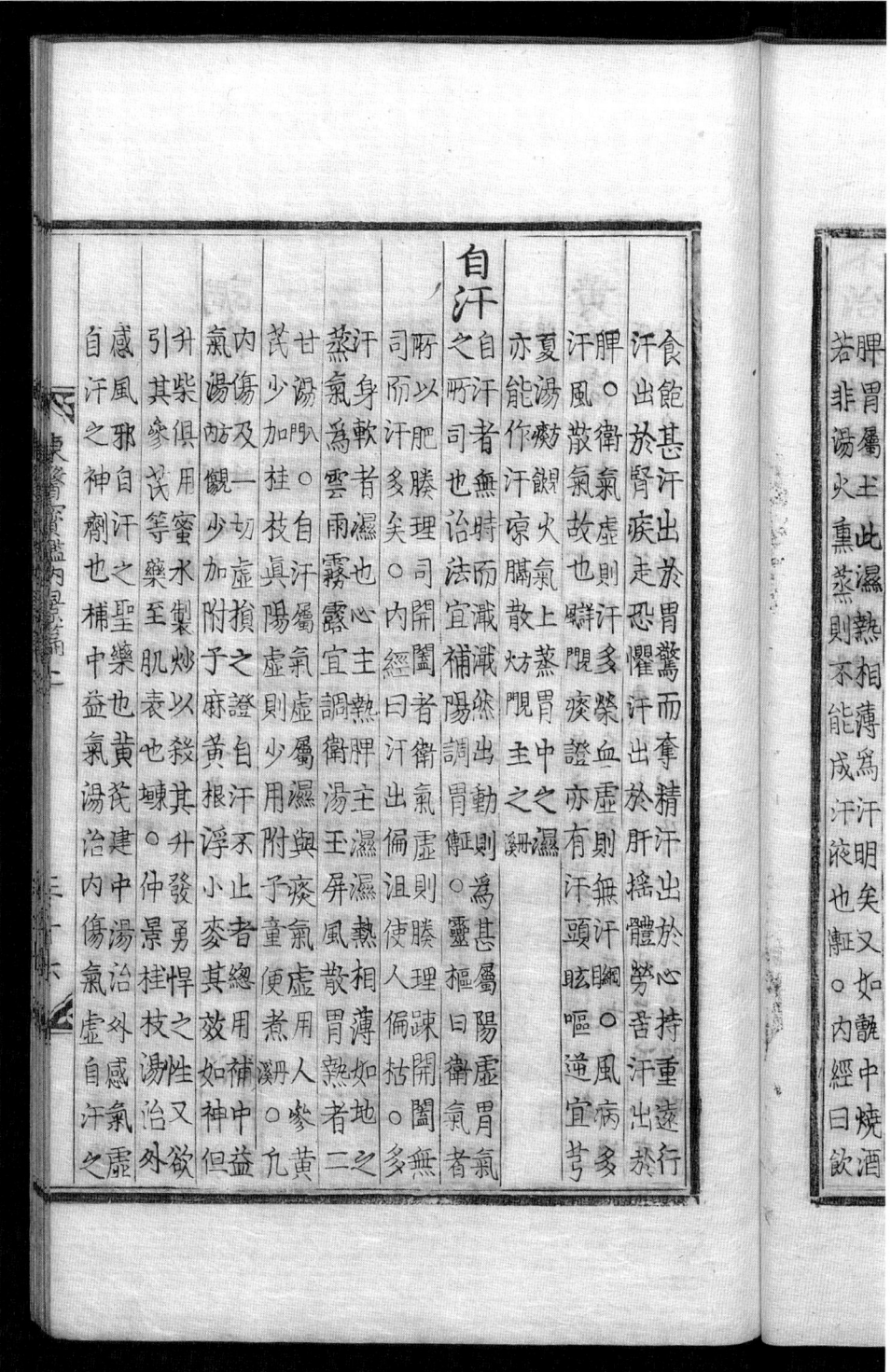

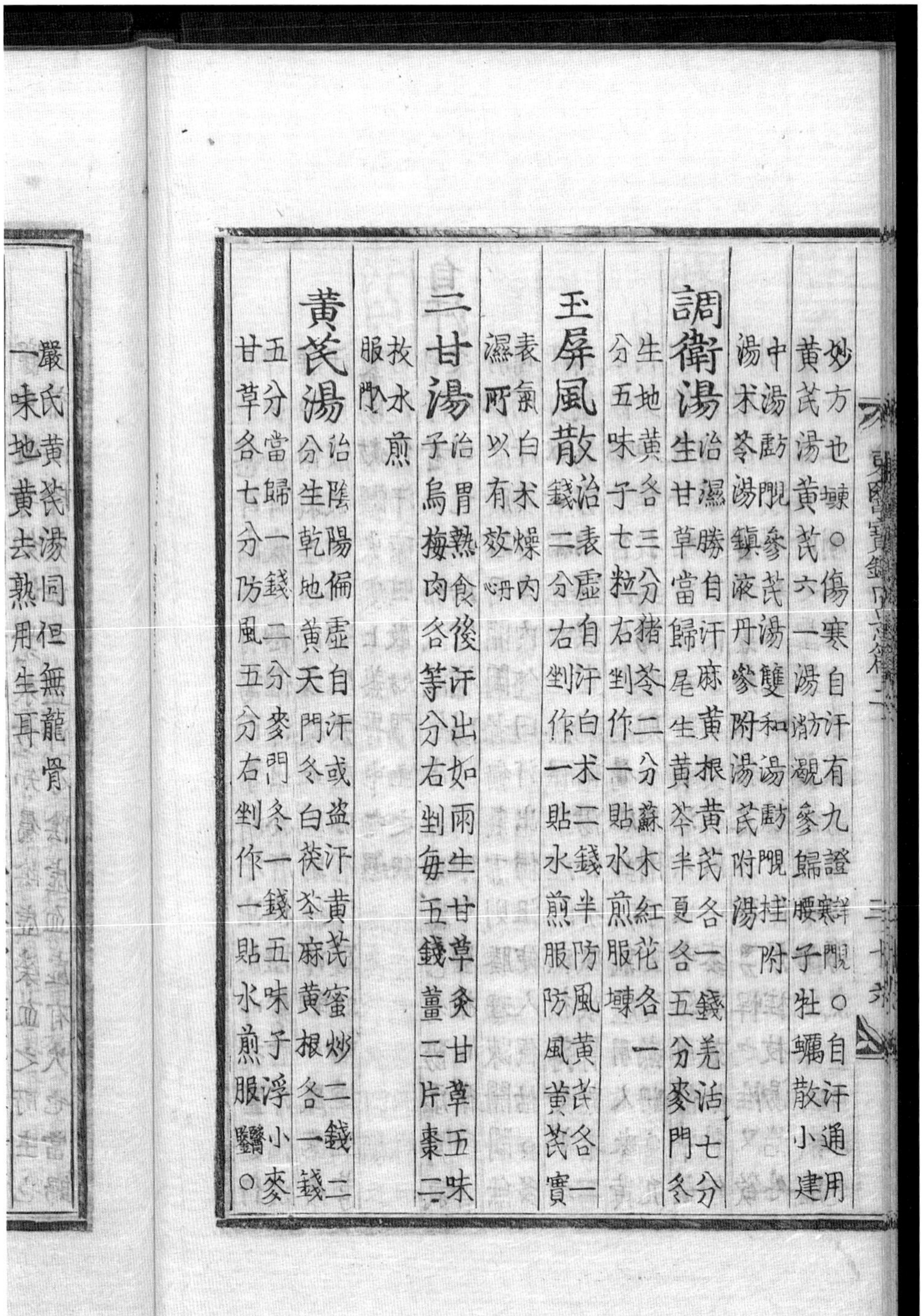

妙方也蠊○傷寒自汗有九證寒詳見○自汗通用黃芪湯黃芪六一湯消風觀參歸腰子牡蠣散小建

中湯勩見參芪湯雙和湯勩見桂附湯术苓湯鎭液丹參附湯芪附湯

調衛湯 治濕勝自汗麻黃根黃芪各一錢羌活七分生甘草當歸尾生黃芩半夏各五分麥門冬

生地黃各三分猪苓二分蘇木紅花各一分五味子七粒右剉作一貼水煎服蠊

玉屛風散 治表虛自汗白术二錢半防風黃芪各一錢二分右剉作一貼水煎服防風黃芪實

表氣白术燥內濕所以有效心丹

二甘湯 治胃熱食後汗出如雨生甘草炙甘草五味子烏梅肉各等分右剉每五錢薑二片棗二

枚水煎服入門

黃芪湯 治陰陽偏虛自汗或盜汗黃芪蜜炒二錢一分生乾地黃天門冬白茯苓麻黃根各一錢二

五分當歸一錢二分麥門冬一錢五味子浮小麥甘草各七分防風五分右剉作一貼水煎服醫鑑○

嚴氏黃芪湯同但無龍骨

一味地黃去熟用生耳

『東醫寶鑑』 권4 東醫寶鑑內景篇2 36b

5: 19a | 5: 18b

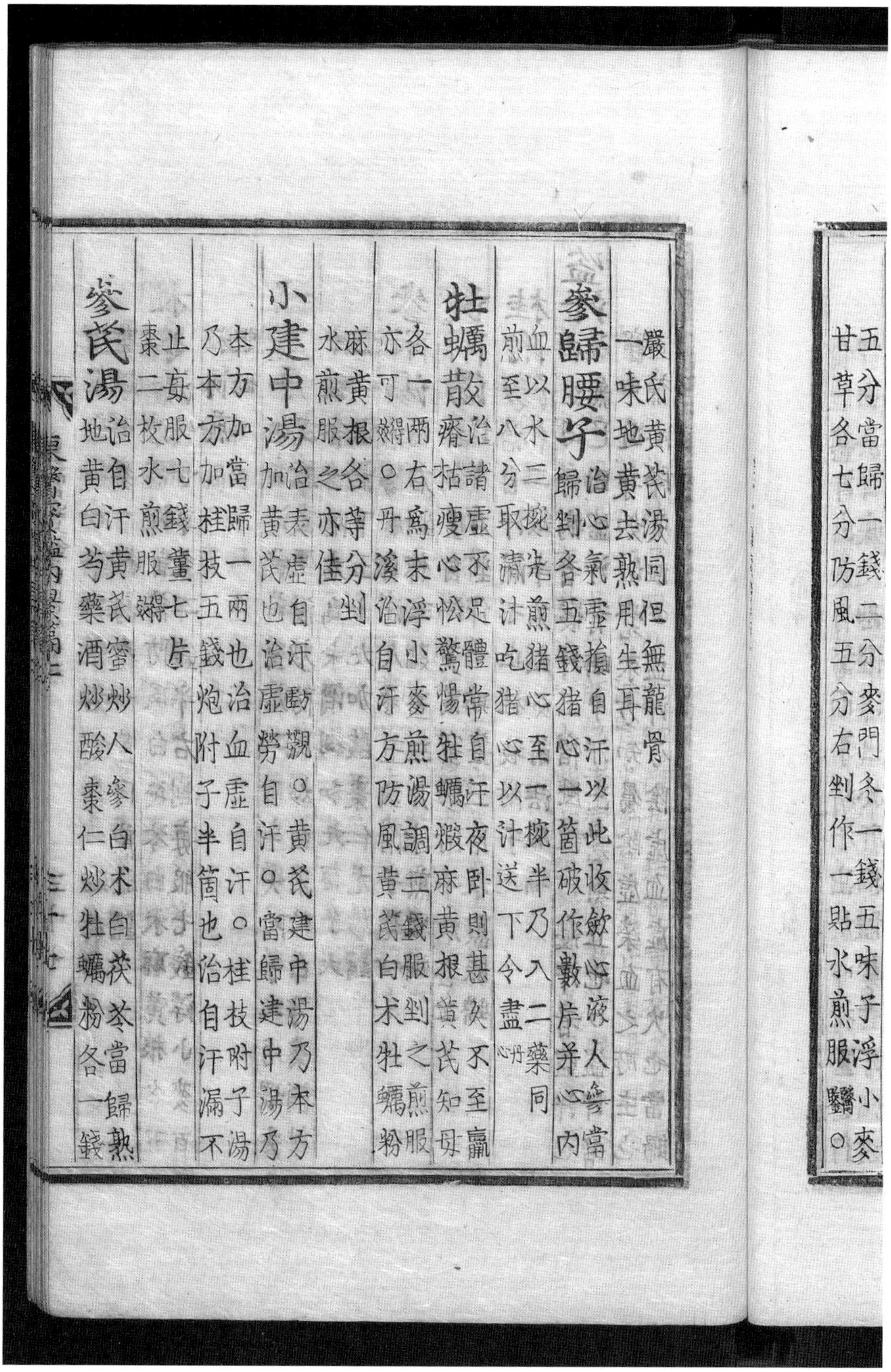
五分當歸一錢二分麥門冬一錢五味子浮小麥
甘草各七分防風五分右剉作一貼水煎服醫鑑○

嚴氏黃芪湯同但無龍骨一味地黃去熟用生耳
參歸腰子 治心氣虛損自汗以此收斂心液人參當歸剉各五錢猪心一箇破作數片并心內
血以水二椀先煎猪心至一椀半乃入二藥同煎至八分取清汁吃猪心以汁送下令盡心丹
牡蠣散 治諸虛不足體常自汗夜卧則甚久不至羸瘠枯瘦心忪驚惕牡蠣煅麻黃根黃芪知母
各一兩右爲末浮小麥煎湯調二錢服剉之煎服亦可得效○丹溪治自汗方防風黃芪白朮牡蠣粉
麻黃根各等分剉水煎服之亦佳
小建中湯 治表虛自汗動覭○黃芪建中湯乃本方加黃芪也治虛勞自汗○當歸建中湯乃
本方加當歸一兩也治血虛自汗○桂枝附子湯乃本方加桂枝一兩五錢炮附子半箇也治自汗漏不
止每服七錢薑七片棗二枚水煎服
參芪湯 治自汗黃芪蜜炒人參白朮白茯苓當歸熟地黃白芍藥酒炒酸棗仁炒牡蠣粉各一錢

『東醫寶鑑』 권4 東醫寶鑑內景篇2 37a

5: 20b　　5: 20a　　5: 19b

陳皮七分甘草二分右剉作一貼棗二枚浮小麥一撮烏梅一箇同煎服醫鑑

朮苓湯 治虛汗黃芪防風白茯苓白朮麻黃根各五錢甘草炙二錢半右剉每服七錢浮小麥百粒同煎服醫鑑

鎭液丹 治自汗黃芪蜜炒二兩半大附子二兩煨去皮臍童便浸炒防風炒白朮炒白芍藥酒炒中桂各一兩右爲末酒糊和丸梧子大空心溫酒下五十丸加酸棗仁尤妙醫鑑

參附湯 治陽虛自汗人參五錢附子炮一兩右剉作三貼薑三片水煎服濟生

芪附湯 治氣虛自汗黃芪蜜炒附子炮各二錢半右剉作一貼薑三片水煎服濟生

桂附湯 治自汗漏不止桂枝附子炮各二錢半右剉如前法服濟生

盜汗 內經曰腎病者寢汗出憎風註曰寢汗者盜汗也成無已曰盜汗者睡中汗出覺則止也○盜汗者寐中通身如浴覺來方知屬陰虛榮血之所主也宜補陰降火丹溪○盜汗乃陰虛血虛有火也當歸

東醫寶鑑內景篇二　三十七

六黃湯甚妙又四物湯方見血門加知母黃柏兼氣虛加參朮黃芪丹心○盜汗腎火動甚宜正氣湯脾濕

『東醫寶鑑』 권4 東醫寶鑑內景篇2 37b

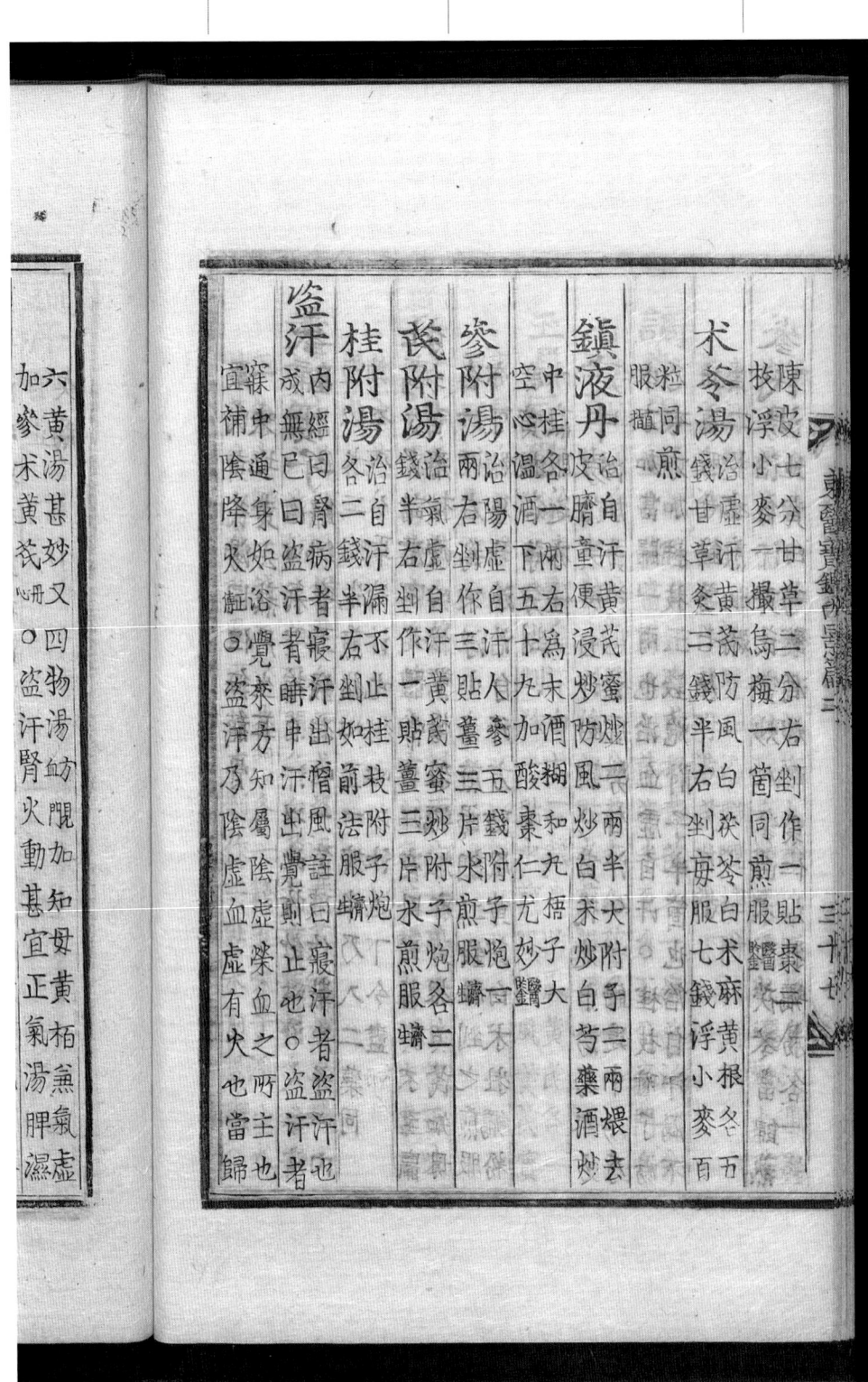

5: 22a　　5: 21b　　5: 21a

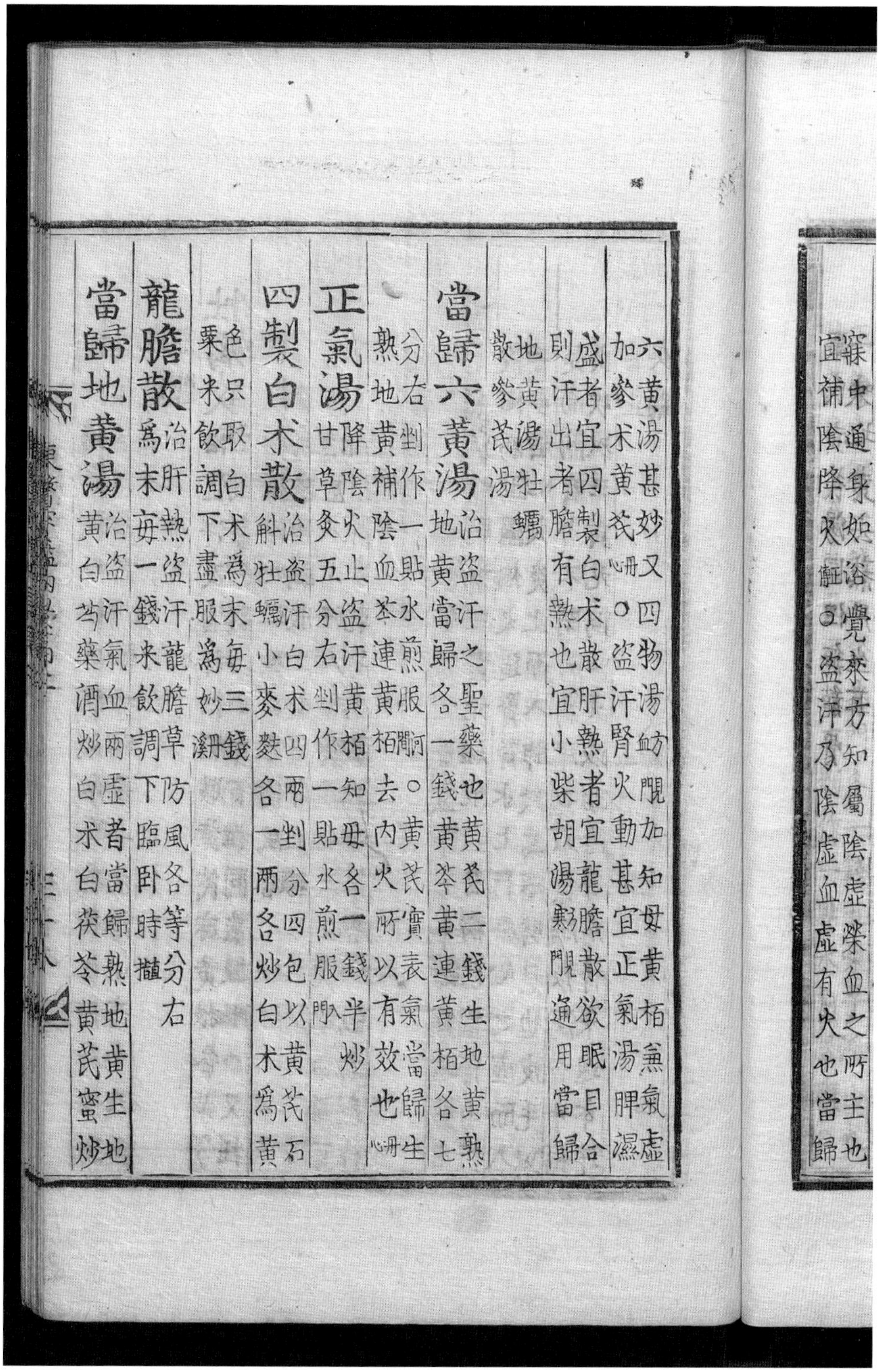

寐中通身如浴覺來方知屬陰虛榮血之所主也
宜補陰降火○盜汗乃陰虛血虛有火也當歸

六黃湯甚妙又四物湯方見加知母黃栢兼氣虛加參朮黃芪丹心○盜汗腎火動甚宜正氣湯脾濕盛者宜四製白朮散肝熱者宜龍膽散欲眠目合則汗出者膽有熱也宜小柴胡湯方見寒門用當歸地黃湯牡蠣散參芪湯

當歸六黃湯 治盜汗之聖藥也黃芪二錢生地黃熟地黃當歸各一錢黃芩黃連黃栢各七分右剉作一貼水煎服河間○黃芪實表氣當歸生熟地黃補陰血芩連黃栢去內火所以有效也丹心

正氣湯 降陰火止盜汗黃栢知母各一錢半炒甘草炙五分右剉作一貼水煎服入門

四製白朮散 治盜汗白朮四兩剉分四包以黃芪石斛牡蠣小麥麩各一兩各炒白朮爲黃色只取白朮爲末每三錢粟米飲調下盡服爲妙丹溪

龍膽散 治肝熱盜汗龍膽草防風各等分右爲末每一錢米飲調下臨臥時服

當歸地黃湯 治盜汗氣血兩虛者當歸熟地黃生地黃白芍藥酒炒白朮白茯苓黃芪蜜炒

『東醫寶鑑』 권4 東醫寶鑑內景篇2 38a

5: 23a　　5: 22b

東醫寶鑑 內景篇二　三十八

名一錢黃栢知母並蜜水炒陳皮各八分人參五分甘草三分右剉作一貼棗一枚浮小麥一撮同水煎服 醫鑑

牡蠣散 治盜汗及自汗牡蠣煅黃芪麻黃根各等分右剉每五錢浮小麥百粒同煎服 正傳 ○又牡蠣散治盜汗牡蠣粉白朮防風各等分爲末酒調服二錢汗卽止 綱目

參芪湯 治虛人盜汗人參黃芪白朮白茯苓白扁豆山藥陳皮乾葛半夏麴甘草各一錢右剉作一貼水煎服 丹心

童子盜汗 一童子自嬰至童盜汗七年諸藥不效用涼膈散三黃元並服三日病已盖腎主五液化爲五濕相火逼腎腎水上行乘心之虛而入手少陰心火炎上而入肺欺其不勝己也皮毛以是而開玄府不閉而爲汗先以涼膈散瀉胷中相火次以三黃丸瀉心火以助陰分則腎水還本汗自止矣 海藏

頭汗 頭者諸陽之會邪搏諸陽津液上湊則汗見於頭也 明理 ○頭者三陽之會盖三陰之脉至胷而還九

『東醫寶鑑』 권4 東醫寶鑑內景篇2 38b

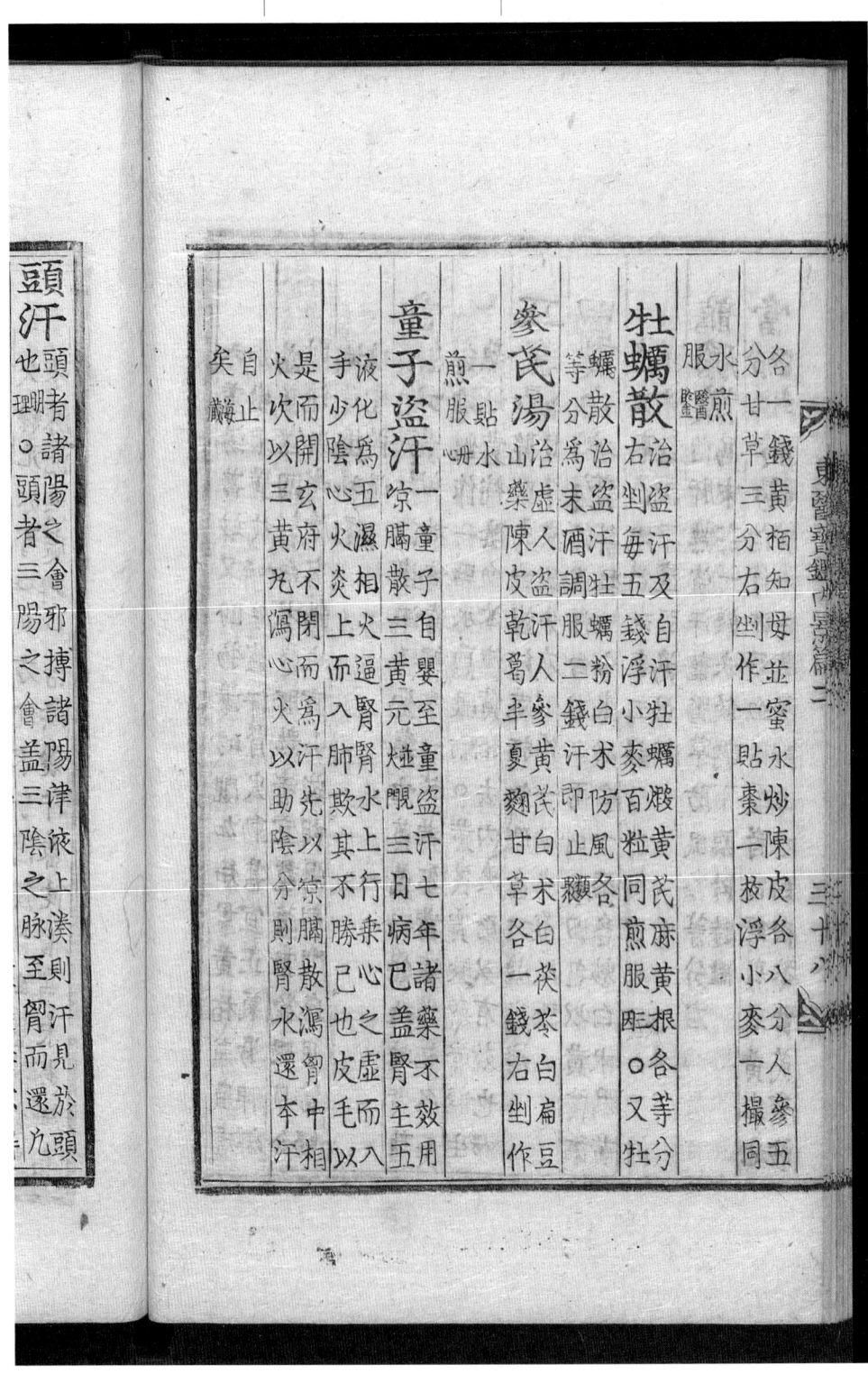

頭汗 頭者諸陽之會邪搏諸陽津液上湊則汗見於頭也(明理) ○頭者三陽之會盖三陰之脉至胷而還乃有頭汗出自是陽虛故曰汗出爲陽微是陰不得有汗也(仲景) ○頭汗出劑頸而還血證也額上偏多盖首者六陽之所會故熱氣熏蒸而汗出也以部分言之則顚屬腎額屬心三焦之火涸其腎水溝渠之餘迫而上入於心之分故發爲頭汗而額上偏多也(治法詳見寒門 ○海藏) ○濕家頭額出汗(詳見濕門) ○陽明胃實亦頭汗出(詳見寒門) ○水結胸亦頭汗出(詳見胸門) ○

心汗 別處無汗獨心孔一處有汗思慮多則汗亦多病在於心宜陳艾湯(得効) ○思慮過度以致心孔獨有汗出宜陳艾湯又法青桑第二番葉帶露採陰乾焙爲末每二錢空心米飲調下又止盜汗(入門) ○凢心脉汗大人乃心血溢盛面常發赤者是也小兒因驚得之有人患心脉盜汗久不止用參歸腰子方見上以收斂心血遂愈(得効) ○心汗宜茯苓補心湯

陳艾湯 治汗自心頭出者名曰心汗亦治心脉盜汗白茯苓二兩右爲末每二錢以濃煎陳艾湯

東醫寶鑑內景篇二 三十九

『東醫寶鑑』 권4 東醫寶鑑內景篇2 39a

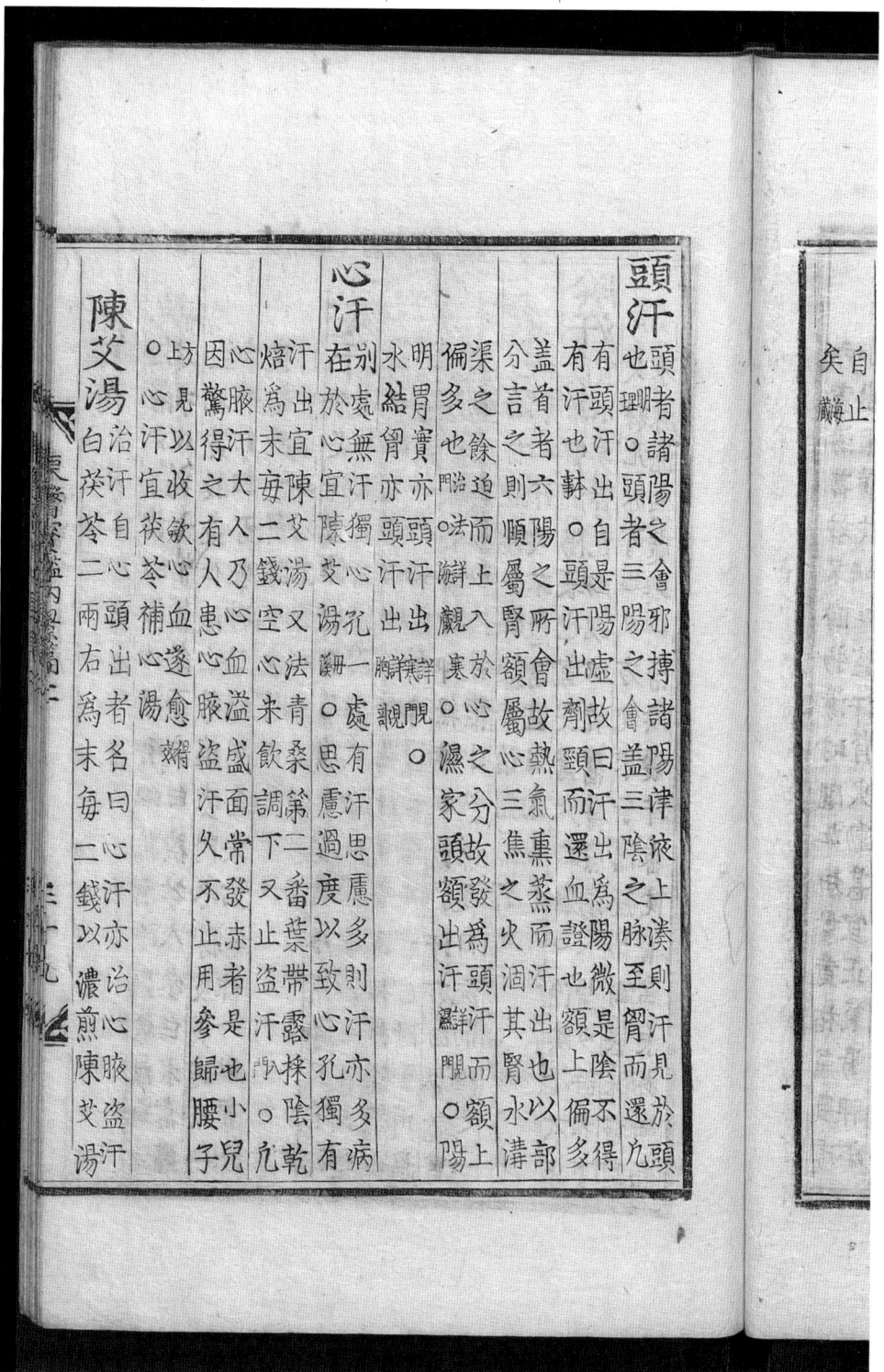

調下得效

茯苓補心湯 治心汗心汗者心孔有汗別處無也因七情鬱結而成白茯苓人參白朮當歸生地黃酸棗仁炒白芍藥麥門冬陳皮黃連各一錢甘草三分朱砂五分別爲末右剉作一貼棗二枚烏梅一箇浮小麥百粒同煎調朱砂末服之回春

手足汗 手足汗者津液自胃府傍達於外則手足自汗有熱聚胃府逼而出之者此陽明證也宜大柴胡湯方見下之入門○手足汗用芩連柏并補劑皆不效後以八物湯加半夏茯苓爲君白附子川烏爲佐使服之其汗即無綱目○治脚汗方白礬乾葛各五錢爲末水三椀煎十數沸逐日洗而纏之三五日自止醫林○牡礬丹治兩腋汗兩脚心汗久不愈者宜用方見前門

陰汗 陰汗腎虛陽衰也宜安腎元方見○治陰汗不止宜小安腎元方見以乾薑醬煎湯入鹽少許吞下大蒜元亦可○又方蛇床子酒浸炒白礬陳醬煎水淋洗患處得效○治陰囊汗密陀僧爲末極細和

蛤粉撲傅汗處丹心○陰汗宜爐甘石一錢半蚌粉黃連五倍子各一錢二分半右爲末先以露蜂房

『東醫寶鑑』 권4 東醫寶鑑內景篇2 39b

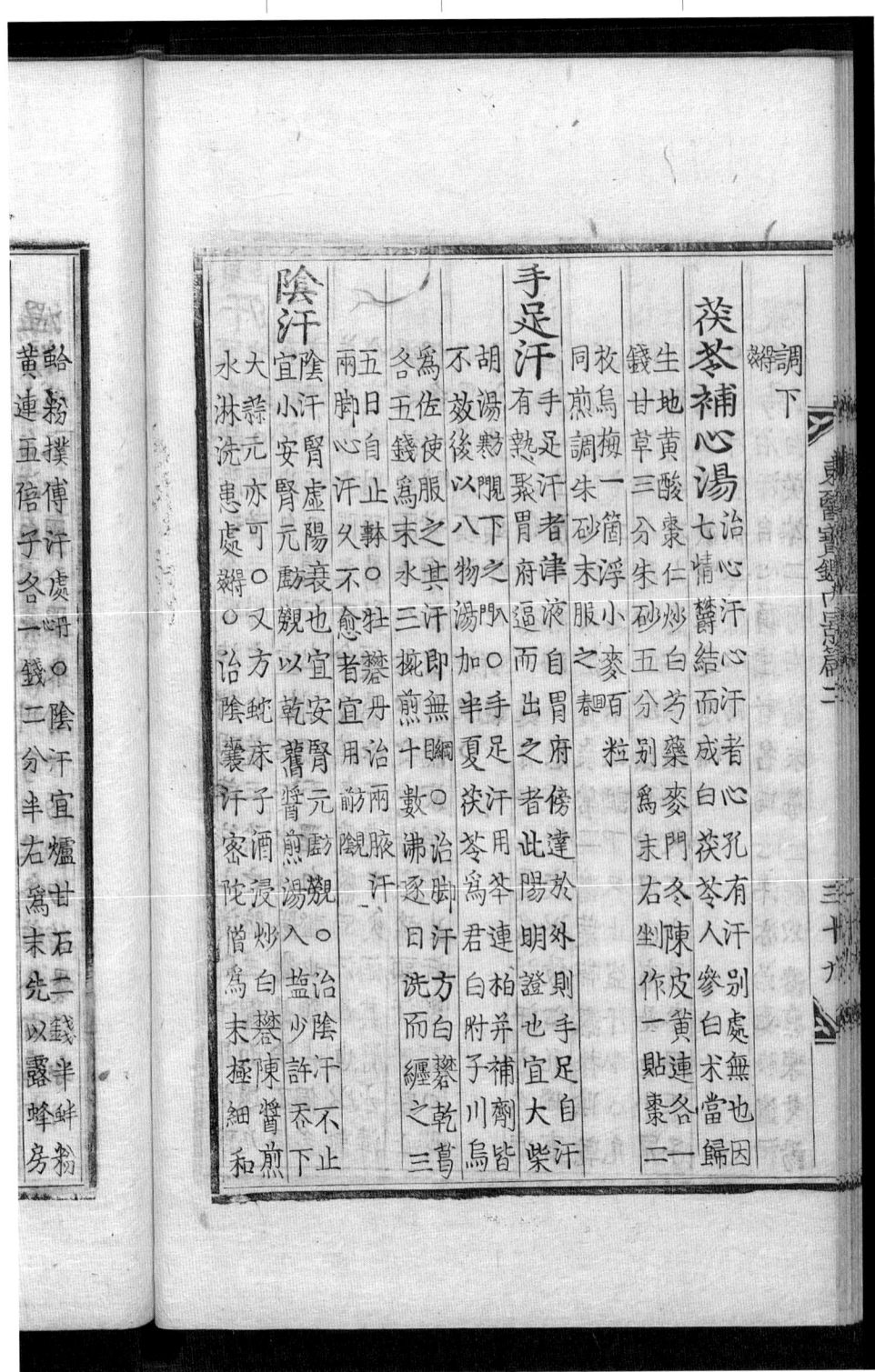

大蒜元亦可○又方蛇床子酒浸炒白礬陳醬煎
水淋洗患處得效○治陰囊汗密陀僧爲末極細和

蛤粉撲傅汗處卅○陰汗宜爐甘石二錢半蚌粉
黃連五倍子各一錢二分半右爲末先以露蜂房
大腹皮煎湯
洗後糝之攄

大蒜元 治陰汗濕痒大蒜不拘多少煨熟去皮爛研
同淡豆豉末和丸梧子大朱砂爲衣棗子燈
心煎湯空心呑
下三十丸得效

血汗 詳見血門

黃汗 詳見疸門

漏風證 黃帝問曰有病身熱懈墮汗出如浴惡風少氣
此爲何病岐伯對曰病名酒風一名漏風漏風
之狀或多汗常不可單衣食則汗出甚則身熱喘
息衣常濡口乾善渴不能勞事內經白朮散主之

白朮散 治飲酒中風汗多不可單衣食則汗出如洗
久不治必爲消渴防風二兩半白朮一兩二
錢牡蠣煅三錢右爲末
每二錢溫水調下斷

東醫寶鑑內景篇二 四十

『東醫寶鑑』 권4 東醫寶鑑內景篇2 40a

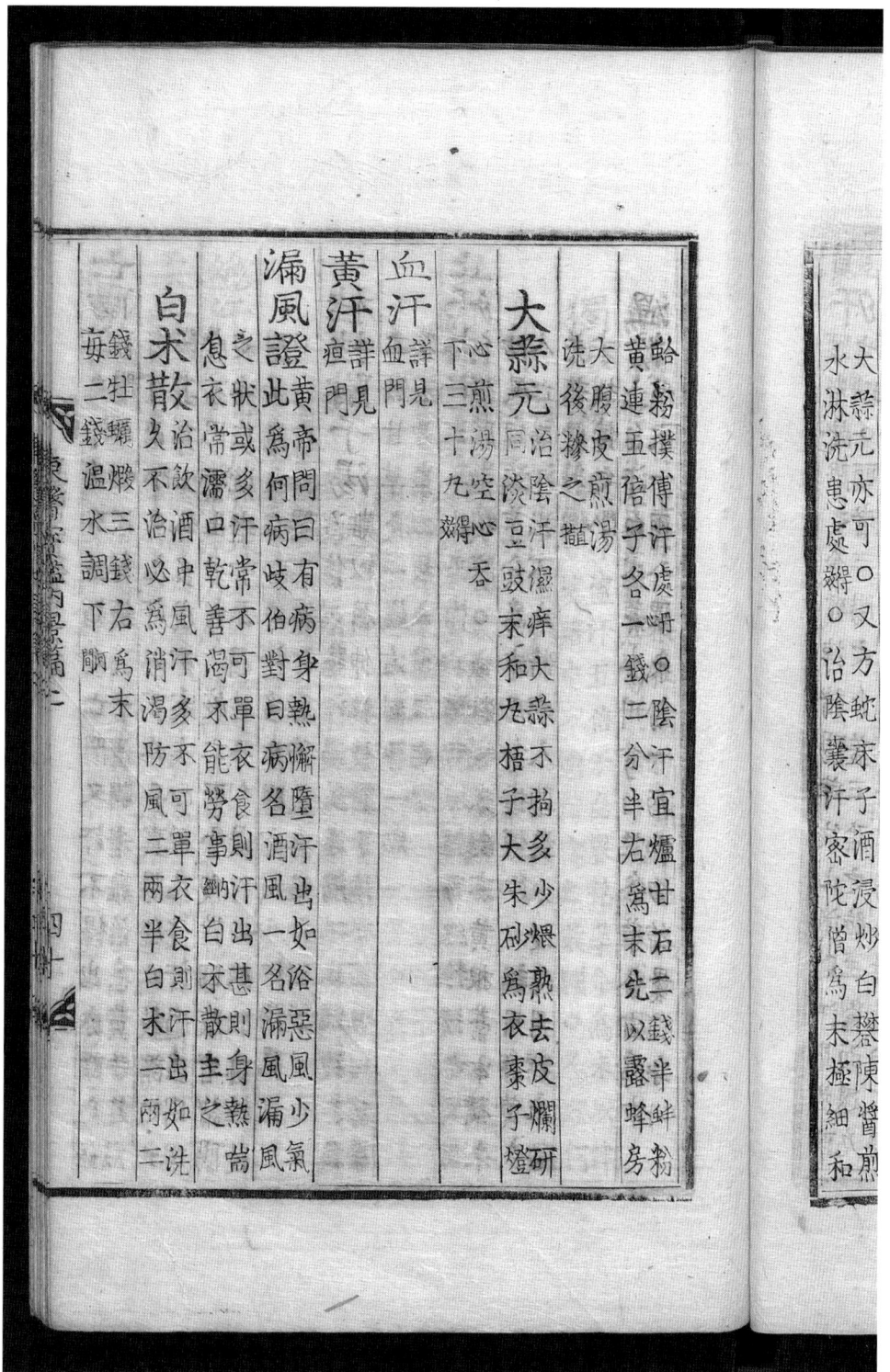

5: 29a　5: 28b　5: 28a　5: 27b

東醫寶鑑內景篇二

亡陽證 凡汗多不止謂之亡陽又汗不得出亦謂之亡陽如心痞胷煩面青膚瞤者難治色黃手足溫者可治門八○凡汗漏不止則真陽脫亡故謂之亡陽其身必冷多成痺寒矣門八○凡發汗過多則亡陽虛不固汗出多則津液亡而小便難四肢者諸陽之本液脫者骨屬屈伸不利是以四肢拘急桂枝附子湯主之門八○汗多亡陽宜用止汗法見○陽虛亡陽不得汗宜陶氏再造散方見寒門

桂枝附子湯 治傷寒發汗過多遂漏不止四肢拘急難以屈伸桂枝附子炮各三錢白芍藥二錢甘草炙一錢右剉作一貼薑五片棗二枚水煎服之門八

止汗法 汗出不止恐作亡陽宜以溫粉紅粉撲之又用獨勝散塡臍○或牡蠣麥麩麻黃根藁本糯米防風白芷等分爲末周身撲傅門八○誤用麻黃令人亡陽汗出不止將病人頭髮水浸外用糯米粉并龍骨牡蠣末撲傅之門八

溫粉 止自汗白朮藁本川芎白芷各等分右爲末藥末一兩入粟米粉一兩和勻綿裹撲身得效

紅粉 治同上麻黃根牡蠣粉各一兩赤石脂龍骨各五錢右爲末和勻綿裹撲傅得效

『東醫寶鑑』 권4 東醫寶鑑內景篇2 40b

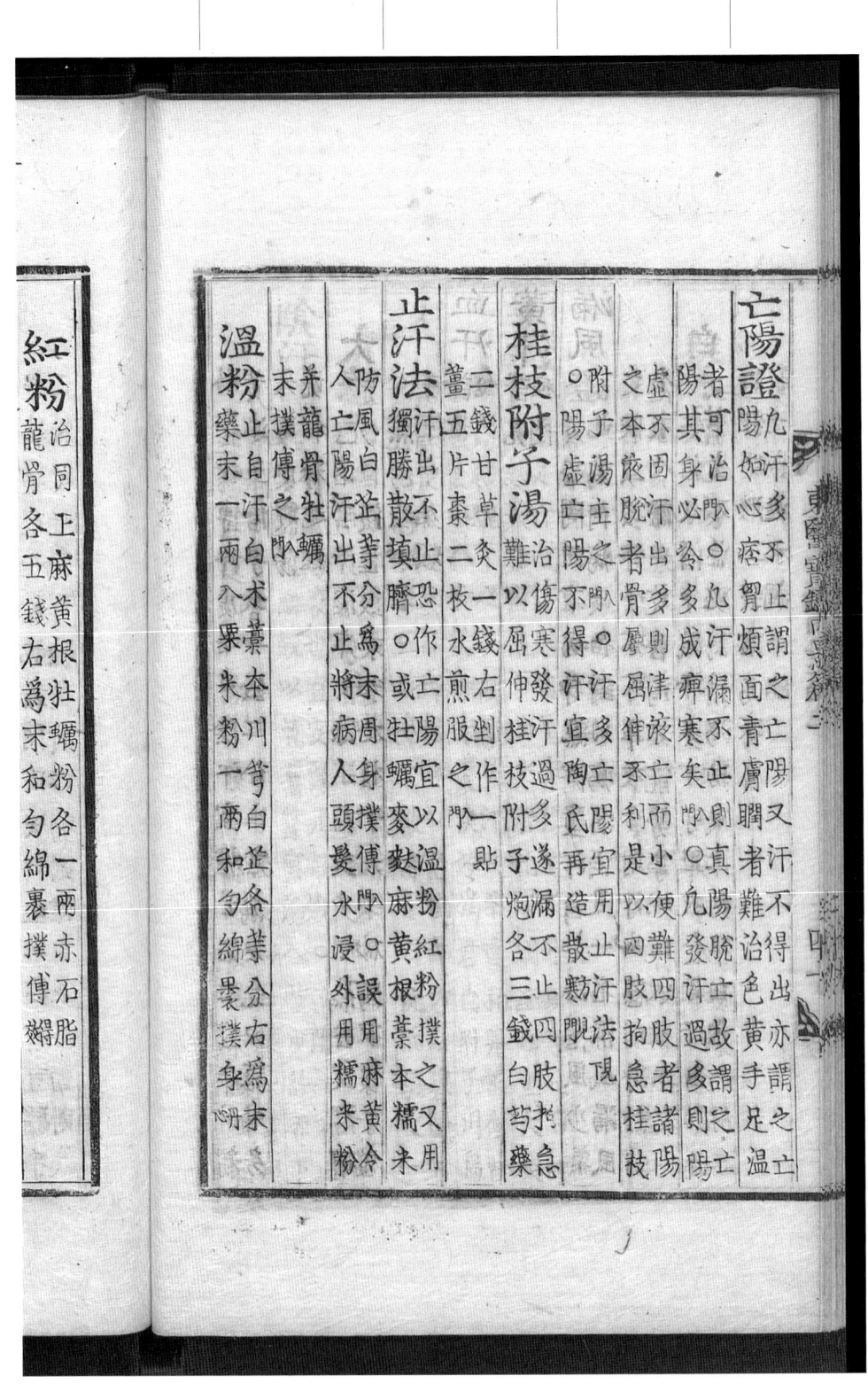

5: 30b 5: 30a 5: 29b

溫粉 止自汗白朮藁本川芎白芷各等分右爲末每藥末一兩入粟米粉一兩和勻綿裹撲身 得効

紅粉 治同上麻黃根牡蠣粉各一兩赤石脂龍骨各五錢右爲末和勻綿裹撲傅 綱目

獨勝散 治自汗盜汗五倍子白礬枯等分爲末以津唾調勻塡臍中以帛縛定立效 醫鑑 ○又方何首烏爲末津唾調封臍中妙 丹心

無汗 汗者血之異名故靈樞曰奪血者無汗奪汗者無血○盛夏浴食無汗爲表實表實者無汗 綱目 ○三陽實三陰虛汗不出三陰實三陽虛汗不止 擿 ○胃中眞氣已虧胃中火盛則汗出不休胃中眞氣已竭若陰火已衰則無汗反燥乃陰陽俱衰四時無汗其形不久 東垣 ○傷寒陰證皆無汗 詳見寒門 ○陽氣有餘爲身熱無汗陰氣有餘爲多汗身寒陰陽有餘則無汗而寒 綱目

絶汗 謂出汗如珠不流復旋乾也 内經 ○六陽氣俱絶則絶汗乃出朝占夕死夕占朝死 綱目

柔汗 仲景傷寒論曰柔汗發黃爲脾絶釋曰柔爲陰柔汗即冷汗也一云油汗即粘汗也

汗出凶證 傷寒熱病汗出髮潤一不治也汗出如油二不治也汗凝如珠三不治也 擿 ○傷寒熱病

『東醫寶鑑』 권4 東醫寶鑑內景篇2 41a

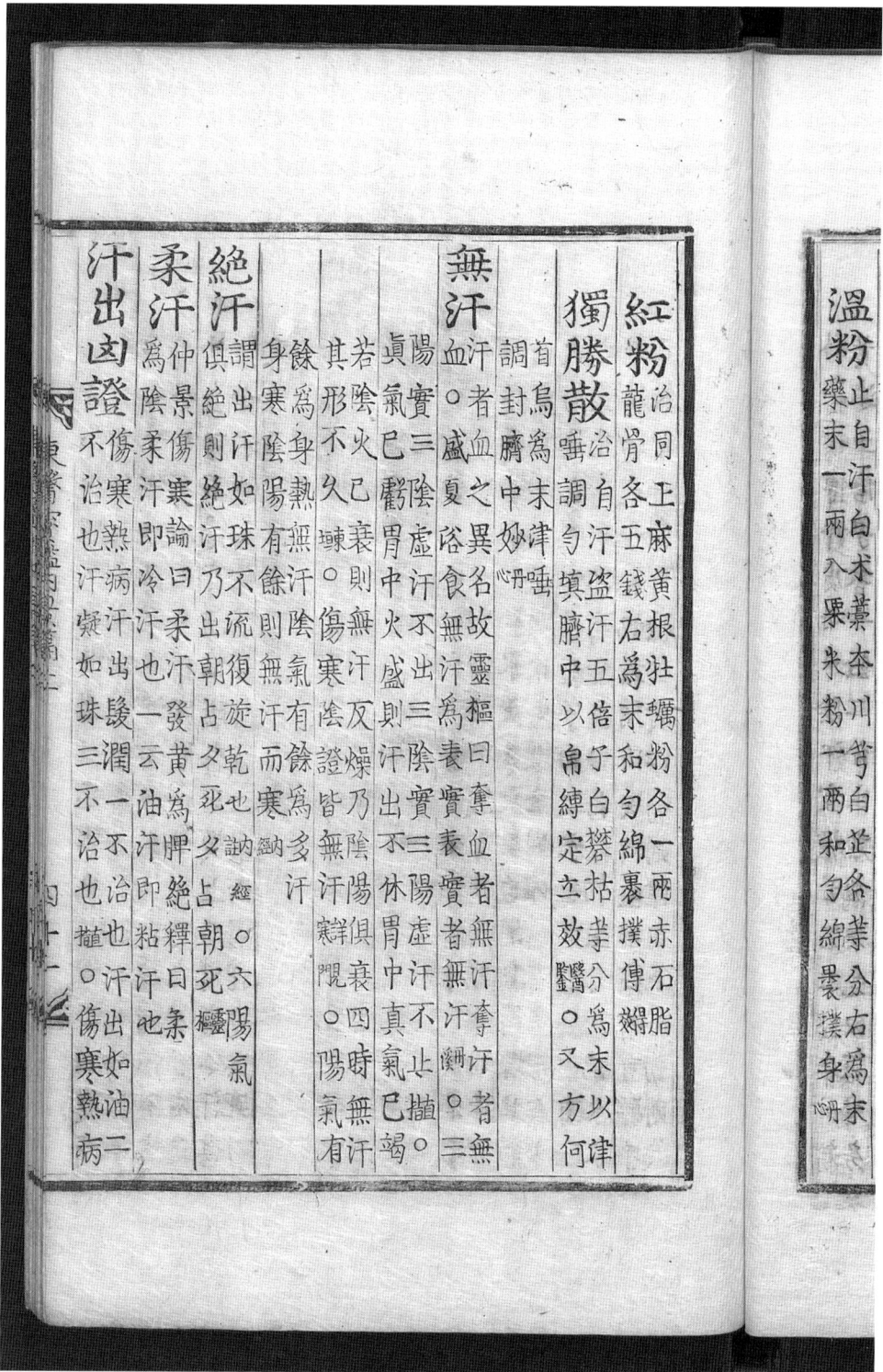

5: 32a 5: 31b 5: 31a

頭汗如珠不流者陽脫即死入門○傷寒汗出髮潤與其出如油或大如貫珠着身出而不流皆爲不治之證明理○傷寒脉浮洪汗出如油髮潤喘不休爲命絶不治仲景○傷寒陽病自汗有九證皆有治法陰病不得有汗惟陰毒則額上手背有冷汗甚者如水洗此是陽虛陰盛亡陽而將脫也其死必矣活人

禁忌

冬月天地閉血氣藏縱有病亦不宜多出汗活人○自汗大忌生薑以其開腠理故也丹溪○自汗凢辛辣之味五辛之屬並忌食之

積氣生液

古聖曰陽中生陰陰中生陽氣中生液液中生氣又曰積液生氣積氣生液叅同○朱子曰陽變陰合初生水火水火氣也流動閃爍其體尚虛其形猶未定次生木金則確然有定形矣水火初是自生也○程子曰坎水也一始於中有生之最先者也魯齋鮑氏曰物之初生其形皆水水者萬物之一原也或問曰天一生水亦有可驗乎曰人之一身可驗矣貪心動則津生哀心動則淚

生愧心動則汗生慾心動則精生方人心寂然不動之時則太極也此心之動則太極動而生陽所

『東醫寶鑑』 권4 東醫寶鑑內景篇2 41b

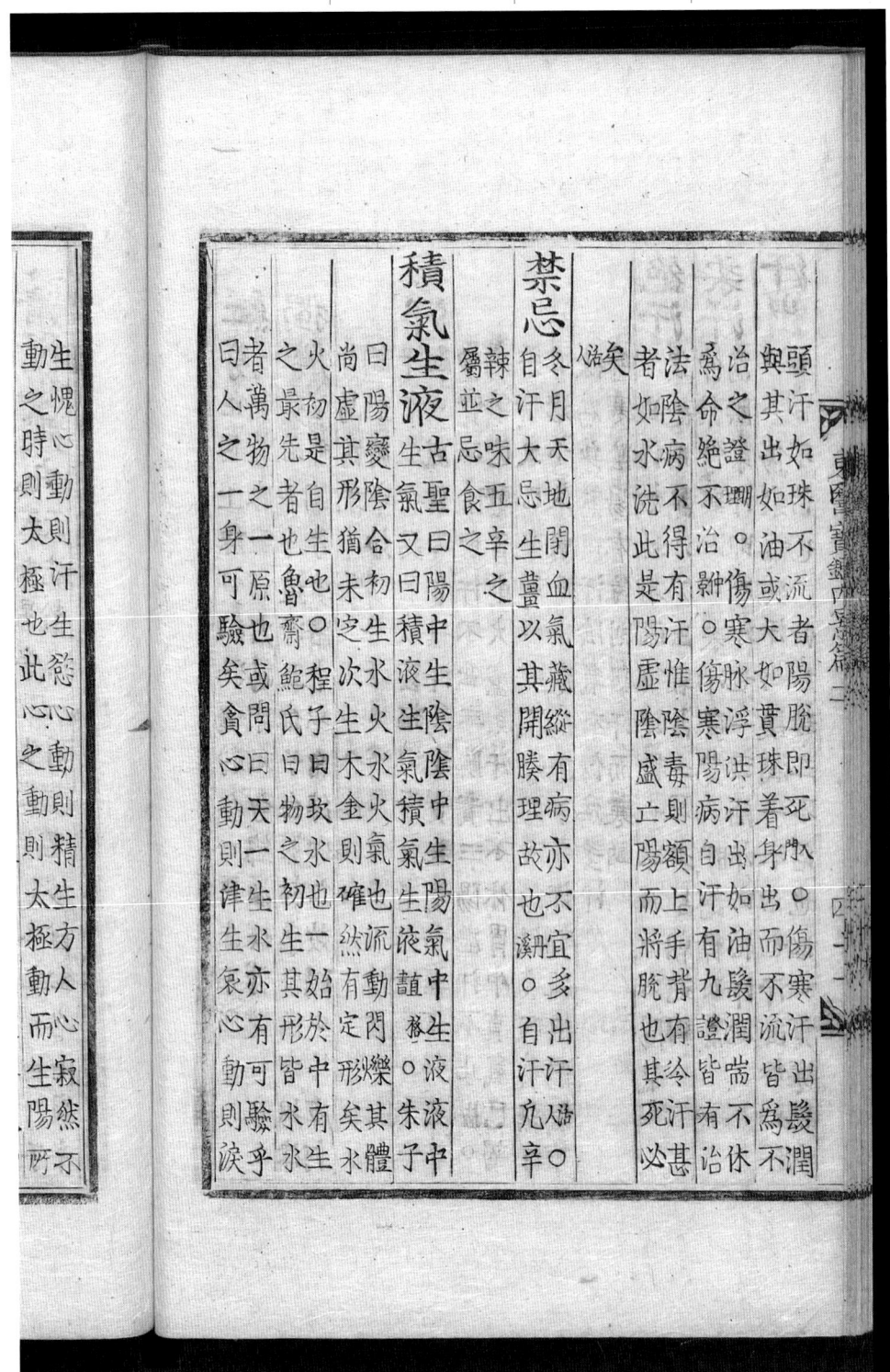

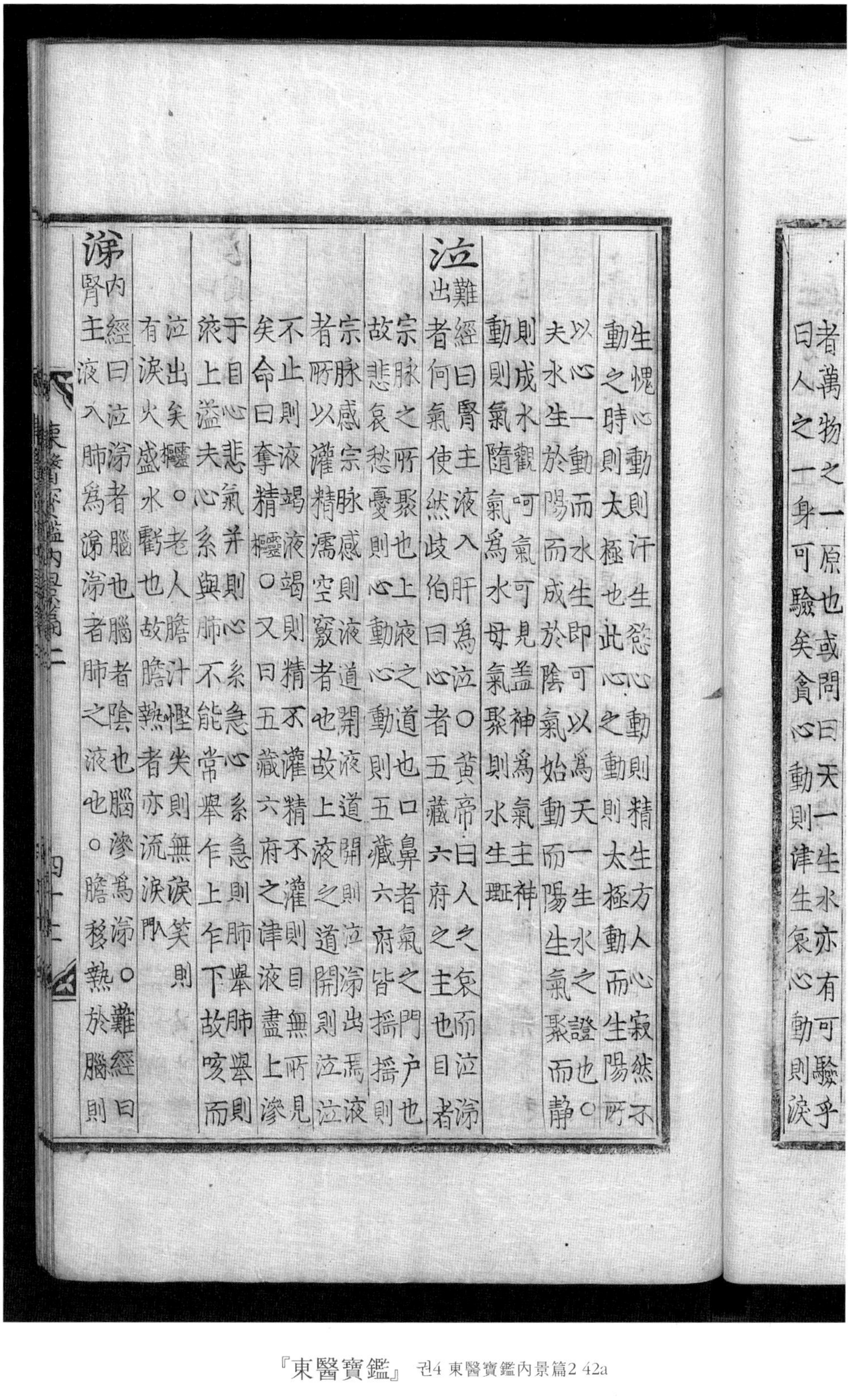

者萬物之一原也或問曰天一生水亦有可驗乎曰人之一身可驗矣貪心動則津生哀心動則淚

生愧心動則汗生慾心動則精生方人心寂然不動之時則太極也此心之動則太極動而生陽所

以心一動而水生即可以爲天一生水之證也○夫水生於陽而成於陰氣始動而陽生氣聚而靜

則成水觀呵氣可見蓋神爲氣主神動則氣隨氣爲水母氣聚則水生正理

泣

難經曰腎主液入肝爲泣○黃帝曰人之哀而泣涕出者何氣使然岐伯曰心者五藏六府之主也目者

宗脈之所聚也上液之道也口鼻者氣之門戶也故悲哀愁憂則心動心動則五藏六府皆搖搖則

宗脈感宗脈感則液道開液道開則泣涕出焉液者所以灌精濡空竅者也故上液之道開則泣

泣不止則液竭液竭則精不灌精不灌則目無所見矣命曰奪精靈樞○又曰五藏六府之津液盡上滲

于目心悲氣并則心系急心系急則肺擧肺擧則液上溢夫心系與肺不能常擧乍上乍下故咳而

泣出矣靈樞○老人膽汁慳則無淚笑則有淚火盛水虧也故膽熱者亦流淚入門

涕

內經曰泣涕者腦也腦者陰也腦滲爲涕○難經曰腎主液入肺爲涕涕者肺之液也○膽移熱於腦則

東醫寶鑑內景篇二 四十二

『東醫寶鑑』 권4 東醫寶鑑內景篇2 42a

辛頞鼻淵鼻淵者濁涕下不止也詳見鼻門○肺熱則涕出黃濁如膿狀大如彈丸從鼻中出不出傷肺

傷肺則死也詳見鼻門○傷風則決然鼻流清涕綱目○鼻流濁涕者屬風熱也鼻流清涕者屬肺冷也[illegible]

涎

口角流出而不禁者涎也直指○涎者脾之液也脾熱則涎出內經註○黃帝曰人之涎下者何氣使然岐伯

曰飮食者皆入於胃胃中有熱則蟲動蟲動則胃緩胃緩則廉泉開故涎下靈樞○一人口流涎不止

喜笑舌瘖脉洪大用苓連梔柏蒼白朮半夏竹瀝薑汁服之五日涎止笑息綱目○口角流涎不止口

眼喎斜以通天愈風湯煎水吞下清心導痰丸五十粒而愈綱目○時常吐清水冷涎自下涌上者脾

熱所致二陳湯方見痰門加白朮白芍藥升麻土炒芩連梔子神麴麥芽乾生薑或丸或煎服入門

通天愈風湯

苦蔞三錢白朮一錢半人參南星炮貝母炒各一錢威靈仙連翹防風荊芥穗

甘草各五分瓜蔞仁一十五粒右剉作一貼入薑三片水煎調荊瀝一呷薑汁少許溫服綱目

清心導痰丸

天南星半夏並薑汁製各二兩白附子天花粉各一兩黃連炒鬱金各七錢半

白殭蠶炒天麻羌活各五錢川烏鹽製

二錢右爲末薑汁糊和丸梧子大綱目

『東醫寶鑑』 권4 東醫寶鑑內景篇2 42b

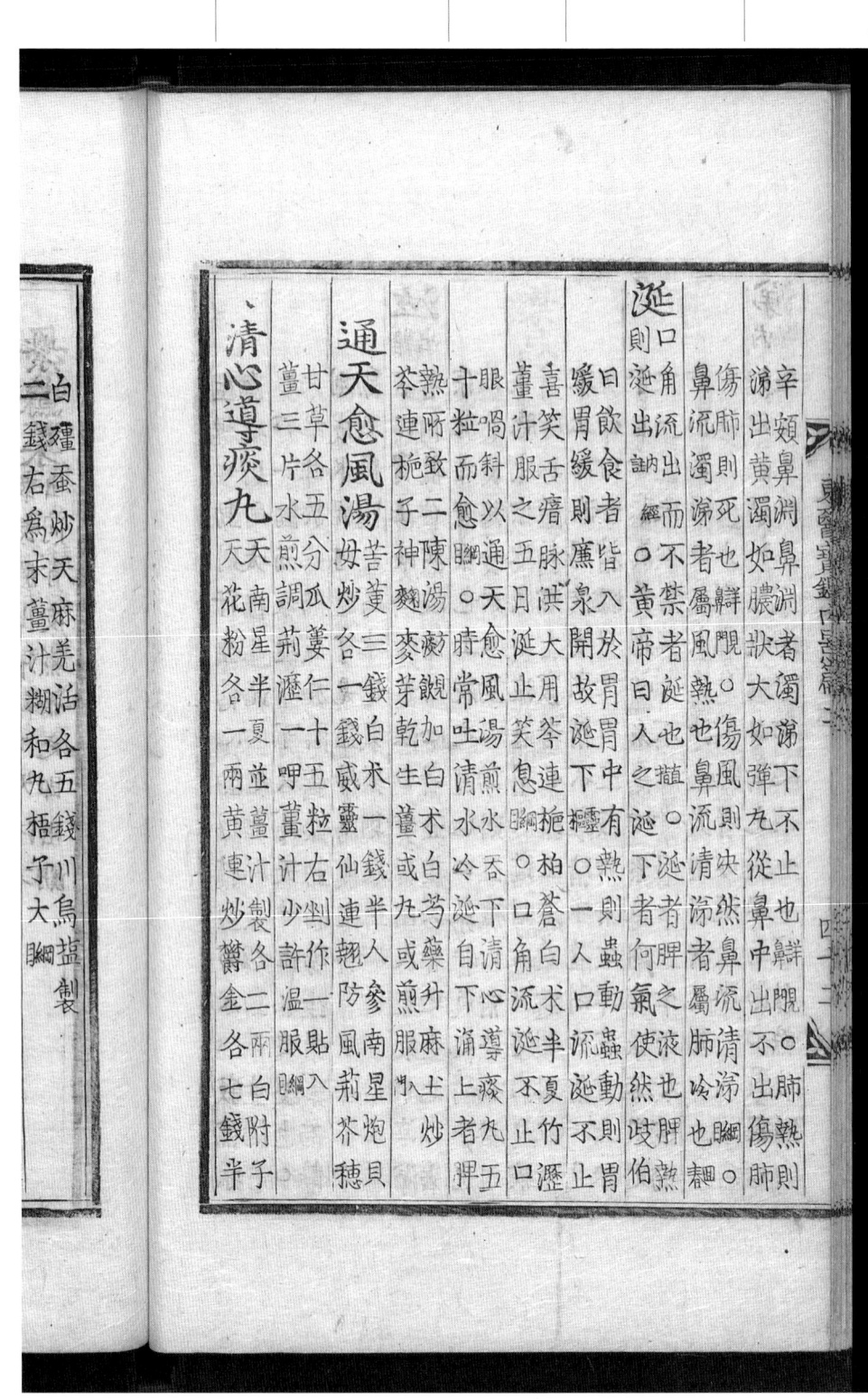

5: 37b | 5: 37a | 5: 36b

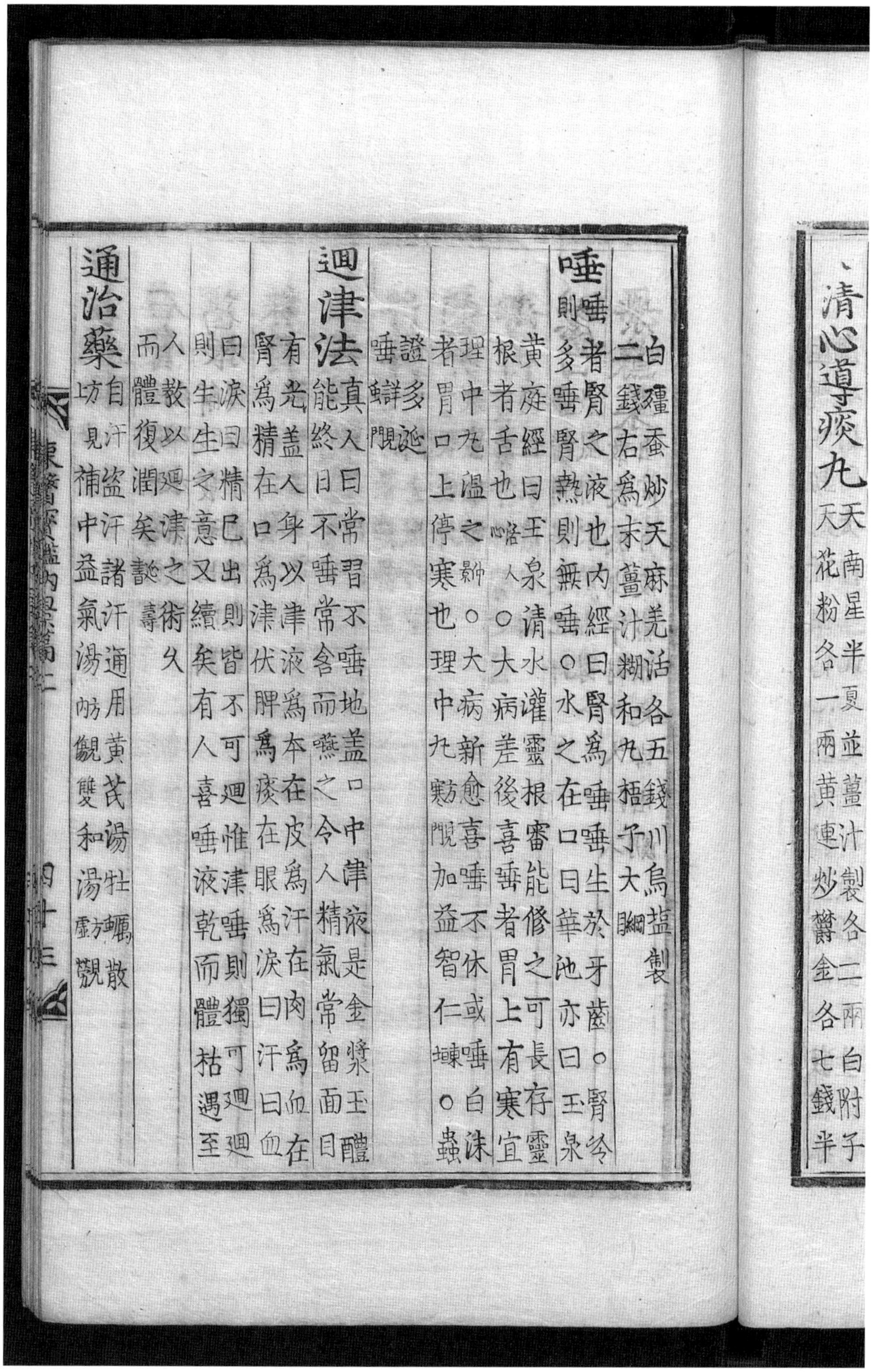
清心導痰丸 天南星半夏並薑汁製各二兩白附子天花粉各一兩黃連炒鬱金各七錢半

白殭蠶炒天麻羌活各五錢川烏鹽製二錢右爲末薑汁糊和丸梧子大[illegible]

唾 唾者腎之液也內經曰腎爲唾唾生於牙齒○腎冷則多唾腎熱則無唾○水之在口曰華池亦曰玉泉黃庭經曰玉泉淸水灌靈根審能修之可長存靈根者舌也活人心○大病差後喜唾者胃上有寒宜理中丸溫之仲景○大病新愈喜唾不休或唾白沫者胃口上停寒也○理中丸醫鑑加益智仁東垣○蟲證多涎唾詳見蟲門

迴津法 真人曰常習不唾地蓋口中津液是金漿玉醴能終日不唾常含而嚥之令人精氣常留面目有光○蓋人身以津液爲本在皮爲汗在肉爲血在腎爲精在口爲津伏脾爲痰在眼爲淚曰汗曰血曰淚曰精已出則皆不可迴惟津唾則獨可迴迴則生生之意又續矣有人喜唾液乾而體枯遇至人教以迴津之術久而體復潤矣延壽

通治藥 自汗盜汗諸汗通用黃芪湯牡蠣散方見上補中益氣湯方見內傷雙和湯方見虛勞

東醫寶鑑內景篇卷之二 四十三

『東醫寶鑑』 권4 東醫寶鑑內景篇2 43a

5: 38b 5: 38a

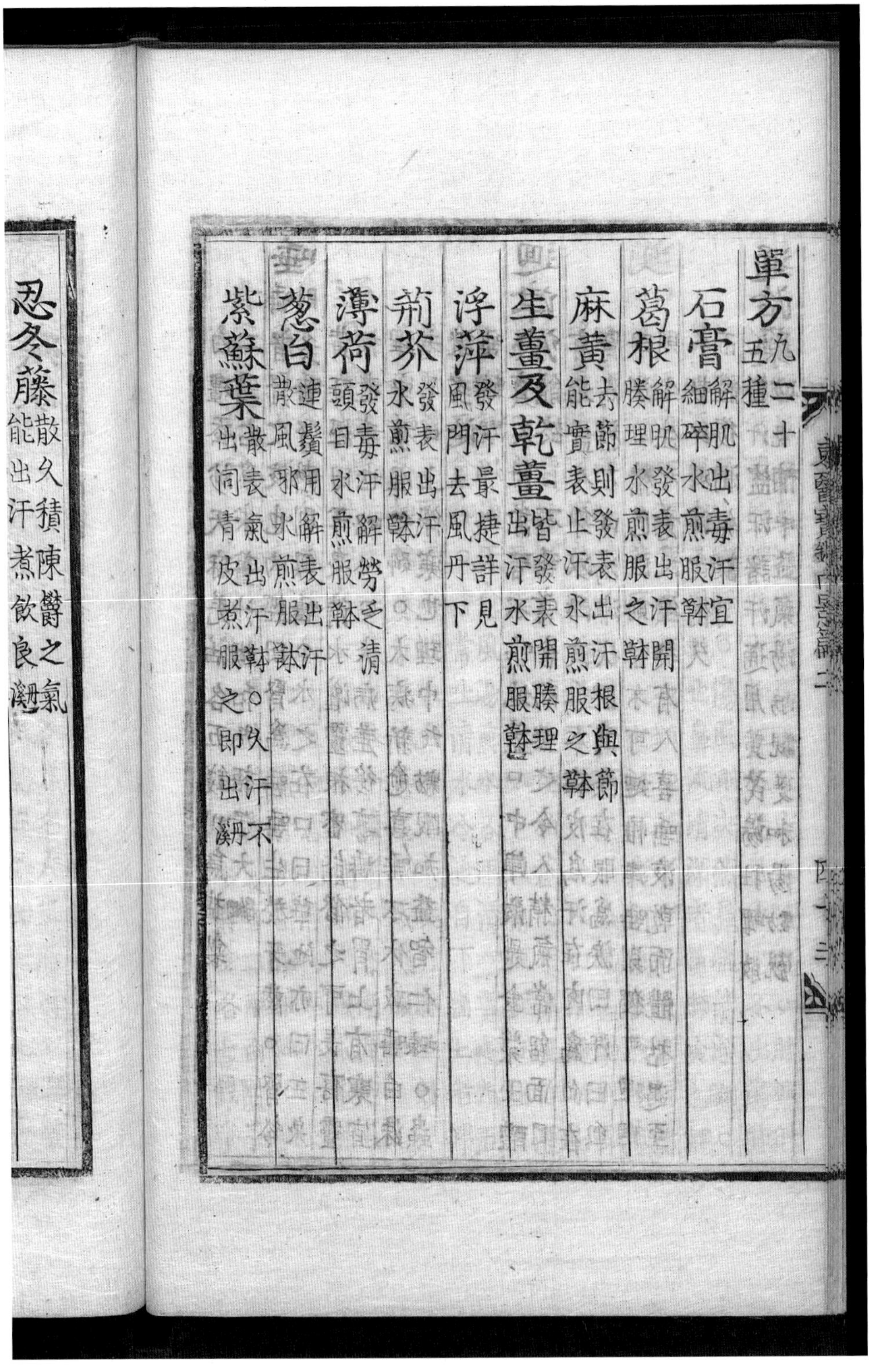

『東醫寶鑑』 권4 東醫寶鑑內景篇2 43b

忍冬藤 散久積陳欝之氣能出汗煮飮良劑

細辛 散風出汗水煎飮之不可爲末服令人氣塞㪍

杏仁 解肌發汗水煎服㪍

豆豉 發汗○久盗汗豉一升微炒漬酒三升滿三日冷煖任服不差更作㪍

白朮 止汗○治盗汗極驗白朮不拘多少剉成小塊浮麥一升水一斗同煮乾取出切片焙乾去麥不用研爲細末每服二錢別煎浮麥湯調服㪍

桂枝 止汗表虛自汗秋與冬則用桂枝煎服㪍

酸棗仁 止汗治睡中汗出酸棗仁炒人參白茯苓爲細末每二錢米飮調下㪍

桑葉 最止盗汗青桑第二番葉帶露採陰乾焙爲末米飮調服入門

牡蠣粉 止汗和杜冲服止盗汗又和麻黃根爲末粉身止盗汗㪍

紫蘇葉

『東醫寶鑑』 권4 東醫寶鑑內景篇2 44a

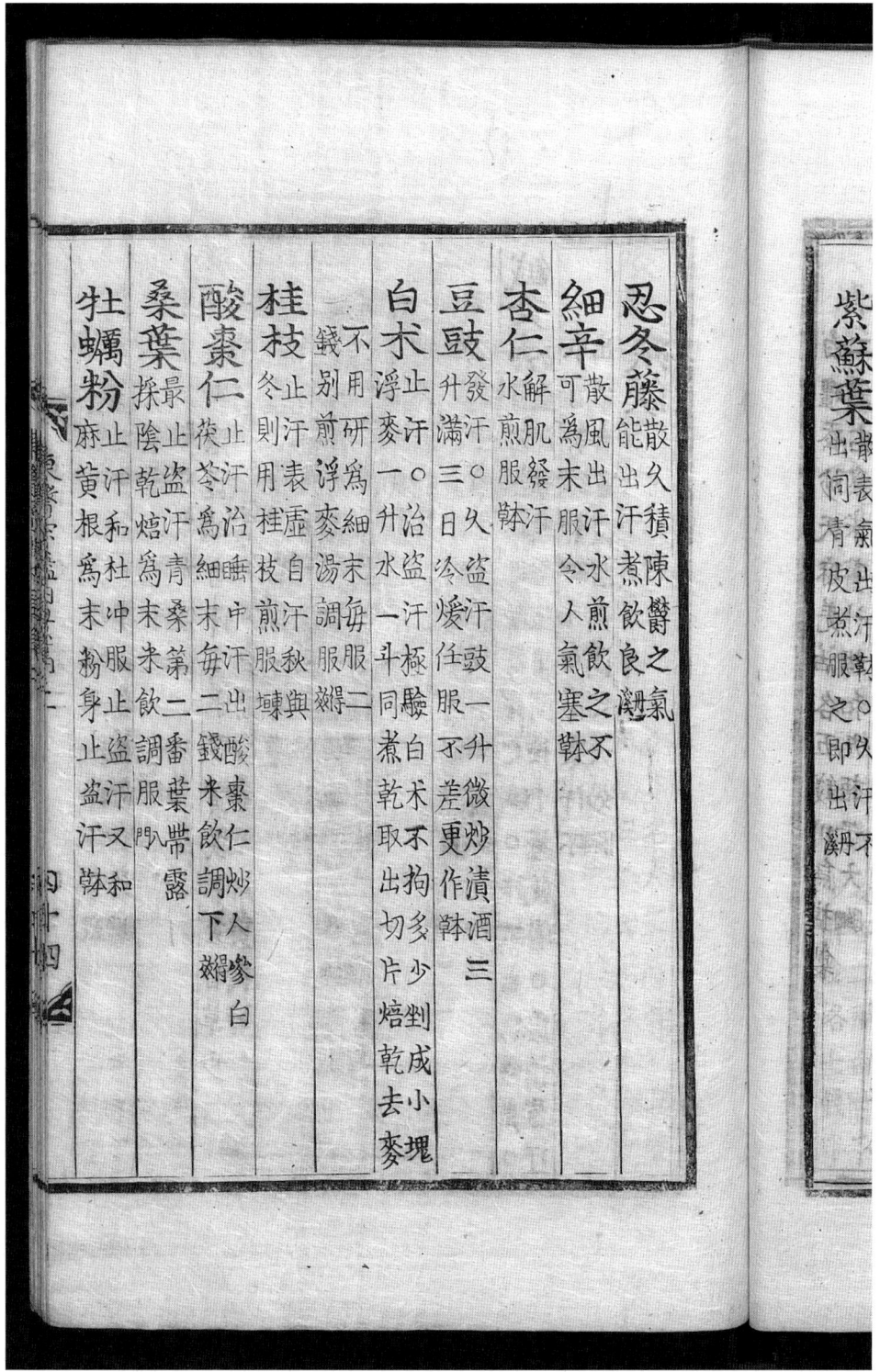

5: 41b 5: 41a 5: 40b

浮小麥 實表止自汗本水煎作飲常服之○凡自汗多與麫食則安得

防風 止汗又止盜汗水煎服之葉尤佳本

黃芪 實表虛止自汗蜜水炒黃芪入炙甘草少許水煎常服○凡自汗春夏用黃芪埬

麻黃根 止自汗及盜汗水煎服之又和牡蠣粉粉身止汗本

椒目 止盜汗最妙微炒爲極細末取半錢以生猪上脣煎湯一合調臨臥服之無不效本

烏梅 止好唾作茶飲之本

白茯苓 止自汗盜汗取爲末以烏梅陳艾煎湯調下二錢得

鍼灸法 盜汗不止取陰郄瀉之綱○汗不出取曲差○盜汗取陰都五里間使中極氣海○虛損盜汗取百勞肺俞甲乙○傷寒汗不出取合谷復溜俱瀉之大妙綱目

痰飮

痰涎飮三者不同 痰者津液之異名人之所恃以潤養肢體者也曰痰曰涎曰飮又有理一

『東醫寶鑑』 권4 東醫寶鑑內景篇2 44b

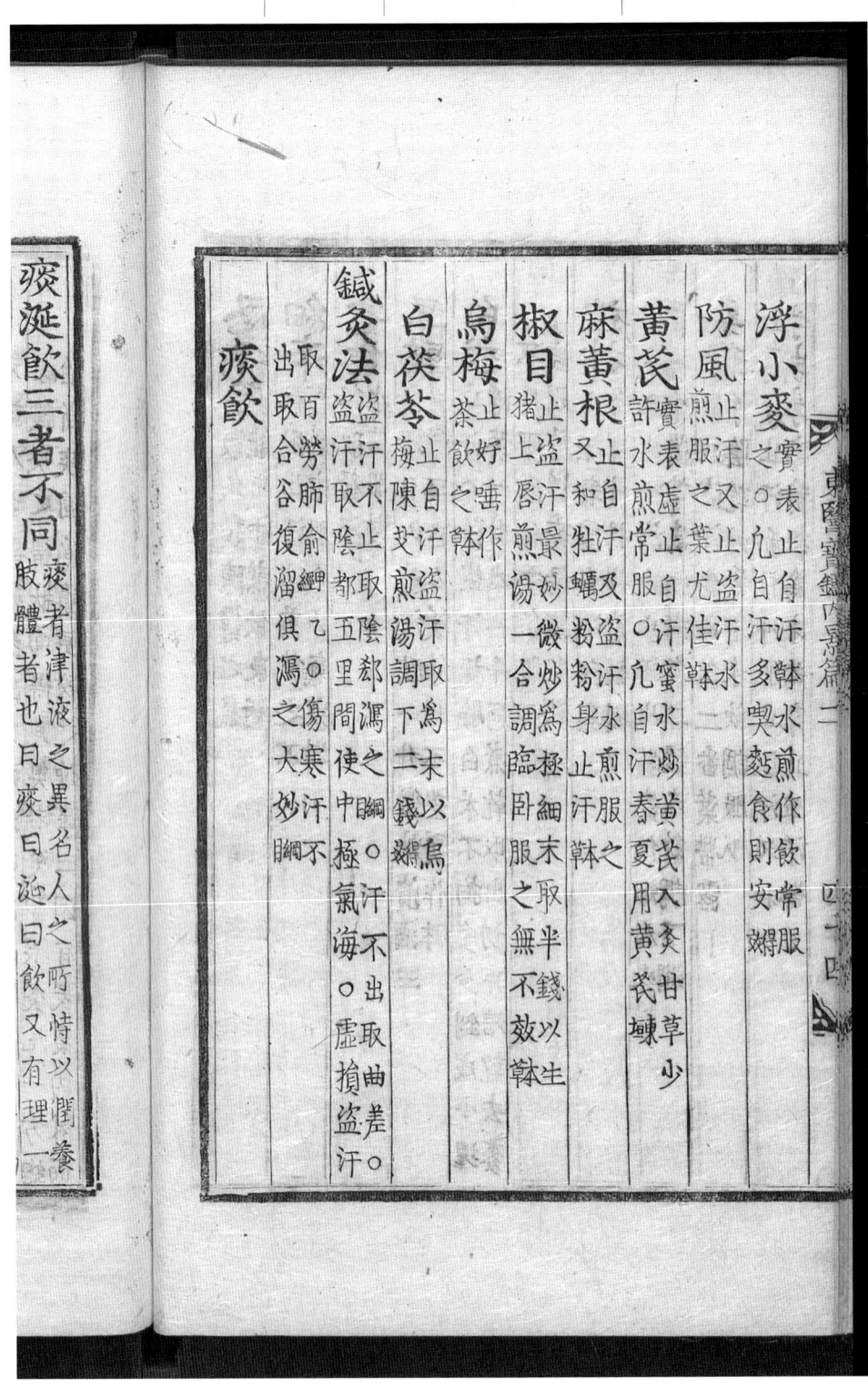

5: 43a

5: 42b

5: 42a

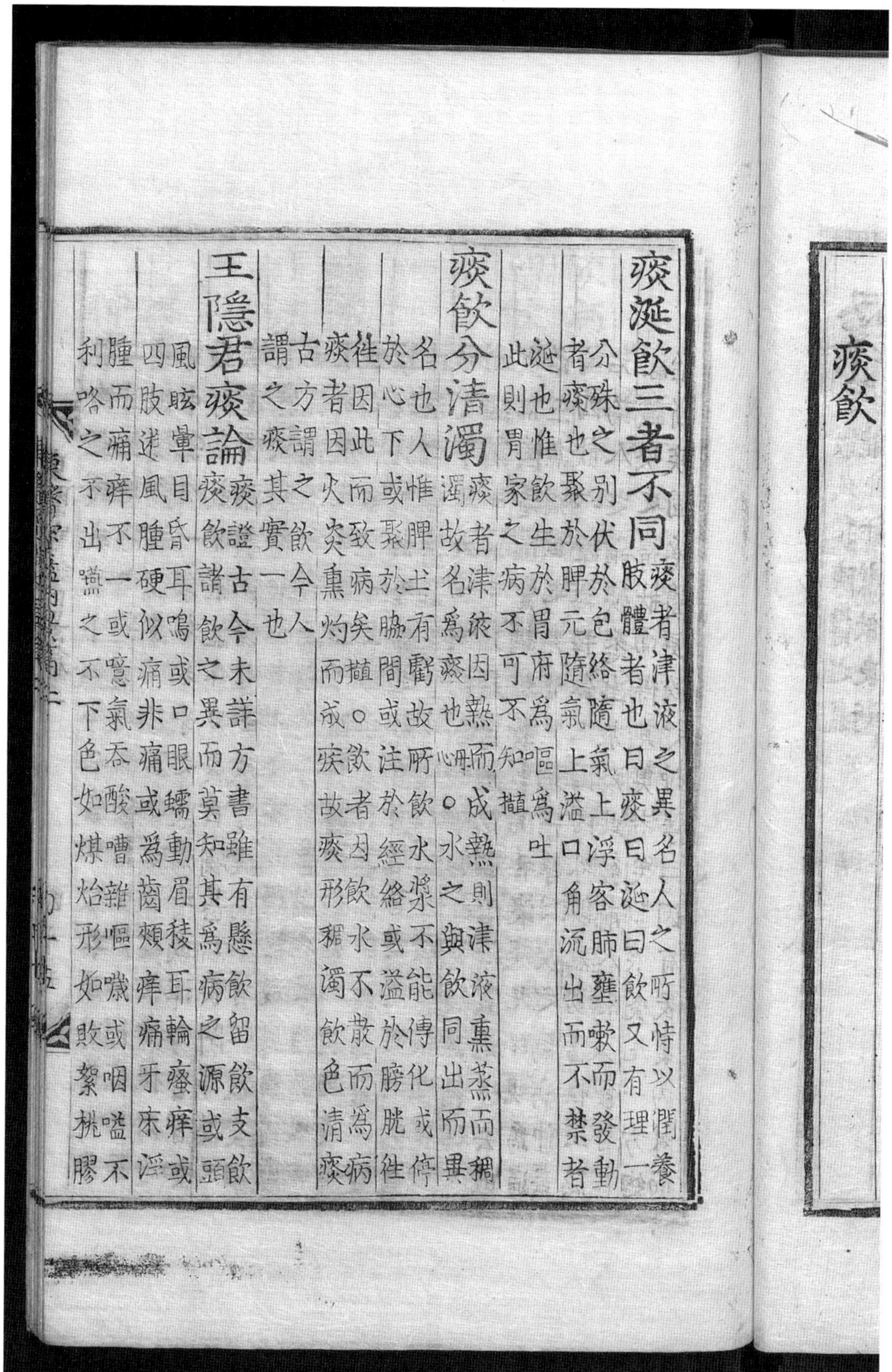

痰涎飮三者不同

痰者津液之異名人之所恃以潤養肢體者也曰痰曰涎曰飮又有理一分殊之別伏於包絡隨氣上浮客肺壅嗽而發動者痰也聚於脾元隨氣上溢口角流出而不禁者涎也惟飮生於胃府爲嘔爲吐此則胃家之病不可不知〔直指〕

痰飮分淸濁

痰者津液因熱而成熱則津液熏蒸而稠濁故名爲痰也〔丹心〕○水之與飮同出而異名也人惟脾土有虧故所飮水漿不能傳化或停於心下或聚於脇間或注於經絡或溢於膀胱往往因此而致病矣〔直指〕○飮者因飮水不散而爲病痰者因火炎熏灼而成疾故痰形稠濁飮色淸痰古方謂之飮今人謂之痰其實一也

王隱君痰論

痰證古今未詳方書雖有懸飮留飮支飮痰飮諸飮之異而莫知其爲病之源或頭風眩暈目昏耳鳴或口眼蠕動眉稜耳輪瘙痒或四肢遊風腫硬似痛非痛或爲齒頰痒痛牙床浮腫而痛痒不一或噫氣呑酸嘈雜嘔噦或咽嗌不利咯之不出嚥之不下色如煤炲形如敗絮桃膠

『東醫寶鑑』 권4 東醫寶鑑內景篇2 45a

分汗下温利之法則踈闊矣況
又有虛實寒熱之不同者哉

東醫寶鑑內景篇二 四十五

瞤肉之類或心下如停氷雪心頭冷痛時作或夢
寐奇怪鬼魅之狀或足腕痠軟腰背卒痛或四肢
骨節煩疼並無常所乃至手麻臂痛狀若挫閃或
脊中每有一掌如氷凍之寒痛者或渾身習習如
蟲行者或眼粘澁癢口糜舌爛甚爲喉閉等證又
或遶項結核似癧非癧或胷腹間如有二氣交紐
噎塞煩悶有如烟氣上衝頭面烘熱或爲失志癲
狂或爲中風癱瘓或爲勞瘵荏苒之疾或爲風痺
及脚氣之候或心下怔忡驚悸如畏人將捕或喘
嗽嘔吐或嘔冷涎綠水黑汁甚爲肺癰腸毒便膿
攣跛其爲內外疾病非止百端皆痰之所致也盖
津液既凝爲痰爲飮而洶涌上焦故口燥咽乾流
而之下則大小便閉塞面如枯骨毛髮焦乾婦人
則經閉不通小兒則驚癎搐搦治法宜先逐去敗
痰然後看虛實調理故製沉香滚痰丸方見爲通
治三焦痰飮之劑也○劉宗厚曰痰之爲病仲景
論四飮六證無擇叙三因內外俱爲切當惟王隱
君論人之諸疾悉出於痰此發前人所未發可謂
深識痰之情狀而得其奥者矣製滚痰丸一方總
治斯疾固爲簡便較之仲景三因有表裏內外而

『東醫寶鑑』 권4 東醫寶鑑內景篇2 45b

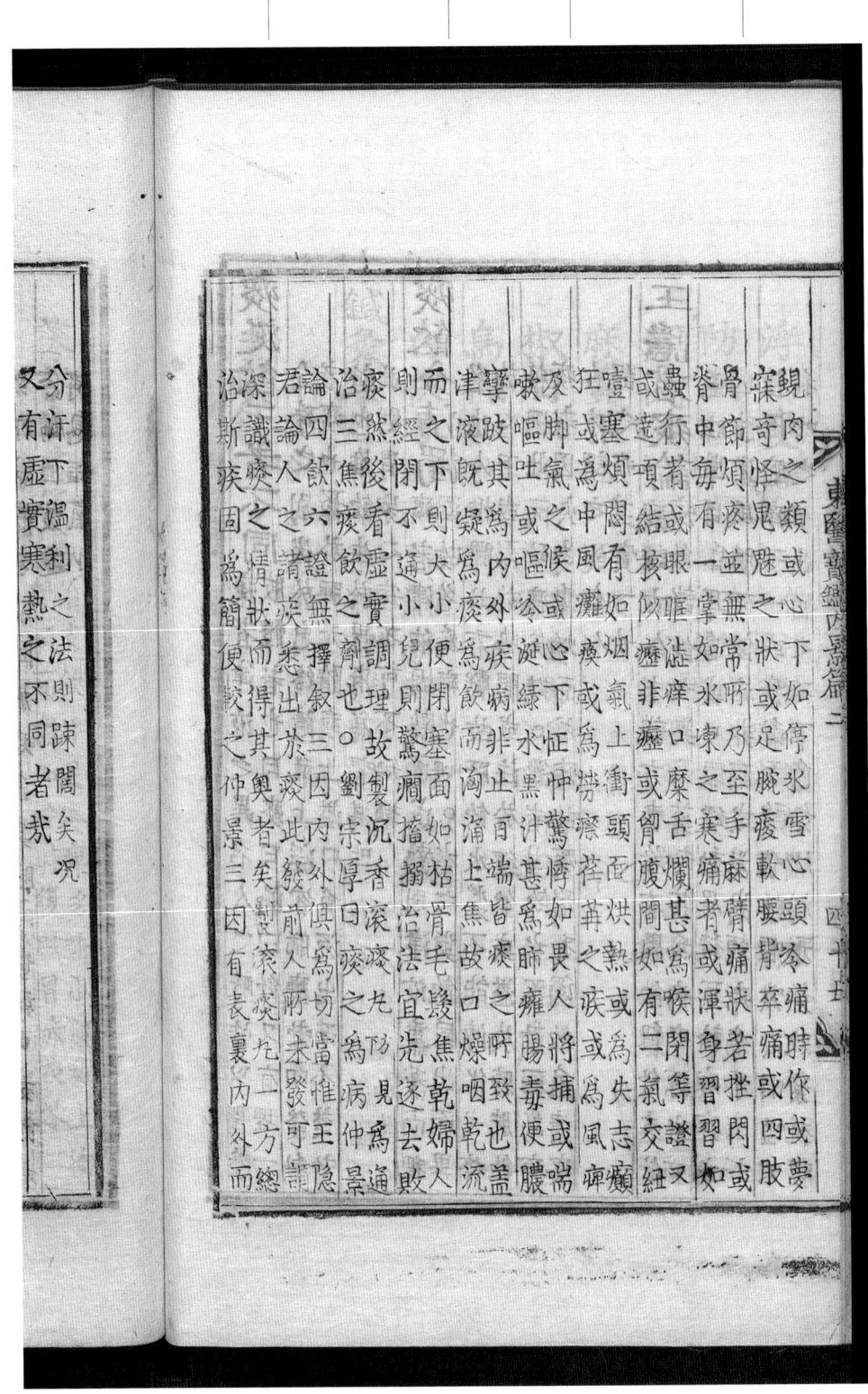

深識痰之情狀而得其奧者矣製滾痰丸一方總
治斯痰固爲簡便較之仲景三因有表裏內外而

分汗下溫利之法則疎闊矣况又有虛實寒熱之不同者哉

飲病有八 有留飲癖飲痰飲溢飲流飲懸飲支飲伏飲等證皆因飲酒冒寒或飲水過多所致仲景

留飲 胷中有留飲其人短氣而渴四肢歷節痛脉沉細仲景○留飲者水停心下背冷如手掌大或短氣而渴四肢歷節疼痛脇痛引缺盆咳嗽轉甚入門○留飲之證四肢歷節痛氣短脉沉久則令人骨節蹉跌恐爲癲癎宜導痰湯加減通用芎夏湯方見下入門○二

癖飲 水癖在兩脇下動搖有聲宜十棗湯方見下三花神祐丸方見下

痰飲 其人素盛今瘦水走腸間瀝瀝有聲謂之痰飲宜苓桂朮甘湯又曰心下有痰飲胷脇支滿目眩仲景○痰飲者水停腸胃漉漉有聲令人暴肥暴瘦宜神朮丸入門

苓桂朮甘湯 治痰飲赤茯苓二錢桂枝白朮各一錢半甘草一錢右剉作一貼水煎服仲景

神朮丸 治痰飲成窠囊漉漉有聲或嘔吐酸水蒼朮泔浸去皮焙乾一斤爲細末白脂麻五錢水

『東醫寶鑑』 권4 東醫寶鑑內景篇2 46a

5: 48a 5: 47b 5: 47a

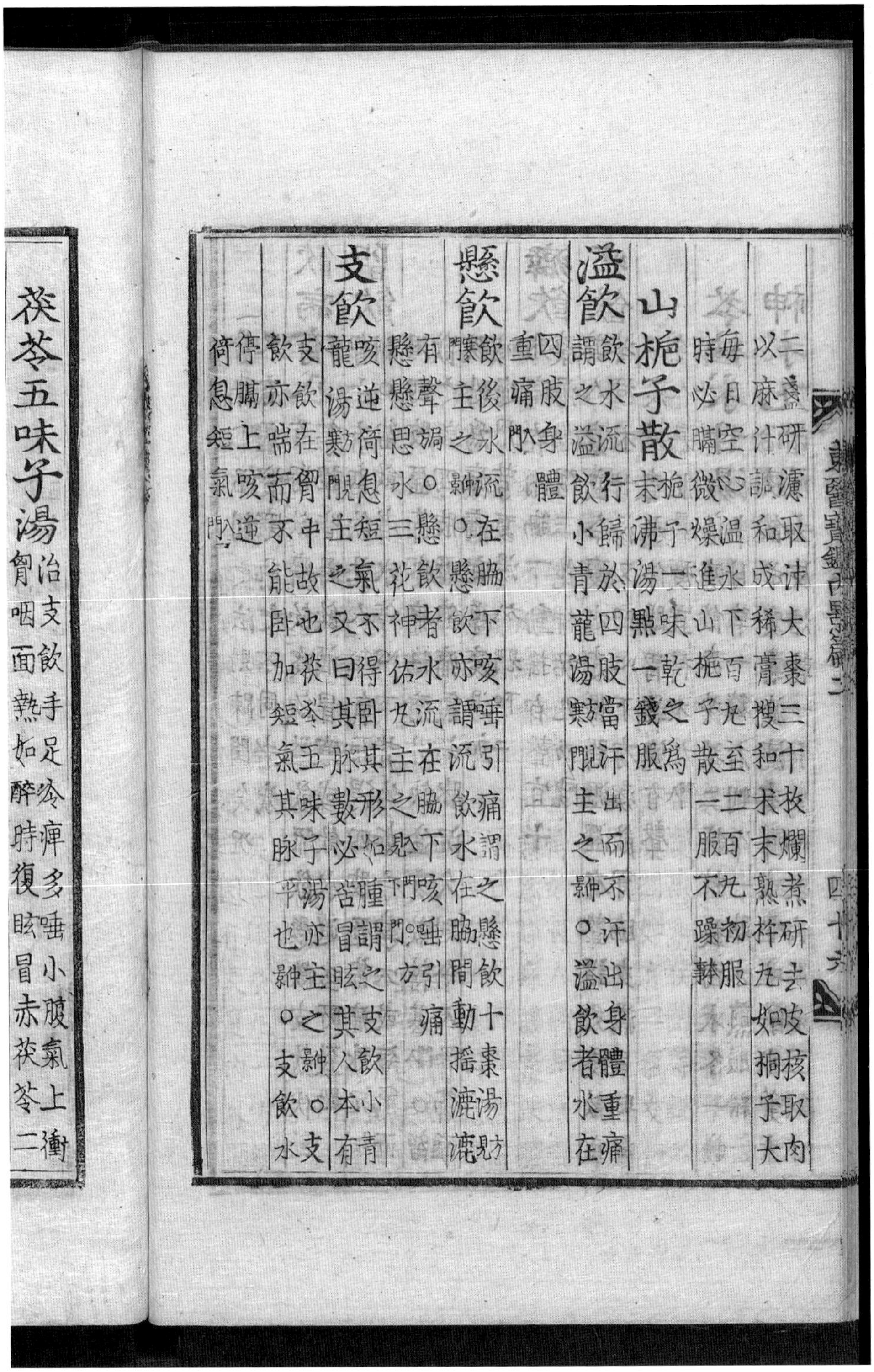
二盞研濾取汁大棗三十枚爛煮研去皮核取肉以麻汁調和成稀膏搜和朮末熟杵丸如梧子大每日空心温水下百丸至二百丸初服時必腨微燥進山梔子散一服不躁轉

山梔子散 梔子一味乾之爲末沸湯點一錢服

溢飲 飲水流行歸於四肢當汗出而不汗出身體重痛謂之溢飲小青龍湯方見寒門主之綱目○溢飲者水在四肢身體重痛入門

懸飲 飲後水流在脇下咳唾引痛謂之懸飲十棗湯方見寒門主之綱目○懸飲亦謂流飲水在脇間動搖漉漉有聲媧○懸飲者水流在脇下咳唾引痛懸懸思水三花神佑丸主之方見下門入門

支飲 咳逆倚息短氣不得臥其形如腫謂之支飲小青龍湯方見寒門主之又曰其脉數必苦冒眩其人本有支飲在胷中故也茯苓五味子湯亦主之綱目○支飲亦喘而不能臥加短氣其脉平也綱目○支飲水停膈上咳逆倚息短氣入門

茯苓五味子湯 治支飲手足冷痺多唾小腹氣上衝胷咽面熱如醉時復眩冒赤茯苓二

『東醫寶鑑』 권4 東醫寶鑑內景篇2 46b

5: 50a 5: 49b 5: 49a 5: 48b

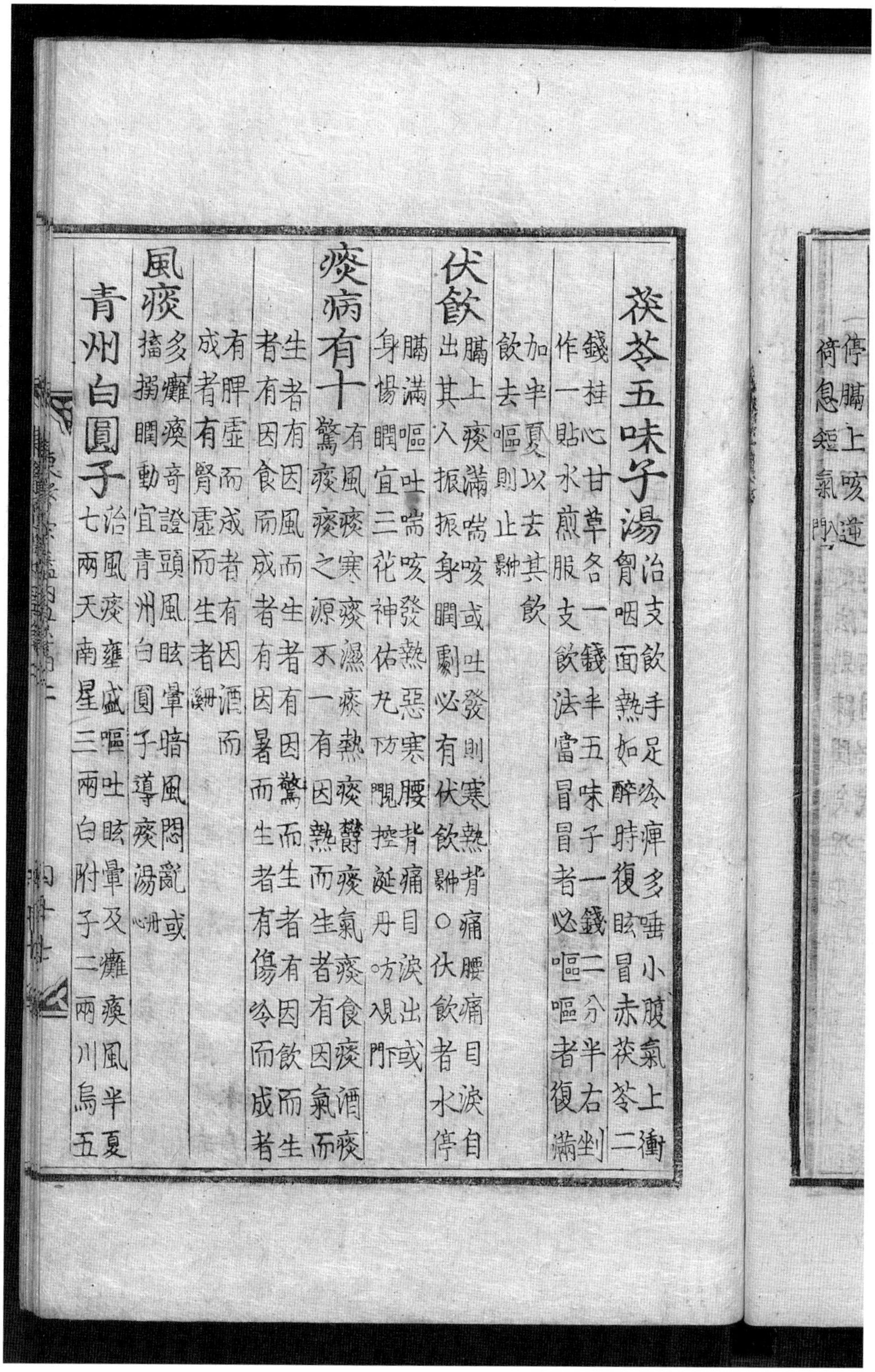

茯苓五味子湯 治支飲手足冷痺多唾小腹氣上衝胷咽面熱如醉時復眩冒赤茯苓二錢桂心甘草各一錢半五味子一錢二分半右剉作一貼水煎服支飲法當冒冒者必嘔嘔者復滿加半夏以去其飲飲去嘔則止 綱目

伏飲 膈上痰滿喘咳或吐發則寒熱背痛腰痛目淚自出其人振振身瞤劇必有伏飲 綱目 ○伏飲者水停膈滿嘔吐喘咳發熱惡寒腰背痛目淚出或身惕瞤宜三花神佑丸 方見下門 控涎丹 方見下門

痰病有十 有風痰寒痰濕痰熱痰欝痰氣痰食痰酒痰驚痰痰之源不一有因熱而生者有因氣而生者有因風而生者有因驚而生者有因飲而生者有因食而成者有因暑而生者有傷冷而成者有脾虛而成者有因酒而成者有腎虛而生者 綱目

風痰 多癱瘓奇證頭風眩暈暗風悶亂或搐搦瞤動宜青州白圓子導痰湯 入門

青州白圓子 治風痰壅盛嘔吐眩暈及癱瘓風半夏七兩天南星三兩白附子二兩川烏五

停膈上咳逆
倚息短氣 門入

『東醫寶鑑』 권4 東醫寶鑑內景篇2 47a

錢右生爲細末淸水浸春五夏三秋七冬十日朝夕換水候日數足乃取納生絹袋中濾過其滓再研濾過以盡爲度澄淸去水晒乾又爲末以糯米粥淸和丸菉豆大薑湯呑下三五十丸入門

導痰湯 治風痰半夏薑製二錢南星炮橘紅枳殼赤茯苓甘草各一錢右剉作一貼薑五片水煎服得效

寒痰 寒痰卽冷痰也骨痺四肢不擧氣刺痛無煩熱凝結淸冷宜溫中化痰丸溫胃化痰丸新法半夏湯丹心

溫中化痰丸 治冷痰嘔噦惡心靑皮陳皮良薑乾薑各等分右爲末醋糊和丸梧子大米飮下五十丸入門

溫胃化痰丸 治膈間有寒飮冷痰半夏製三兩乾薑炮白朮焙陳皮各二兩右爲末薑汁糊和丸梧子大薑湯呑下二三十丸綱目

新法半夏湯 治脾胃有冷痰嘔逆惡心不思飮食大半夏四兩切片以白礬末一兩和湯浸

『東醫寶鑑』 권4 東醫寶鑑內景篇2 47b

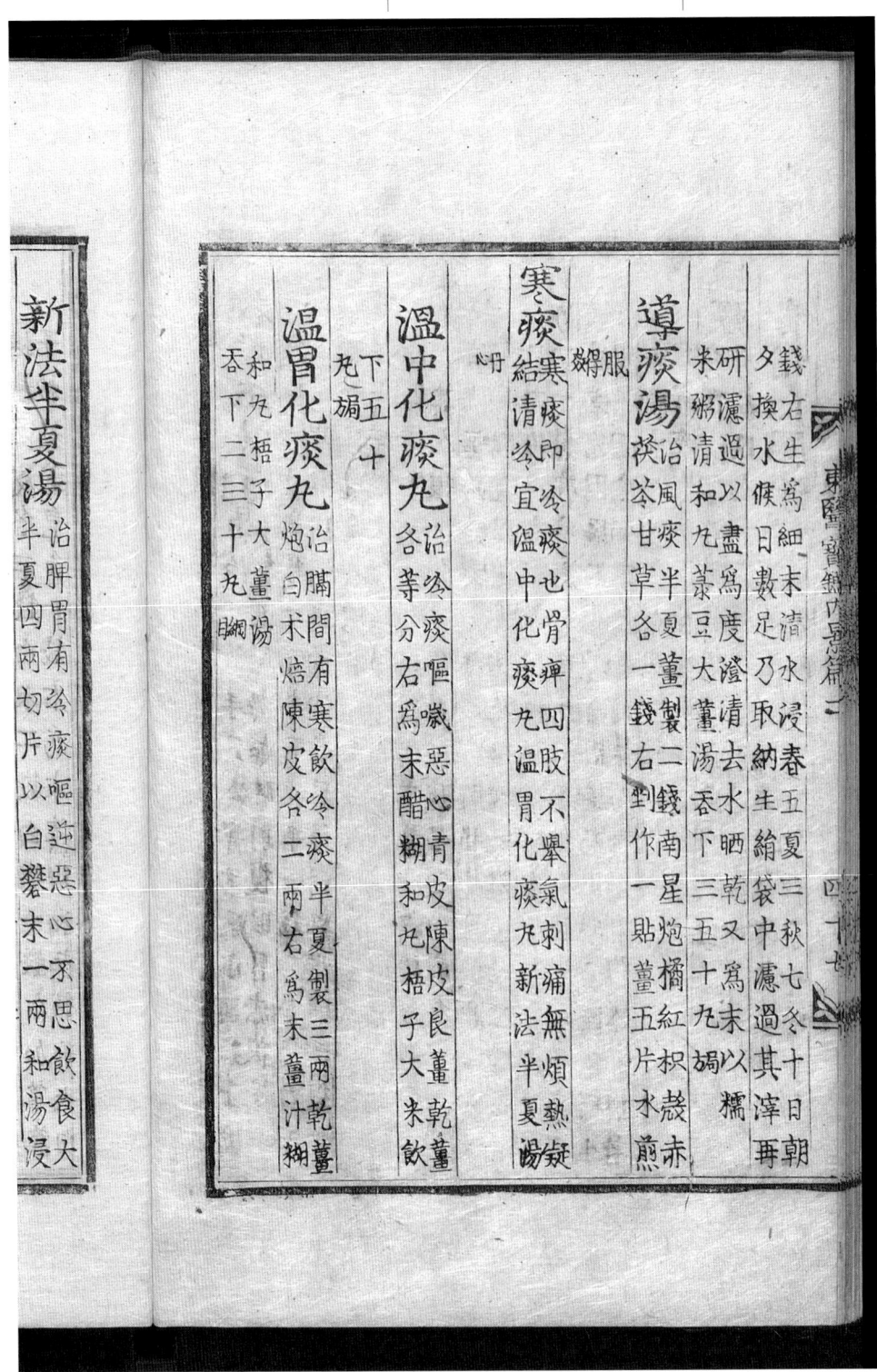

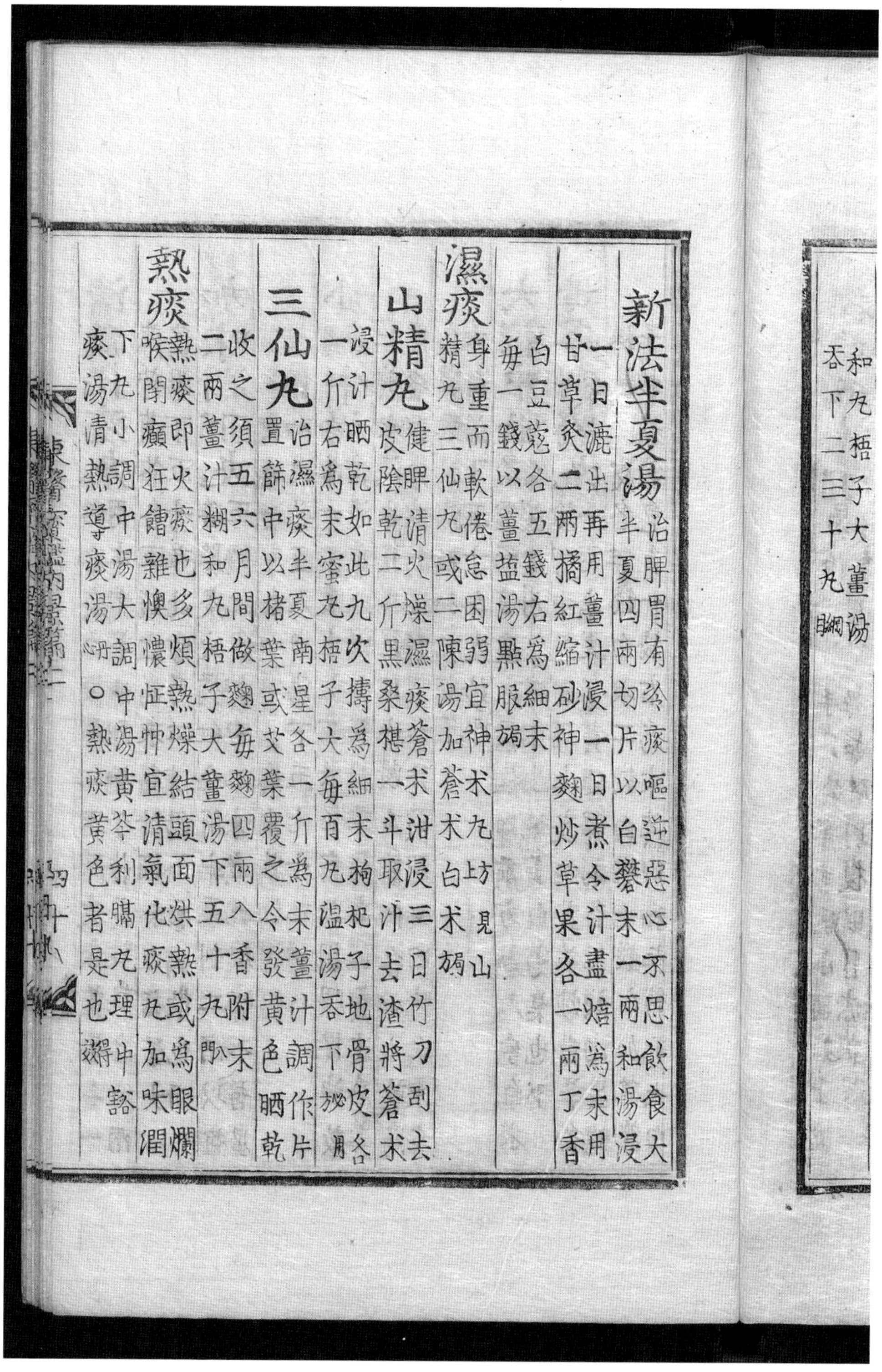

『東醫寶鑑』 권4 東醫寶鑑內景篇2 48a

清氣化痰丸 治熱痰半夏製二兩陳皮赤茯苓各一兩半黃芩連翹梔子苦葽甘草各一兩薄荷荊芥各五錢右爲末薑汁糊和丸梧子大薑湯下五十丸此方乃二陳湯合涼膈散也丹心

加味潤下丸 善降痰火橘紅八兩半夏剉二兩以塩五錢化水拌勻二味煮乾烘燥入南星黃芩黃連甘草各一兩右爲末薑汁浸蒸餅和丸菉豆大白湯下五七十丸丹心

小調中湯 治一切痰火及百般怪病善調脾胃神效黃連煎水浸甘草甘草煎水浸黃連瓜蔞仁煎水浸半夏半夏煎水浸瓜蔞仁各炒水乾爲度各等分右剉五錢薑三片煎服又四味爲末煮良薑取汁作糊和丸梧子大白湯下五十丸尤妙入門

大調中湯 治虛而有痰火最佳即前方加人參白朮白茯苓川芎當歸生地黃白芍藥也入門

黃芩利膈丸 除胃中熱利膈上痰生黃芩炒黃芩各一兩半夏製黃連澤瀉各五錢南星炮枳殼陳皮各三錢白朮二錢白礬一錢今加蘿葍子炒五錢皂角一錢右爲末蒸餅和丸梧子大白

湯下五十丸正傳

『東醫寶鑑』 권4 東醫寶鑑內景篇2 48b

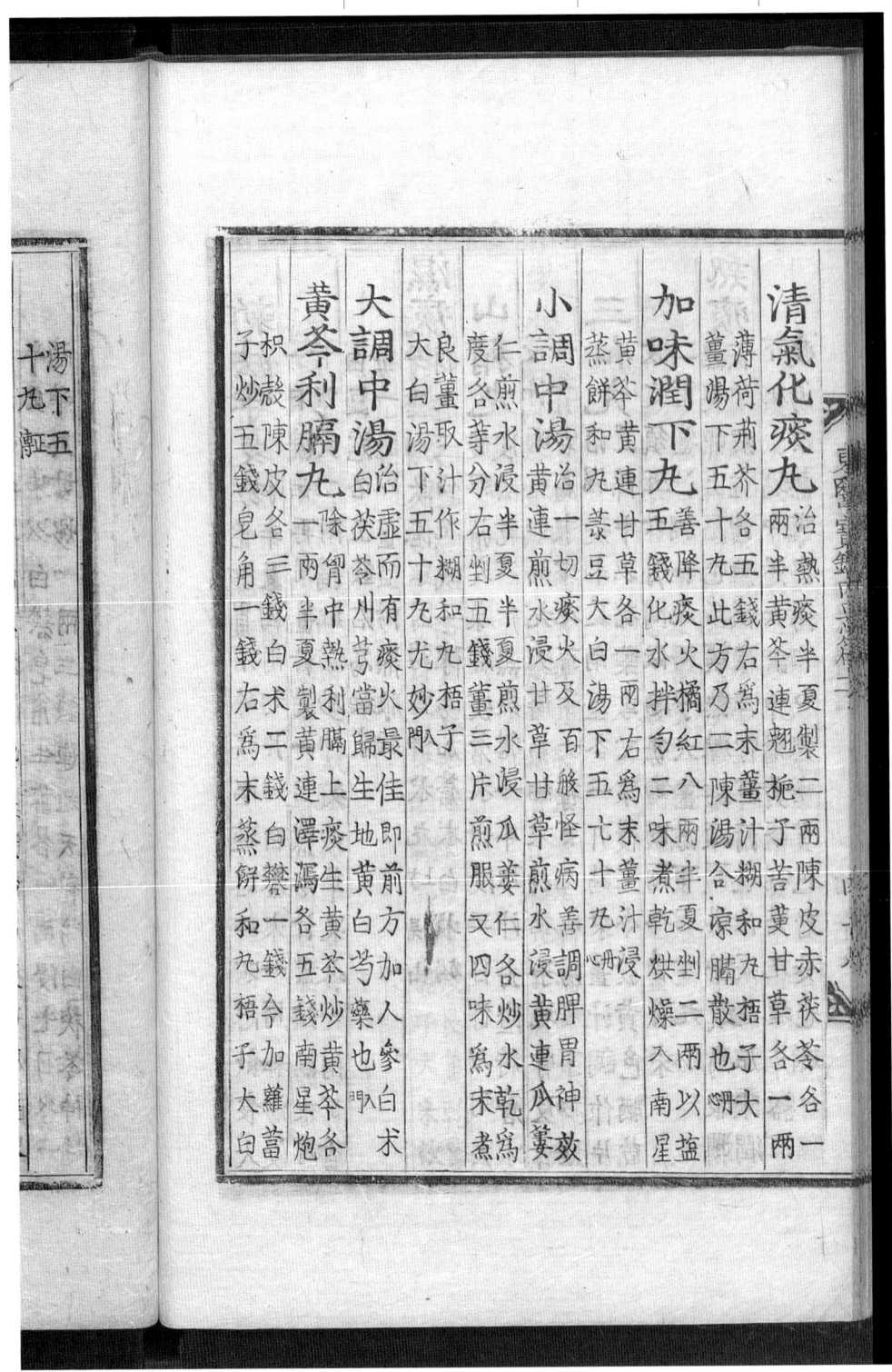

5: 55b 5: 55a 5: 54b

枳殼陳皮各三錢白朮二錢白礬一錢今加蘿蔔
子炒五錢皂角一錢右爲末蒸餠和丸梧子大白

湯下五十九衛生

理中豁痰湯 治胃中熱痰最妙白朮白芍藥各一錢人參白茯苓半夏製瓜蔞仁陳皮各天門冬麥芽炒各七分黃芩酒炒香附子盐水炒黃連薑汁炒苦蔞各五分枳實甘草各三分右剉作一貼水煎去滓入薑汁二匙竹瀝六匙調服入門

清熱導痰湯 治憎寒壯熱頭目昏沉氣上喘急口出涎沫此因內傷七情以致痰迷心竅神不守舍神出則舍空舍空則痰自生也黃連黃芩瓜蔞仁南星炮半夏製陳皮赤茯苓苦梗白朮人參各七分枳實甘草各五分右剉作一貼入薑三片棗二枚同煎和竹瀝薑汁服醫鑑

鬱痰 與老痰燥痰同卽火痰鬱於心肺之間久則凝滯胸膈稠粘難咯多毛焦而色白如枯骨咽乾口燥咳嗽喘促宜節齋化痰丸抑痰丸霞天膏清火豁痰丸加減二陳湯瓜蔞枳實湯丹心

節齋化痰丸 專治鬱痰老痰膠固稠粘難於咯唾天門冬片芩酒炒瓜蔞仁橘紅海粉各一

東醫寶鑑內景篇卷之二 四十九

『東醫寶鑑』 권4 東醫寶鑑內景篇2 49a

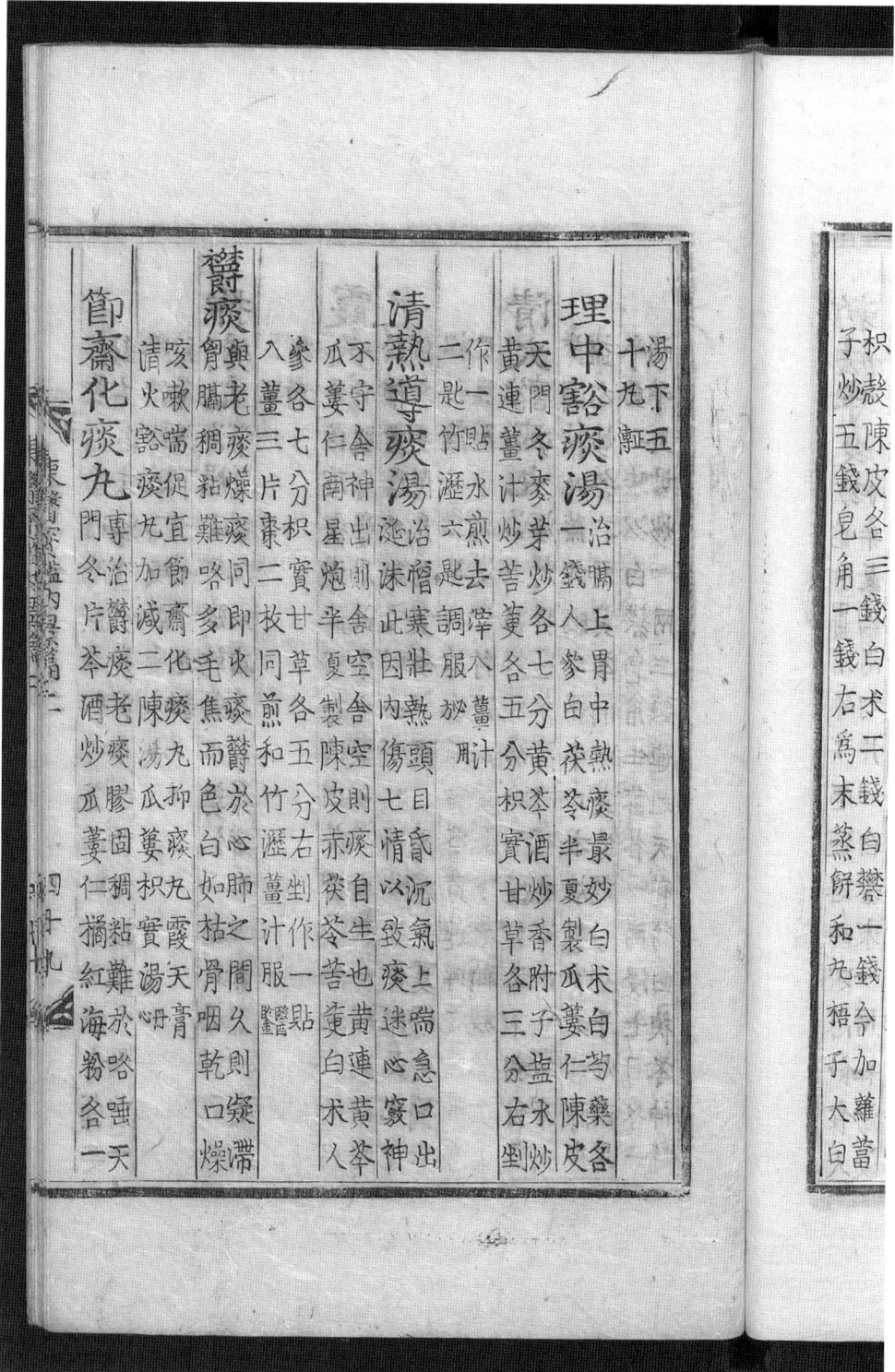

兩芒硝香附子塩水炒苦蔘連翹各五錢青黛二錢右爲末煉蜜入薑汁少許和丸櫻桃大細嚼一九清湯送下或如黍米大淡薑湯下五七十丸難

抑痰丸 治燥痰鬱痰乾嗽瓜蔞仁一兩貝母炒五錢半夏製二錢右爲末蒸餅和丸菉豆大薑湯下百丸丹心

霞天膏 治虛痰老痰稠粘膠固於胷臆依附盤泊於腸胃當用此膏吐瀉不致虛損如癱瘓鼓噎於補虛藥中加之以去痰積可收萬全服此比之倒倉更隱凡治實痰新痰用南星半夏燥之橘紅枳殼散之猪苓茯苓滲之黃芩黃連降之巴豆附子流通之竹瀝瓜蔞潤下之難䖓

清火豁痰丸 治上焦鬱火痰涎壅盛胷膈不利咽喉煩燥噎塞如有所硬吐不出嚥不下大黃酒拌九蒸九晒二兩半白朮炒枳實麩炒陳皮盐水炒各二兩黃芩酒炒黃連酒炒梔子炒南星半夏二味以白礬皂角生薑各一兩浸七日各一兩半貝母炒一兩三錢連翹天花粉白茯苓神麯

炒白芥子炒各一兩玄明粉七錢青礞石以焰硝一兩同煅如金色青黛甘草各五錢沉香二錢右

『東醫寶鑑』 권4 東醫寶鑑內景篇2 49b

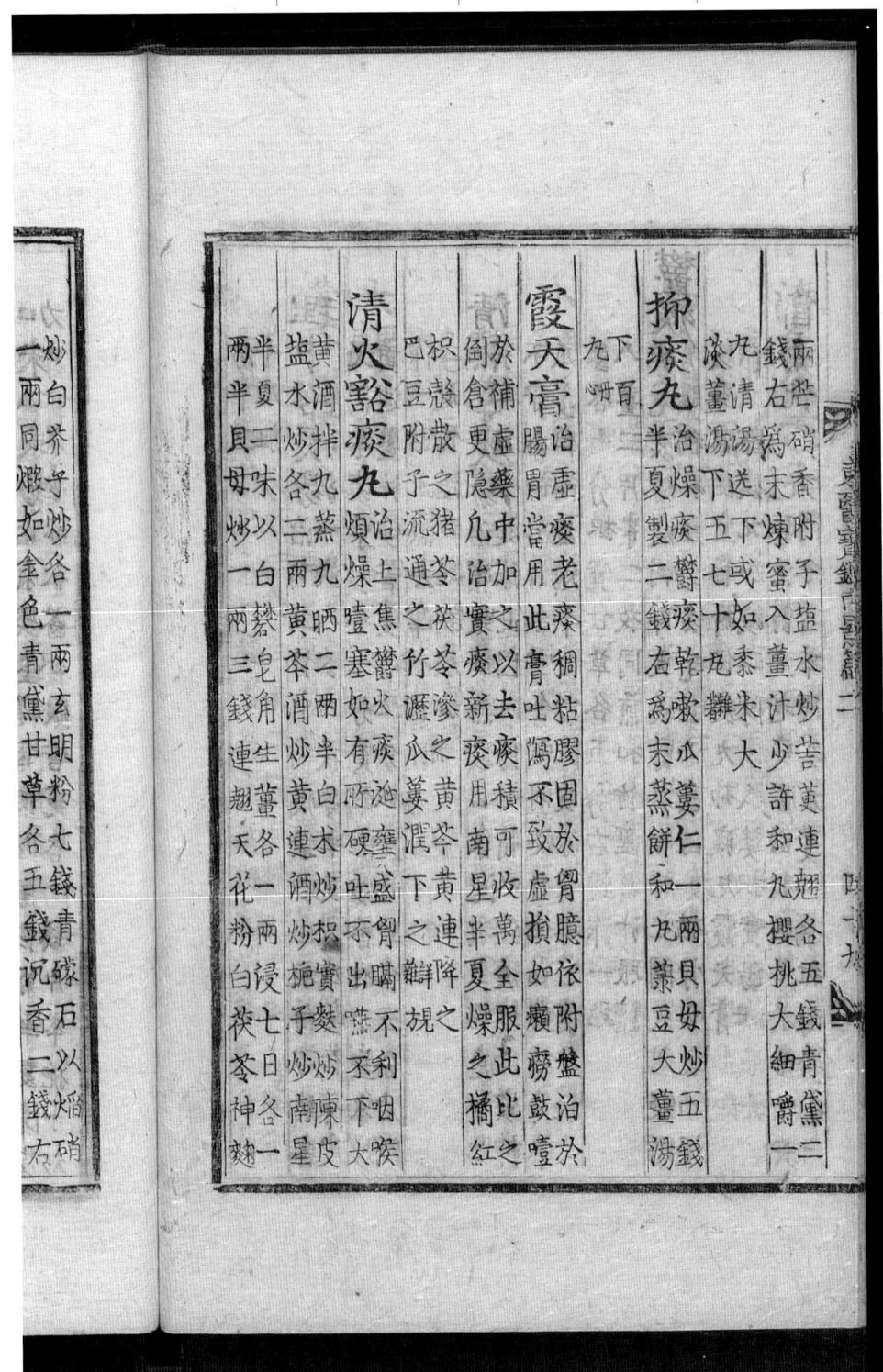

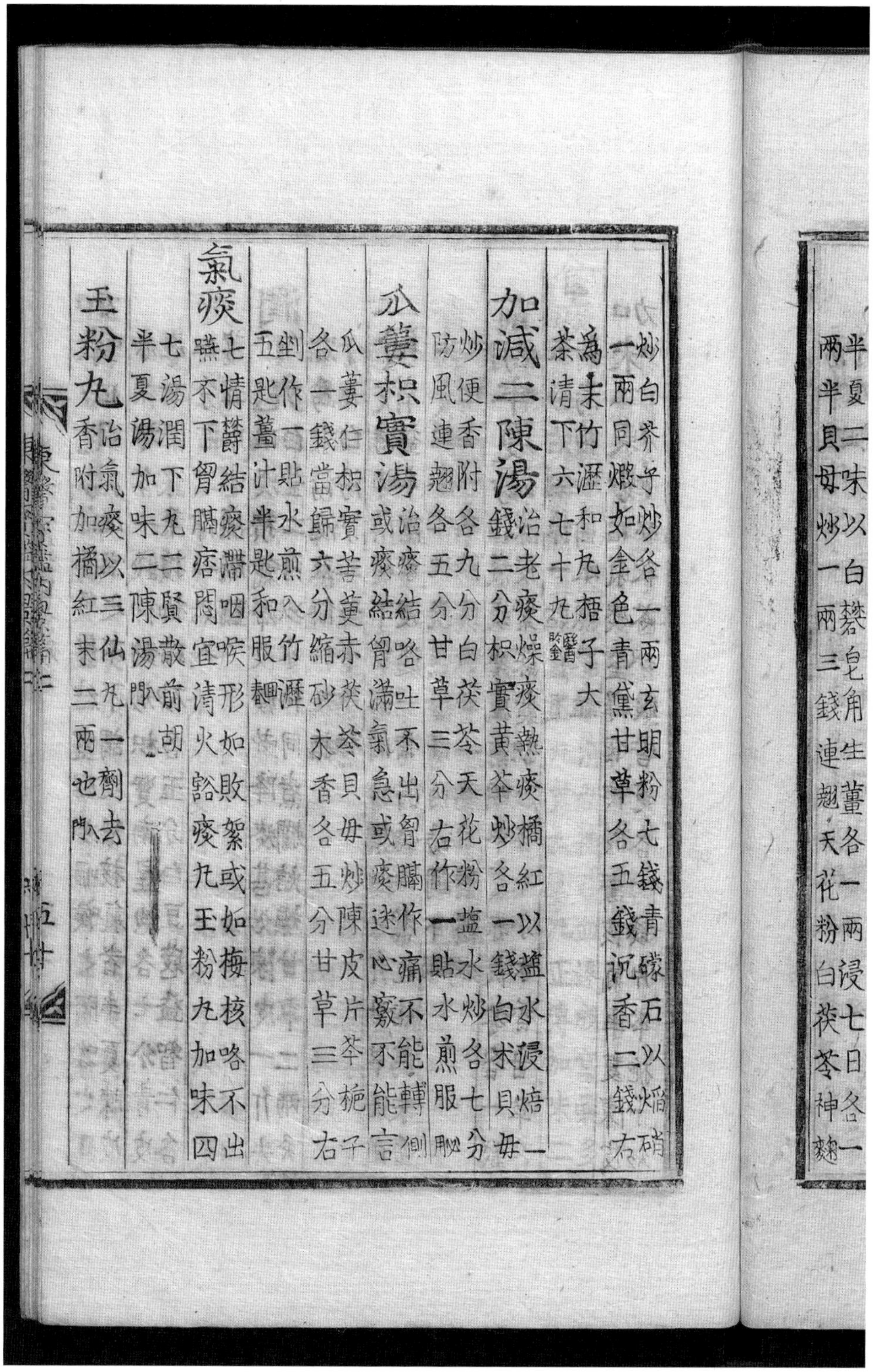

半夏二味以白礬皂角生薑各一兩浸七日各一
兩半貝母炒一兩三錢連翹天花粉白茯苓神麴

炒白芥子炒各一兩玄明粉七錢青礞石以焰硝一兩同煅如金色青黛甘草各五錢沉香二錢右爲末竹瀝和丸梧子大茶清下六七十丸 醫鑑

加減二陳湯 治老痰燥痰熱痰橘紅以鹽水浸焙一錢二分枳實黃芩炒各一錢白朮貝母炒便香附各九分白茯苓天花粉鹽水炒各七分防風連翹各五分甘草三分右作一貼水煎服 入門

瓜蔞枳實湯 治痰結咯吐不出胷膈作痛不能轉側或痰結胷滿氣急或痰迷心竅不能言瓜蔞仁枳實桔梗赤茯苓貝母炒陳皮片芩梔子各一錢當歸六分縮砂木香各五分甘草三分右剉作一貼水煎入竹瀝五匙薑汁半匙和服 回春

氣痰 七情鬱結痰滯咽喉形如敗絮或如梅核咯不出嚥不下胷膈痞悶宜清火豁痰丸玉粉丸加味四七湯潤下丸二賢散前胡半夏湯加味二陳湯 入門

玉粉丸 治氣痰以三仙丸一劑去香附加橘紅末二兩也 入門

『東醫寶鑑』 권4 東醫寶鑑內景篇2 50a

加味四七湯 治痰氣鬱結窒碍於咽喉之間咯之不出嚥之不下謂之梅核氣者半夏陳皮赤茯苓各一錢神麯炒枳實南星炮各七分青皮厚朴紫蘇葉檳榔縮砂各五分白豆蔻益智仁各三分右剉作一貼入薑五片水煎服醫鑑

潤下丸 治痰積氣滯及痰嗽降痰甚妙陳皮一斤去白鹽二兩以水化同煮爛焙燥甘草二兩炙右爲末湯浸蒸餅和丸梧子大白湯下三五十丸丹心

二賢散 清肺消痰下氣解酒毒橘紅一斤甘草四兩鹽半兩水浸過一指許鍋內煮乾焙爲末每日早晚各二匙淡薑湯或白湯調下綱目○回春一名滌痰散○一名二賢湯得効

前胡半夏湯 治氣痰壅盛前胡半夏赤茯苓各一錢陳皮紫蘇葉枳殼各七分木香甘草各五分右剉作一貼薑五片烏梅一箇水煎服直指

加味二陳湯 治氣痰窒碍咽喉成梅核氣半夏陳皮赤茯苓枳殼桔梗各一錢片芩梔子炒

各七分紫蘇子白豆蔻仁甘草各五分右剉作一貼薑三片同煎服醫鑑

『東醫寶鑑』 권4 東醫寶鑑內景篇2 50b

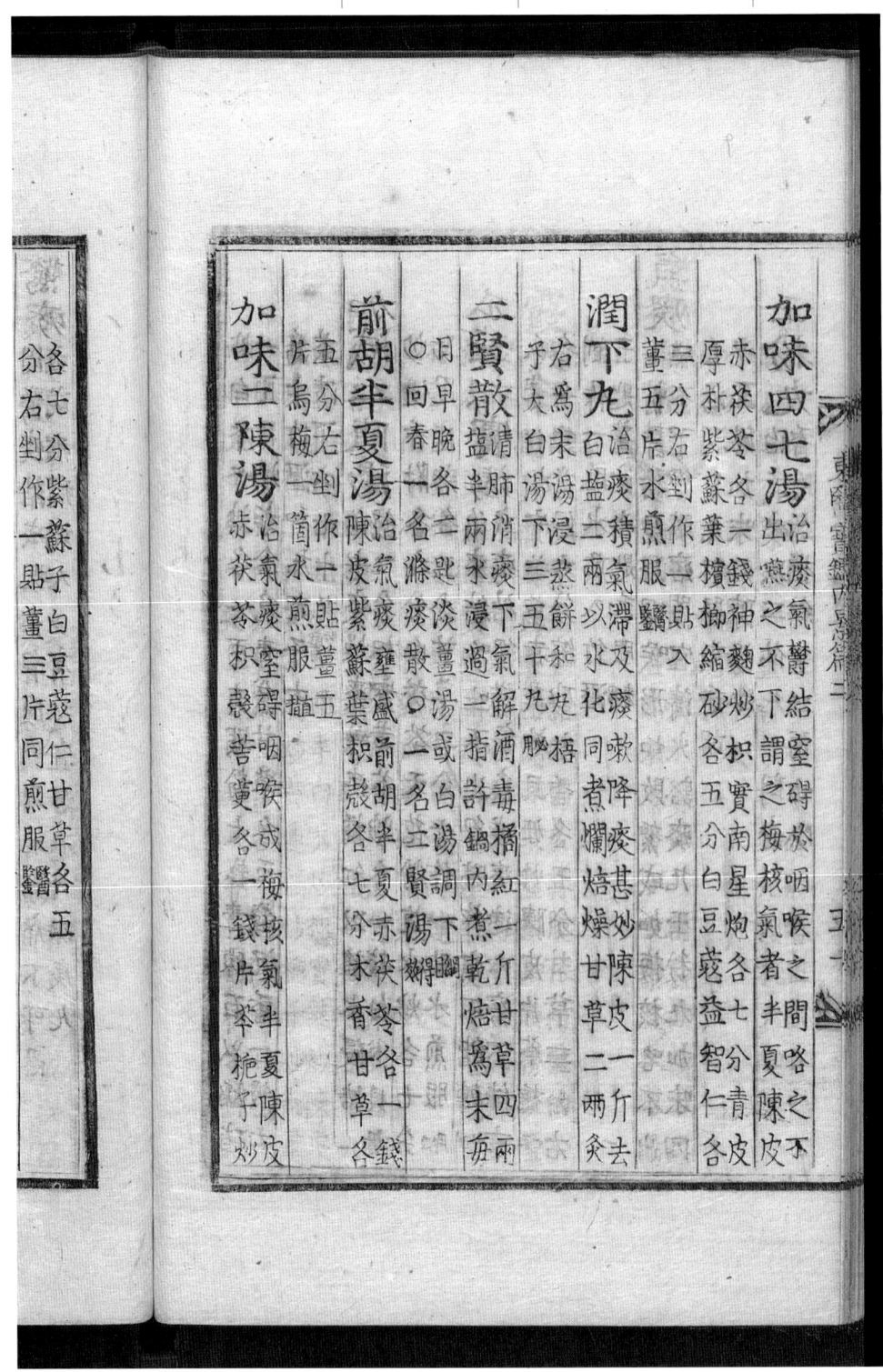

加味二陳湯 治氣痰窒碍咽喉成梅核氣半夏陳皮赤茯苓枳殼苦更各一錢片芩梔子炒

各七分紫蘇子白豆蔻仁甘草各五分右剉作一貼薑三片同煎服醫鑑

食痰 即食積痰也因飲食不消或挾瘀血遂成窠囊多爲癖塊痞滿宜青礞石丸黃瓜蔞丸正傳加味二陳湯醫鑑

青礞石丸 治濕熱痰去食積痰青礞石二兩同焰硝二兩入罐內盐泥固濟晒乾火煆紅候冷取出天南星二兩白礬末五錢和水浸二日半夏各皂角水浸二日片芩薑汁炒赤茯苓枳實麩炒各三兩風化硝用蘿葍同煮硝化去蘿葍濾淨入牛膽內風乾取五錢右爲末薑汁煮神麴爲糊和丸梧子大白湯下三五十丸此藥重在風化硝入門

黃瓜蔞丸 治食積痰瓜蔞仁半夏麴山査肉神麴炒各等分右爲末瓜蔞汁和丸梧子大以薑湯竹瀝下三五十丸入門

正傳加味二陳湯 治食積痰導痰補脾消食行氣山査肉一錢半香附子半夏各一錢

東醫寶鑑內景篇卷之二 五十一

『東醫寶鑑』 권4 東醫寶鑑內景篇2 51a

川芎 白朮 蒼朮 各八分 橘紅 茯苓 神麴炒 各七分 縮砂研 麥芽炒 各五分 甘草炙 三分 右剉作一貼 薑三片棗二枚水煎服(正傳)

酒痰 因飮酒不消或酒後多飮茶水但得酒次日又吐飮食不美嘔吐酸水宜瑞竹堂化痰丸香附瓜蔞青黛丸小調中湯滌痰散又對金飮子防觀加半夏乾葛各一錢煎服(入門)

瑞竹堂化痰丸 治酒痰消食快脾順氣 半夏 南星生 薑 白礬 皂角 各四兩同入砂鍋內水煮以南星無白點爲度去皂角不用入青皮 陳皮 乾葛 蘇子 神麴 麥芽 山査肉 蘿葍子 香附子 杏仁 各一兩右爲末薑汁浸蒸餠和丸梧子大每五七十丸食後臨卧茶酒任意下(入門)

香附瓜蔞青黛丸 治燥痰鬱痰酒痰上三味爲末蜜丸芡實大每一丸食後及臨卧時噙化(丹溪) 下丸積痰非青黛瓜蔞不除(入門)

驚痰 因驚痰結成塊在胷腹發則跳動痛不可忍或成癲癎婦人多有之宜妙應丹滚痰丸

妙應丹 治一身牽引隱痛不可忍走易不定或疑風毒或爲癱瘓或謂癰疽皆非也乃痰涎伏在

『東醫寶鑑』 권4 東醫寶鑑內景篇2 51b

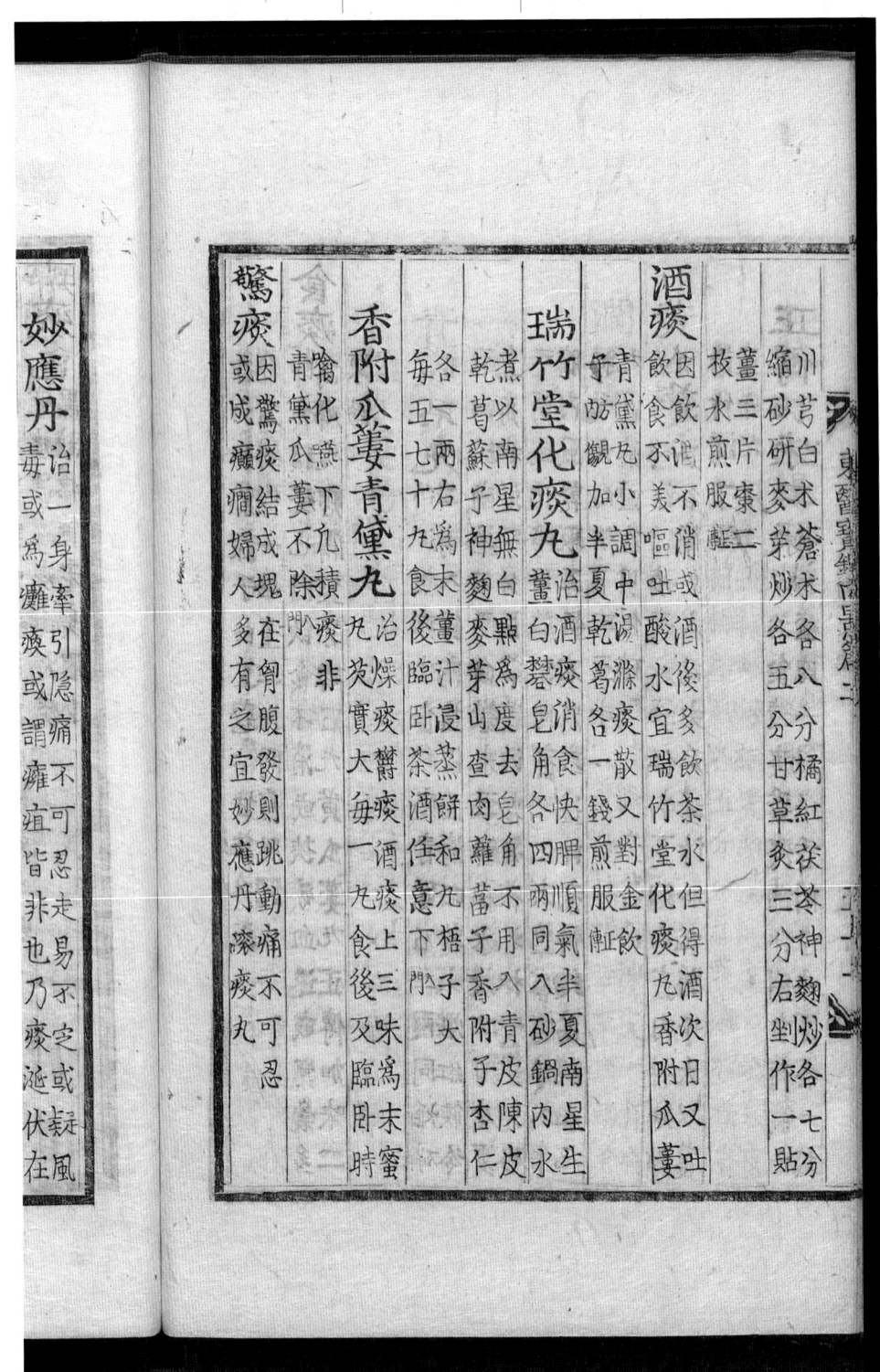

驚痰 因驚痰結成塊在胷腹發則跳動痛不可忍或成癲癎婦人多有之宜妙應丹滚痰丸

妙應丹 治一身牽引隱痛不可忍走易不定或疑風毒或爲癱瘓或謂癰疽皆非也乃痰涎伏在心膈變爲此疾但服此藥其疾如失(防見)○一名控涎丹(斷)

脈法

脈雙弦者寒飲也偏弦者飲也○肺飲不弦但苦喘短氣○脈沉而弦者懸飲內痛○脈浮而細滑者傷飲(脈訣)○偏弦爲飲或沉弦滑或結或伏痰飲中節(脈訣)○脈理提綱曰痰脈弦滑○三因曰飲脈皆弦微沉滑○脈沉弦細滑大小不勻皆痰飲爲病也(醫鑑)○久得濇脈必費調理盖痰膠固脈道阻澁也(丹心)

痰飲外證

靈樞曰尺膚麤如枯魚之鱗者水溢飲也○色鮮明者有留飲又曰脈大心下有留飲其人背寒冷如氷○水在心心下堅築短氣惡水不欲飲○水在肺吐涎沫欲飲水○水在脾少氣身重○水在肝脇下支滿嚔而痛○水在腎心下悸(脈訣)○凡有痰者眼皮及眼下必有烟灰黑色(丹心)○眼胞及眼下如灰烟熏黑者痰也(醫鑑)○凡病百藥不效關上脈伏而大者痰也用控涎丹○方見(丹心)○

『東醫寶鑑』 권4 東醫寶鑑內景篇2 52a

一切痰證食少肌色如故一切水證脇硬心下怔忡入門

痰飮諸病

痰之爲患新而輕者形色清白稀薄氣味亦淡久而重者黃濁稠粘凝結咯之難出漸成惡味酸辣腥臊鹹苦甚至帶血而出但痰證初起頭痛發熱類外感表證久則潮咳夜重類內傷陰火又痰飮流注肢節疼痛類風證但痰證胷滿食減肌色如故脉滑不匀不定爲異耳入門○痰之作恙爲喘爲嗽爲吐爲嘔爲眩暈爲風癇爲狂迷爲忪悸或呑酸或短氣或痞隔或腫脹或寒熱或疼痛痰實主之攄○俗云十病九痰誠哉斯言入門○凡人手臂或動不得或骨節遍身痛坐臥不寧此痰入骨也又曰眼黑而行步呻吟擧動艱難者入骨痰也其證遍身骨節疼痛○眼黑而面帶土色四肢痿痺屈伸不便者風濕痰也○眼黑而氣短促者驚風痰也○眼黑而頰赤或面黃色者熱痰也丹心○咯痰不出者是痰結也又曰脇下痛作寒熱咳嗽氣急亦痰結也回春

辨痰色

寒痰清濕痰白火痰黑熱痰黃老痰膠入門

痰飮流注證

凡人忽患胷背手脚腰胯隱痛不可忍連筋骨牽引釣痛坐臥不寧時時走易不定

『東醫寶鑑』 권4 東醫寶鑑內景篇2 52b

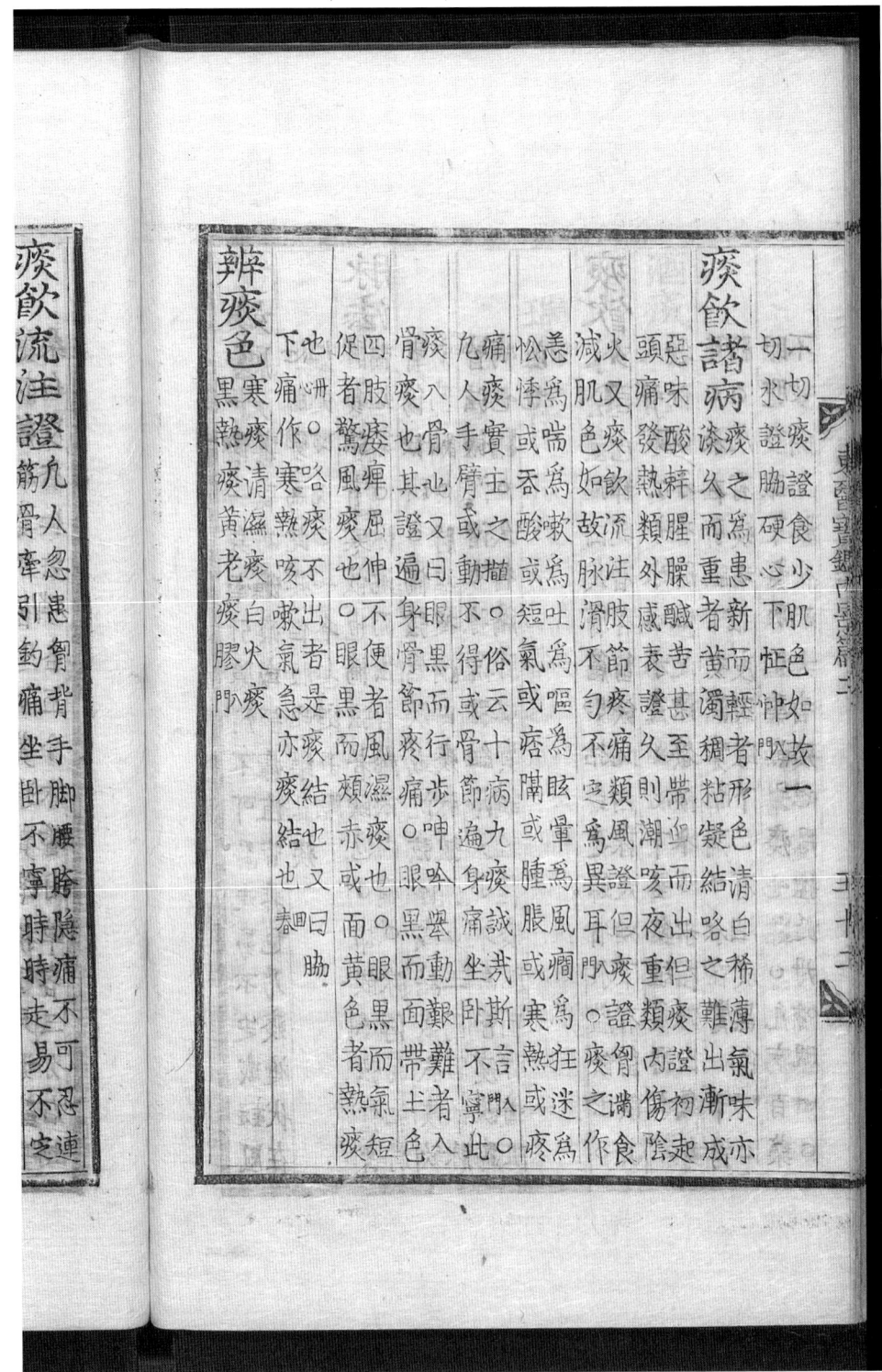

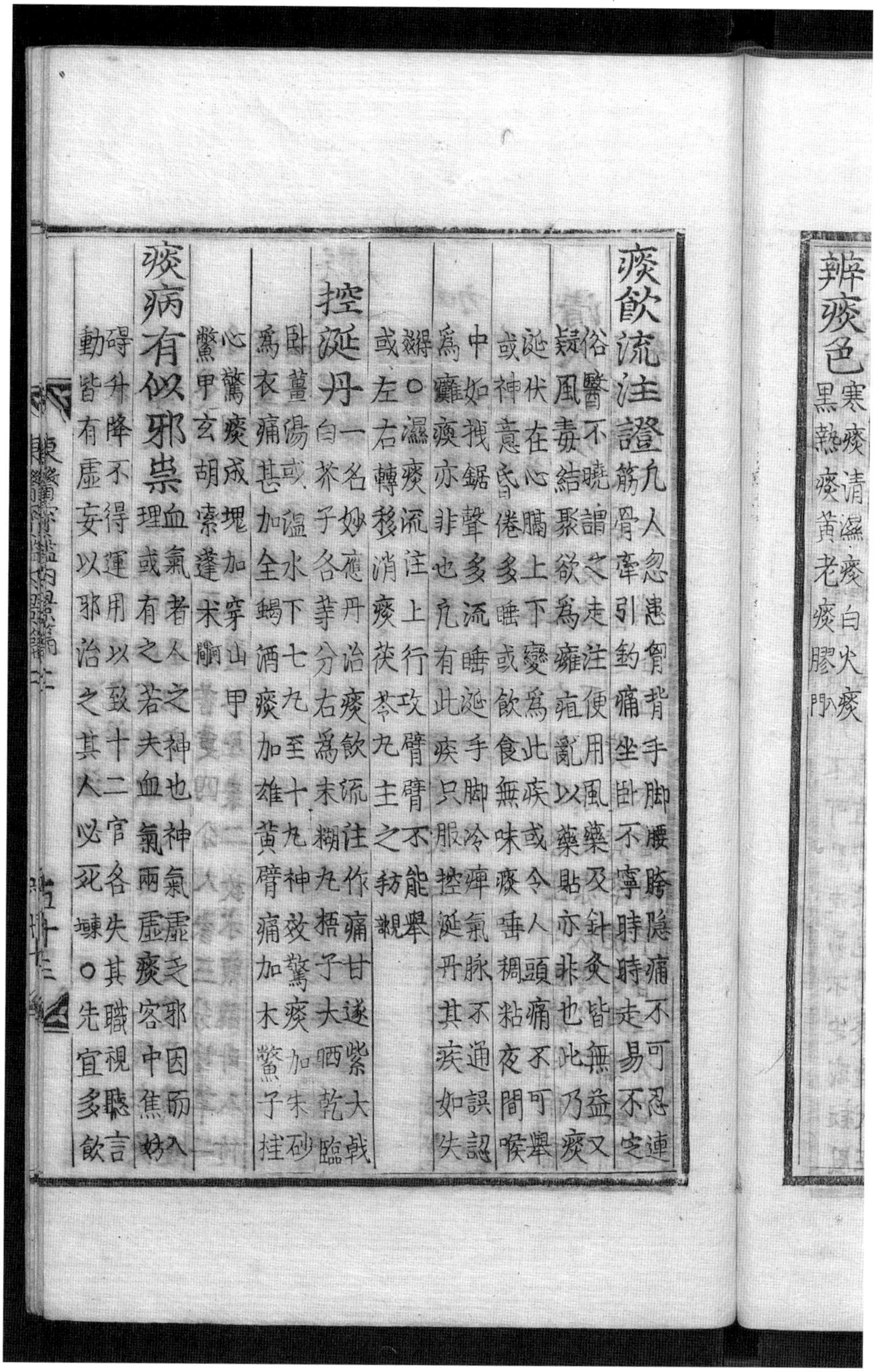

辨痰色 寒痰清 濕痰白 火痰黑 熱痰黃 老痰膠 門

痰飮流注證 凡人忽患胷背手脚腰胯隱痛不可忍連筋骨牽引釣痛坐卧不寧時時走易不定俗醫不曉謂之走注便用風藥及針灸皆無益又疑風毒結聚欲爲癰疽亂以藥貼亦非也此乃痰涎伏在心膈上下變爲此疾或令人頭痛不可擧或神意昏倦多睡或飮食無味痰唾稠粘夜間喉中如拽鋸聲多流唾涎手脚冷痺氣脉不通誤認爲癱瘓亦非也凡有此疾只服控涎丹其疾如失得 ○濕痰流注上行攻臂臂痛不能擧或左右轉移消痰茯苓丸主之方見

控涎丹 一名妙應丹治痰飮流注作痛甘遂紫大戟白芥子各等分右爲末糊丸梧子大晒乾臨卧薑湯或溫水下七丸至十九丸神效驚痰加朱砂爲衣痛甚加全蝎酒痰加雄黃臂痛加木鼈子桂心驚痰成塊加穿山甲鼈甲玄胡索蓬朮

痰病有似邪祟 血氣者人之神也神氣虛乏邪因而入理或有之若夫血氣兩虛痰客中焦妨碍升降不得運用以致十二官各失其職視聽言動皆有虛妄以邪治之其人必死 ○先宜多飮

東醫寶鑑內景篇卷之二　五十三

『東醫寶鑑』 권4 東醫寶鑑內景篇2 53a

薑鹽湯探吐之或竹瀝香油多灌之次服陶氏導痰湯

陶氏導痰湯 治痰迷心竅或似鬼祟半夏一錢赤茯苓天南星枳實各八分陳皮黃芩黃連白朮瓜蔞仁各五分苦梗四分人參三分甘草二分右剉作一貼入薑三片棗二枚水煎臨臥入竹瀝薑汁調服先吐去痰次服此藥入門

痰厥 痰厥者皆因內虛受寒痰氣阻塞手足厥冷麻痺暈悶脉沉細宜服加味二陳湯清火化痰湯鶴頂丹小兒方奪命散亦可入門

加味二陳湯 治痰厥半夏製陳皮白茯苓當歸枳實苦梗杏仁各一錢良薑縮砂各五分木香桂皮甘草各三分右剉作一貼薑五片水煎服回春

清火化痰湯 治熱痰結在胸膈咯吐不出滿悶作痛名痰結半夏製陳皮赤茯苓各一錢苦梗枳殼瓜蔞仁各七分黃連黃芩梔子貝母蘇子桑白皮杏仁芒硝各五分木香甘草各三分右剉

作一貼薑三片同煎至半納芒硝熔化去滓又入竹瀝薑汁調服回春

『東醫寶鑑』 권4 東醫寶鑑內景篇2 53b

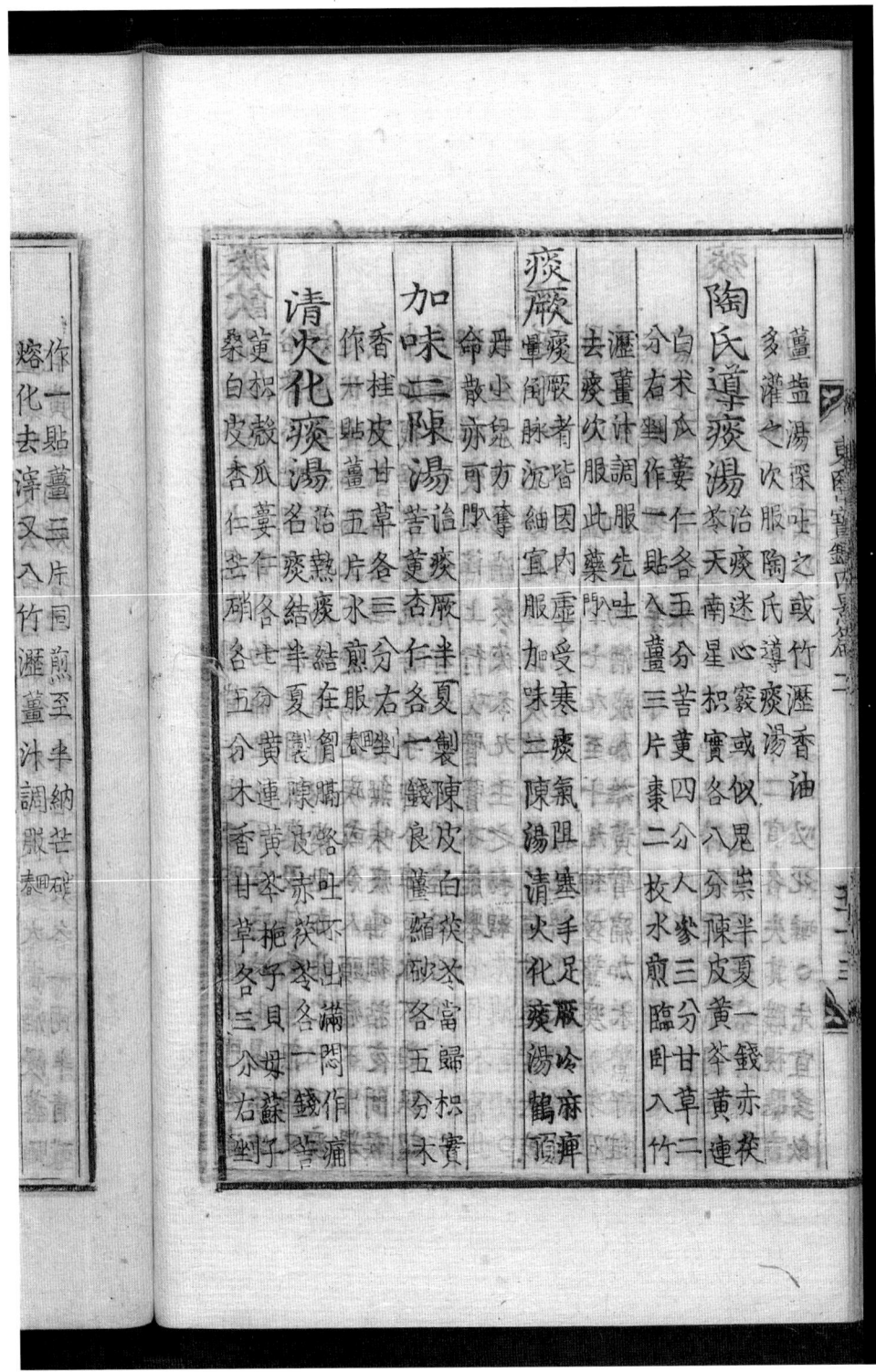

5: 70a　5: 69b　5: 69a

作一貼薑三片同煎至半納芒硝熔化去滓又入竹瀝薑汁調服回春

鶴頂丹 治痰熱塞咽喉聲如拽鋸及痰結胷膈滿痛 明白礬一兩心紅五錢搣嫹丹右爲末每取一匙入磁器內熔化乘熱撚作丸櫻桃大每一丸以薄荷煎湯化下入門○直指方控痰良方白礬黃丹各一兩火煆爲末麪糊和丸麻子大治諸頑痰迷塞關竅不通聲音不出取三十丸研末入全蝎少許薑湯調灌之吐痰立愈

痰塊 人身上中下有塊如腫毒多在皮裏膜外此因濕痰流注作核不散問其平日好食何物用藥吐下後方用消痰散核之藥二陳湯加大黃連翹柴胡苦黃白芥子黃連薑汁炒煎水入竹瀝多服自消丹心○痰飮流注於胷背頭項腋胯腰腿手足聚結腫硬或痛或不痛按之無血潮雖或有微紅亦淡薄不熱堅如石破之無膿或有薄血或清水或如紫汁又有壞肉如敗絮或如瘰癧在皮肉之間如雞卵可移動軟活不硬惟覺咽喉痰結作寒作熱宜返魂湯癘癏加南星半夏醫鑑○遍身有塊多是

東醫寶鑑內景篇卷之二　五十四

莫枳殼瓜蔞仁各七分黃連黃芩梔子貝母蘇子
桑白皮杏仁芒硝各五分木香甘草各三分右剉

『東醫寶鑑』 권4 東醫寶鑑內景篇2 54a

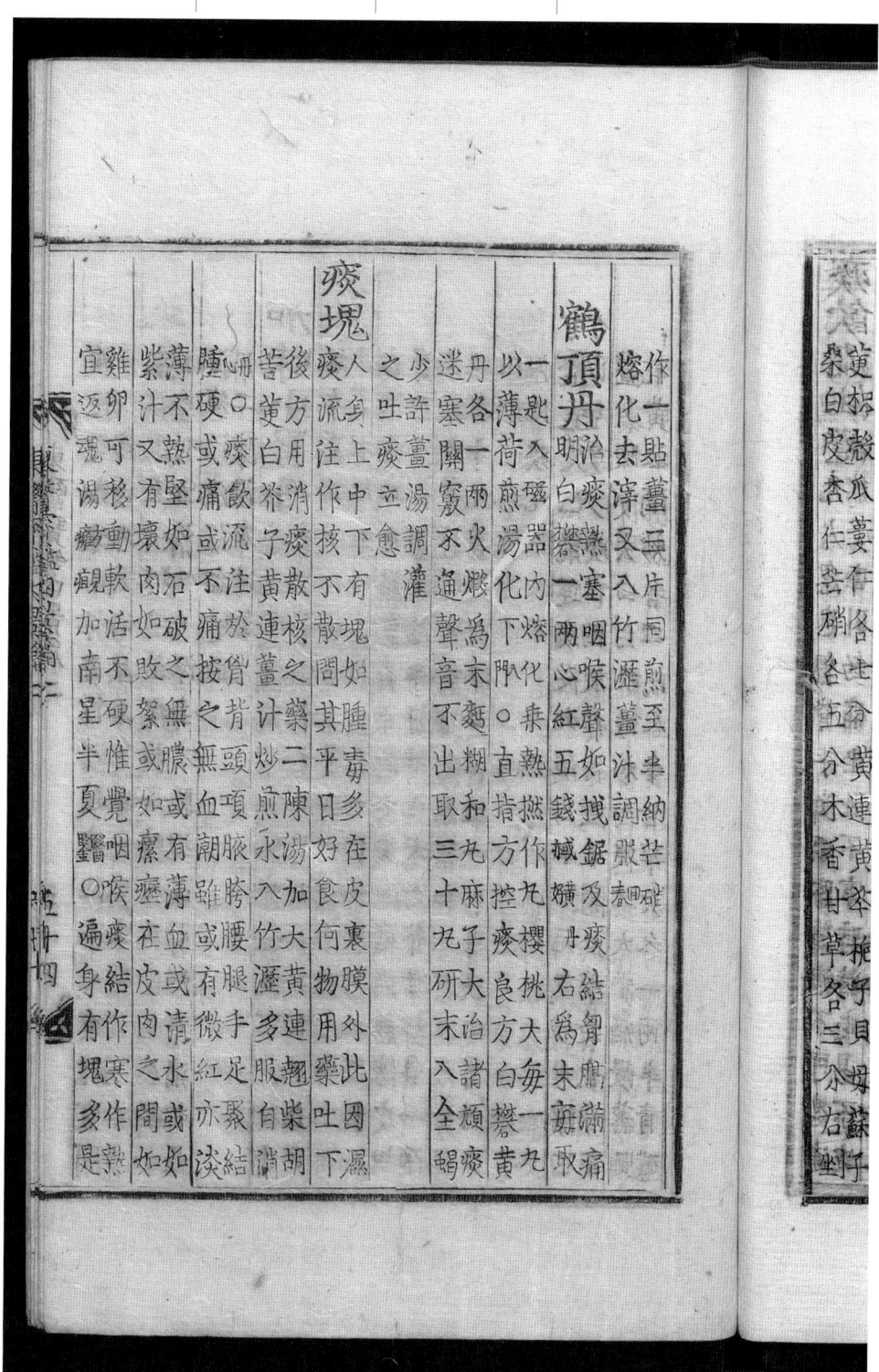

痰注宜加味小胃丹竹瀝達痰丸入門○痰塊宜開氣消痰湯又天南星草烏等分爲末薑汁調如膏
敷核上立消醫鑑○治痰核商陸根生南星合搗令爛塗付立消雜著○渾身有腫塊或骨體串痛都是
濕痰流注經絡也通用二陳湯加減回春

加味小胃丹 治風痰痞積眩暈喉痺癱瘓不語腹中痞塊等證神效小胃丹一劑防見加南
星半夏並用白礬皂角薑汁水煮十五次各二兩半蒼朮用米泔白礬皂角水浸一宿炒二兩桃仁
杏仁並以白礬皂角水泡去尖紅花酒蒸陳皮枳實並用白礬水泡半日炒白朮白芥子炒各一兩
右爲末薑汁竹瀝煮神麴爲糊和丸菉豆大每服二三十丸薑湯下入門○醫鑑一名導痰小胃丹○
回春一名竹瀝化痰丸

竹瀝達痰丸 能運痰從大便出不損元氣妙丹溪曰痰在四肢非竹瀝不開此藥是也半夏
薑製陳皮去白白朮微炒白茯苓大黃酒浸蒸晒乾黃芩酒炒各二兩人參甘草炙各一兩半青礞

石碎一兩焰硝一兩同火煅如金色沉香五錢右爲末以竹瀝一大椀半薑汁三匙拌勻晒乾如此

『東醫寶鑑』 권4 東醫寶鑑內景篇2 54b

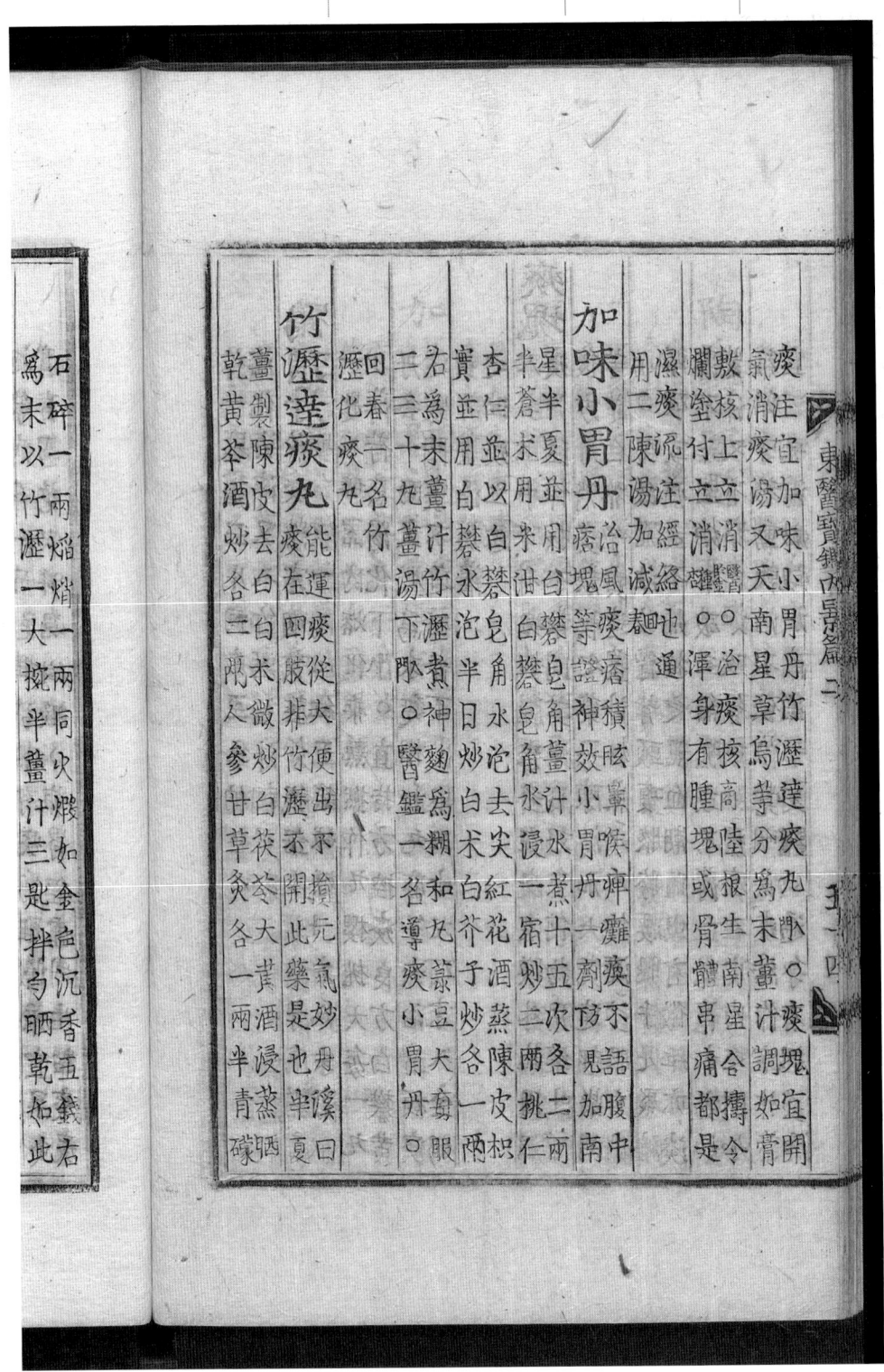

5: 73a 5: 72b 5: 72a

薑製陳皮去白白朮微炒白茯苓大黃酒浸蒸晒
乾黃芩酒炒各二兩人參甘草炙各一兩半青礞

石碎一兩焰硝一兩同火煆如金色沉香五錢右
爲末以竹瀝一大椀半薑汁三匙拌勻晒乾如此
五六度因以竹瀝薑汁和丸小豆大每百丸臨臥
時以米飮或薑湯吞下入門 ○一名竹瀝運痰丸

開氣消痰湯 治胷中胃脘至咽門窄狹如線疼痛及手足俱有核如胡桃者桔梗便香附子
白殭蠶炒各一錢陳皮片芩枳殼各七分前胡半
夏枳實羌活荊芥檳榔射干威靈仙各五分木香
甘草各三分右剉作一貼薑三片水煎服醫鑑

喜唾痰 胷中有寒則喜唾痰 ○脾虛不能剋制腎水多吐痰唾而不咳者宜服八味元勛覲又云八
味元治脾腎兩虛多唾痰而不咳丹心 ○大病後多唾痰者此胃冷也宜理中湯方見寒門入門 ○病人多
唾白沫乃胃口上停寒也加益智仁丹心 ○喜唾痰宜半夏溫肺湯或二陳湯加丁香縮砂

半夏溫肺湯 治中脘有痰水心下汪洋嘈雜多唾清水不欲食此胃虛冷也其脉沉弦細
遲半夏陳皮旋覆花人參細辛桂心桔梗白芍藥
赤茯苓甘草各一錢右剉作一貼薑五片煎服

東醫寶鑑內景篇卷之二 五十五

『東醫寶鑑』 권4 東醫寶鑑內景篇2 55a

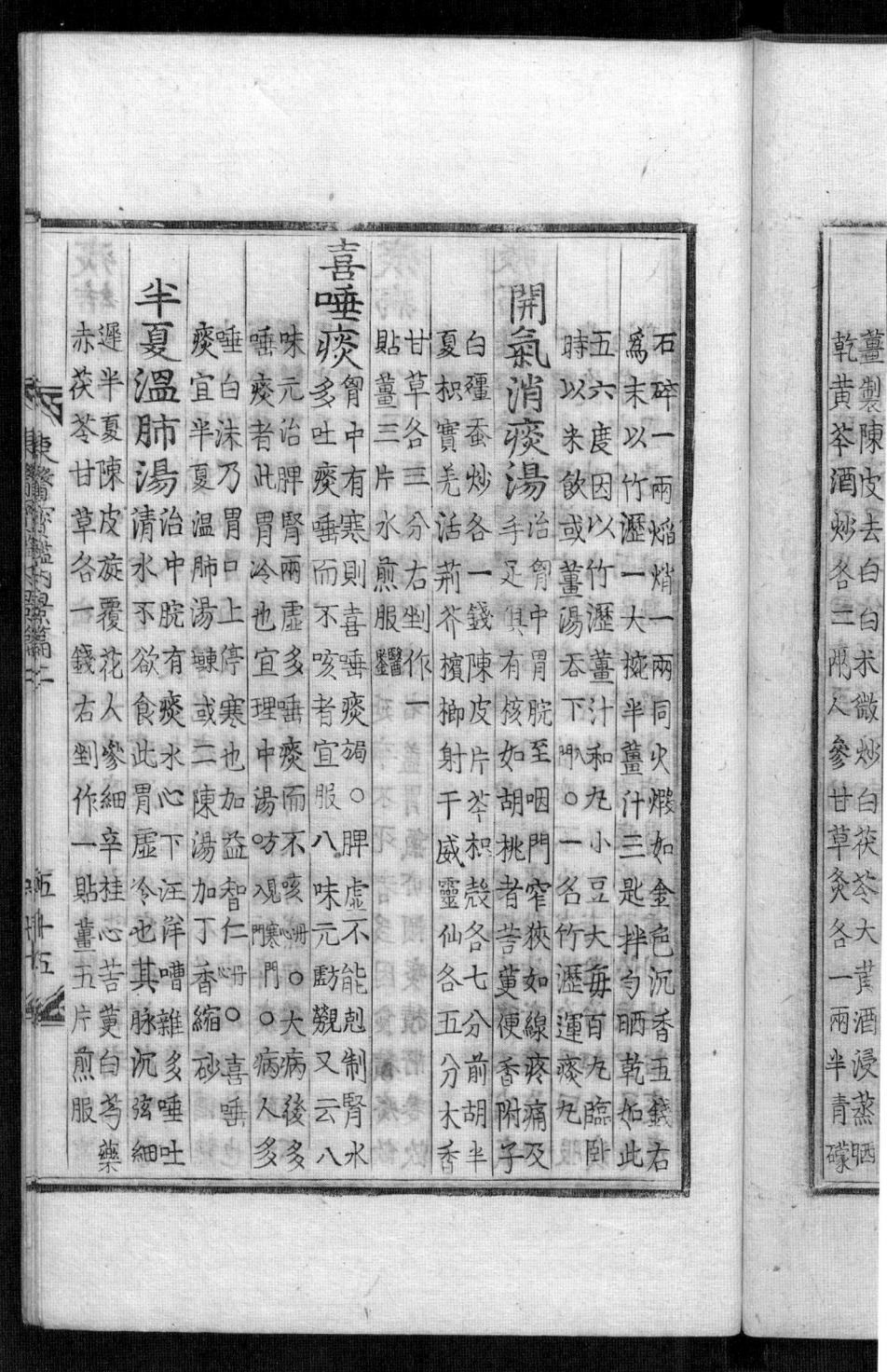

東醫寶鑑內景篇卷二

痰結 喉中有物咯不出嚥不下此痰結也醫鑑○喉中有物咯不出嚥不下此是老痰重者吐之輕者用瓜蔕散吻見氣實者必用荊瀝丹心○痰結核在咽喉中燥不能出入化痰藥加鹹能耎堅之味節齋化痰丸最妙方見上此等老痰飲酒之人多有之酒熱上升鬱于肺胃而成此痰天門冬片芩泄肺火也海粉芒硝鹹以耎堅也瓜蔞仁潤肺降痰香附子開鬱降氣連翹苦莄開結降火青黛解鬱火皆不用半夏南星辛燥之劑丹心

痰病不卒死 大凡病久淹延卒不死者多因食積痰飲所致何以然者盖胃氣亦賴痰積所養飲食雖少胃氣卒不便虛故也丹心

痰病難治證 氣實熱痰吐難得出或成塊吐咯不出氣鬱滯者難治又曰氣實痰熱結者難治丹心○喉中漉漉有聲喘急咯痰不出者難治又曰服藥後咯吐痰出爲效若咯痰不出者難治綱目○遞等病不一而足惟勞瘵有痰爲難治最宜早灸膏肓四花穴詳見鍼灸○肺胃經虛則生粘痰痰

者肺胃所出也痰涎凝滯在於咽喉如牽鋸之聲時復瘦瘀或因吐瀉所致脾虛肺亦虛痰涎流溢

『東醫寶鑑』 권4 東醫寶鑑內景篇2 55b

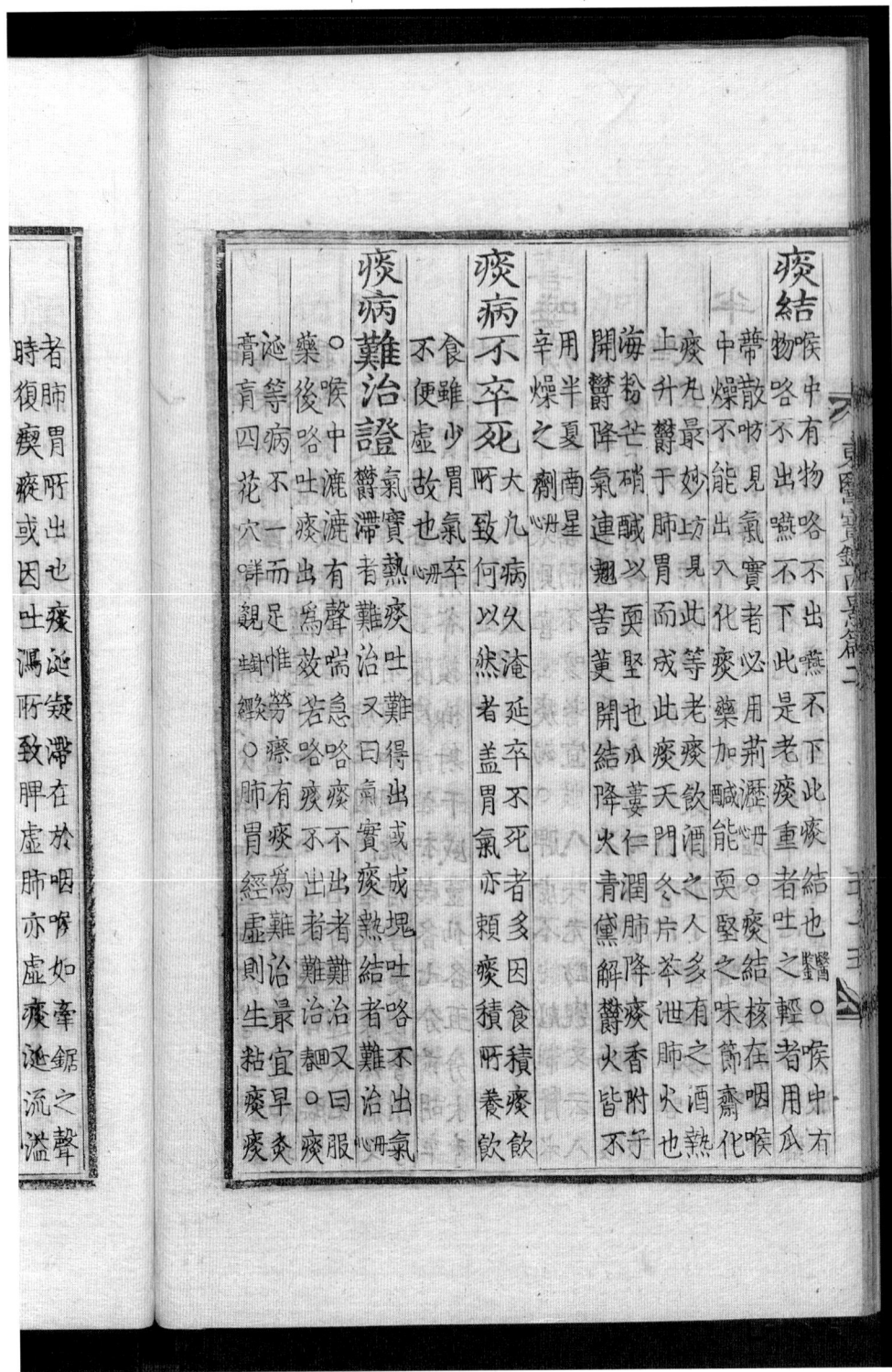

5: 76b　5: 76a　5: 75b　5: 75a

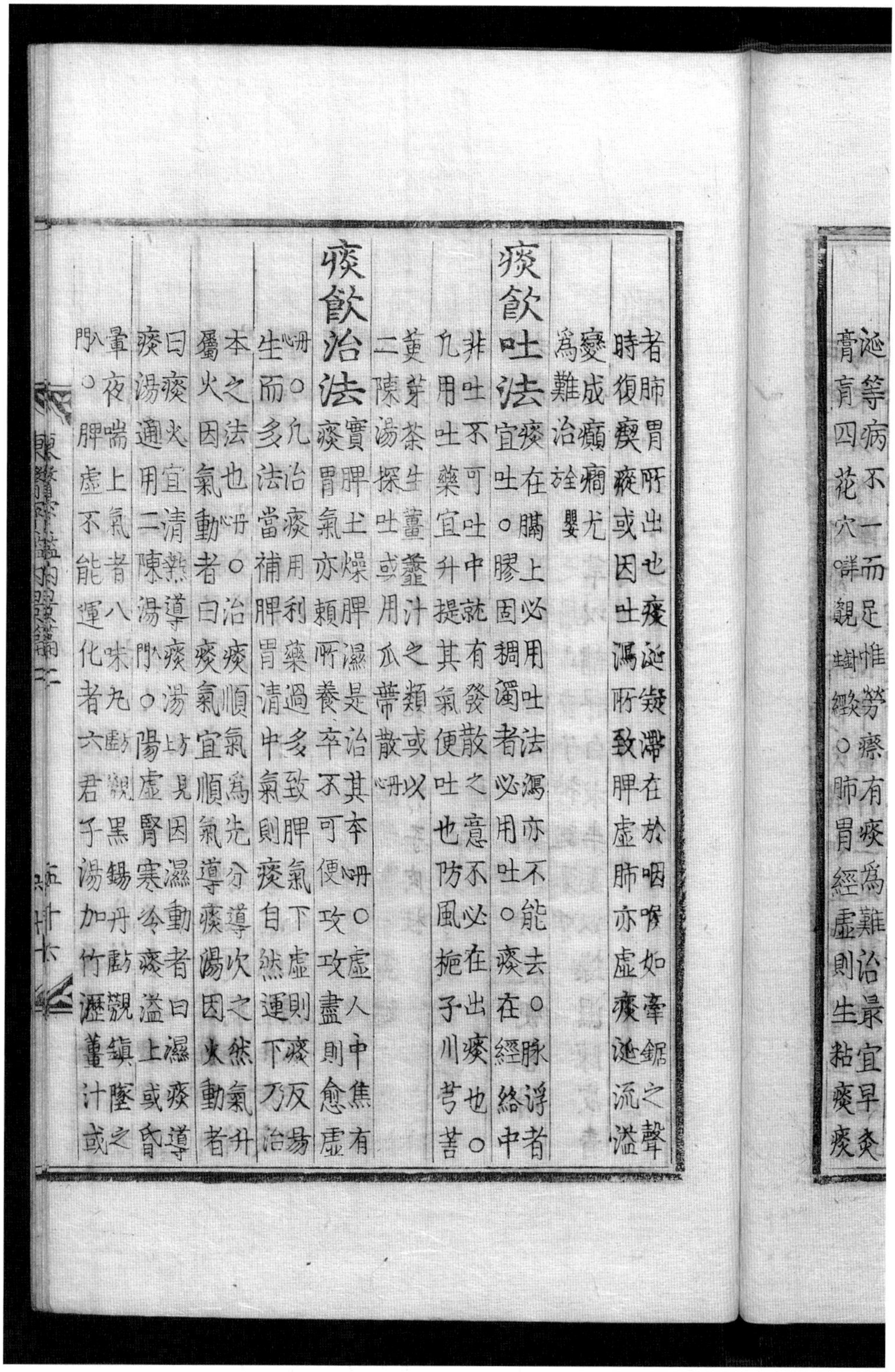

者肺胃所出也痰涎凝滯在於咽喉如牽鋸之聲時復痰或因吐瀉所致脾虛肺亦虛痰涎流溢變成癲癇尤爲難治旋嬰

痰飲吐法 痰在膈上必用吐法瀉亦不能去○脉浮者宜吐○膠固稠濁者必用吐○痰在經絡中非吐不可吐中就有發散之意不必在出痰也○凡用吐藥宜升提其氣便吐也防風梔子川芎桔梗芽茶生薑虀汁之類或以二陳湯探吐或用瓜蔕散丹心

痰飲治法 實脾土燥脾濕是治其本丹心○虛人中焦有痰胃氣亦賴所養卒不可便攻攻盡則愈虛丹心○凡治痰用利藥過多致脾氣下虛則痰反易生而多法當補脾胃清中氣則痰自然運下乃治本之法也丹心○治痰順氣爲先分導次之然氣升屬火因氣動者曰痰氣宜順氣導痰湯因火動者曰痰火宜清熱導痰湯方見上因濕動者曰濕痰導痰湯通用二陳湯入門○陽虛腎寒冷痰溢上或昏暈夜喘上氣者八味丸劇觀黑錫丹劇觀鎮墜之入門○脾虛不能運化者六君子湯加竹瀝薑汁或

東醫寶鑑內景篇二 五十六

涎等病不一而足惟勞瘵有痰爲難治最宜早灸膏肓四花穴詳見鍼灸○肺胃經虛則生粘痰痰

『東醫寶鑑』 권4 東醫寶鑑內景篇2 56a

補中益氣湯加半夏竹瀝薑汁入門○張子和曰飲無補法必當去水故用汗吐下三法治人常愈然
亦有挾寒挾虛之證又有血氣虧乏之人理宜導去痰滯又當補接兼行又難拘於子和之三法也
丹心○痰生於脾胃治法宜實脾燥濕又隨氣而升宜順氣爲先分導次之又氣升屬火順氣在於降
火醫鑑○難經曰腎主五液化爲五濕濕能生痰痰者因咳而動脾之濕也半夏能泄痰之標不能泄
痰之本泄本者泄腎也十棗湯三花神祐丸是也醫鑑
熱痰則清之用石膏青黛梔子黃芩黃連
寒痰則溫之用半夏乾薑附子肉桂
燥痰則潤之用瓜蔞仁杏仁五味子天花粉
濕痰則燥之用蒼朮白朮厚朴茯苓
風痰則散之用南星皂角白附子竹瀝
老痰則軟之用海石芒硝瓜蔞仁枳殼便香附
食積痰則消之用山査子神麴麥芽
大要人參甘草以補脾白朮半夏以燥濕陳皮青
皮以利氣茯苓澤瀉以滲水丹心

順氣導痰湯 半夏南星茯苓枳實陳皮香附子烏藥各一錢木香沈香甘草各五分右剉作

『東醫寶鑑』 권4 東醫寶鑑內景篇2 56b

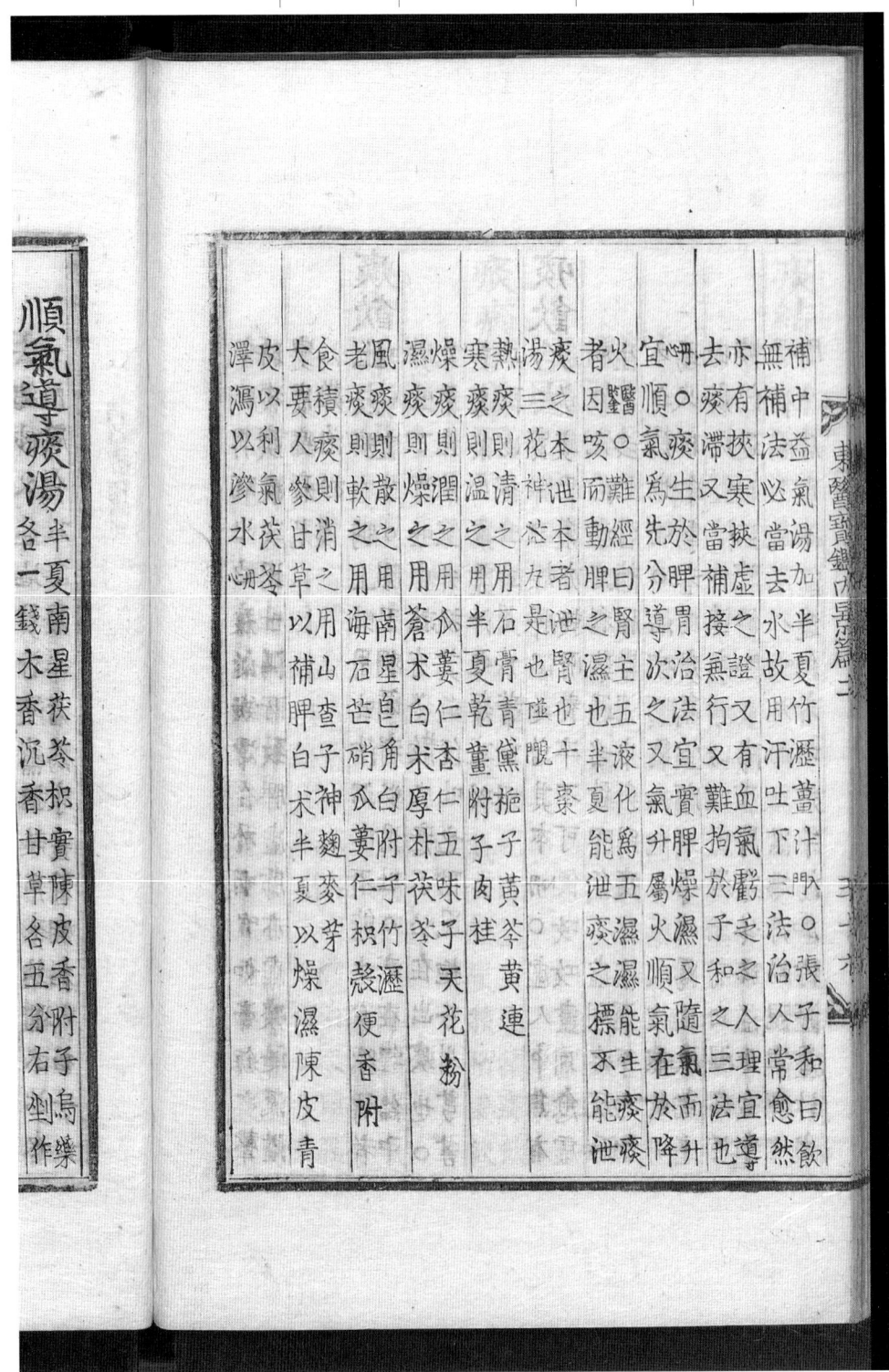

5: 79b 5: 79a

皮以利氣茯苓
澤瀉以滲水心法

順氣導痰湯 半夏南星茯苓枳實陳皮香附子烏藥各一錢木香沉香甘草各五分右剉作一貼薑五片煎服入門

六君子湯 治氣虛痰盛半夏白朮各一錢半陳皮白茯苓人參各一錢甘草炙五分右剉作一貼薑三片棗二枚煎服正傳○一方六味各一錢等分

痰飮通治藥 通用二陳湯茯苓半夏湯芎夏湯蠲飮枳實丸千金指迷丸敵痰丸小胃丹痰飮分證宜五飮湯破痰消飮元濕熱痰飮宜滾痰丸木香和中丸食積痰飮宜清氣化痰丸虛人老人痰飮宜竹瀝枳朮丸霞天膏峴

二陳湯 通治痰飮諸疾或嘔吐惡心或頭眩心悸或發寒熱或流注作痛半夏製二錢橘皮赤茯苓各一錢甘草炙五分右剉作一貼薑三片水煎服正傳○方氏曰半夏豁痰燥濕橘紅消痰利氣茯苓降氣滲濕甘草補脾和中盖補脾則不生濕燥濕滲濕則不生痰利氣降氣則痰消解可謂體用

『東醫寶鑑』 권4 東醫寶鑑內景篇2 57a

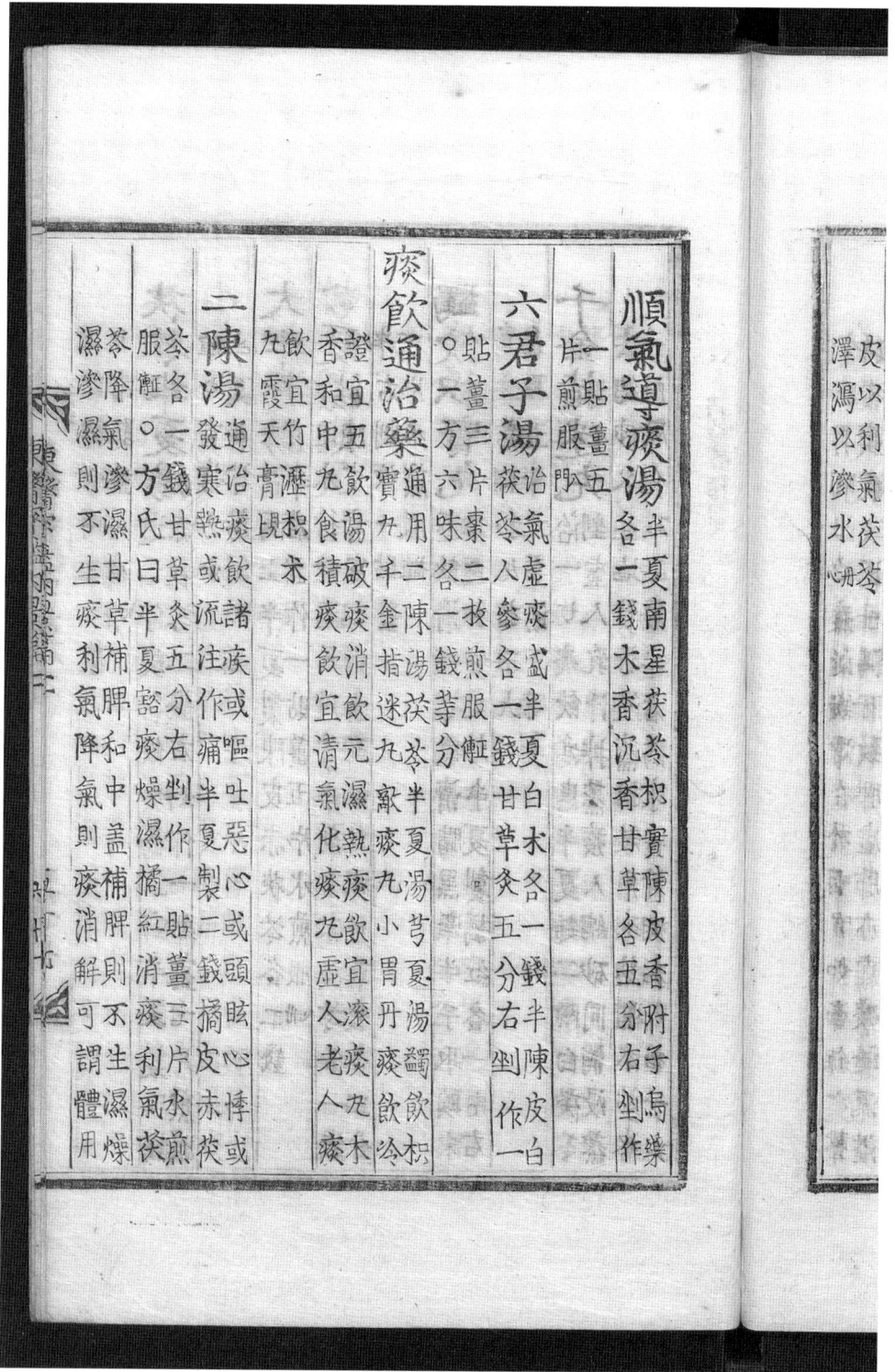

5: 81a 5: 80b 5: 80a

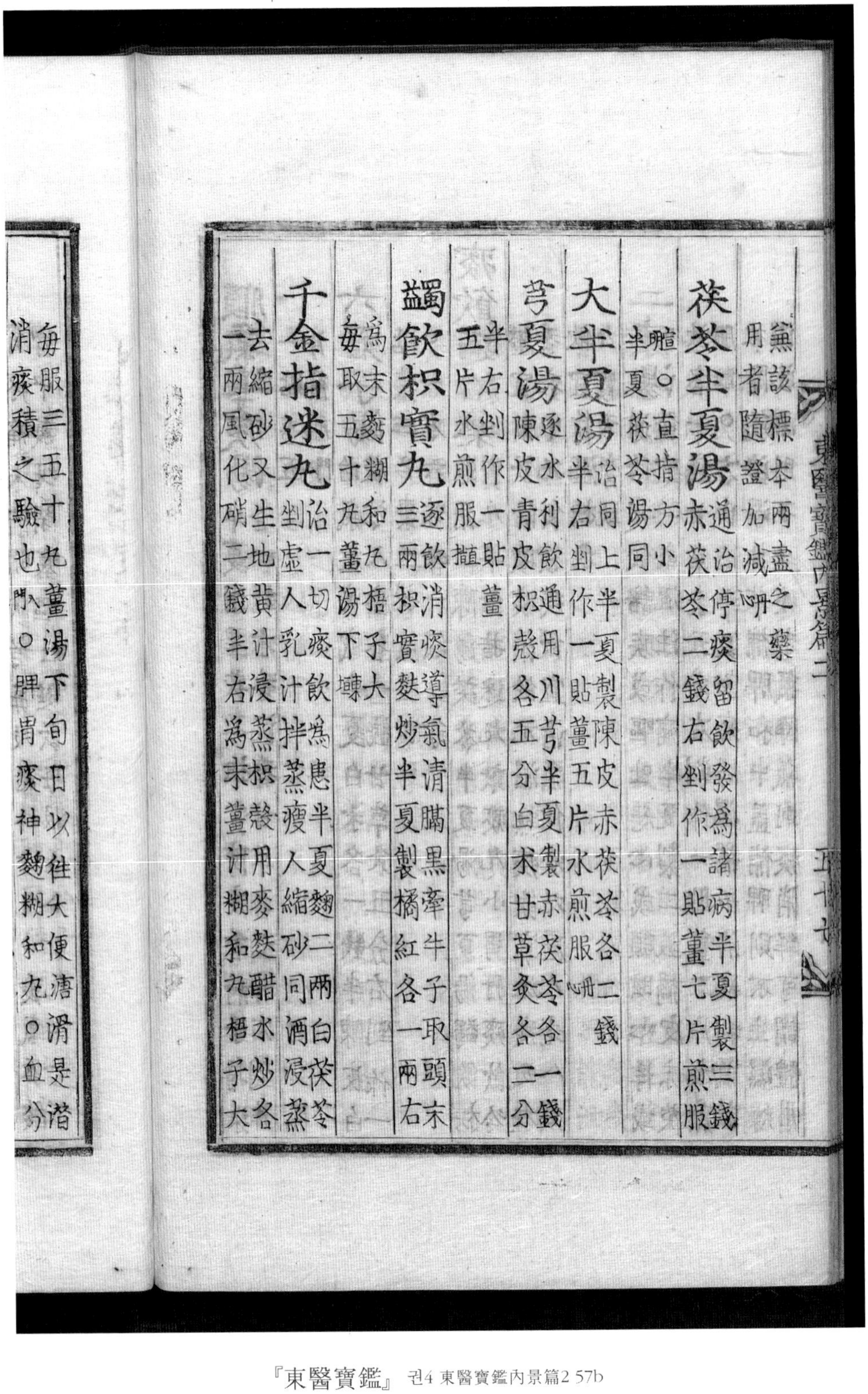

兼該標本兩盡之藥用者隨證加減丹心

茯苓半夏湯 通治停痰留飮發爲諸病半夏製三錢赤茯苓二錢右剉作一貼薑七片煎服

脂○直指方小半夏茯苓湯同

大半夏湯 治同上半夏製陳皮赤茯苓各二錢右剉作一貼薑五片水煎服丹心

芎夏湯 逐水利飮通用川芎半夏製赤茯苓各一錢陳皮青皮枳殼各五分白朮甘草炙各二分半右剉作一貼薑五片水煎服攝

蠲飮枳實丸 逐飮消痰導氣清膈黑牽牛子取頭末三兩枳實麩炒半夏製橘紅各一兩右爲末麪糊和丸梧子大每取五十丸薑湯下嫥

千金指迷丸 治一切痰飮爲患半夏麴二兩白茯苓剉虛人乳汁拌蒸瘦人縮砂同酒浸蒸去縮砂又生地黃汁浸蒸枳殼用麥麩醋水炒各一兩風化硝二錢半右爲末薑汁糊和丸梧子大

每服三五十丸薑湯下旬日以往大便溏滑是潽消痰積之驗也入門○脾胃痰神麴糊和丸○血分

『東醫寶鑑』 권4 東醫寶鑑內景篇2 57b

5: 82b 5: 82a 5: 81b

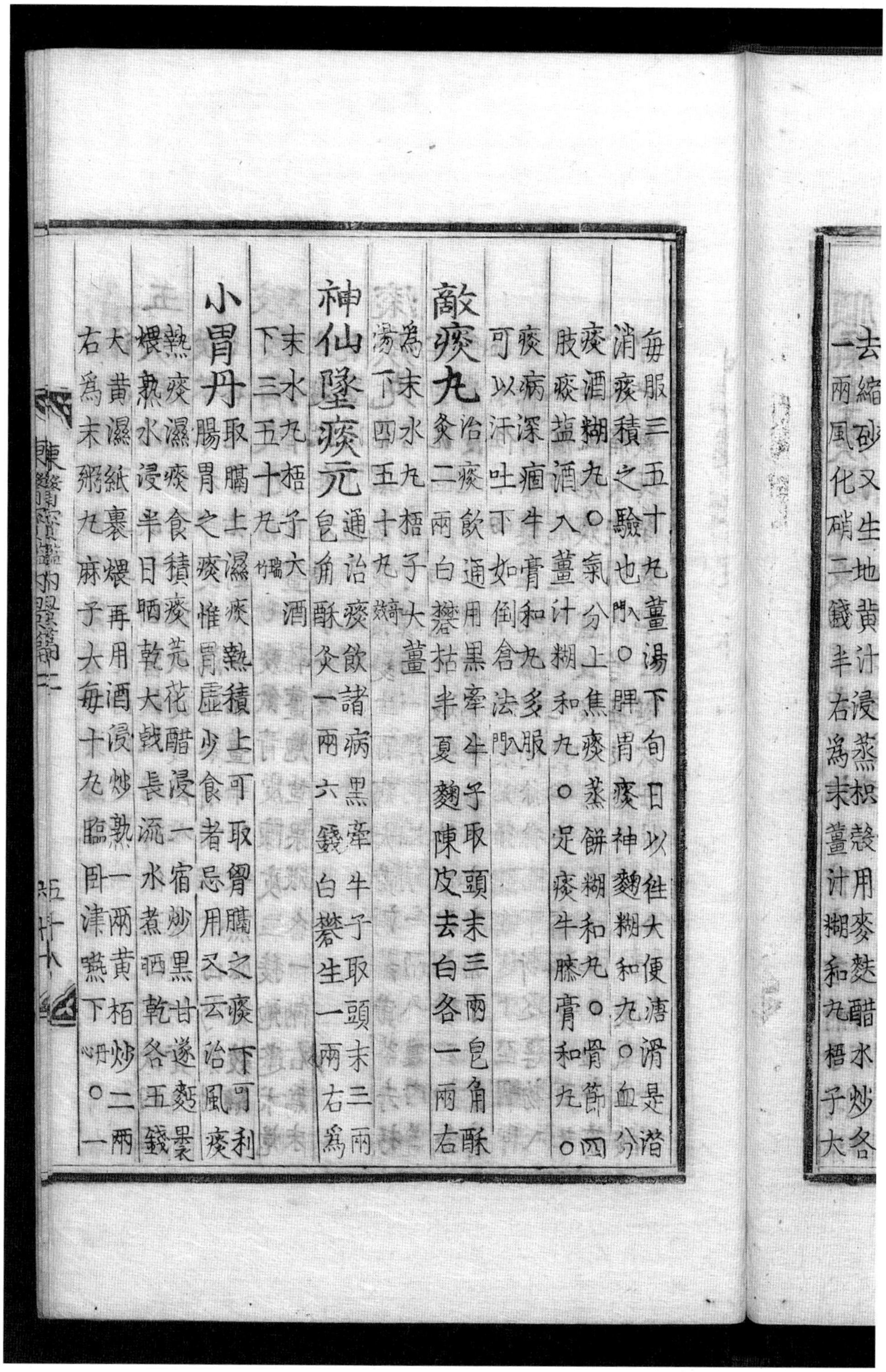

去縮砂又生地黃汁浸蒸枳殼用麥麩醋水炒各
一兩風化硝二錢半右爲末薑汁糊和丸梧子大

每服三五十丸薑湯下旬日以後大便溏滑是潛
消痰積之驗也入門○脾胃痰神麴糊和丸○血分
痰酒糊丸○氣分上焦痰蒸餅糊和丸○骨節四
肢痰塩酒入薑汁糊和丸○足痰牛膝膏和丸○
痰病深痼牛膏和丸多服
可以汗吐下如倒倉法入門
敵痰丸 治痰飲通用黑牽牛子取頭末三兩皂角酥
炙二兩白礬枯半夏麴陳皮去白各一兩右
爲末水丸梧子大薑
湯下四五十丸效奇
神仙墜痰元 通治痰飲諸病黑牽牛子取頭末三兩
皂角酥炙一兩六錢白礬生一兩右爲
末水丸梧子大酒
下三五十丸竹瑞
小胃丹 取膈上濕痰熱積上可取胷膈之痰下可利
腸胃之痰惟胃虛少食者忌用又云治風痰
熱痰濕痰食積痰芫花醋浸一宿炒黑甘遂麪裹
煨熟水浸半日晒乾大戟長流水煮晒乾各五錢
大黃濕紙裹煨再用酒浸炒熟一兩黃栢炒二兩
右爲末粥丸麻子大每十丸臨卧津嚥下心丹○一

東醫寶鑑內景篇卷之二 五十八

『東醫寶鑑』 권4 東醫寶鑑內景篇2 58a

東醫寶鑑內景篇二　五十八

方白朮膏和丸蘿蔔子大臨卧津液嚥下二三十丸白湯送下

五飲湯 治五飲一曰留飲二曰癖飲三曰痰飲四曰溢飲五曰流飲旋覆花人參陳皮枳實白朮茯苓厚朴半夏澤瀉猪苓前胡桂心白芍藥甘草各七分右剉作一貼薑十片水煎服最效醫鑑

破痰消飲元 治一切痰飲青皮陳皮三稜炮蓬朮炮良薑煨乾薑炮草果煨各一兩右爲末水麪糊和丸梧子大陰乾薑湯下五十丸醫鑑

滾痰丸 治濕熱痰積變生百病大黃酒蒸黃芩去朽各八兩青礞石一兩同焰硝一兩入罐內盖定鹽泥固濟晒乾火煅紅候冷取出以礞石如金色爲度沉香五錢右爲末滴水和丸梧子大茶淸溫水任下四五十丸服藥必須臨睡送下至咽即便仰卧令藥在咽膈之間徐徐而下漸逐惡物入腹入腸方能見效○凡喪心失志癲狂每服百丸○中風癱瘓痰盛便秘常服三五十丸○遍身筋骨疼痛未能明狀者每服七八十丸○噯氣呑酸胃中氣塊閉塞嘔吐涎飲每服七八十丸○心下

怔忡陰陽關格變生怪證每服七八十丸○急喉閉赤眼每服七八十丸○顋頷腫硬遶項結核或

『東醫寶鑑』 권4 東醫寶鑑內景篇2 58b

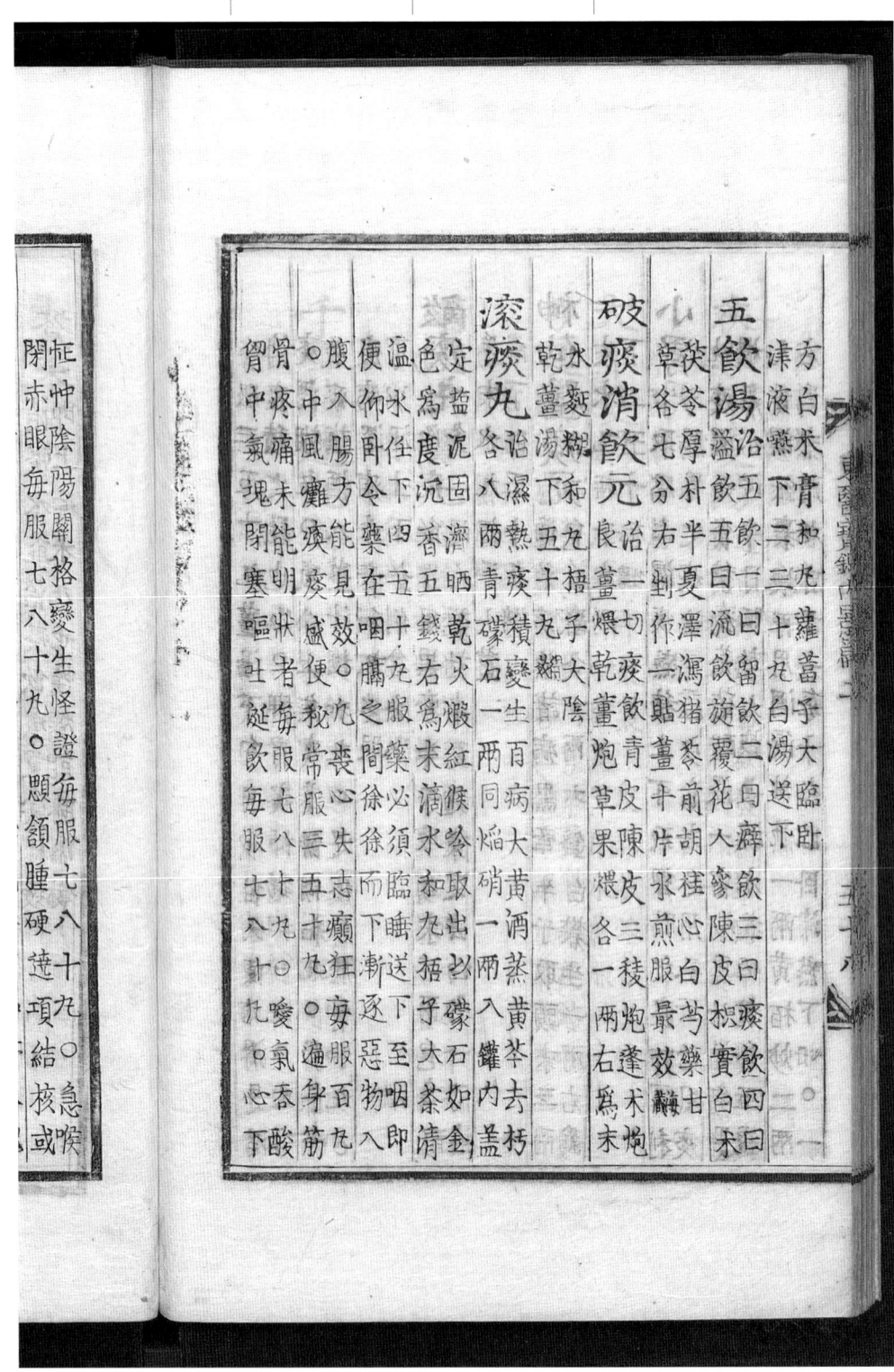

5: 85b　5: 85a　5: 84b

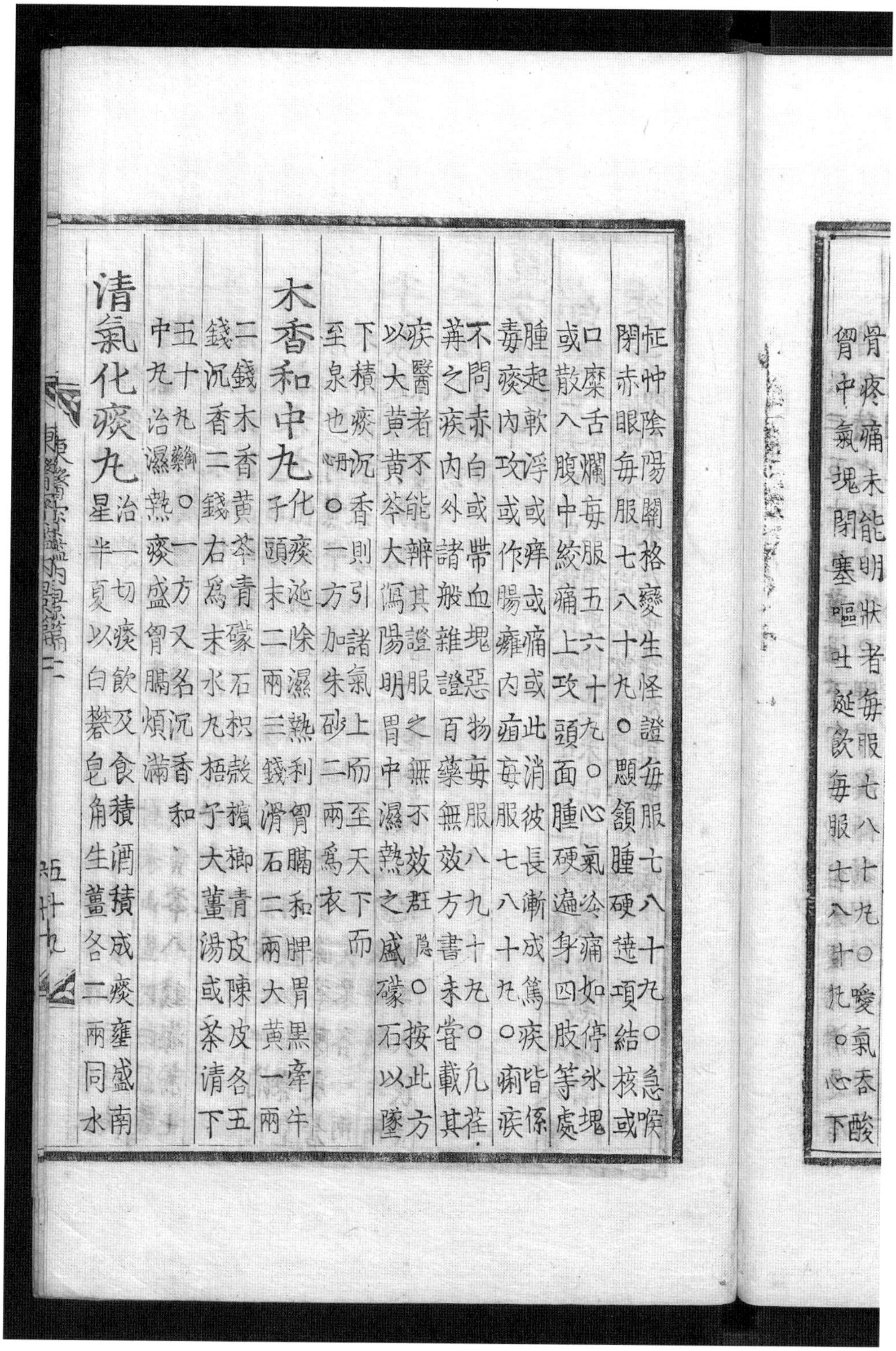
胃疼痛未能明狀者每服七八十九○噯氣吞酸
胸中氣塊閉塞嘔吐涎飲每服七八十九○心下

怔忡陰陽關格變生怪證每服七八十九○急喉閉赤眼每服七八十九○顋頷腫硬遶項結核或
口糜舌爛每服五六十九○心氣絞痛如氷塊或散入腹中絞痛上攻頭面腫硬遍身四肢等處
腫起軟浮或痒或痛或此消彼長漸成篤疾皆係毒痰內攻或作腸癰內疽每服七八十九○痢疾
不問赤白或帶血塊惡物每服八九十九○凡荏苒之疾內外諸般雜證百藥無效方書未嘗載其
痰醫者不能辨其證服之無不效群隱○按此方以大黃黃芩大瀉陽明胃中濕熱之盛礞石以墜
下積痰沉香則引諸氣上而至天下而至泉也入門○一方加朱砂二兩爲衣

木香和中丸 化痰涎除濕熱利胸膈和脾胃黑牽牛子頭末二兩三錢滑石二兩大黃一兩二錢木香黃芩青礞石枳殼檳榔青皮陳皮各五錢沉香二錢右爲末水丸梧子大薑湯或茶清下五十丸醫鑑○一方又名沉香和中丸治濕熱痰盛胸膈煩滿

清氣化痰丸 治一切痰飲及食積酒積成痰壅盛南星半夏以白礬皂角生薑各二兩同水

東醫寶鑑內景篇二　五十九

『東醫寶鑑』 권4 東醫寶鑑內景篇2 59a

浸一宿並剉作片同煮至南星無白點晒乾各二兩神麴炒麥芽炒各一兩半陳皮枳實白朮白茯苓蘇子蘿葍子炒瓜蔞仁香附米山査肉白豆蔲各一兩靑皮乾葛黃連各五錢黃芩八錢海粉七錢右爲末以竹瀝薑汁泡蒸餠和丸梧子大薑湯或茶淸下五七十丸醫鑑

竹瀝枳朮丸 治老人虛人痰盛不思飮食健脾消食化痰淸火去眩暈半夏南星以白礬皂角生薑同煮半日去皂薑焙乾枳實條芩陳皮蒼朮泔浸鹽水炒山査肉白芥子炒白茯苓各一兩黃連薑汁炒當歸酒洗各五錢右爲末神麴六兩作末以薑汁竹瀝各一盞煮糊和丸梧子大淡薑湯或白湯下百丸入門

單方 凡二十三種

白礬 吐去胷中痰飮取一兩水二升煮取一升入蜜半合頓服須臾即吐未吐則當飮少熱湯本草

蒼朮 消痰水能治痰飮成窠囊極效即上神朮丸也性燥能勝濕本草

貝母 消痰又治胷膈痰氣最妙本草○貝母丸取貝母童便浸三日洗晒爲末糖霜調和不時服入門

『東醫寶鑑』 권4 東醫寶鑑內景篇2 59b

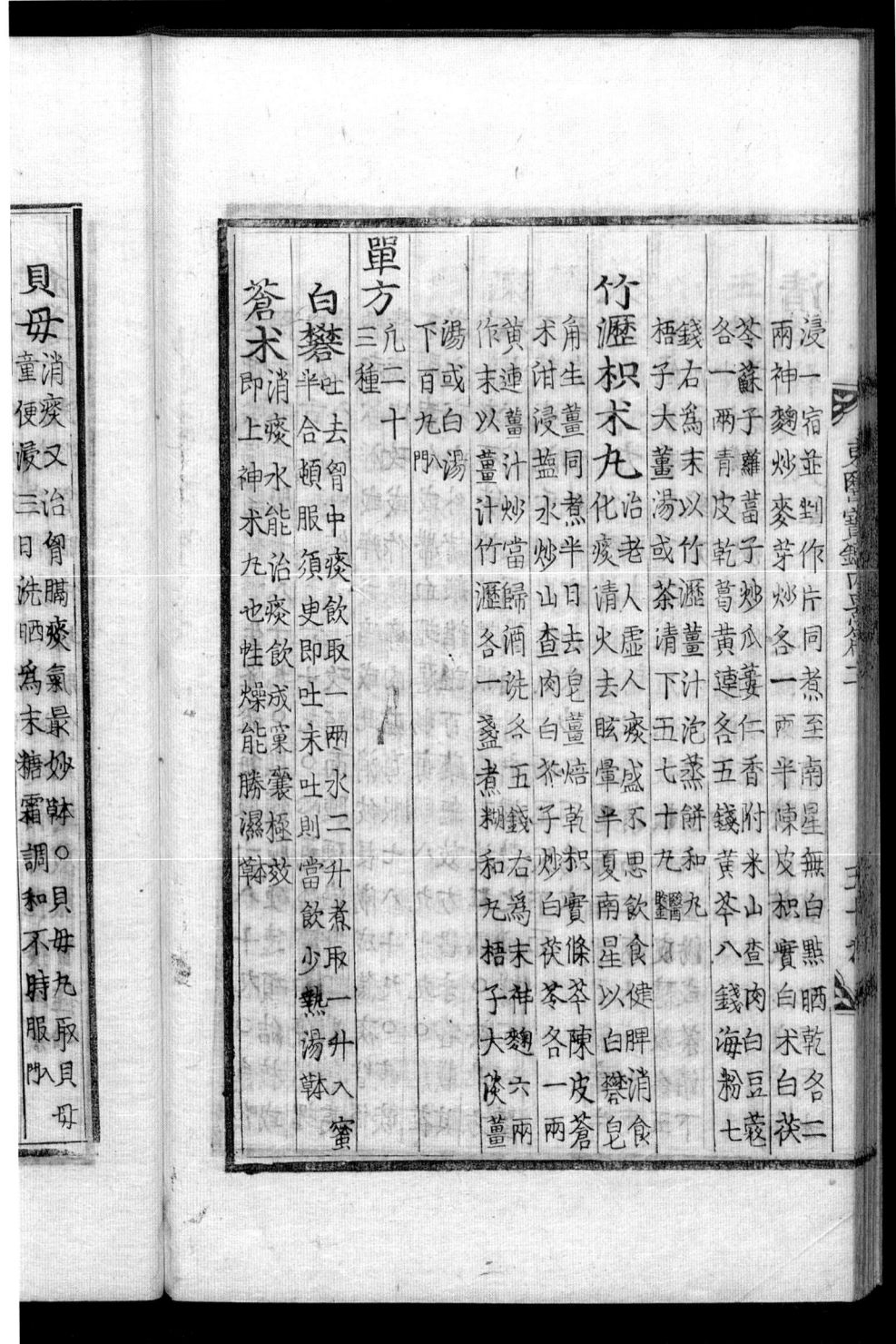

5: 88b | 5: 88a | 5: 87b

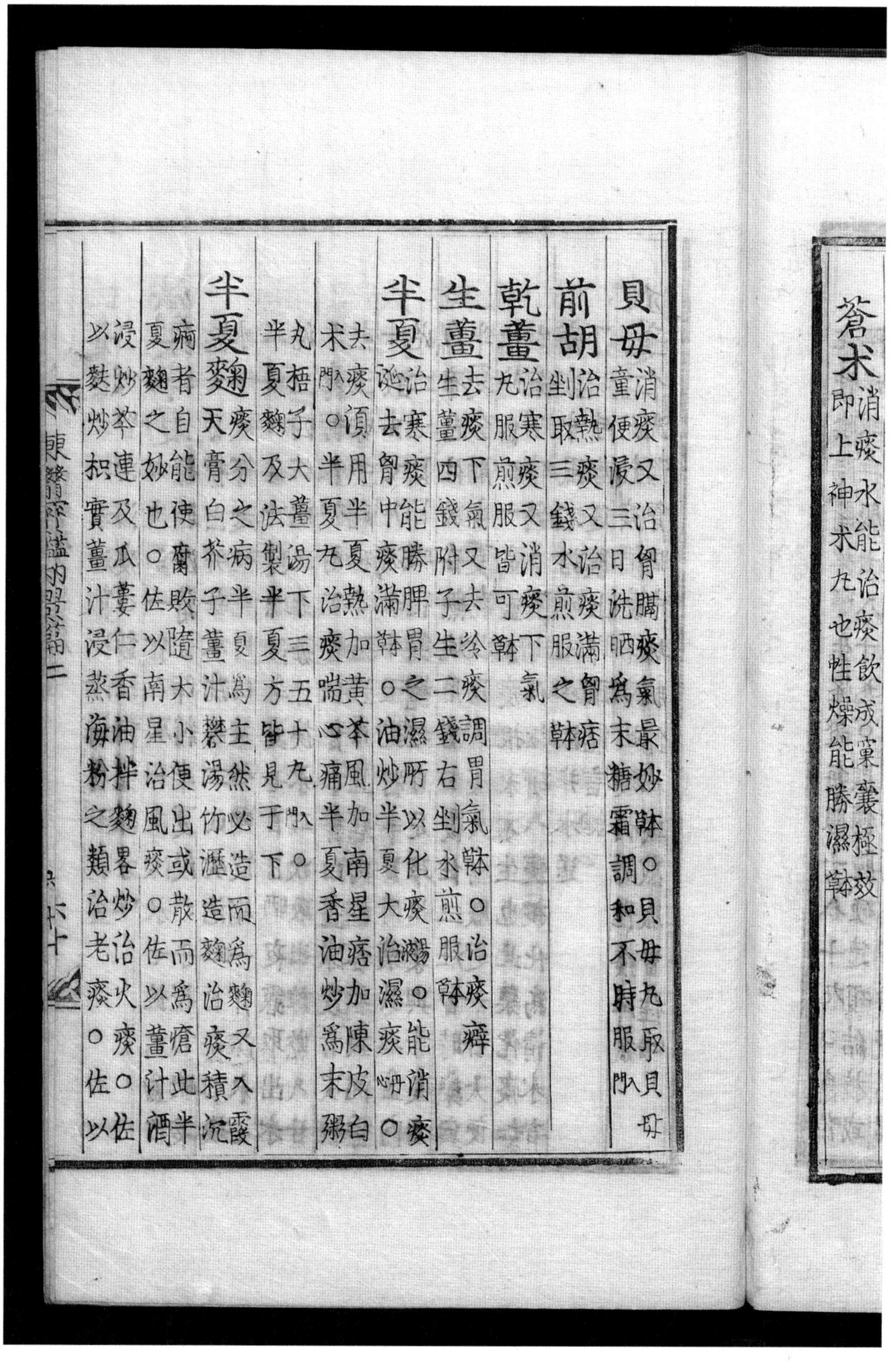

蒼朮 消痰水能治痰飲成窠囊極效 即上神朮丸也性燥能勝濕𣓨

貝母 消痰又治胸膈痰氣最妙𣓨○貝母丸取貝母 童便浸三日洗晒爲末糖霜調和不時服 入門

前胡 治熱痰又治痰滿胸痞之𣓨 剉取三錢水煎服

乾薑 治寒痰又消痰下氣 丸服煎服皆可𣓨

生薑 去痰下氣又去冷痰調胃氣𣓨○治痰癖 生薑四錢附子生二錢右剉水煎服𣓨

半夏 治寒痰能勝脾胃之濕所以化痰濁○能消痰 涎去胸中痰滿𣓨○油炒半夏大治濕痰 丹心○去痰須用半夏熱加黃芩風加南星痞加陳皮白 朮 入門○半夏丸治痰喘心痛半夏香油炒爲末粥 丸梧子大薑湯下三五十丸 入門○ 半夏麴及法製半夏方皆見于下

半夏麴 痰分之病半夏爲主然必造而爲麴又入霞 天膏白芥子薑汁礬湯竹瀝造麴治痰積沉 痾者自能使腐敗隨大小便出或散而爲瘡此半 夏麴之妙也○佐以南星治風痰○佐以薑汁酒 浸炒芩連及瓜蔞仁香油拌麴畧炒治火痰○佐 以麩炒枳實薑汁浸蒸海粉之類治老痰○佐以

東醫寶鑑內景篇二 六十

『東醫寶鑑』 권4 東醫寶鑑內景篇2 60a

5: 90b | 5: 90a | 5: 89b | 5: 89a

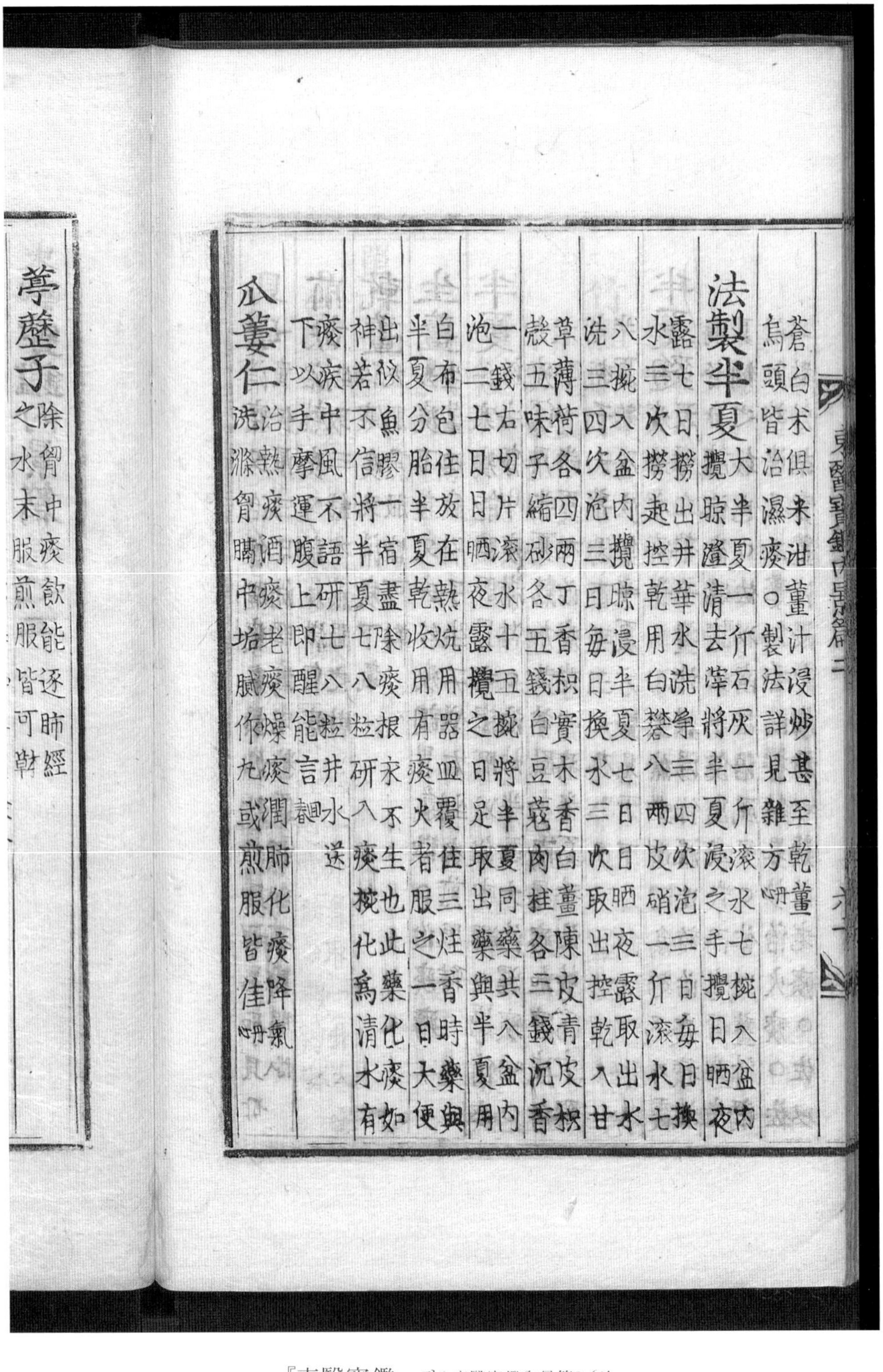
東醫寶鑑內景篇二 六十

蒼白朮俱米泔浸炒甚至乾薑烏頭皆治濕痰○製法詳見雜方入門

法製半夏 大半夏一斤石灰一斤滾水七椀入盆內攪晾澄清去滓將半夏浸之手攪日晒夜露七日撈出井華水洗淨三四次泡三日每日換水三次撈起控乾用白礬八兩皮硝一斤滾水七八椀入盆內攪晾浸半夏七日日晒夜露取出水洗三四次泡三日每日換水三次取出控乾入甘草薄荷各四兩丁香枳實木香白薑陳皮青皮枳殼五味子縮砂各五錢白豆蔲肉桂各三錢沉香一錢右切片滾水十五椀將半夏同藥共入盆內泡二七日日晒夜露攪之日足取出藥與半夏用白布包住放在熱炕用器皿覆住三炷香時藥與半夏分胎半夏乾收用有痰火者服之一日大便出似魚膠一宿盡除痰根永不生也此藥化痰如神若不信將半夏七八粒研入痰椀化爲淸水有痰疾中風不語研七八粒井水送下以手摩運腹上即醒能言回春

瓜蔞仁 治熱痰酒痰老痰燥痰潤肺化痰降氣洗滌胸膈中垢膩作丸或煎服皆佳入門

葶藶子 除胸中痰飲能逐肺經之水末服煎服皆可湯

『東醫寶鑑』 권4 東醫寶鑑內景篇2 60b

5: 92a 5: 91b 5: 91a

葶藶子 除胷中痰飮能逐肺經之水末服煎服皆可本草

旋覆花 消胷上痰結唾如膠漆除心脇痰水水煎服或丸服本草

枳實 除胷脇痰癖水煎服或作丸服之本草○枳實瀉痰能衝墻壁丹心

枳殼 消痰散胷膈痰滯煎服末服皆可本草

天南星 治風痰炮黃色入生薑七片水煎服或薑汁糊丸服本草

青礞石 治食積痰同焰硝火煆服能利痰積從大便而出作丸服或末服皆可入門

木瓜 消痰止痰唾本草○木瓜煎治痰益脾胃木瓜蒸爛取肉研擣篩去滓量入煉蜜薑汁竹瀝攪和作煎每取一大匙嚼下日三四次俗方

烏梅 去痰止渴可作茶飮本草

白芥子 主胷膈痰冷本草○痰在脇下非白芥子不能達末服煎服皆佳丹心

東醫寶鑑內景篇二 六十一

瓜蔞仁 治熱痰酒痰老痰燥痰潤肺化痰降氣洗滌胷膈中垢膩作丸或煎服皆佳丹心

『東醫寶鑑』 권4 東醫寶鑑內景篇2 61a

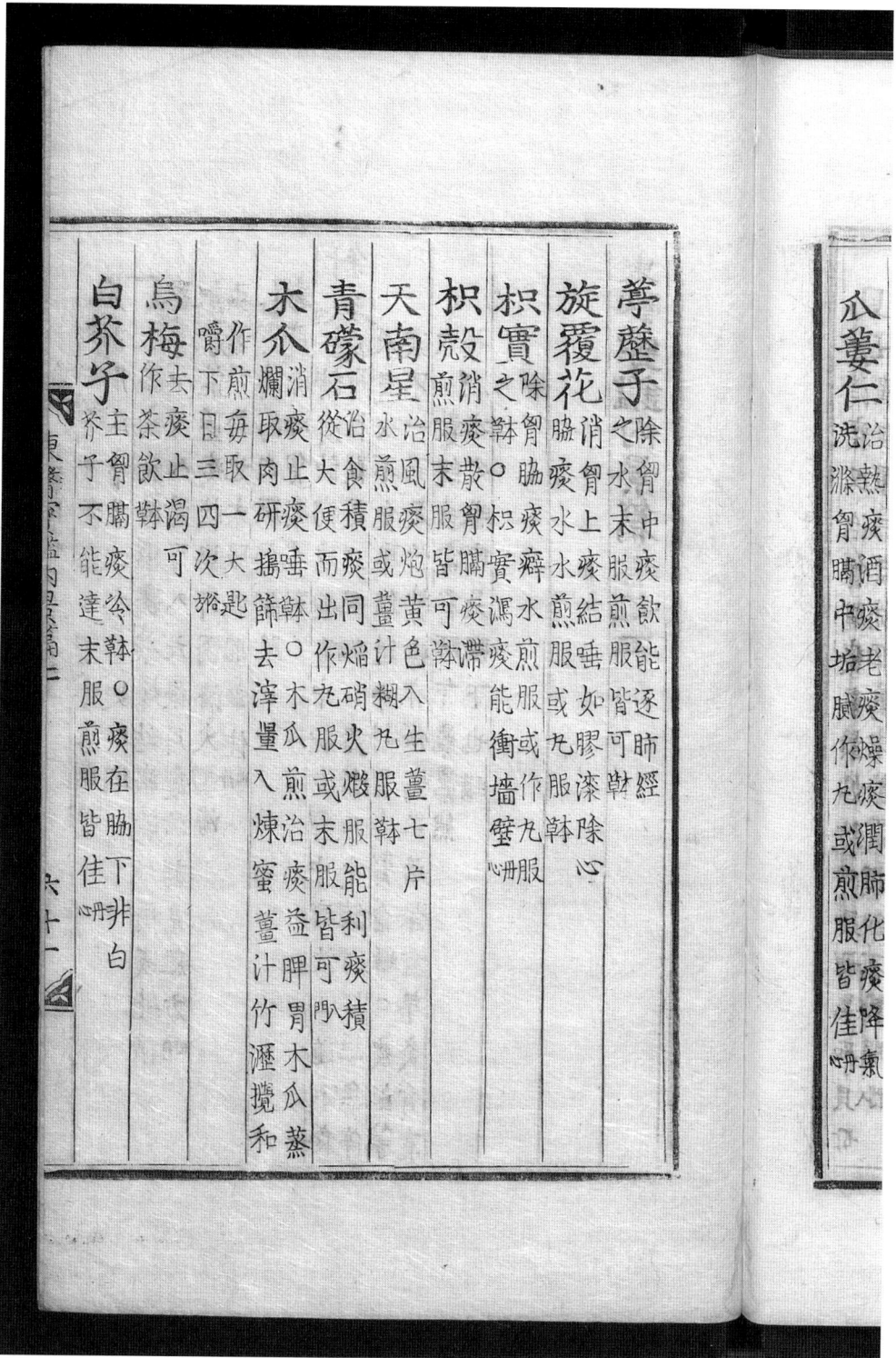

瓜蔕 吐痰○痰塞心胷令人悶絶用瓜蔕散吐之即甦 汸[illegible]

海粉 熱痰能降濕痰能燥結痰能軟頑痰能消不可入湯可入丸藥用製法詳見雜方 丹心

蛤粉 能墜痰軟堅即固濟火煆海蛤粉也末服丸服並佳 丹心

蜆殼 燒爲白灰飮調服除心胷痰水 本草

針灸法 諸痰飮病取豐隆中脘○胷中痰飮吐逆不食取巨闕足三里 綱目 ○溢飮取中脘 甲乙 ○三焦停水氣攻不食取維道中封胃俞腎俞○痰涎等疾不一而足惟勞瘵有痰爲難治最宜早灸膏肓穴壯數既多當有所下礱礱然如流水之狀者是痰下也 資生

東醫寶鑑內景篇卷之二

『東醫寶鑑』 권4 東醫寶鑑內景篇2 61b

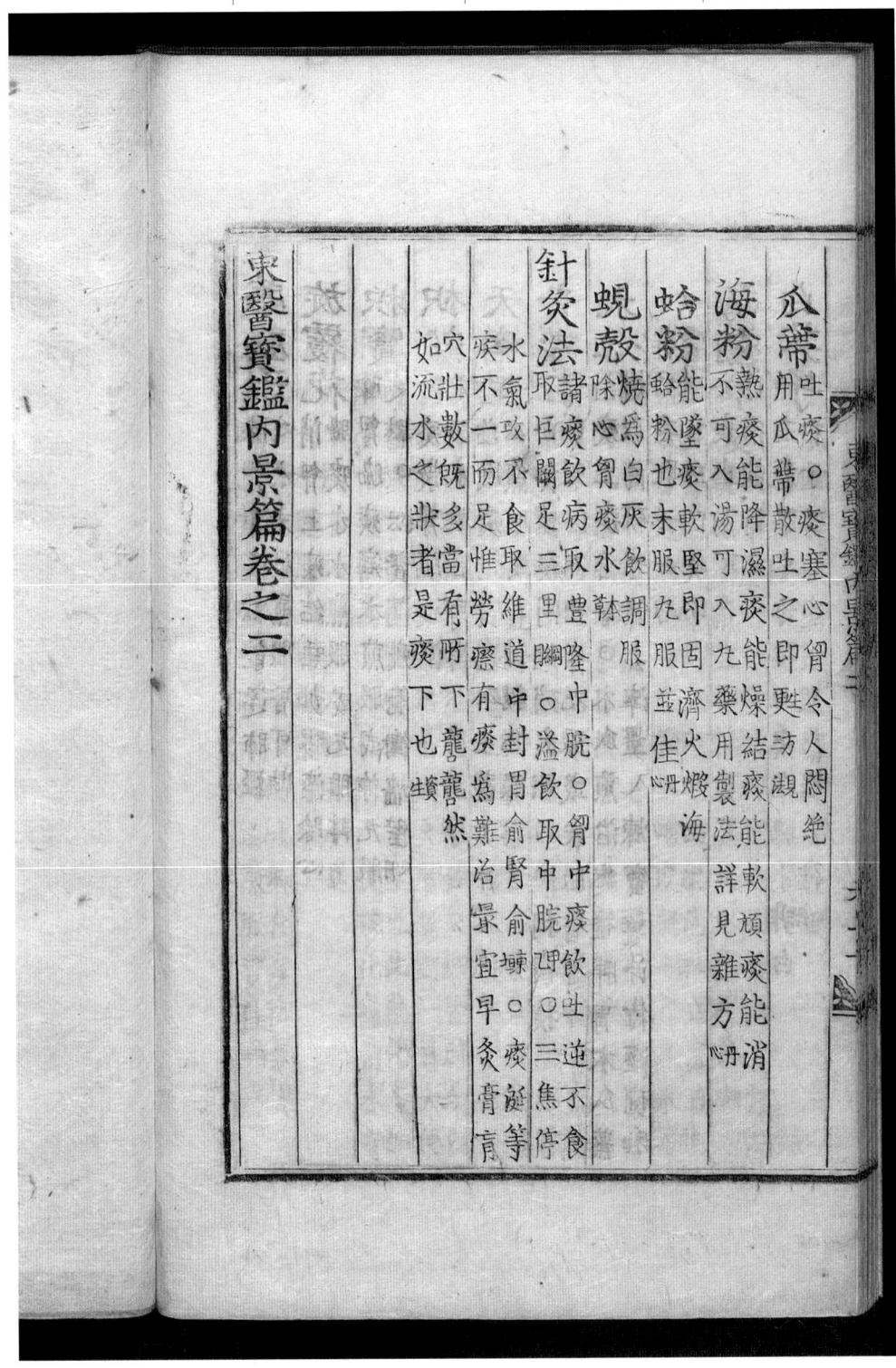

『東醫寶鑑』 권4 隔紙

『東醫寶鑑』 권4 외표지